从《黄帝内经》说古天文历法基础知识

田合禄　赵振亚　田峰／著

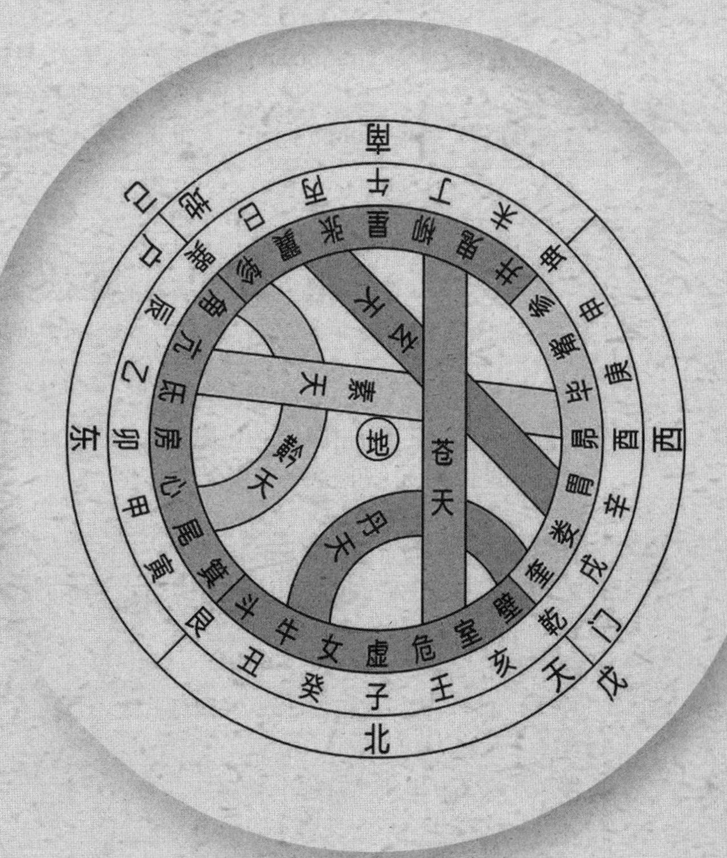

人民卫生出版社
·北　京·

图书在版编目（CIP）数据

从黄帝内经说古天文历法基础知识 / 田合禄，赵振亚，田峰著. — 北京：人民卫生出版社，2022.9（2024.7重印）
ISBN 978-7-117-33160-9

Ⅰ.①从… Ⅱ.①田… ②赵… ③田… Ⅲ.①《内经》②古历法－基本知识－中国 Ⅳ.①R221②P194.3

中国版本图书馆 CIP 数据核字（2022）第 088071 号

从黄帝内经说古天文历法基础知识
Cong Huangdi Neijing Shuo Gu Tianwen Lifa Jichu Zhishi

著　　者：田合禄　赵振亚　田　峰
出版发行：人民卫生出版社（中继线 010-59780011）
地　　址：北京市朝阳区潘家园南里 19 号
邮　　编：100021
E - mail：pmph @ pmph.com
购书热线：010-59787592　010-59787584　010-65264830
印　　刷：三河市尚艺印装有限公司
经　　销：新华书店
开　　本：710 × 1000　1/16　**印张：**28
字　　数：416 千字
版　　次：2022 年 9 月第 1 版
印　　次：2024 年 7 月第 3 次印刷
标准书号：ISBN 978-7-117-33160-9
定　　价：78.00 元
打击盗版举报电话：010-59787491　E-mail：WQ @ pmph.com
质量问题联系电话：010-59787234　E-mail：zhiliang @ pmph.com
数字融合服务电话：4001118166　E-mail：zengzhi @ pmph.com

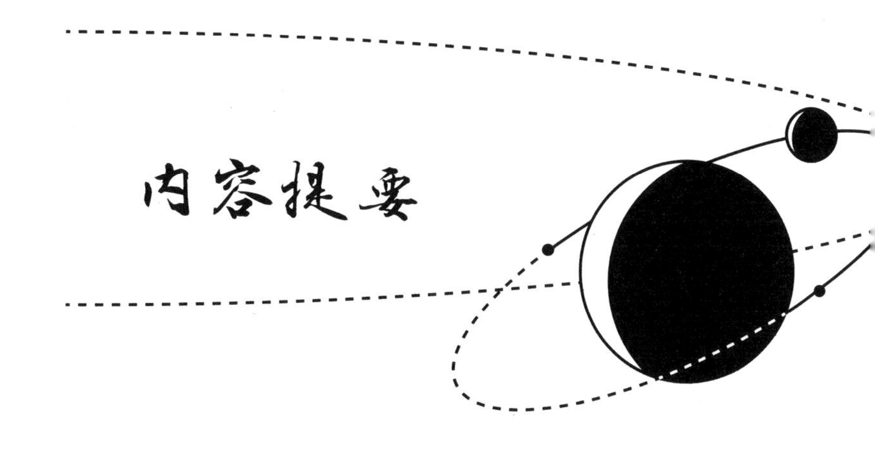

内容提要

阴阳五行作为中医的元典符号，你一定耳熟能详，但你知道这些符号的真正内涵吗？当你走进《黄帝内经》，读懂古人如何观测日月星辰，发现人体健康和疾病的规律，并在遵循和使用规律以达到预防或治愈疾病的科学实践中形成中医，相信你会深深折服于古人的智慧，对中医、对国学会有一个全新的认识。本书涵盖三部分内容：第一，介绍《黄帝内经》中相关的上古天文、历法的一些基础知识，中国上古天文是用肉眼观察出来的，上古历法是用立杆测日影获得的；第二，介绍这些上古天文、历法在《黄帝内经》中的应用；第三，阐发上古天文、历法在《黄帝内经》中应用的道理，让读者既知其然，也知其所以然。还特别强调“盖天说”是中国传统文化的核心内容，对中国传统文化影响至深。北京城也是依据“盖天说”理论建造的，可知“盖天说”有着永恒的常青性，直至今天每个个体人坐地观天还在用“盖天说”，用“盖天说”及在“盖天说”理论下的天文历法理论才能读懂国学，这点在今天全面提倡学习国学的时候尤其必要。本书内容详实，图文并茂，可以让广大中医学子及中医爱好者知根知底学习阴阳五行学说，易学易懂。

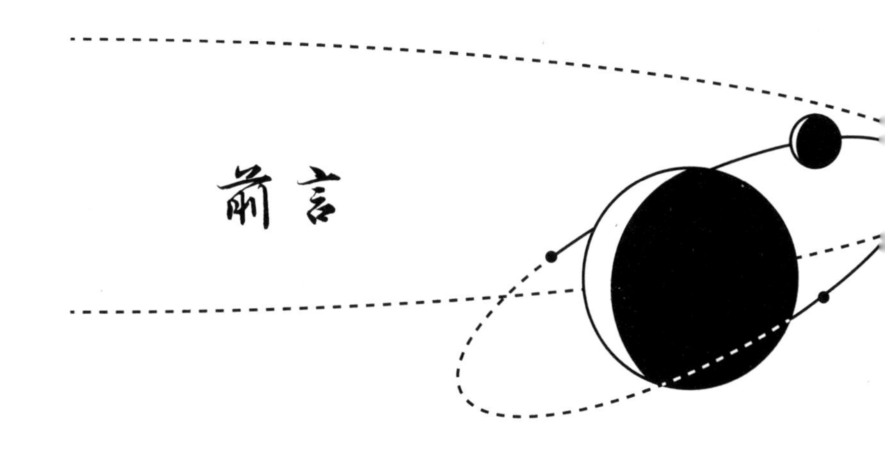

前言

目前，部分中医药高等院校出现《黄帝内经》学科萎缩、后继乏人的现象。这是为什么？难道《黄帝内经》真的过时落后了？答案不是《黄帝内经》过时落后了，而是我们的《黄帝内经》教学方法出了问题。现在多数人的观点认为中医是哲学思想应用于医疗实践的一门科学，或者说中医是在哲学思想指导下产生的，《黄帝内经》理论和学术思想就是哲学思想应用于医疗实践的产物。因此，他们认为，中医脏腑是功能性的脏腑，是模型脏腑，阴阳五行是哲学概念，由哲学中医到功能脏腑，于是中医成了空中楼阁，是空的，没有根了。哲学是辩学，各说各有理，导致中医理论派别林立，难于统一。更有甚者，宣扬“神授中医”，把中医神秘化，虚无化。西医为什么能统一，因为西医重视形体解剖，眼见为实，有明确定位。难道中医就不能统一定位吗？能，《黄帝内经》就是在“形神”命题下统一定位起来的，《黄帝内经》构建医学理论体系的核心就是“形神”理论。现在存在的问题：第一，不能解读出《黄帝内经》关于人体双生命发展史的阐释以及心、肺、脾三本思想；第二，不明《黄帝内经》的解剖知识；第三，更不明《黄帝内经》对于人体神的实质阐释；第四，不明经脉是神气通道；第五，不明《黄帝内经》用药以气味为标准，等等。

《黄帝内经》是一部医学巨著，是讲个体人生命发展史的，以“形与神俱”这一主轴线贯穿始终。“形”体是父母给的先天物质，是个体人生命存在的基础，滋养这个“形”体的营养物质——营卫血气，叫作“神”，却是外来的，来自于天地五气五味，“神”是个体人外来天地气味形成的无形生命体。故《黄帝内经》说每个人都能“生气通天”，需要“四气调神”。《黄帝内经》像西医一样重视形体解剖，有明确的解剖定位，只是现在人们没有从《黄帝内经》中解读出来罢了。因为“神”来源于天地气味，所以重视“四气调神”，天地气味本源于天文定位，故《黄帝内经》重视天文历法。大家只要明白日食、月食的定位，就会明白天地五气五味的定位了。

古人把观天察地以明人事视为最重要的工作。首先通过观察天地创建了对个体人来说是永恒的“盖天说”，确立天上地下之天地定位，日月运行其间，寒暑往来。如《周易·系辞传》说：“天尊地卑，乾坤定矣……日月运行，一寒一暑。”《灵枢经·逆顺肥瘦》说：“圣人之为道也，明于日月。”《灵枢经·岁露论》说：“人与天地相参也，与日月相应也。”《黄帝内经素问·上古天真论》说：“法则天地，象似日月。”而天文日月星辰是制定历法以授民时的依据，由此可知，天文历法直接影响着个体人无形生命体“神”的存亡，故《黄帝内经素问·气交变大论》说：“夫道者，上知天文，下知地理，中知人事，可以长久。”《灵枢经·逆顺肥瘦》说：“圣人之为道者，上合于天，下合于地，中合于人事。”《黄帝内经素问·六节藏象论》和《灵枢经·官针》说：“不知年之所加，气之盛衰，虚实之所起，不可以为工也。”《黄帝内经素问·五常政大论》说：“不知年之所加，气之同异，不足以言生化，此之谓也。”日月又以日为主，故《黄帝内经素问·生气通天论》说：“天运当以日光明”，《管子·枢言》说：“道之在天者日也”，太阳的视运动规律是永恒的，日、月、地三体系运动产生的朔望月视运动也是永恒的。

中国古代天文历法的制定都是以日、月的视运动为主，太阳运动规律有周日和周年之分，月亮有朔望月视运动规律，从而创建了太阳历、太阴历及阴阳合历、五运六气历等，明此则《黄帝内经》思过半矣！

《周髀算经》“盖天说”有“七衡六间图”（包含太阳三线四点图和月体纳甲图）和立杆测影得到的太极图（定量阴阳）。《黄帝内经》有“形体图”、“日月星辰天纲图”（五气经天图）、“面南面北图”和太极图、河图、洛书。图中之天文“明于日月”，解释如下。

1. 以太阳视运动为永恒基础。

2. 周期有定。有东升西落的日周期，有南北回归线往来视运动的岁周期。太阳运行到南回归线为冬至，运行到北回归线为夏至，实乃日地的相互运动关系。这是一个完整的太阳回归年，长度是 365.25 日。

3. 定量阴阳。太阳南北回归线之往来，对北半球来说，太阳从南回归线往北运行是阳为春夏，太阳从北回归线往南运行是阴为秋冬，此“一阴一阳谓之道”，太阳之轨道一分为二，定量阴阳，三阴三阳以配之。冬至为寒，夏至为暑，寒暑往来，四时分焉。

太阳的日周期是一昼夜，昼为阳，夜为阴，夏至昼最长、夜最短；冬至昼最短、夜最长。

4. 太阳视运动的时空意义。太阳的东升西落和南北往来视螺旋运动，既是时间运动，又是空间运动，时空一体。

5. 升降运动。太阳的东升西落和南北往来视运动，蕴含着阴阳的升降运动。太阳的东升为阳，西落为阴，北往为阳，南往为阴。气候、物候随之而变。

6. 中国上古天文历法都是从立杆测日影获得的，以太阳南北回归线视运动一圆周度为 1 岁 360 日，通过调影长“七日来复”获得 1 岁 365.25 日回归年长度。

图中从天文到人文，解释如下。

1. 《周易·贲·彖传》说：“观乎天文，以察时变；观乎人文，以化成天下。”《黄帝内经素问·气交变大论》说：“夫道者，上知天文，下知地理，中知人事，可以长久。”《灵枢经·逆顺肥瘦》说：“圣人之为道者，上合于天，下合于地，中合于人事。”所谓“人事”，即“人文”。观天文的目的在于明人事，即观天象而授民时，从天文到人事的中介是历法的制定。

2. 从天文到人事之“明堂制”，就是施政历法，称作“仪式历”。故《黄帝内经》一再强调黄帝坐明堂之事。

所以，要想读懂《黄帝内经》，必须懂中国古天文历法，否则是不可能的。故笔者撰写本书以帮助读者学习《黄帝内经》，书中不当之处还望专家多多指教！

滑县田堤口　田合禄

2022年8月于北京寓所

目录

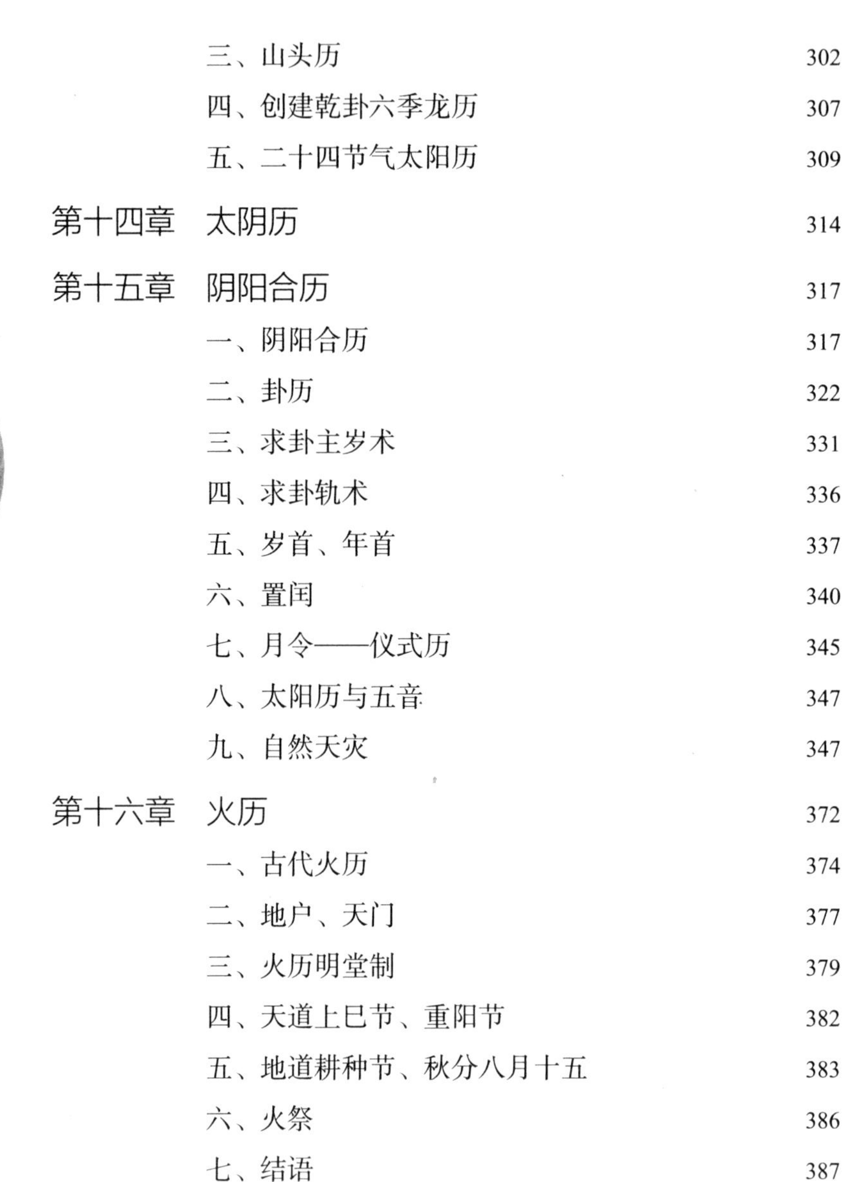

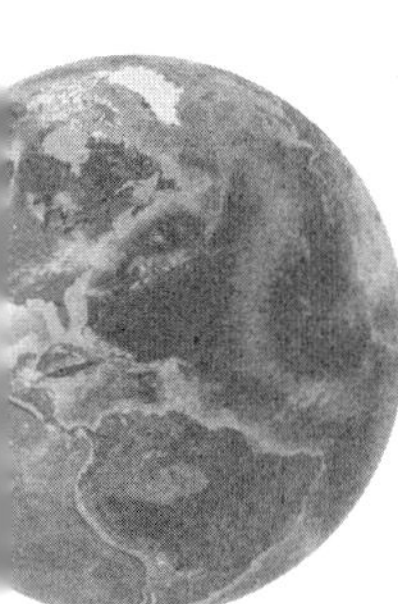

第四讲

第一讲

以天道明医道

中国传统文化的核心是以天道明人事，如司马迁在《报任安书》中说“究天人之际，通古今之变”，就说明中国文化的核心是研究天道自然规律与人事之间的关系，以考察历史发展演变的进程，所以《四库全书总目》“易类”总叙说中国传统文化的核心是“推天道以明人事”。这可以从中国人文始祖伏羲女娲之事看得一清二楚（图1）。

此出土伏羲女娲图是伏羲一手托日，女娲一手托月，象征二人以研究日月运动为己任（图2）。

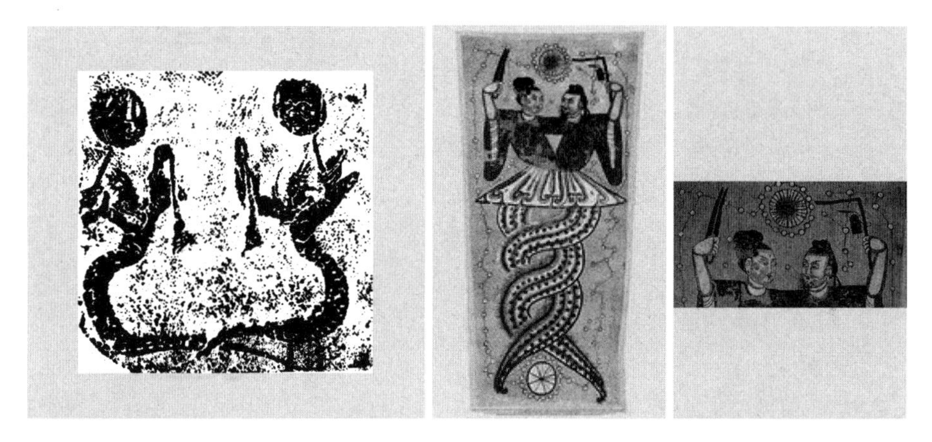

图1　日神伏羲手举日和月神女娲手举月图像（四川新津宝子山汉代石棺画像）

图2　伏羲女娲手执规矩图

《伏羲女娲图》1928年出土于吐鲁番唐代古墓，多有发现，非此一件。女娲右手执规，伏羲左手执矩，规可画圆，矩可画方，因为古人认为天圆地方，也说明伏羲女娲以研究天地自然为己任。因此，《周易·系辞传》记述如下。

古者包犠氏之王天下也，仰则观象于天，俯则观法于地，观鸟兽之文，与地之宜，近取诸身，远取诸物，于是始作八卦，以通神明之德，以类万物之情。

仰以观于天文，俯以察于地理，是故知幽明之故。原始反终，故知死生之说（图3）。

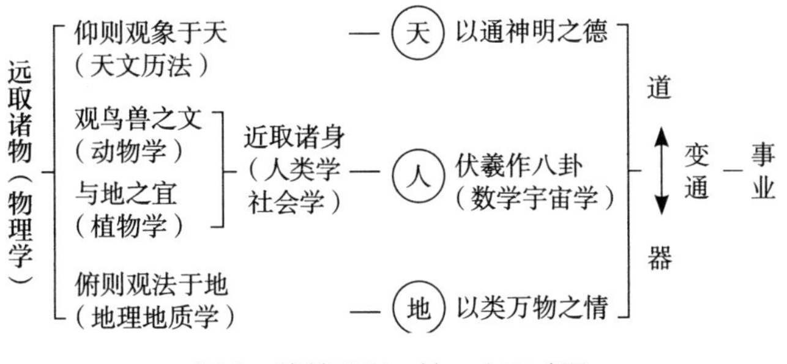

图3　伏羲观天、地、人三才图

于此可知，伏羲是中国研究天文的始祖，故《周髀算经》说："古者包牺（又叫伏羲、庖牺）立周天历度"。古人观天是观天象，故云"观象于天"。《周易·系辞传》说："天垂象，见吉凶，圣人象之。"所以，古人是通过观测天象了解天的情况，《黄帝内经素问·五运行大论》说："夫变化之用，天垂象，地成形，七曜纬虚，五行丽地。地者，所以载生成之形类也。虚者，所以列应天之精气也。形精之动，犹根本之与枝叶也，仰观其象，虽远可知也。""天地阴阳者，不以数推，以象之谓也。"

我们的始祖给后代立下的祖训，后代就顺天承运，代代传承，《黄帝内经》既有传承又有创新发展，记述如下。

《黄帝内经素问·气交变大论》说："夫道者，上知天文，下知地理，中知人事，可以长久。"

《黄帝内经素问·著至教论》说："而道上知天文，下知地理，中知人事，可以长久。"

《灵枢经·逆顺肥瘦》说："圣人之为道者，上合于天，下合于地，中合于人事。"

《灵枢经·玉版》说："夫子乃言上合之于天，下合之于地，中合之于人。"

所以，《黄帝内经》只讲天、地、人三件大事。《黄帝内经素问·六节藏象论》和《灵枢经·官针》说："不知年之所加，气之盛衰，虚实之所起，不可以为工也。"《黄帝内经素问·五常政大论》说："不知年之所加，气之同异，不足以言生化，此之谓也……必先岁气，无伐天和……故大要曰：无代化，无违时，必养必和，待其来复，此之谓也。”又说：“故治病者，必明天道地理，阴阳更胜，气之先后，人之寿夭，生化之期，乃可以知人之形气矣。”就是强调一个医生要懂天、地、人三才之道。《黄帝内经素问·六元正纪大论》说：“无失天信，无逆气宜。”《灵枢经·五变》说：“先立其年，以知其时。时高则起，时下则殆，虽不陷下，当年有冲道，其病必起。”经文说得很明白，医生只有懂得了天文、地理、人事的道理才能临证明白、清楚、不疑惑。本书将以天、地、人三才之道分类来论述中医理论的整体性、逻辑性、系统性，大道至简矣，简至天人之道，故《黄帝内经素问·病能论》说：“《上经》者，言气之通天也。《下经》者，言病之变化也。”一个言天道，一个言病情，中医就是以天道明医道的医学体系。就医学而言，人是主体，天地自然是客体，不能颠倒为天地自然为主体，人为客体。

天文一词，早见于《周易》，《周易·贲卦》说：“观乎天文，以察时变。”《隋书·经籍志三》说：“天文者，所以察星辰之变，而参於政者也。”就是日月星辰等天体在宇宙间分布运行等现象谓之天文（图4）。

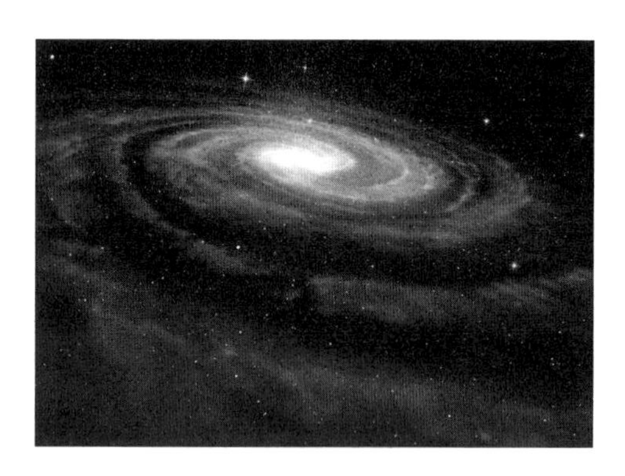

图4　天象图

第一章
《黄帝内经》建立的公理——观察制度和方法

《黄帝内经素问·五运行大论》说："黄帝坐明堂，始正天纲，临观八极，考建五常，请天师而问之曰：论言天地之动静，神明为之纪，阴阳之升降，寒暑彰其兆。"

《黄帝内经素问·征四失论》说："黄帝在明堂，雷公侍坐。"

《黄帝内经素问·著至教论》说："黄帝坐明堂，召雷公而问之曰：子知医之道乎……愿得受树天之度，四时阴阳合之，别星辰与日月光，以彰经术……而道上知天文，下知地理，中知人事。"（高士宗注："上古树八尺之臬，参日影之斜正长短，以定四时，故愿得受树天之度，以定四时之阴阳，即以四时阴阳，合之星辰日月，分别明辨，以彰玑衡之经术。"）

"明堂"一词最早见于《逸周书》《左传·文公二年》，明堂以明诸侯之尊卑，表明在当时有实体的明堂建筑存在，史载周公在洛邑曾建造过明堂，谓"周公卜洛"。卜，乃立杆测影之象形字，加以测量日影长短的圭为卦。《考工记·匠人》记载的周代明堂是从夏代的"世室"、殷商的"重屋"发展起来的。一般明堂都建于城南，即所谓"布政之宫，在国之阳"。明堂依据"盖天说"宇宙观建造，一般为"上圆下方，八窗四闼，九室重隅十二堂"，皇帝按十二月分居十二堂来施政（如图5所示）。在《礼记·月令》中记载如下。

孟春之月……天子居青阳左个。

仲春之月……天子居青阳太庙。

季春之月……天子居青阳右个。

孟夏之月……天子居明堂左个。

仲夏之月……天子居明堂太庙。

季夏之月……天子居明堂右个。

中央土位……天子居太庙太室。

孟秋之月……天子居总章左个。

仲秋之月……天子居总章太庙。

季秋之月……天子居总章右个。

孟冬之月……天子居玄堂左个。

仲冬之月……天子居玄堂太庙。

季冬之月……天子居玄堂右个。

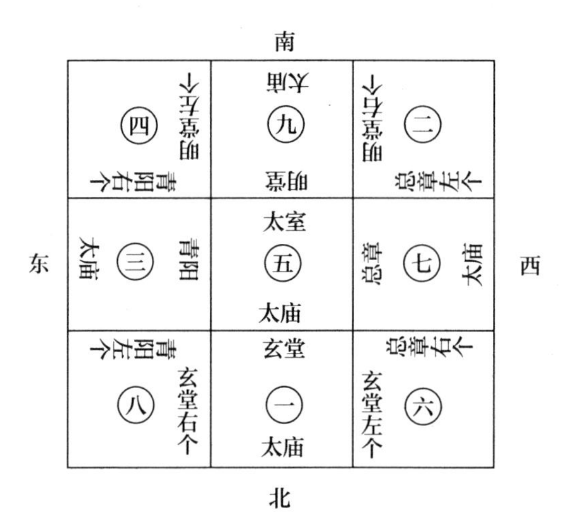

图5　明堂结构示意图

《礼记·月令》记述一年十二月每月的天文、历象、气候、物候之变化，并根据天人相应之理，发布政令，注意有关人们衣、食、住、行和农事及容易发生的疾病，这正是《黄帝内经》中记载的有关五运六气的内容。《吕氏春秋·十二纪》《淮南子·时则训》等古籍都有记载。

按天时顺四时施政是中国古代制定的公理，《尚书·尧典》记述如下。

乃命羲和，钦若昊天，历象日月星辰，敬授人时。

分命羲仲，宅嵎夷，曰旸谷。寅宾出日，平秩东作。日中，星鸟，以殷仲春。厥民析，鸟兽孳尾。

申命羲叔，宅南交。平秩南讹，敬致。日永，星火，以正仲夏。厥民因，鸟兽希革。

分命和仲，宅西，曰昧谷。寅饯纳日，平秩西成。宵中，星虚，以殷仲秋。厥民夷，鸟兽毛毨。

申命和叔，宅朔方，曰幽都。平在朔易。日短，星昴，以正仲冬。厥民隩，鸟兽鹬毛。

帝曰：咨！汝羲暨和。期三百有六旬有六日，以闰月定四时，成岁。允厘百工，庶绩咸熙。

这种按时“敬授人时”而作的制度就是“明堂制”，周代的“明堂制”是沿袭其前的“敬授人时”而作的制度。《黄帝内经素问》有按《四气调神大论》之作，而《黄帝内经素问·上古天真论》则说：“上古之人，其知道者，法于阴阳，和于术数，食饮有节，起居有常，不妄作劳，故能形与神俱，而尽终其天年，度百岁乃去……上古有真人者，提挈天地，把握阴阳，呼吸精气，独立守神，肌肉若一，故能寿敝天地，无有终时，此其道生。”若反之，则说：“今时之人不然也，以酒为浆，以妄为常，醉以入房，以欲竭其精，以耗散其真，不知持满，不时御神，务快其心，逆于生乐，起居无节，故半百而衰也。”

一、建立坐北面南坐标制

我国坐落在北半球，所以确定了以坐北面南观日月星辰的制度，太阳从东方升起而落于西方，于是确定了左东阳右西阴、上南下北的观念，确立了中国传统文化看图的公理制度（图6）。

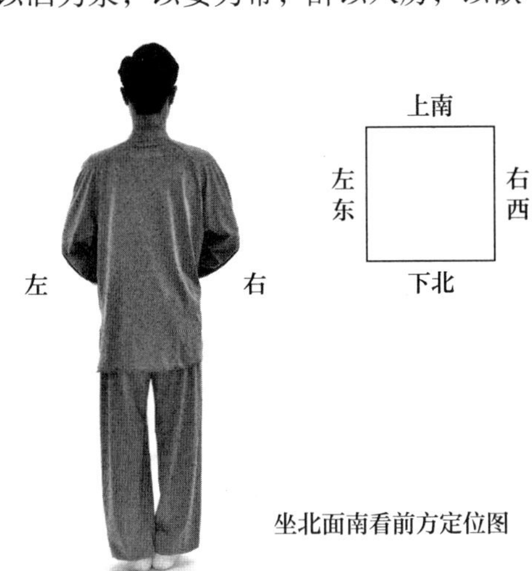

图6 中国传统看图方位

这种上南下北、左东右西的方位观念在《黄帝内经》里有记载，如《黄帝内经素问·阴阳离合论》说："圣人南面而立，前曰广明，后曰太冲"，面南对太阳光方向为南，背对北方为阴，《道德经》名之曰："负阴而抱阳"，这是中国传统文化的公理坐标（图 7），不容置疑，不然就学不好国学。

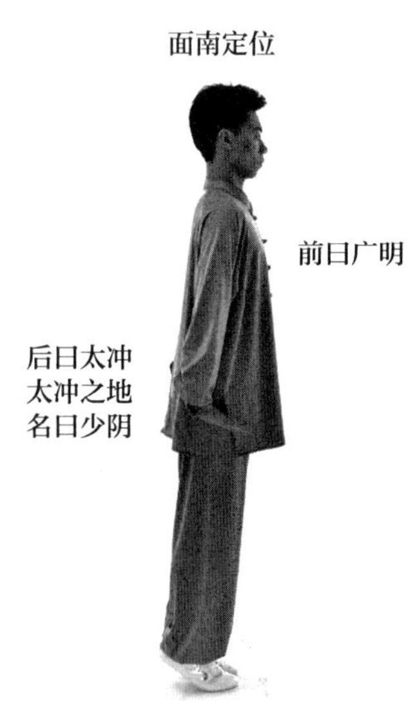

图 7 《黄帝内经素问·阴阳离合论》面南定位图

这一公理在《黄帝内经》中得到了应用，如《灵枢经·九针论》记载面南位如下。

左足应立春，其日戊寅己丑。

左胁应春分，其日乙卯。

左手应立夏，其日戊辰己巳。

膺喉首头应夏至，其日丙午。（上半年）

右手应立秋，其日戊申己未。

右胁应秋分，其日辛酉。

右足应立冬，其日戊戌己亥。

腰尻下窍应冬至，其日壬子。（下半年）

六腑及膈下三藏应中州。（以横膈膜解剖上下分阴阳）

《灵枢经·九针论》论述的是天道天人相应关系，如图 8 所示。

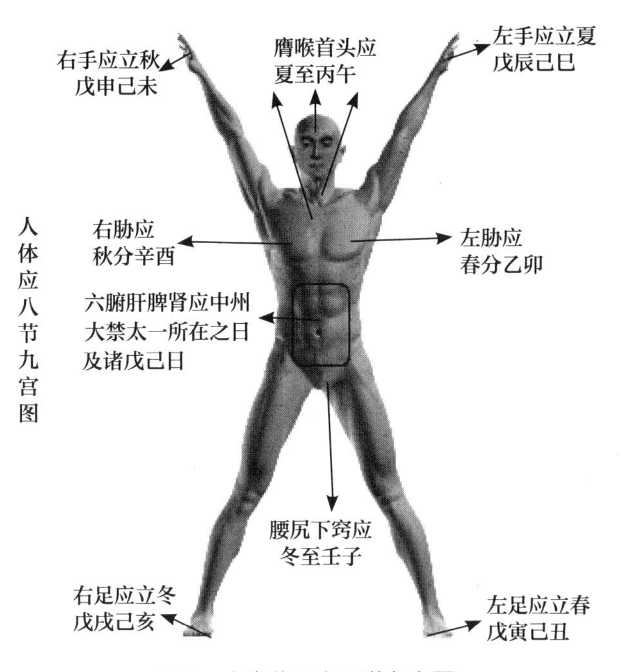

图 8　人坐北面南天道左右图

《难经·十六难》继承了这种学说（如图 9 所示），有如下记述。

假令得肝脉，其外证善洁、面青、善怒。其内证齐左有动气，按之牢若痛。其病四肢满闭、淋溲便难、转筋。有是者肝也，无是者非也。

假令得心脉，其外证面赤、口干、喜笑。其内证齐上有动气，按之牢若痛。其病烦心，心痛，掌中热而啘。有是者心也，无是者非也。

假令得脾脉，其外证面黄、善噫、善思、善味。其内证当齐有动气，按之牢若痛。其病腹胀满、食不消，体重节痛，怠堕嗜卧，四肢不收。有是者脾也，无是者非也。

假令得肺脉，其外证面白、善嚏、悲愁不乐、欲哭。其内证齐右有动气，按之牢若痛。其病喘咳，洒淅寒热。有是者肺也，无是者非也。

假令得肾脉，其外证面黑、喜恐、欠。其内证齐下有动气，按之牢若痛。其病逆气，小腹急痛，泄如下重，足胫寒而逆。有是者肾也，无是者非也。

假令得心脉。其外证，面赤，口干，喜笑。其内证，脐上有动气，安之牢若痛。其病，烦心，心痛，掌中热而啘。有是者心也，无是者非也。

假令得脾脉。其外证，面黄，善噫，善思，善味。其内证，当脐有动气，按之牢若痛。其病，腹胀满，食不消，体重节痛，怠堕嗜卧，四肢不收。有是者脾也，无是者非也。

假令得肺脉。其外证，面白，善嚏，悲愁不乐，欲哭。其内证，脐右有动气，按之牢若痛。其病，喘咳，洒淅寒热。有是者肺也，无是者非也。

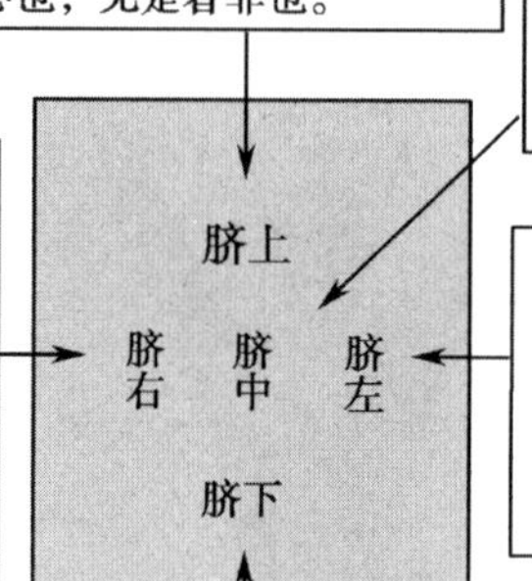

假令得肝脉。其外证，面青、善洁、善怒。其内证，脐左有动气，按之牢若痛。其病，四肢满闭，淋溲便难，转筋。有是者肝也，无是者非也。

假令得肾脉。其外证，面黑，喜恐，欠。其内证，脐下有动气，按之牢若痛。其病，逆气，少腹急痛，泄如下重，足胫寒而逆。有是者肾也，无是者非也。

图 9 《难经》脐诊方位

北半球的人如果是坐南面北，则背为阳，腹为阴，《黄帝内经素问·金匮真言论》记述如下。

言人身之阴阳，则背为阳，腹为阴……故背为阳，阳中之阳，心也；背为阳，阳中之阴，肺也；腹为阴，阴中之阴，肾也；腹为阴，阴中之阳，肝也；腹为阴，阴中之至阴，脾也。此皆阴阳、表里、内外、雌雄相输应也，故以应天之阴阳也。

“背为阳，腹为阴”，就是背向太阳，言北半球的人面北（图 10）。

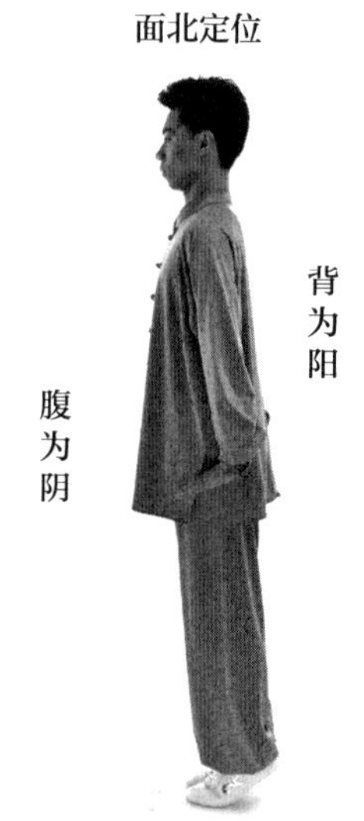

图 10 《黄帝内经素问·金匮真言论》面北图

既然说这是人身“应天之阴阳”，可知这是人身之阴阳。《灵枢经·九宫八风》记述如下。

风从南方来，名曰大弱风，其伤人也，内舍于心，外在于脉，其气主为热。

风从西南方来，名曰谋风，其伤人也，内舍于脾，外在于肌，其气主为弱。

风从西方来，名曰刚风，其伤人也，内舍于肺，外在于皮肤，其气主为燥。

风从西北方来，名曰折风，其伤人也，内舍于小肠，外在于手太阳脉，脉绝则溢，脉闭则结不通，善暴死。

风从北方来，名曰大刚风，其伤人也，内舍于肾，外在于骨与肩背之膂筋，其气主为寒也。

风从东北方来，名曰凶风，其伤人也，内舍于大肠，外在于两胁腋骨下及肢节。

风从东方来，名曰婴儿风，其伤人也，内舍于肝，外在于筋纽，其气主为身湿。

风从东南方来，名曰弱风，其伤人也，内舍于胃，外在肌肉，其气主体重。

《灵枢经·九宫八风》论天人相应。人身面北则右阳主生发、主春夏，就是“阳生阴长”的过程，就是“阳化气”的过程，以阳化阴而升布。人身左阴主下降、主秋冬，就是“阳杀阴藏”的过程，就是“阴成形”的过程，以阴敛阳而潜藏。

“阳生阴长，阳杀阴藏”主要是讲一年里的阴阳变化以及万物的生长情况。阳生阴长是讲上半年春夏的变化，阳杀阴藏是讲下半年秋冬的变化。从面北言人身来说，这是在讲生理现象，春天开始阳生阴长，则湿度大而多湿。秋天开始阳杀阴藏，杀，指削弱。阳杀阴藏是相对阳生阴长说的。阳衰则阴下藏，实际是阴降阳藏。阳气减退阴气降，则湿度小而多燥。阳生阴长——湿，阴精上奉其人寿；阳杀阴藏——燥，阳气失所其人夭。这一现象记载于《灵枢经·九宫八风》，谓右肝主湿，左肺主燥，上南心主热，下北肾主寒。如图11所示。

		热		
	胃	心	脾	
湿	肝		肺	燥
	大肠	肾	小肠	
		寒		

图11　肝阳生阴长、肺阳杀阴藏示意图（人坐南面北左右图）

《黄帝内经素问·刺禁论》说："肝生于左，肺藏于右"，就是指人坐南面北言天道左右说的，其左右指以北半球为基准的天道阴阳太阳从左升右降，不是人身阴阳的左右。肝脏生在人身的右侧。

《黄帝内经素问·五运行大论》则将面南、面北合起来讲，记述如下。

论言天地者，万物之上下，左右者，阴阳之道路，未知其所谓也。岐伯曰：所谓上下者，岁上下见阴阳之所在也。

左右者，诸上见厥阴，左少阴右太阳；见少阴，左太阴右厥阴；见太阴，左少阳右少阴；见少阳，左阳明右太阴；见阳明，左太阳右少阳；见太阳，左厥阴右阳明。所谓面北而命其位，言其见也。

帝曰：何谓下？岐伯曰：厥阴在上则少阳在下，左阳明右太阴；少阴在上则阳明在下，左太阳右少阳；太阴在上则太阳在下，左厥阴右阳明；少阳在上则厥阴在下，左少阴右太阳；阳明在上则少阴在下，左太阴右厥阴；太阳在上则太阴在下，左少阳右少阴。所谓面南而命其位，言其见也。

在北半球观察坐标系公理制度下，面北坐南是头南脚北位于司天位置，面南坐北是头北脚南位于在泉位置。面南坐北以施政是南政，面北坐南以施政是北政。如图 12 所示。

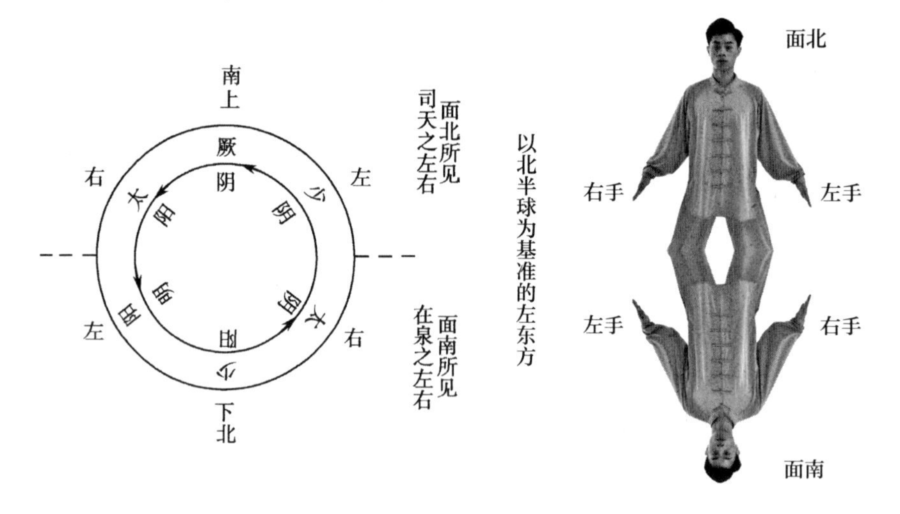

图 12 面北司天、面南在泉施政示意图

实际上这是讲以北半球为基准公理的观察坐标，太阳从左侧东方升起来定左右间气及人身左右手，这是对南北半球差异的标识，也是天道与地道的差异，天阳对地阴，天阴对地阳。天圆地方（图13）。《黄帝内经素问·宝命全形论》说："人生于地"，即人属于地道，《道德经》说："人法地"。

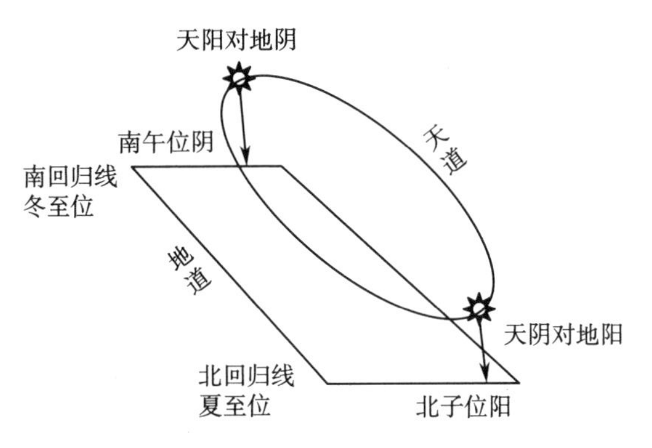

图13　天地阴阳异性对位图

这种面北"上南下北"和面南"上北下南"方位之异，其他古籍也有记载，如《管子·玄宫》和《管子·玄宫图》所记就是如此。《管子·玄宫图》"上北下南"是面南观察图，《管子·玄宫图》"上南下北"是面北观察图。

二、面南坐地观天

中国在北半球，所以中国传统文化制定了以面南坐地观天为公理的制度（图14）。

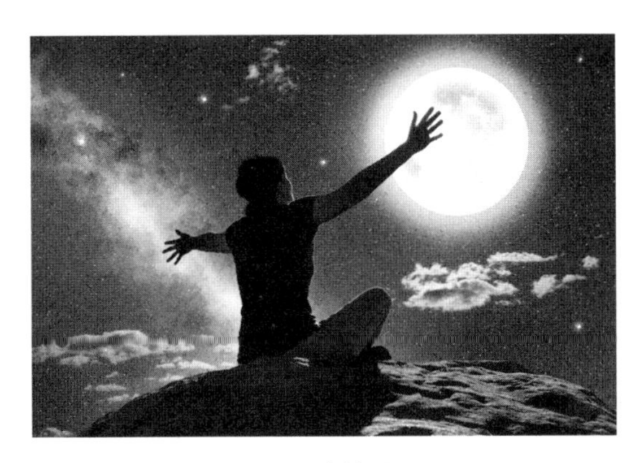

图14　坐地观天

不仅是古人坐地观天，就是现在我们老百姓还是在坐地观天，坐地观天是永恒的主题，遥望茫茫太空，看到天上最大的运动物象是日月，如《周易·系辞传》说：“是故法象莫大乎天地；变通莫大乎四时；悬象著明莫大乎日月”“日月运行，一寒一暑”。

第二章 建立宇宙观

一、“盖天说”宇宙观

《灵枢经·邪客》说：“天圆地方，人头圆足方以应之。”《黄帝内经素问·阴阳应象大论》说：“惟贤人上配天以养头，下象地以养足。”《晋书·天文志》说：“天圆如张盖，地方如棋局。”这就是中国最早的宇宙理论“盖天说”，这在《伏羲女娲图》有明确记录，两人手托日月和手执规、矩以画方圆，《周髀算经》说：“方属地，圆属天，天圆地方。”《周髀算经》卷二专论之。“盖天说”是建立明堂制的基础，《大戴礼记·明堂》说：“明堂者……上圆下方。”注引《大戴礼记·曾子天圆》说：“天道曰圆，地道曰方。”阐述的即是“盖天说”。《周易·系辞传》所谓的“德圆”就是讲“天之道”，“德方”就是讲“地之道”。这可以用伏羲六十四卦圆方图表示（图 15），内方象地，外圆象天，天笼罩着大地，跟人们用眼睛看到的自然景象一模一样。

天地上下定位，日月运行其间，人们看到每天日月在天上做左右升降运动，所以认为天是圆的，地是方的，于是确立了“天圆地方”观念。

坐在地上看到日月在天空中的视运动，是人们用眼睛实实在在看到的，因此，称作太阳月亮视运动，这也是不需证明的古文化公理。

有人说“盖天说”早就过时了，后来的浑天说先进，现在有现代天文学，就更不用“盖天说”了，其实此说法不妥当，我们现在学习国学及中医离不开“盖天说”，而且现在的个体人所能直接看到的目视范围与“盖天说”还是一样的，没有根本变化。

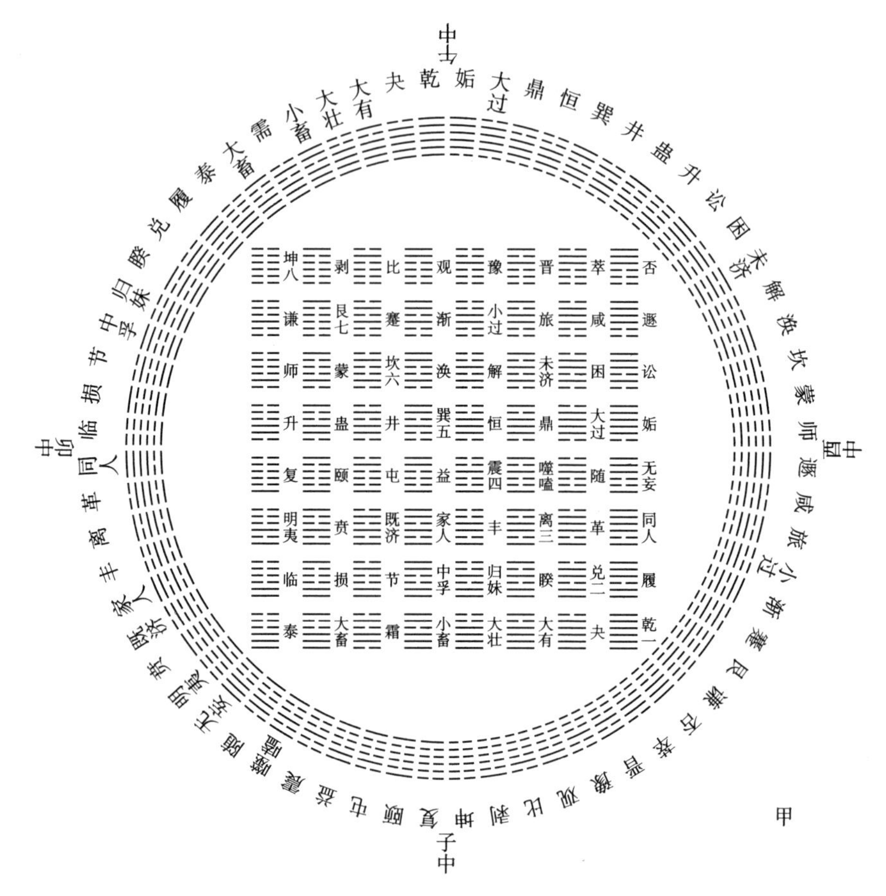

图 15　伏羲六十四卦圆方图

太阳在太空东升西落的视运动是看不见轨迹的道路，强画一“○”标识，所以《道德经》说：“吾不知其名，字之曰道。”因为太阳视运动每天东升西落的位置不同，所以又说：“道，可道，非常道。”万物生长靠太阳，所以又说：“无名，天地之始；有名，万物之母。”因为太阳在天上的视运动是一个没有轨迹的貌似圆运动，强画为“○”，所以是没有显现的存在，却是蕴含着无限生机的“空”，从太阳生万物的角度说，“○”又是包容一切存在，超越万千气象的一切万有。太阳既然有东升西落的似圆“○”视运动，那么太阳东升点到西落点的直线就是圆的直径，该直径就将圆分成昼夜两部分，即阴阳两部分，故云：“一阴一阳之谓道”，这个道就是太阳运行的道路（图 16）。这一创作过程用程式标识就是○ = 1 +

1，显现的必然是阴阳二元对立，二者互相依存和参照，所以《黄帝内经素问·天元纪大论》说："夫五运阴阳者，天地之道也，万物之纲纪，变化之父母，生杀之本始，神明之府也。"就是说生万物者，必然是二元论，只有万物的生长发育过程才是一元论。

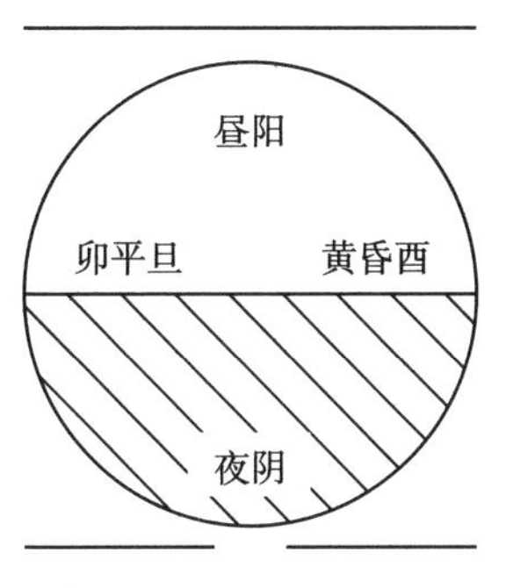

图 16　卯酉昼夜分阴阳图

大地承载万物，所以方形代表的是形形色色的物质世界，蕴含着无限生机的"色"。这才是"色""空"的本意，却被一类人作了异化解释，此不赘述。天圆"○"空为气，地方载物，所以《黄帝内经素问·天元纪大论》说："在天为气，在地成形，形气相感而化生万物矣。"因此，《周易·系辞传》记述如下。

仰以观于天文，俯以察于地理，是故知幽明之故。原始反终，故知死生之说……范围天地之化而不过，曲成万物而不遗，通乎昼夜之道而知。

通过观天文察地理及太阳昼夜周年视运行的道理明白了万物生、长、壮、老、已的规律。

"盖天说"如图 17 所示。

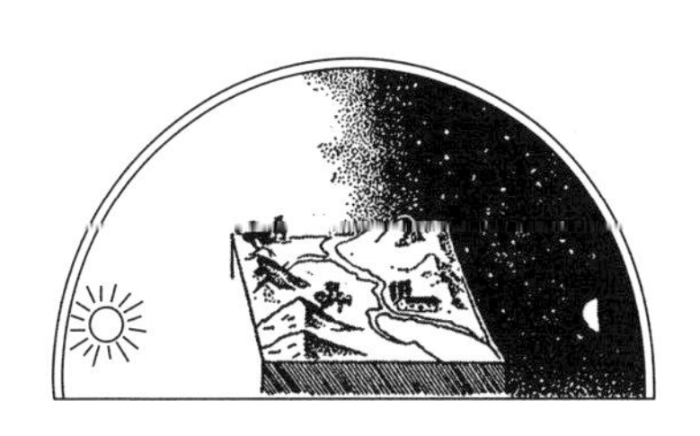

图 17　盖天图

从这个盖天图可以看到，乾天在上，坤地在下，日月运行其间，故《周易·系辞传》说：“天尊地卑，乾坤定矣……在天成象，在地成形，变化见矣……日月运行，一寒一暑……《易》与天地准，故能弥纶天地之道。仰以观于天文，俯以察于地理，是故知幽明之故。原始反终，故知死生之说……范围天地之化而不过，曲成万物而不遗，通乎昼夜之道而知……夫《易》广矣大矣！以言乎远则不御，以言乎迩则静而正，以言乎天地之间则备矣。夫乾，其静也专，其动也直，是以大生焉。夫坤，其静也翕，其动也辟，是以广生焉。广大配天地，变通配四时，阴阳之义配日月，易简之善配至德……天地设位，而《易》行乎其中矣。”《周易参同契》继之说：“乾坤者，《易》之门户，众卦之父母。坎离匡郭，运毂正轴。牝牡四卦，以为橐籥。覆冒阴阳之道，犹工御者准绳墨，执衔辔，正规矩，随轨辙，处中以制外，数在律历纪……天地设位，而易（日月）行乎其中矣。天地者，乾坤之象也；设位者，列阴阳配合之位也。易谓坎离，坎离者，乾坤二用。二用无爻位，周流行六虚……日月为易，刚柔相当。土旺四季，罗络始终。”

这里叙述的就是天地宇宙模型定位先天八卦图（图18）。

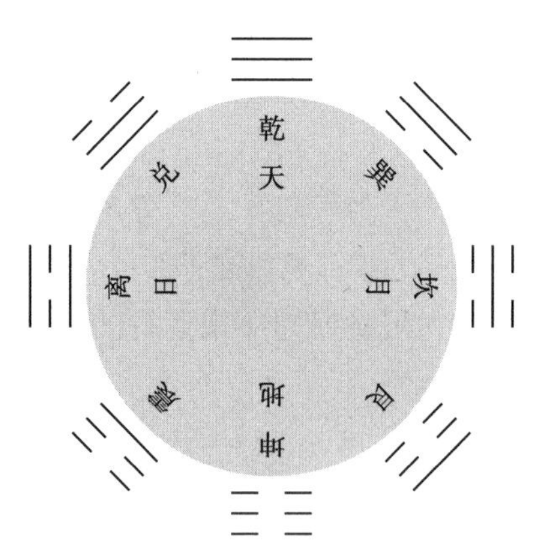

图18　天地定位、日月运行示意图

“盖天说”是中国传统文化的核心，这种坐地观天的天地定位、日月行其间的“盖天说”理论牢牢印在中国人心目中，北京城是依据“盖天说”设计的（图19）。

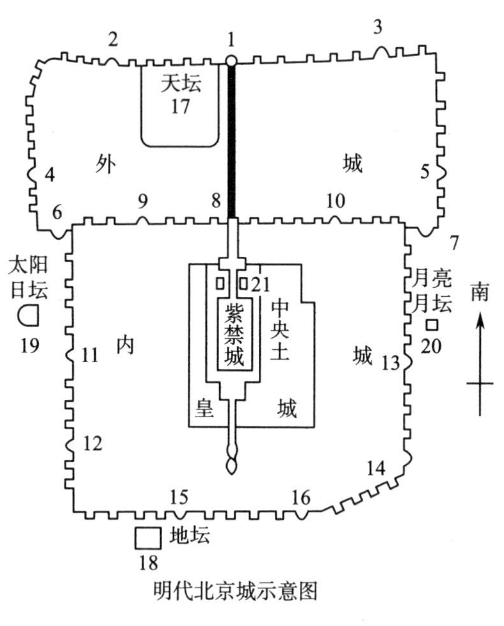

图 19　明代北京城示意图

这种天圆地方“盖天说”是建立在观察者看到太阳东升西落视运动概念基础上的，实际上是日、月、地三体间的相互视运动关系，不是天地间的关系。“盖天说”的范围就是观测人目视所及的范围，如《周髀算经》说：“人所望见，远近宜如日光所照。”根据《周髀算经》记载，这个日光照射范围是“日照四旁各十六万七千里”，即一个半径是 167 000 里的空间范围。这样才利于伏羲女娲用规、矩作方圆和立杆测影的勾股数理计算，以及测量太阳的远近、太阳的直径。《黄帝内经素问·生气通天论》说：“天运当以日光明”，《管子·枢言》说：“道之在天，日也”，所以观天主要是观察太阳的视运动规律，并得出太阳视运动的“七衡六间”规律。

“盖天说”理论，不仅是目视所及范围为“盖”象，太阳的东升西落及南北回归线视运动也构建成了一个“盖”象，看上去像一个隧道（图 20）。

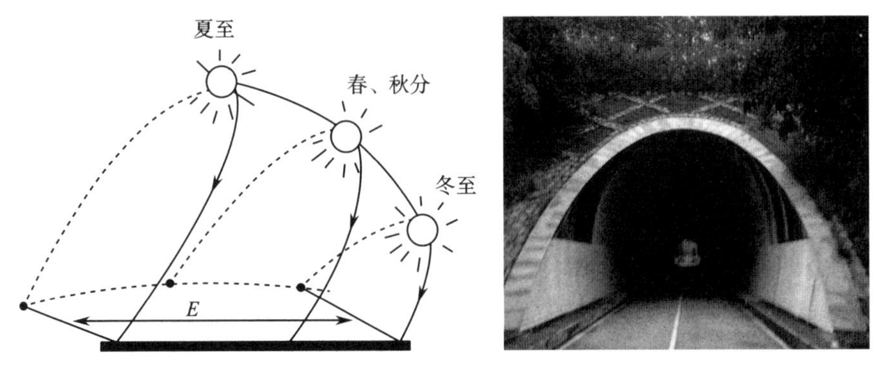

图 20　太阳东升西落及南北回归线往来盖天示意图

这种“盖天说”起源很早。据冯时先生考证，河南濮阳西水坡 45 号墓就是依据“盖天说”理论建造的，距今已有 6 500 多年，在黄帝之前，属于伏羲时代（图 21）。

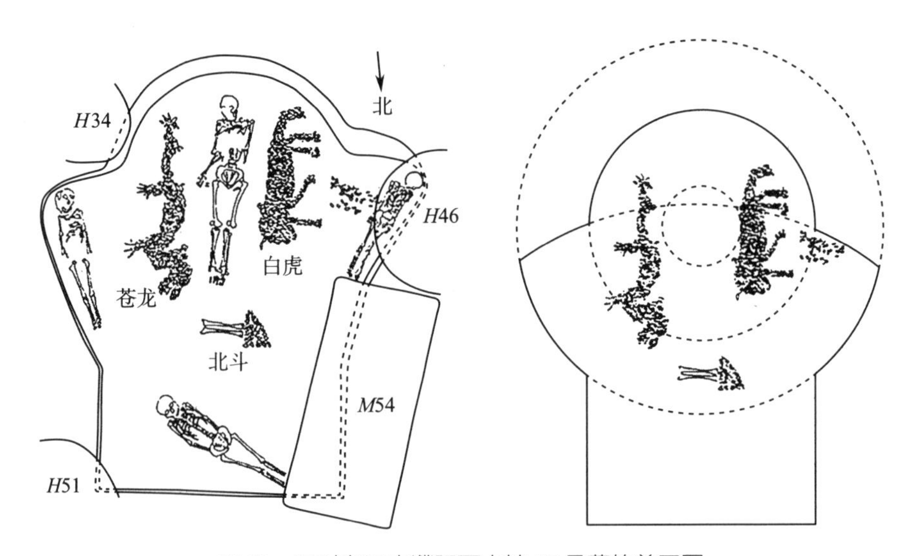

图 21　冯时考河南濮阳西水坡 45 号墓的盖天图

而且据冯时先生考证，此图含有白天立表测影和夜观北斗两大观象授时系统，反映在《黄帝内经》里就是《黄帝内经素问 · 八正神明论》和《黄帝内经素问 · 六微旨大论》说的“因天之序，盛虚之时，移光定位，正立而待之”，以及《黄帝内经素问 · 五运行大论》说的“始正天纲，临观八极，考建五常”。“移光定位”指立表测影，八极指八方，“考建五常”指夜观星辰。

这种观点在《黄帝内经》里有反映。《黄帝内经素问·上古天真论》说：古人“法则天地，象似日月，辨列星辰，逆从阴阳，分别四时”，《黄帝内经素问·阴阳应象大论》说：“天地者，万物之上下也。”《黄帝内经素问·四气调神大论》说：“夫四时阴阳者，万物之根本也……阴阳四时者，万物之终始也，死生之本也，逆之则灾害生，从之则苛疾不起，是谓得道。”《黄帝内经素问·宝命全形论》说：“天复地载，万物悉备，莫贵于人。人以天地之气生，四时之法成……夫人生于地，悬命于天，天地合气，命之曰人。人能应四时者，天地为之父母……人生有形，不离阴阳，天地合气，别为九野，分为四时，月有小大，日有短长，万物并至，不可胜量。”《黄帝内经素问·八正神明论》说：“凡刺之法，必候日月星辰四时八正之气……以日之寒温，月之虚盛，四时气之浮沉，参伍相合而调之。”

古人在“盖天说”理论指导下，一是研究“天圆”之天文历法及阴阳“六六之节”，二是研究“地方”之地理“以五为制”及万物，三是研究地气上升、天气下降之阴阳升降浮沉运动，所谓“上知天文，下知地理，中知人事”也，《周易·说卦传》说：“立天之道，曰阴与阳；立地之道，曰柔与刚；立人之道，曰仁与义。”

（一）立杆测日影

立表测日影是《周髀算经》的基础，是伏羲“观象于天”的发现（图22）。《周髀算经》卷上说：“周髀，长八尺。髀者，股也。髀者，表也。”又说：“髀者，股也；正晷者，勾也。”冯时先生考证，“髀”的本义既是人的腿骨，同时也是测量日影的表。而且早期的圭表高度都规定为八尺，恰好等于人的身高。后世扎针取穴都用同身尺寸，大概就是此法之孑遗吧。“表”名“股”，以表之晷影名“勾”，说明最早是以人身测日影的。

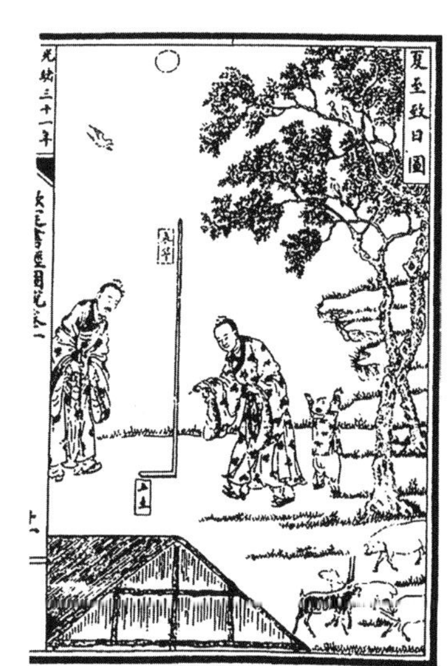

图22　立杆测日影示意图

（《钦定书经图说》）

这种立表测日影法在《黄帝内经》里也有明确记载，如《黄帝内经素问·生气通天论》说："天运当以日光明。"《黄帝内经素问·六微旨大论》说："因天之序，盛衰之时，移光定位，正立而待之。"《黄帝内经素问·八正神明论》说："因天之序，盛衰之时，移光定位，正立而待之。"《黄帝内经素问·六节藏象论》说："立端于始，表正于中，推余于终，而天度毕矣。"

1. **原始太极图** 立表测日影的工作直接诞生了太极图，详见后文。

2. **勾股定理** 由立表测日影发明了勾股几何图形，无论是圆方图，还是方圆图，都属于数学（图23）。

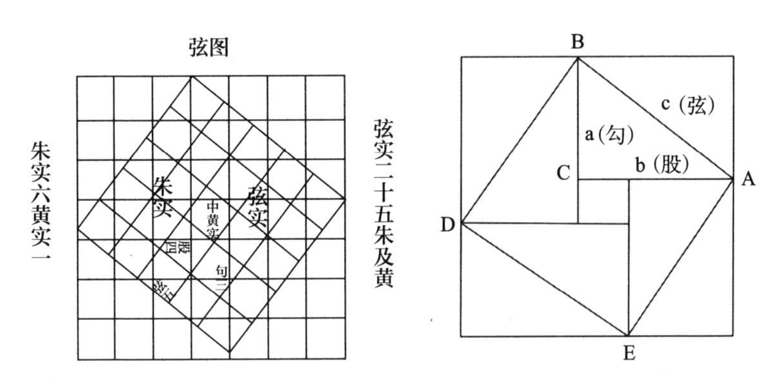

图23 勾股方圆图

（二）七衡六间图

古人在太阳视运动的实际观察中发现了太阳的南北回归线运动，记载于《周髀算经》中。《周髀算经》对太阳在南北回归线间周年视运动的描述记载如下。

冬至昼极短，日出辰而入申，阳照三，不复九。

夏至昼极长，日出寅而入戌，阳照九，不复三。

日出左而入右，南北行。故冬至从坎，阳在子，日出巽而入坤，见日光少……夏至从离，阴在午，日出艮而入乾，见日光多。

这是以站在北半球面南为定位。冬至日出辰而入申，说明辰申连线在南回归线。夏至日出寅而入戌，说明寅戌连线在北回归线。天之阴——冬至点对应地之阳——南回归线，天之阳——夏至点对应地之阴——北回归线。据此绘图如下，学习传统文化，要守正传统文化，要用面南的传统方法画图，即上南下北，左东右西，不能用西方文化画图方法（图 24）。

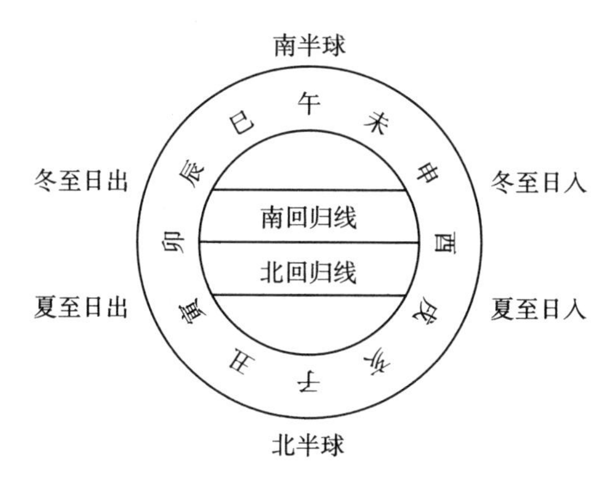

图 24　太阳南北回归线周年运动平面图（《周髀算经》）

太阳南北回归运动于寅辰之间的轨迹可用图 25 表示。

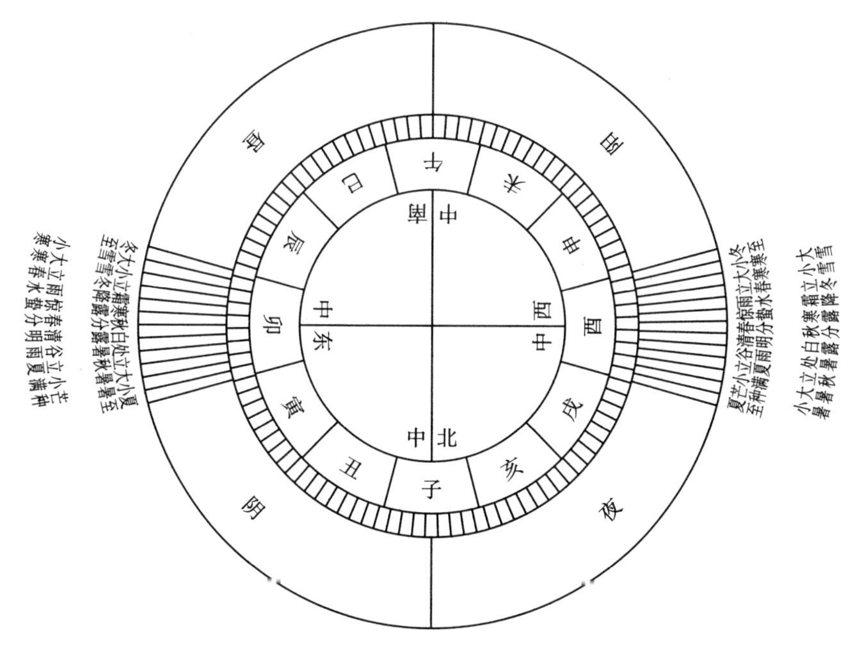

图 25　二十四节气昼夜长短百刻图（《类经图翼》）

《周髀算经》说：“凡为日、月运行之圆周，七衡周而六间，以当六月节。”这里告诉我们，太阳周年往返南北回归线的视运动实际上是不间断的螺旋运动，而“七衡”是太阳在不同朔望月月份视运动的七个同心圆轨道，是假设的说理宇宙模型，相邻两圆间有一道间隔线，故称“六间”。这七个同心圆的划分是由朔望月决定的，在每个朔望月周期处画一个圆，六个朔望月画七个同心圆。这就是《黄帝内经》记载“天以六为节”的来源。《黄帝内经素问·天元纪大论》说：“天以六为节”；《黄帝内经素问·六节藏象论》说：“天以六六之节，以成一岁”；《黄帝内经素问·六微旨大论》说：“天道六六之节”。

通过立表测日影探索太阳视运动规律的实践活动，不但发明了阴阳太极图，也发明了七衡六间图（图 26），七衡六间图的原型就是太阳周年视运动螺旋模型。古人就是通过太极图、勾股几何图和七衡六间图阴阳术数推演，建立了天地纲纪的数理系统，如河图、洛书、八卦、五运六气、六壬、遁甲等。

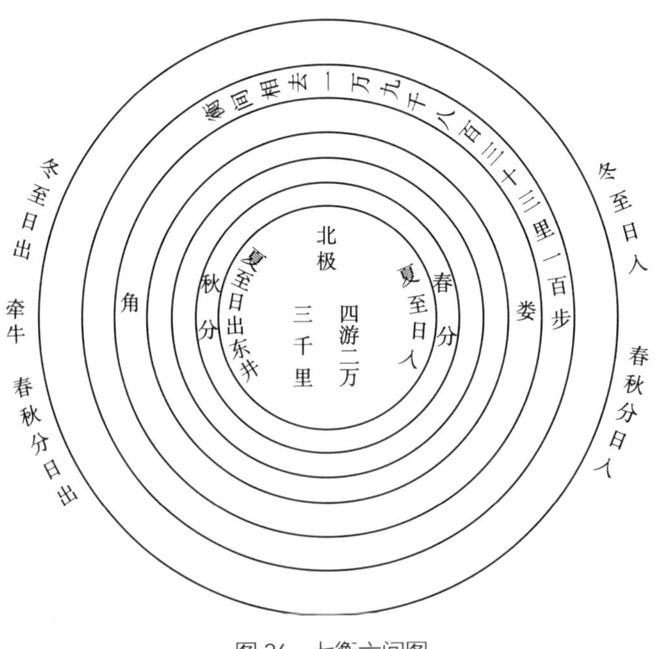

图 26　七衡六间图

这是指太阳的周年南北回归线视运动，太阳周年往返南北回归线的视运动实际上是不间断的螺旋运动，而“七衡”是太阳在不同月份视运动的七个同心圆轨道，是假设的说理宇宙模型，相邻两圆间有一道间隔，故称“六间”。这七个同心圆的划分是由朔望月决定的，在每个朔望月周期处画一个圆，六个朔望月画七个同心圆。衡者，量也，度量两衡之间的距离。对北半球来说，七个同心圆中最内的一个圆名“极内衡”，是太阳运行到夏至时的轨道；最外的一个圆名“极外衡”，是太阳运行到冬至时的轨道。外衡是太阳在南回归线冬至时的日道，中衡是太阳在赤道线春分、秋分时的日道，内衡是太阳在北回归线夏至时的日道。从而表现出昼夜、春夏秋冬四季的变化。如《周髀算经》对昼夜的解释说：“日运行处极北，北方日中，南方夜半；日在极东，东方日中，西方夜半；日在极南，南方日中，北方夜半；日在极西，西方日中，东方夜半。凡此四方者，天地四极四和。昼夜易处，加时相反。然其阴阳所终，冬夏所极，皆若一也。”太阳在极北处运行即指太阳在北回归线夏至时运行，太阳在极南处运行即指太阳在南回归线冬至时运行。太阳运行到北回归线时，北方日中，太阳光照射不到南方，故南方夜半。《周髀算经》对四季的解释说：夏时阳气多，阴气少，冬天阴气多，阳气少。故《黄帝内经素问·厥论》说：“春夏则阳气多而阴气少，秋冬则阴气盛而阳气衰。”《灵枢经·根结》说：“阴阳之道，孰少孰多……发于春夏，阴气少而阳气多……发于秋冬，阳气少而阴气多。”《黄帝内经素问·四气调神大论》说：“夫四时阴阳者，万物之根本也，所以圣人春夏养阳，秋冬养阴，以从其根，故与万物沉浮于生长之门。”这是将一年四时分为阴阳两仪，春夏主阳为阳仪，秋冬主阴为阴仪。

从“七衡六间图”的内衡是夏至日道、外衡是冬至日道看，这是站在“日晷仪”南面看，故“七衡六间图”中间是北极。若用立杆测日影所得太极图来说，冬至一阳来复为少阳，春分为二阳阳明，夏至为三阳太阳；夏至一阴来复为厥阴，秋分为二阴少阴，冬至为三阴太阴（图 27）。详见后文立杆测日影获得太极图一节。

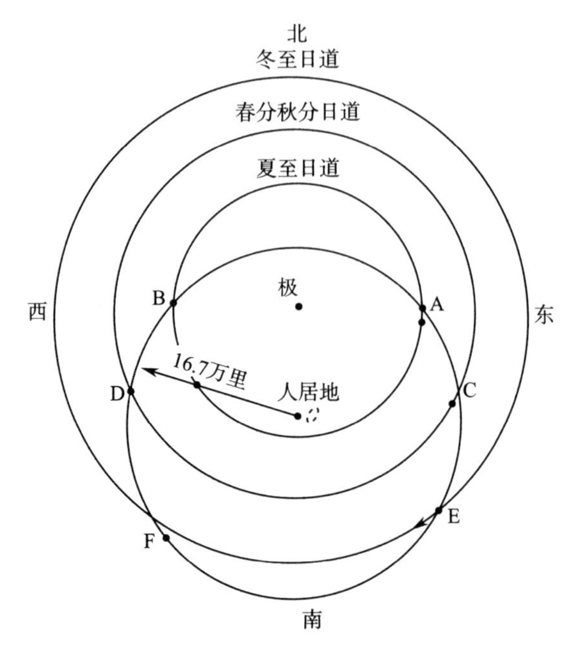

图 27　“盖天说”目视范围日照昼夜变化示意图

太阳周年视运动的三线（南回归线、北回归线、赤道线）四点（冬至、春分、夏至、秋分）规律，是三焦命名的来源。《周髀算经》曾用恒星四宿表示四特征点，谓：“日夏至在东井（井宿），极内衡；日冬至在牵牛（牛宿），极外衡；日春分在娄（娄宿），秋分在角（角宿）。”

《周髀算经》记载“极内衡”圆的直径是 23 800 里，“极外衡”圆的直径是 47 600 里，可以看出，外衡直径是内衡直径的两倍。据此可以计算出七衡间的平均距离，从而得出太阳运行在南北回归线间黄道上的二十四节气和各月的中气。在古代，通常将冬至到夏至及再从夏至到冬至之间的回归年时间段（约 365.25 日，也就是岁实）划分为 24 个时间段（今人划分每个时间段约 15 日 2 时 5 刻），每个时间段起始于一个节气，依次为：冬至、小寒、大寒、立春、雨水、惊蛰、春分、清明、谷雨、立夏、小满、芒种、夏至、小暑、大暑、立秋、处暑、白露、秋分、寒露、霜降、立冬、小雪、大雪。二十四节气中，冬至、大寒、雨水、春分、谷雨、小满、夏至、大暑、处暑、秋分、霜降、小雪为中气，通常用来确定月份。

冬至所在月份必定为冬月（十一月），大寒所在月份必定为腊月（十二月），雨水所在月份必定为正月，春分所在月份为二月……小雪所在月份为十月。中气之间的时间约为 30 日 05：25 时，因此，中气日之间的间隔（含前不含后）为 30 日或 31 日。而一个朔望月的时间为 29 日或 30 日，一个朔望月内要么有一个中气，要么没有中气。因此，中气可以直接来确定月份及闰否，无中气的月份为前一个月的闰月。二十四节气是以中气来定的（表 1）。每一个朔望月有一个中气，没有中气的朔望月为闰月，有的朔望月有两个中气。

表 1　四季二十四节气表

季	春			夏			秋			冬		
月	正月	二月	三月	四月	五月	六月	七月	八月	九月	十月	冬月	腊月
节	立春	惊蛰	清明	立夏	芒种	小暑	立秋	白露	寒露	立冬	大雪	小寒
中气	雨水	春分	谷雨	小满	夏至	大暑	处暑	秋分	霜降	小雪	冬至	大寒

这个表很清楚，中气大寒是腊月的中气，不是一年之始正月的节气，怎么能做初之气的开始呢？再者，大寒是地道最寒冷的日子，地道一阳来复而潜藏不出的时候，怎么能做初之气的开始呢？况且六气必是一年之内的六气，不能跨年头，而大寒却垮了年头！

（三）“盖天说”宇宙模型——式盘

我国古人在认识天道日月运行圆周期规律和地道直方规律的基础上，创建了科学实用的中国古代宇宙模型——式（或称式盘、占盘，即六壬式盘），作为古代天文历法家、阴阳数术家——占验时日或堪舆之用，现在已经出土这种器物达 8 件之多。李零认为，《管子・玄宫》《山海经》《淮南子・天文训》《夏小正》《月令》《吕氏春秋・十二纪》等古籍都记载有这种图式。这些式盘是打开中国传统文化思维方式和行为方式神秘性的一把宝贵钥匙。从出土的六壬式盘看，一般都有上、下两盘组成，上盘圆形像天，叫作“天盘”；下盘方形像地，叫作“地盘”，如图 28 所示。

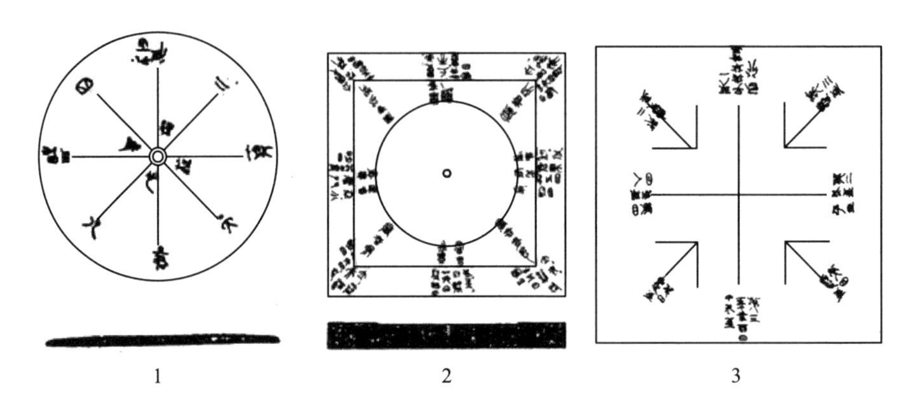

图 28　安徽阜阳双古堆汉墓 M1 出土漆木式盘

1. 天盘；2. 地盘正面；3 地盘背面

李零认为这种六壬式盘来源于“盖天说”，并附下面空间结构图加以说明（图 29）。

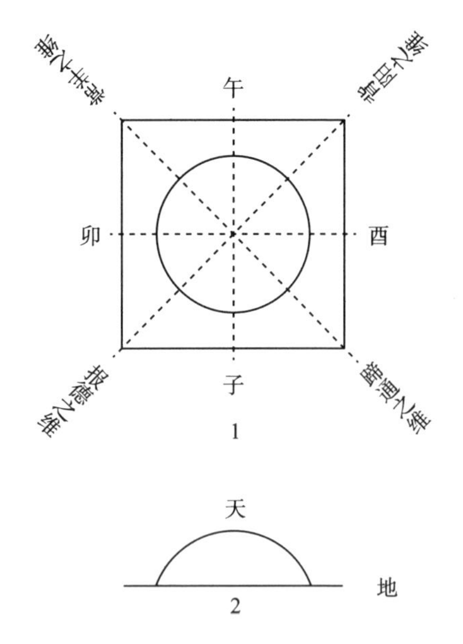

图 29　六壬式盘盖天图（ 1 平面，2 剖面）

因为立杆测日影定方位的工作是在地道上进行的，所以地道有东、南、西、北、中五方。东、南、西、北配以四时之四季，再加上四隅即东南、西南、西北、东北四维，就成为九个方位，所以地道是五分和九分单数系统，与天道二分、四分、六分、八分和十二分、十六分偶数系统不同，因为面南观日月圆道运动“群龙无首”，没有“中”位。李零先生注意到了这种不同的分类方法，但是没有找出其原因，实为遗憾。天道偶数（如十二地支、十二月等）系统属于天盘。

而地道单数系统属于地盘配河图与洛书，如《灵枢经·九宫八风》以及六壬、遁甲等，见图30、图31。

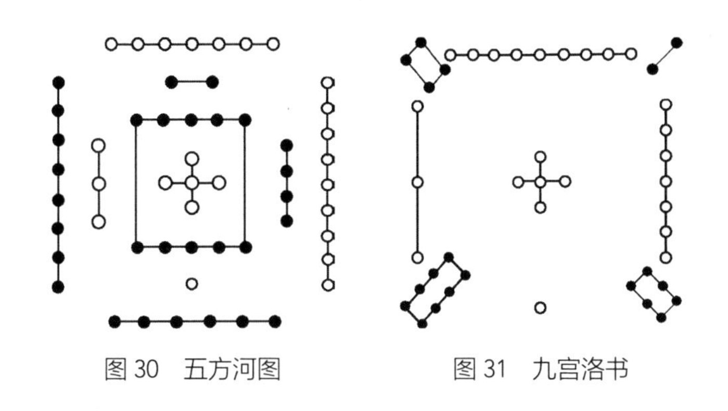

图30　五方河图　　图31　九宫洛书

《黄帝内经素问·三部九候论》说：“天地之至数，始于一，终于九焉。”《灵枢经·九针论》说：“天地之大数也，始于一而终于九。”《黄帝内经素问·六元正纪大论》说：“此天地之纲纪，变化之渊源。”可知此数之重要性。此天地之至数中，1数是最小的阳数，9是最大的阳数，冬至阳气最小以1纪之，夏至阳气最大以9纪之，则成洛书。《灵枢经·根结》说：“阴道偶，阳道奇。”阳居五方正位，阴居四隅，阴阳奇偶分居。洛书表示天地阴阳升降。

4　9　2

3　5　7

8　1　6

洛书有以下特性。

第一，天地数按次序的运行方向相反，天阳数按顺时针ƨ方向运行，地阴数按逆时针 S 方向运行（图 32）。

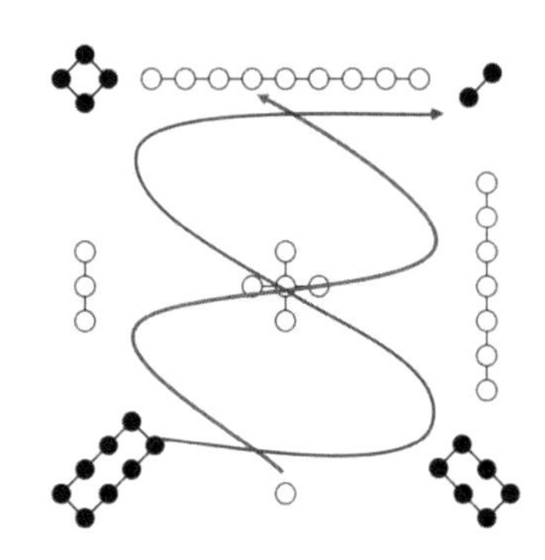

图 32　天道地道阴阳左右运行图

1 在子位为天道主天气，8 在丑位为地道主地气。从太阳日周期视运动看，《黄帝内经素问·五常政大论》说：“上者右行，下者左行。”当我们面南定位时，太阳周日每天东（左）升西（右）落的顺时针方向运行就是“上者右行”“天气右行”，而地球的运行方向相反，是逆时针左行，就是“下者左行”“地气左行”。这是讲日地关系。具体到人身而言，肺主天气，脾主地气，肺脾乃后天二本，主气味而生“神”。

第二，天阳下降，地阴上升（图 33）。

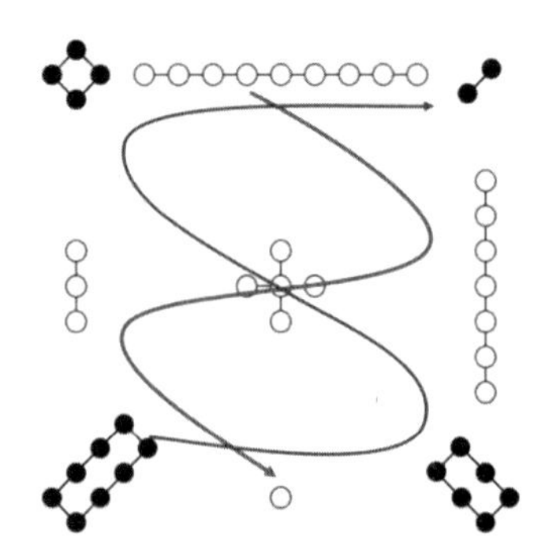

图 33　天阳下降、地阴上升图

《周易·系辞传》记述如下。

天一地二，天三地四，天五地六，天七地八，天九地十。天数五，地数五，五位相得而各有合。

天阳数：1，3，5，7，9　　　　　正五方位

地阴数：2，4，6，8，10　　　　　四隅

去其10，剩下1至9天地之至数，天阳数在五方正位，地阴数在四隅，可知洛书是按天地数安排的。天阳地阴，所以洛书是以阴阳气的消长配八方。肺为天，肺通天，故将肺数置南阳盛处。

从上述可知，《黄帝内经素问·金匮真言论》用的是河图数公式，与九宫洛书数公式无关。河图数以生数和成数构成，成数由生数加中数五土生成，以5脾为中心。洛书由天阳数和地阴数构成，阳奇阴偶，以天阳数为中心，天气通于肺，地气通于脾，重点在后天肺脾二本。古人将天地之象纳入河图、洛书之中作为公式公理，《周易·系辞传》说："天垂象，见吉凶，圣人象之；河出图，洛出书，圣人则之。"所则者公式、公理也。

《黄帝内经素问·金匮真言论》和《黄帝内经素问·五常政大论》就用河图数理公式将天、地、人相配应统一起来（表2）。

表2　天、地、人相应表

<table>
<tr><td rowspan="13">天、地、人相应统一</td><td rowspan="13">自然界</td><td colspan="2">数理公式</td><td>8</td><td>7</td><td>5</td><td>9</td><td>6</td></tr>
<tr><td rowspan="2">天</td><td>阴阳气</td><td>风</td><td>火热</td><td>湿</td><td>燥</td><td>寒</td></tr>
<tr><td>五星</td><td>岁星</td><td>荧惑星</td><td>镇星</td><td>太白星</td><td>辰星</td></tr>
<tr><td rowspan="10">地</td><td>五行</td><td>木</td><td>火</td><td>土</td><td>金</td><td>水</td></tr>
<tr><td>五方</td><td>东</td><td>南</td><td>中</td><td>西</td><td>北</td></tr>
<tr><td>五时</td><td>春</td><td>夏</td><td>长夏</td><td>秋</td><td>冬</td></tr>
<tr><td>五化</td><td>生</td><td>长</td><td>化</td><td>收</td><td>藏</td></tr>
<tr><td>五谷</td><td>麦</td><td>黍</td><td>稷</td><td>谷</td><td>豆</td></tr>
<tr><td>五色</td><td>青</td><td>赤</td><td>黄</td><td>白</td><td>黑</td></tr>
<tr><td>五畜</td><td>鸡</td><td>羊</td><td>牛</td><td>马</td><td>彘</td></tr>
<tr><td>五味</td><td>酸</td><td>苦</td><td>甘</td><td>辛</td><td>咸</td></tr>
<tr><td>五臭</td><td>臊</td><td>焦</td><td>香</td><td>腥</td><td>腐</td></tr>
<tr><td>五音</td><td>角</td><td>徵</td><td>宫</td><td>商</td><td>羽</td></tr>
</table>

续表

天、地、人相应统一	人	数理公式		8	7	5	9	6
		人	五脏	肝	心	脾	肺	肾
			五体	筋	脉	肉	皮	骨
			五官	目	舌	口	鼻	耳
			五华	爪	面	唇	毛	发
			五声	呼	笑	歌	哭	呻
			五志	怒	喜	思	忧(悲)	恐(惊)
			病变	握	忧	哕	咳	慄
			病位	颈项	胸胁	脊	肩背	腰股
			五本	罢极之本	生之本	仓廪之本	气之本	封藏之本
			五神	魂	神	意	魄	志
			五病	发惊骇	五脏	舌本	背	溪
			五藏	肝藏血	心藏脉	脾藏意	肺藏气	肾藏精
			五官	将军之官	君主之官	仓廪之官	相搏之官	作强之官

内行星：金星、水星（秋冬阴仪系统，自转速度慢，慢为阴）+太阳——地球。

中：地球，土星。

外行星：木星、火星（春夏阳仪系统，自转速度快，快为阳）（图34）。

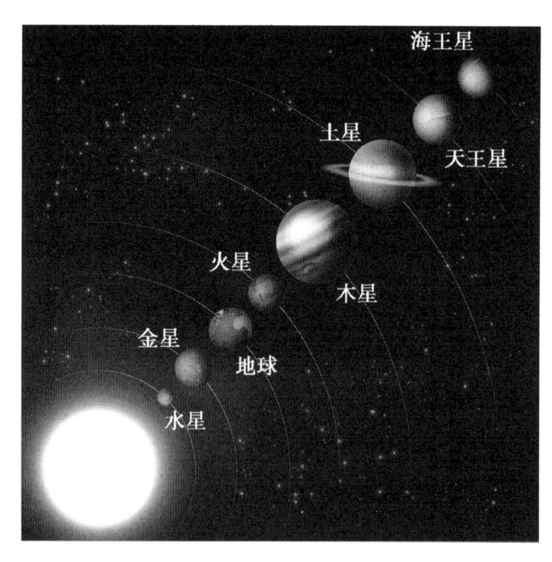

图34 太阳系行星图

此以速度快慢分两仪。《黄帝内经素问·六节藏象论》记载如下。

肝者……为阳中之少阳，通于春气。（木星）

心者……为阳中之太阳，通于夏气。（火星）

肺者……为阴中之太阴，通于秋气。（金星）

肾者……为阴中之少阴，通于冬气。（水星）

天　地　人

木星/木/肝/阳中之少阳（+→－ +）（+代表阳，－代表阴）

火星/火/心/阳中之太阳（+→+）

金星/金/肺/阴中之太阴（－→－－）

水星/水/肾/阴中之少阴（－→－）

土星/土/脾/阴中之至阴（－→－－－）

横膈膜之上，阳性。

火星心（君主之官）、金星肺（相傅之官）**离地球近，作用力大**，阳性，对胃肠的影响力大。

横膈膜之下，阴性。

木星肝（将军之官）、水星肾（作强之官）**离地球远，作用力弱**，阴性，对胃肠的影响力小。

土星，**离地球最远、作用力弱**，阴性。

此以离地球远近、作用力大小强弱分横膈膜之上下。

《灵枢经·阴阳系日月》记述如下。

心为阳中之太阳，

肺为阳中之少阴，

肝为阴中之少阳，

脾为阴中之至阴，

肾为阴中之太阴。

天　地　人

火星/火/心/阳中之阳（+ +）

金星/金/肺/阳中之阴（+ －）

水星/水/肾/阴中之阴（－ －）

木星 / 木 / 肝 / 阴中之阳（－ ＋）

土星 / 土 / 脾 / 阴中之至阴（－ － －）

从以上所述可知,《黄帝内经》以横膈膜分上下阴阳和左右两仪阴阳，将《黄帝内经》五脏中的阴阳做了定量规范。于此可以得出阴阳的公式如下。

横膈膜之上为阳，横膈膜之下为阴，即昼夜分阴阳法。

左春夏为阳、右秋冬为阴，两仪分阴阳法，即子午（天道）或丑未（地道）、寅申（人道）分阴阳法。

合言之的根本原则就是上阳左阳，下阴右阴，表示地阴从左肝心之阳生阴长之道，天阳从右肺肾之阳杀阴藏之道，所谓“左右者，阴阳之道路也”。

天盘以十二地支（十二辰）与二十八宿四宫相应，这是以天应于地。地盘以十干与二十八宿相应，这是以地应于天。二十八宿是天盘与地盘的中介。笔者在2002年出版的《中医运气学解秘》一书中写到，五运天干源于月地关系，十二地支源于日地关系。

《国语·周语下》说：“天六地五，数之常也。”故《黄帝内经素问·六节藏象论》说：“天以六六为节，地以九九制会。”《黄帝内经素问·天元纪大论》说：“天以六为节，地以五为制。周天气者，六期为一备；终地纪者，五岁为一周……五六相合，而七百二十（720）气为一纪，凡三十岁，千四百四十（1 440）气，凡六十岁，而为一周，不及太过，斯皆见矣。”又说：“所以欲知天地之阴阳者，应天之气（田按：以地应天），动而不息，故五岁而右迁；应地之气（田按：以天应地），静而守位，故六期而环会。动静相召，上下相临，阴阳相错，而变由生也。”

为什么《国语》以“天六地五”为“常数”呢？“地五”好理解，那么“天六”呢？古人看到太阳从南回归线冬至运行到北回归线夏至的上半年用了六个朔望月，太阳从北回归线夏至运行到南回归线冬至的下半年也用了六个朔望月，所以古人总结出天道是以“天六”为“常数”。中国传统文化以乾天坤地阴阳观念来说明一切事理，认为一个朔望月是半个周期，加上第二个朔望月才是一个完整的周期（其模型就是太极图），半个阳周期，半个阴周期，阴阳合起来才是一个完整周期，所以将一年概括为六个周期，这就是一年的“天六”常数，或六六常数。

（四）“盖天说”宇宙模式在《黄帝内经》中的应用

1. **《黄帝内经》天圆地方说**　《灵枢经·邪客》说：“天圆地方，人头圆足方以应之。”《黄帝内经素问·阴阳应象大论》说：“惟贤人上配天以养头，下象地以养足。”《黄帝内经素问·六节藏象论》说：“天以六六为节，地以九九制会。”《黄帝内经素问·天元纪大论》说：“天以六为节，地以五为制。周天气者，六期为一备；终地纪者，五岁为一周……五六相合，而七百二十气为一纪，凡三十岁，千四百四十气，凡六十岁，而为一周，不及太过，斯皆见矣。”又说：“所以欲知天地之阴阳者，应天之气（田按：以地应天），动而不息，故五岁而右迁；应地之气（田按：以天应地），静而守位，故六期而环会。动静相召，上下相临，阴阳相错，而变由生也。”

从天来说，《黄帝内经》将一年划分为“六气”以及三阴三阳“六经”，符合天道“以六为节”的规律。如《黄帝内经》有三百六十日为一岁的历法，谓“天有十日，日六竟而周甲，甲六复而岁终，三百六十日法也”。并进一步将一年气象划分为六个时间段落，如《黄帝内经素问·天元纪大论》说：“寒暑燥湿风火，天之阴阳也，三阴三阳上奉之。”这种“六气”的变化又有多种涵义，具体如下。

一是将一年分为六气而各有主时，也称六步、六节，或分别称为初气、二气、三气、四气、五气、六气（即终气）。即将太阳回归年中的气候状态均分为风、热、火、湿、燥、寒六个时间段落。如《黄帝内经素问》记载如下。

夫六气者，行有次，止有位（《黄帝内经素问·六元正纪大论》）。

天地合气，六节分而万物生矣（《黄帝内经素问·至真要大论》）。

所谓步者，六十度而有奇（《黄帝内经素问·六微旨大论》）。

现代气象学称此六季为风季、暖季、热季、雨季、干季、寒季。

二是天体运行存在着六的倍数周期，如十二年、六十年等，即运气七篇中的子午之年、丑未之年、寅申之年、卯酉之年、辰戌之年、巳亥之年等，配上三阴三阳就是《黄帝内经》所说："厥阴之上，风气主之；少阴之上，热气主之；太阴之上，湿气主之；少阳之上，相火主之；阳明之上，燥气主之；太阳之上，寒气主之。所谓本也，是谓六元。"

从地来说，《黄帝内经》将地划分为"五方"和"九方"两类。

一是将地划分为东、南、西、北、中五方，配以河图、五脏。

二是将地划分为东、东南、南、西南、西、西北、北、东北、中——"九方"，称作"九宫"，配以洛书，如《灵枢经·九宫八风》。

从人来说，人应天地，《黄帝内经素问·六节藏象论》说："天六六之节，以成一岁，人以九九制会……天以六六为节，地以九九制会……夫自古通天者，生之本，本于阴阳。其气九州九窍，皆通乎天气。故其生五，其气三。三而成天，三而成地，三而成人，三而三之，合则为九。九分为九野，九野为九藏；故形藏四，神藏五，合为九藏以应之也。"《黄帝内经素问·生气通天论》所说"其生五，其气三"就是这个意思。《黄帝内经素问·天元纪大论》说："黄帝问曰：天有五行，御五位，以生寒暑燥湿风，人有五藏，化五气，以生喜怒思忧恐，论言五运相袭而皆治之，终期之日，周而复始，余已知之矣，愿闻其与三阴三阳之候，奈何合之？鬼臾区稽首再拜对曰：昭乎哉问也。夫五运阴阳者，天地之道也，万物之纲纪，变化之父母，生杀之本始，神明之府也。"可知"其生五"指五运五行，"其气三"指天、地、人三气。所谓"三而成天，三而成地，三而成人，三而三之，合则为九。九分为九野，九野为九藏"，见《黄帝内经素问·三部九候论》，谓："天地之至数，始于一，终于九焉。一者天，二者地，三者人，因而三之，三三者九，以应九野……三部者，各有天，各有地，各有人。三而成天，三而成地，三而成人。三而三之，合则为九，九分为九野，九野为九藏。故神藏五，形藏四，合为九藏。"

2. 五运六气主客气的推算 天以六为节，故五运六气有三阴三阳六气的推演，如图 35 所示。

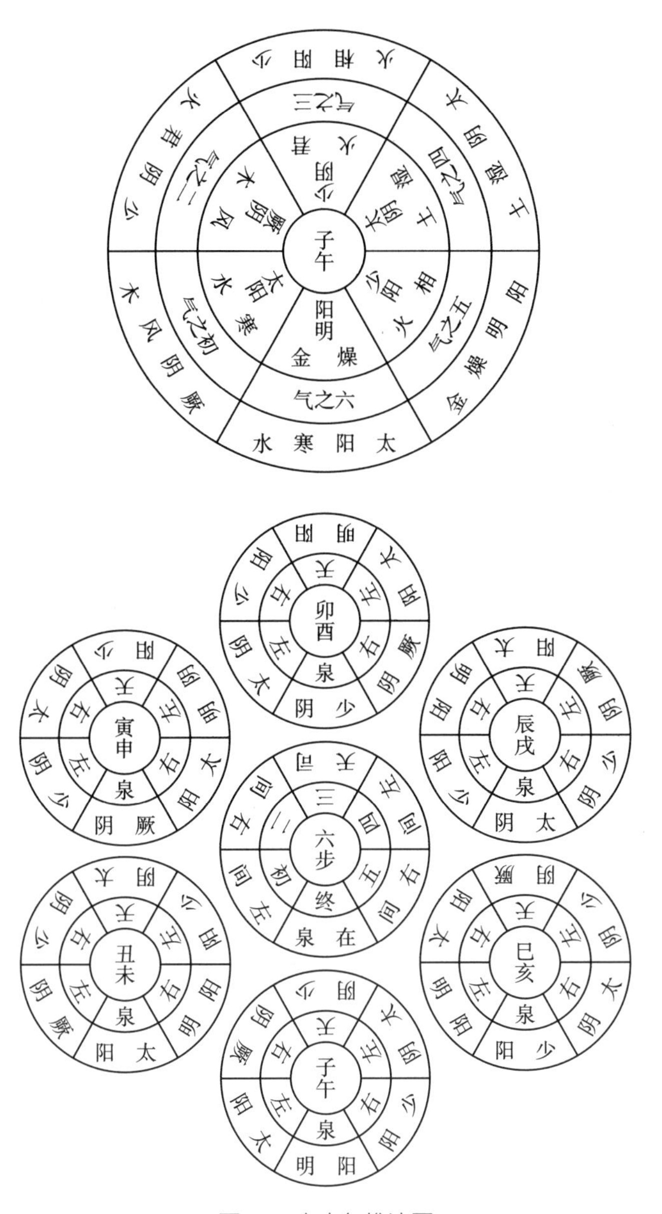
子午
少阴君火
太阴湿土
少阳相火
阳明燥金
太阳寒水
厥阴风木
气之初
气之二
气之三
气之四
气之五
气之六
卯酉
辰戌
巳亥
子午
丑未
寅申
六步
司天
在泉
左间
右间
初
二
三
四
五
终
天
泉
左
右

图35 主客气推演图

3. 天地定位　“盖天说”天上地下之天地定位，日月运行其间，寒暑往来。《周易·系辞传》说：“天尊地卑，乾坤定矣。卑高以陈，贵贱位矣。动静有常，刚柔断矣。方以类聚，物以群分，吉凶生矣。在天成象，在地成形，变化见矣。是故刚柔相摩，八卦相荡，鼓之以雷霆，润之以风雨；日月运行，一寒一暑。”《周易·彖传》说：“大哉乾元，万物资始，乃统天。云行雨施，品物流形。大明终始，六位时成，时乘六龙以御天。乾道变化，各正性命，保合太和，乃‘利贞’。首出庶物，万国咸宁。至哉坤元，万物资生，乃顺承天。坤厚载物，德合无疆。含弘光大，品物咸亨。”故《黄帝内经素问·天元纪大论》说：“太虚廖廓，肇基化元，万物资始，五运终天，布气真灵，总统坤元，九星悬朗，七曜周旋，曰阴曰阳，曰柔曰刚，幽显既位，寒暑弛张，生生化化，品物咸章。”“万物资始”言乾天，“坤元”言坤地。《黄帝内经素问·上古天真论》说：“有贤人者，法则天地，象似日月。”

二、浑天说和宣夜说宇宙观

（一）浑天说

“浑天”一词最早见于扬雄《法言·重黎》，谓：“或问浑天？曰：落下闳营之，鲜于妄人度之，耿中丞象之。”浑天说认为，天体浑圆像一个鸡蛋。张衡《浑天仪注》说：“浑天如鸡子。天体圆如弹丸，地如鸡子中黄，孤居于天内，天大而地小也。天表里有水，天之包地，犹壳之裹黄。天地各乘气而立，载水而浮。周天三百六十五度又四分度之一，又中分之，则半一百八十二度八分度之五覆地上，半绕地下，故二十八宿半见半隐……天转如车毂之运也，周旋无端，其形浑浑，故曰浑天。”可以用图36、图37表示浑天说。

《周髀算经》既有立表测日影法和七衡六间法的以黄道坐标为主论述，也有关于北极天中的以赤道坐标为主的论述。但“盖天说”重视黄道，浑天说重视赤道，所以浑天说多用天球赤道去解释一些天文概念，而且在视野方面还用了地平坐标系（图38）。

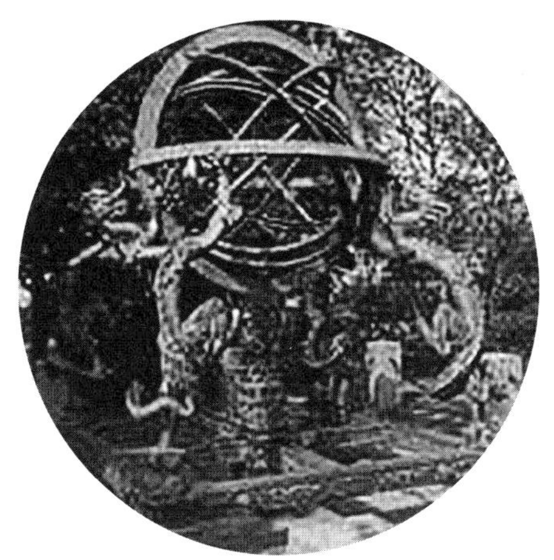

图 36　浑天仪

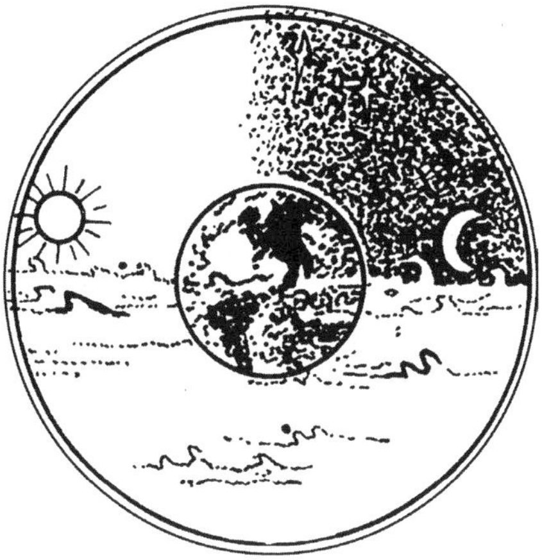

图 37　浑天示意图

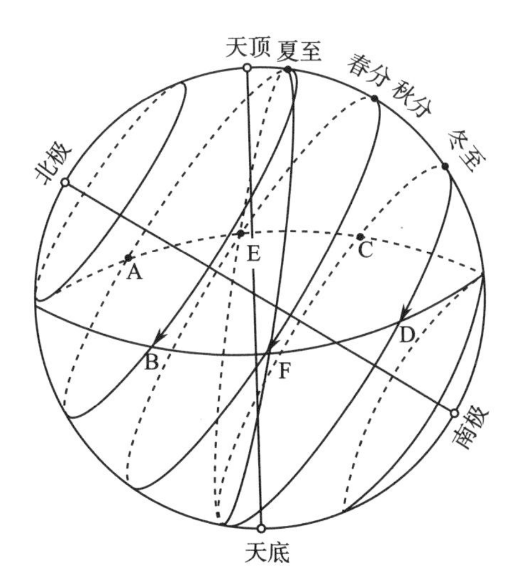

图 38　浑天说赤道坐标系示意图

可是立表测日影研究的是日地相互运动关系，所得太极图反映的是日地相互运动关系，是赤极绕着黄极旋转的，所以要明白黄道、赤道坐标系的关系如图 39。

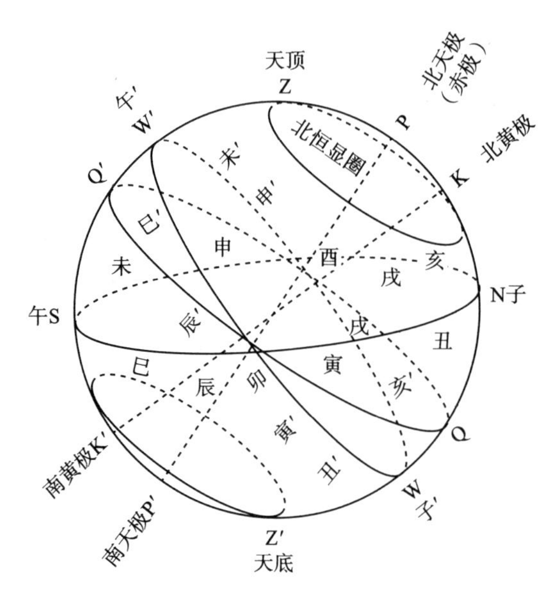

图 39　黄道、赤道、地平坐标系示意图（西方上北下南图）

浑天说“天地各乘气而立”的观点在《黄帝内经》中也有反映，《黄帝内经素问·五运行大论》记述如下。

帝曰：动静何如？岐伯曰：上者右行，下者左行，左右周天，余而复会也。帝曰：余闻鬼臾区曰，应地者静，今夫子乃言下者左行，不知其所谓也，愿闻何以生之乎？岐伯曰：天地动静，五行迁复，虽鬼臾区其上候而已，犹不能遍明。夫变化之用，天垂象，地成形，七曜纬虚，五行丽地。地者，所以载生成之形类也。虚者，所以列应天之精气也。形精之动，犹根本之与枝叶也，仰观其象，虽远可知也。帝曰：地之为下否乎？岐伯曰：地为人之下，太虚之中者也。帝曰：凭乎？岐伯曰：大气举之也。

《黄帝内经素问·六微旨大论》记述如下。

上下之位，气交之中，人之居也。

这种日月星辰“列应天”的思想和地球被“大气举之”的思想应是宣夜说宇宙观和浑天说宇宙观。

浑天说认为，天是一个圆球，地球如蛋黄浮在其中，日月五星附丽于天球上运行。张衡《浑天仪图注》记载：“浑天如鸡子，天体圆如弹丸，地如鸡中黄，孤居于内，天大而地小，天表里有水，天之包地，犹壳之里黄。”即认为天像鸡蛋壳，地像蛋黄。

《说文解字》说：方，併船也，象两舟省、总头形。汸，方或从水。方，不是方正的方，从坤阴坤水，即汸。形容大地浮在水中。属于浑天说。

浑天说可能始于战国时期。屈原《天问》说：“圜则九重，孰营度之？”这里的“圜”有的注家认为就是天球的意思。西汉末的扬雄提到了“浑天”这个词，这是现今所知的最早的记载。扬雄是在和《问天》对照的情况下来说这段话的。由此可见，落下闳时已有浑天说。可见浑天说比“盖天说”进了一步，它认为天不是一个半球形，而是一整个圆球，地球在其中，就如鸡蛋黄在鸡蛋内部一样（《灵宪》）。金祖孟认为《尧典》含有浑天宇宙观（图40）。

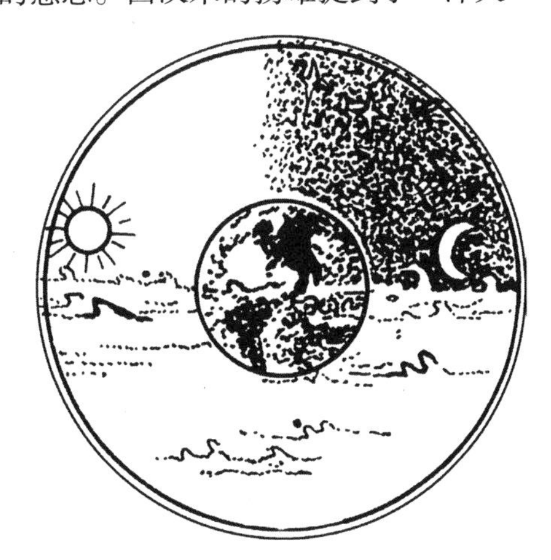

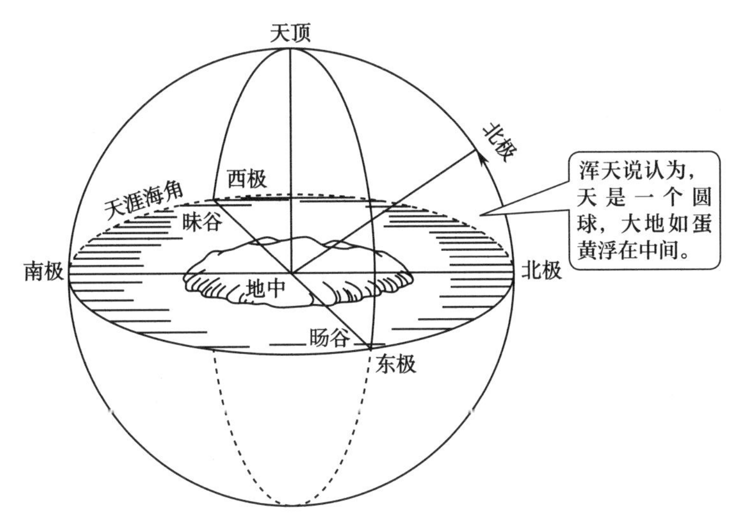

图40 《尧典》浑天宇宙观示意图（金祖孟）

按照盖天、浑天的体系，日月星辰都有一个依靠，或附在天盖上，随天盖一起运动；或附缀在鸡蛋壳式的天球上，跟着天球东升西落。而宣夜说主张“日月众星，自然浮生于虚空之中，其行其止，皆须气焉”，创造了天体漂浮于气体中的理论，并且它的进一步发展认为，连天体自身包括遥远的恒星和银河都是由气体组成的。这种十分令人惊异的思想，竟和现代天文学的许多结论一致。

1. **天、地、人三才之气**　《黄帝内经素问·六节藏象论》说：夫六六之节，九九制会者，所以正天之度、气之数也。天度者，所以制日月之行也；气数者，所以纪化生之用也。

天度，指周天365.25度。气数，指二十四节气、一年划分六气等。《黄帝内经素问·六微旨大论》记载如下。

岐伯曰：位有终始，气有初中，上下不同，求之亦异也……帝曰：愿闻其用也。岐伯曰：言天者求之本，言地者求之位，言人者求之气交。帝曰：何谓气交？岐伯曰：上下之位，气交之中，人之居也。故曰：天枢之上，天气主之；天枢之下，地气主之；气交之分，人气从之，万物由之。此之谓也。帝曰：何谓初中？岐伯曰：初凡三十度而有奇，中气同法。帝曰：初中何也？岐伯曰：所以分天地也。帝曰：愿卒闻之。岐伯曰：初者地气也，中者天气也。帝曰：其升降何如？岐伯曰：气之升降，天地之更用也。帝曰：愿闻其用何如？岐伯曰：升已而降，降者谓天；降已而升，升者谓地。天气下降，气流于地；地气上升，气腾于天。故高下相召，升降相因，而变作矣。

王冰注：“气之初，天用事，天用事，则地气上腾于太虚之内。气之中，地气主之，地气主，则天气下降于有质之中。”经言“天气”为“中气”，如冬至、大寒之类；“地气”为“初气”，如立春、惊蛰之类。（图41）

二十四节气属于太阳历。从天地初、中升降来看，冬至、大寒都属于月中气，非月节气，所以初之气不会始于月中气大寒，当始于月节气立春。

外圈天气，中气，下降。内圈地气，初气，上升。

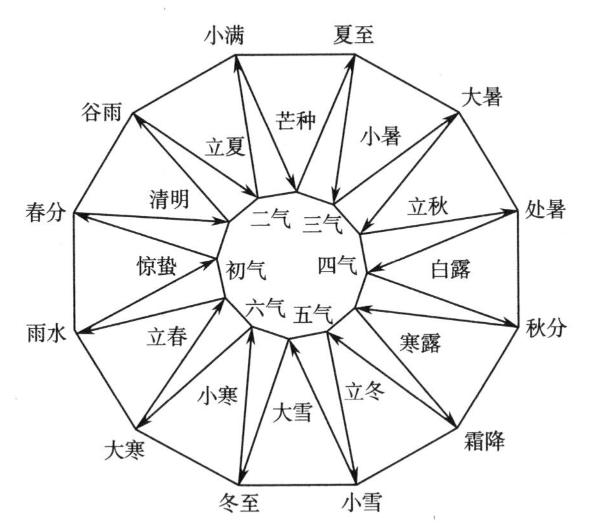

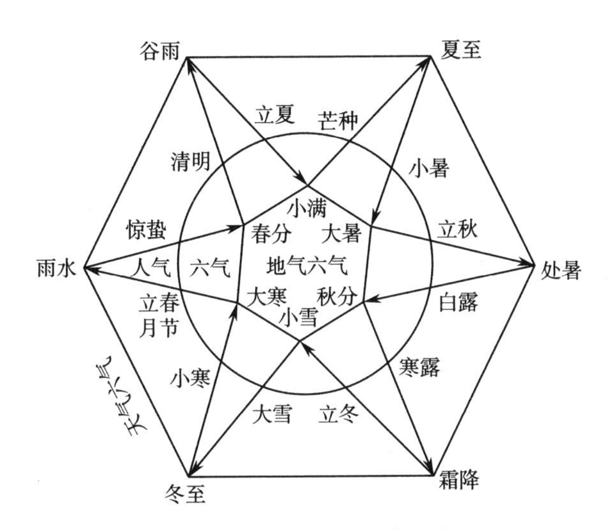

图 41　二十四节气节、中示意图

太阳回归年以冬至开始，太阳运行到南回归线冬至最寒冷，而一阳来复，但此时的阳气尚弱要潜藏，渐渐积蓄到 45 日后的立春阳气才能微上，阴气微下。所以，张景岳在《类经图翼》中说：“一岁之气始于子，四季之春始于寅者何也？盖以建子之日，阳气虽始于黄钟，然犹潜伏地下，未见发生之动，及其历丑转寅，三阳始备，于是和风至而万物生……故阳虽始于子，而春必起于寅。”从太阳回归年天地气相差“三十度而有奇”看，冬至后 30.437 5 日至丑时大寒为“初”气从天降于地称“地气”，从大寒到雨水的 30.437 5 日为“中”气从地升于天称“天气”，但在大寒“地气”之始来复一阳尚潜藏不出，故不得为阴阳合历年之始，只有到了寅时立春时阳气微上才是一年春之始。从地道来说，地道始于大寒而阳气潜藏，到大寒后 45 日的惊蛰地中阳气才渐渐升起，已经属于二之气少阴君火主时了，才能开始播种。故《黄帝内经素问·六微旨大论》说：“帝曰：善。愿闻地理之应六节气位何如？岐伯曰：显明之右，君火之位也；君火之右，退行一步，相火治之；复行一步，土气治之；复行一步，金气治之；复行一步，水气治之；复行一步，木气治之；复行一步，君火治之。”所谓“地理之应六节气位”是讲地道六节，“显明”指日出天地阳气升明，二之气少阴君火之位，顺时针旋转，三之气是少阳相火，四之气是太阴湿土，五之气是阳明燥金，六之气——终之气是太阳寒水，初之气是厥阴风木。天道阳气渐升是冬至后 45 日前后的初之气厥阴风木，地道阳气渐升是大寒后 45 日前后的二之气少阴君火。

2. **历法三才点**　《黄帝内经素问·脉要精微论》说：“是故冬至四十五日，阳气微上，阴气微下；夏至四十五日，阴气微上，阳气微下。”《黄帝内经素问·六微旨大论》说：“帝曰：何谓初中？岐伯曰：初，凡三十度而有奇，中气同法。”太阳运行到南回归线是冬至，冬至后 30 日是大寒，冬至 45 日后是立春，即古人所谓“天开于子，地辟于丑，人生于寅”之说，乃历法三才始点也。天道最寒时在冬至，地道最寒时在大寒，天道阳气微上于立春，地道阳气微上于惊蛰矣。

太阳回归运动是中华传统文化的核心，也是中医学的核心，即天体日地相互运动是《黄帝内经》的核心知识，所以，冬至、大寒、立春三点就是历法的核心基数。

这个历法三才是以天体太阳运行到南回归线的冬至点为始点，然后定大寒、立春的，故称冬至为岁首。《黄帝内经素问·阴阳类论》记载如下。

孟春始至，黄帝燕坐，临观八极，正八风之气，而问雷公曰：阴阳之类，经脉之道，五中所主，何藏最贵？雷公对曰：春，甲乙，青，中主肝，治七十二日，是脉之主时，臣以其藏最贵。帝曰：却念《上下经》，阴阳从容，子所言贵，最其下也……帝曰：三阳为父，二阳为卫，一阳为纪，三阴为母，二阴为雌，一阴为独使。

二阳一阴，阳明主病，不胜一阴，耎而动，九窍皆沉。

三阳一阴，太阳脉胜，一阴不能止，内乱五藏，外为惊骇。

二阴二阳，病在肺，少阴脉沉，胜肺伤脾，外伤四支。

二阴二阳，皆交至，病在肾，骂詈妄行，巅疾为狂。

二阴一阳，病出于肾，阴气客游于心，脘下空窍，堤，闭塞不通，四支别离。

一阴一阳代绝，此阴气至心，上下无常，出入不知，喉咽干燥，病在土脾。

二阳三阴，至阴皆在，阴不过阳，阳气不能止阴，阴阳并绝，浮为血瘕，沉为脓胕。

阴阳皆壮，下至阴阳，上合昭昭，下合冥冥，诊决死生之期，遂合岁首……

冬三月之病，病合于阳者，至春正月脉有死征，皆归出春。

冬三月之病，在理已尽，草与柳叶皆杀，春阴阳皆绝，期在孟春。

春三月之病，曰阳杀，阴阳皆绝，期在草干。

夏三月之病，至阴不过十日，阴阳交，期在溓水。

秋三月之病，三阳俱起，不治自已。阴阳交合者，立不能坐，坐不能起。三阳独至，期在石水。二阴独至，期在盛水。

“二阳”者阳明肺，“一阴”者厥阴肝，“二阳一阴”指阳明、厥阴主左右阴阳升降及金木生成之终始。“三阳”者太阳心，“三阳一阴”指厥阴肝和太阳心主春夏阳仪系统。“二阴”者少阴肾，“二阴二阳”指阳明肺和少阴肾主秋冬阴仪系统，故言“病在肺”或“病在肾”。“一阳”者少阳三焦，“少阳属肾”，故言“病出于肾”。“一阴一阳”指厥阴肝和少阳三焦胆主春生之气，厥阴从中气少阳从左升，若少阳阳衰，则阴气盛而上凌心，并且脾胃湿盛下流于下焦肾，阳不生阴不长而“喉咽干燥”。“三阴”者太阴脾，“二阳三阴”指阳明从中气太阴由阴仪从右而降至肾，太阴谓

“至阴”，少阴也谓“至阴”，故云“至阴皆在”。这里言三阴三阳之间的相互关系，都是从标本中气说的，首重从本的少阳太阴两经，其次言从中气的“二阳一阴”厥阴、阳明主左右阴阳升降及金木生成之终始。再言“一阴一阳”的厥阴从中气少阳由左而升阳，“二阳三阴”的阳明从中气太阴由右而降，乃主左右阴阳升降之道路。后言“一阴一阳”“三阳一阴”春夏肝心阳仪系统主左阳升，“二阳三阴”“二阴二阳”秋冬肺肾阴仪系统主右阴降。最后总结得出四季之“岁首”当起于太阳运行到南回归线的冬天的“冬至”，而始出于“孟春”，故云：“皆归出春”。

（二）宣夜说

宣夜说最早文献见于蔡邕“朔方上书”，其文载于《后汉书》，刘昭注解如下。

言天者有三家：一曰周髀，二曰宣夜，三曰浑天。

《黄帝内经素问·天元纪大论》记载如下。

太虚廖廓，肇基化元，万物资始，五运终天，布气真灵，总统坤元，九星悬朗，七曜周旋。曰阴曰阳，曰柔曰刚，幽显既位，寒暑弛张，生生化化，品物咸章，臣斯十世，此之谓也。

经文认为，大地在太虚之中由气凭托，日月五星七政围绕大地做周天运动，而导致阴阳刚柔之化、昼夜寒暑之变，从而生化万物。这就是宣夜宇宙观（图42，图43）。

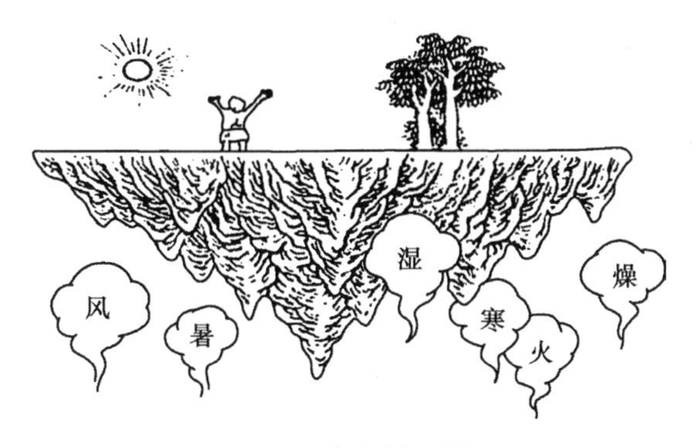

图 42　大气举之图

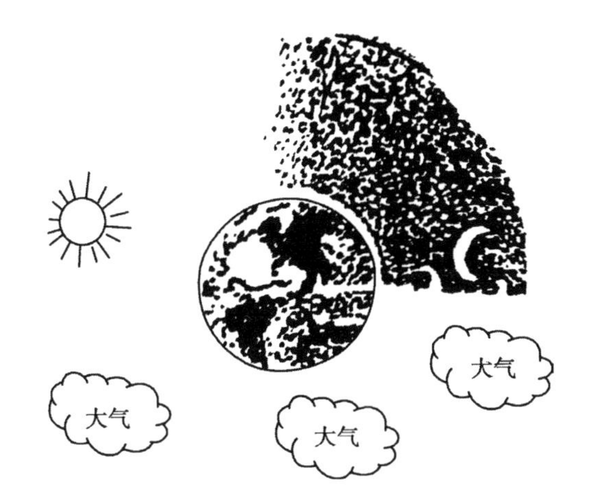

图 43　宣夜宇宙示意图

第三章
建律历

律历一词，出自《大戴礼记·曾子天圆》，是乐律和历法的合称。《大戴礼记·曾子天圆》说："圣人慎守日月之数，以察星辰之行，以序四时之顺逆，谓之历。截十二管，以宗八音之上下清浊，谓之律也。律居阴而治阳，历居阳而治阴，律历迭相治也。"卢辩注："历以治时，律以候气，其致一也。"古代候律历气多在冬至日测之。《易纬·通卦验》记述如下。

正此之道，以日冬至日始，人主不出宫，商贾人众不行者五日，兵革伏匿不起。人主与群臣左右从乐五日，天下人众亦在家从乐五日，以迎日至之大礼。人主致八能之士，或调黄钟，或调六律，或调五音，或调五声，或调五行，或调律历，或调阴阳，政德所行，八能以备，人主乃纵八能之士击黄钟之钟，人敬称善言以相之。乃权水轻重，释黄钟之公，称黄钟之重，击黄钟之磬。公卿大夫列士乃使八能之士击黄钟之鼓，鼓用革焉……天地以扣（声）应黄钟之音，得蕤宾之律应，则公卿大夫列士以德贺于人主。因诸政所请行五官之府，各受其当声调者，诸气和，则人主以礼赐公卿大夫列士。五日仪定，地之气和，人主公卿大夫列士之意得，则阴阳之晷如度数。夏日至之礼，如冬日至之礼，舞八乐，皆以肃敬为戒。黄钟之音调，诸气和，人主之意慎（得），则蕤宾之律应；磬声和，则公卿大夫列士诚信，林钟之律应。此谓冬日至成天文，夏日至成地理。鼓用黄牛皮，鼓圆径五尺七寸。瑟用桑木，瑟长五尺七寸。间音以箫，长尺四寸。故曰：冬至之日，立八神，树八尺之表，日中规其晷之如度者，则岁美，人民和顺；晷不如度者，则其岁恶，人民为讹言，政令为之不平。晷进则水，晷退则旱，进尺二寸则月食，退尺则日食。月食，籴贵，臣下不忠；日食，则害王命，道倾侧。故月食则正臣之行，日食则正人主之道。晷不如度数则阴阳不和，举错不得发号出令置官立吏，使民不得其时则晷为之进退，风雨寒暑为之不时。晷进为赢，晷退为缩，稽为扶。赢者尝，无功富民，重有余。缩者罚，无罪贫民，重不足。扶者，谀臣进，忠臣退。是故邪气数致，度数不得，日月薄食，列星失其次，而水旱代昌，谗谀日进，忠臣日亡，万物不成，诸神不享，终不变之则殃祸日章。谨候日冬至之日，见云送迎从下乡来，岁美，人民和，不疾疫；无云送迎德薄，岁恶。故其云，青者饥，赤者旱，黑者水，白者为兵，黄者有土功，诸从日气送迎，此其徵也。是故人主动而得天地之道。则万物之精尽矣。

由此可知，古人调历注重冬至、夏至。一年 360 天，余 5 天为“八能之士”调历日，而君臣与民众则从乐五日，即放假，为过年日。当“八能之士”将“五日仪定，地之气和，人主公卿大夫之意得，则阴阳之晷如度数”，即 5.25 日搞定。虽从八方面调制历法，最终则独重立杆测日影之法，故云“阴阳之晷如度数”。所谓“冬日至成天文，夏日至成地理”，是就天地阴阳相应讲的。天道的冬至点，对应地道的夏至日，即天阴对地阳也。古代多在冬至日调律历，所以将闰月放置年末，称作“十三月”为闰月。《左传·文公元年》说：“先王之正时也，履端于始，举正于中，归余于终。履端于始，序则不愆；举正于中，民则不惑；归余于终，事则不悖。”杜预注：“月有余日，则归之于终，积而为闰，故言‘归余于终’。”

“八能之士”古籍多有记载，《后汉书·仪礼志中》说：“故使八能之士八人，或吹黄钟之律间竽；或撞黄钟之钟；或度晷景。”《乐府诗集·郊庙歌辞三·高明乐》说：“士备八能，乐合八变。”唐·王勃《乾元殿颂并序》说：“八能亨运，抗鹓邸而杖朱髦。”宋·苏轼《贺年启》说：“备八能而合乐，益验人和。”按，宋·王应麟《小学绀珠·律历·八能》谓：“调黄钟，调六律，调五音，调五声，调五行，调律历，调阴阳，调正德所行。”律历，指乐律和历法。《大戴礼记·曾子天圆》说：“圣人慎守日月之数，以察星辰之行，以序四时之顺逆，谓之历；截十二管，以宗八音之上下清浊，谓之律也。律居阴而治阳，历居阳而治阴，律历迭相治也。”卢辩注：“历以治时，律以候气，其致一也。”北齐颜之推《颜氏家训·杂艺》说：“算术亦是六艺要事，自古儒士论天道，定律历者，皆学通之。”清王鸣盛《十七史商榷·晋书四·律历》说：“黄钟为万事根本，盖算数之所从出，故班书作《律历志》，《晋书》《北魏书》《隋书》皆沿习不改，则迂拘甚矣。《史记》自有《律书》《历书》，何尝合而为一乎？自新、旧《唐》以来，律吕自归《乐志》，历自为志，是也。”不是吹灰候气一法能定的。

第二讲

观察日月星辰

第四章
天地日地上、下、左、右行

从现代北半球面南定左右看太阳视回归线运动图示，太阳的日周期视运动是东升西落，站在北半球地球的自转自西往东。面北看，以人身为参照物，则太阳右升左落，而地球自转则是自左向右。对地球上的观测者来说，日右旋一周天。按古代的传统，太阳从北方冬至点开始起算，向西、向南、向东运行一周，又回到北方。这样日在北为冬，日在南为夏，日在西为春，日在东为秋（太阳周年逆时针运动）。从相对运动可知，太阳的右旋，对应着地球的左旋。即若视太阳为相对静止，则地球左转的方向是由北而东而南而西，回到北方（地球顺时针运动）。这样，地球的冬至对应点在春季左转到东方，秋季又左转到西方。这四季是讲太阳年周期运动。

而《黄帝内经素问·五运行大论》是面南说，“上者（太阳）右行，下者（地球）左行，左右周天，余而复会也”，这是以太阳日周期言。《逸周书·武顺解》说：“天道尚左，日月西移；地道尚右，水道东流。人道尚中，耳目役心。心有四佐，不和曰废。地有五行，不通曰恶。天有四时，不时曰凶。天道曰祥，地道曰义，人道曰礼。知祥则寿，知义则立，知礼则行。礼义顺祥曰吉。吉礼左还，顺天以利本。”这是针对中国实际地理地势论述的，站在北半球面南看，子丑寅卯辰巳午未申酉戌亥十二辰沿天赤道从东向西将周天分为12个等分按顺时针排列。为了观测太阳、月亮、五大行星的位置和运动，在我国古代，还有一种把黄、赤道带自西向东划分为12个部分，称为12次的天空区划方法，十二次的名称依次为：星纪、玄枵、娵訾、降娄、大梁、实沈、鹑首、鹑火、鹑尾、寿星、大火、析木（图44）。十二次与十二辰的方向正好相反。天空中十二辰自东向西顺时针排列，而十二次是按太阳周年视运动方向自西向东逆时针排列，起于北，然后向西，向南，向东，故云“天道尚左”，而天上的“日月西移”。与太阳周年运动方向相反，地道十二次由北向东，向南，向西，故云“地道尚右”，而附于地上的“水道东流”。人道为礼，地道为义，天道为祥，人道法于地道，地道法于天道，故云：“礼义顺祥曰吉”“顺天以利本”。

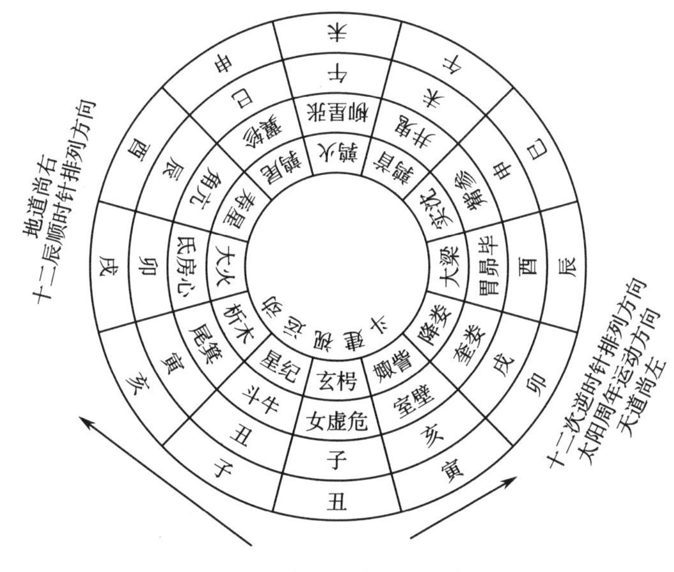

图 44　十二辰十二次交会图

中国地势西北高东南低，故“水道东流”。“人道尚中”，以心为中，心为先天形体之本，故云“心有四佐”。心有肝、肺、脾、肾四佐，四佐不和则心功能失常，《黄帝内经素问·灵兰秘典论》即以心君为中心；地上有木、火、土、金、水五行，地道失常则五行不相生胜叫恶；天道有春、夏、秋、冬四季（图 45），四季不合叫凶。天道的规律是象（祥，天垂象），地道的规律是义，人事的规律是礼。知天象则长寿，知地义则立身，知人礼仪则事行。礼、义顺应天象叫吉祥。吉礼从左向右旋转，顺应天道以利国民之本。因为“心有四佐”居中，故《说文解字》说：“人心，土藏，在人身（形体）之中。”并说五脏五行“脾木，肺火，心土，肝金，肾水”（以血液循环为主，后天二本肺火、脾木为阳通外天地而生神，肝金、肾水为阴不通外天)，不同于脾土为后天之本而居中心的“脾土，肝木，心火，肺金，肾水”说(肝木、心火应春夏阳仪系统，肺金、肾水应秋冬阴仪系统)。只有明白了心、肺、脾三本理论才能知道五脏的两种不同五行说。

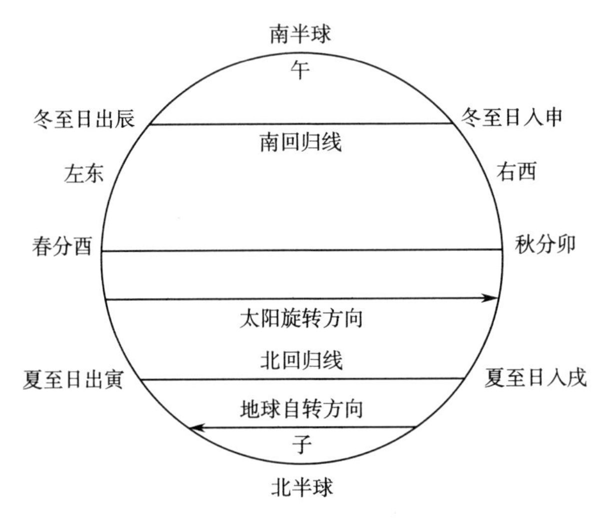

图 45　北半球太阳视运动回归图

就周年太阳视运动来说，不同于周日视运动，二者方向相反。周年太阳视运动是逆时针方向左旋，而地球与之相反，是顺时针方向右转(图 46)。

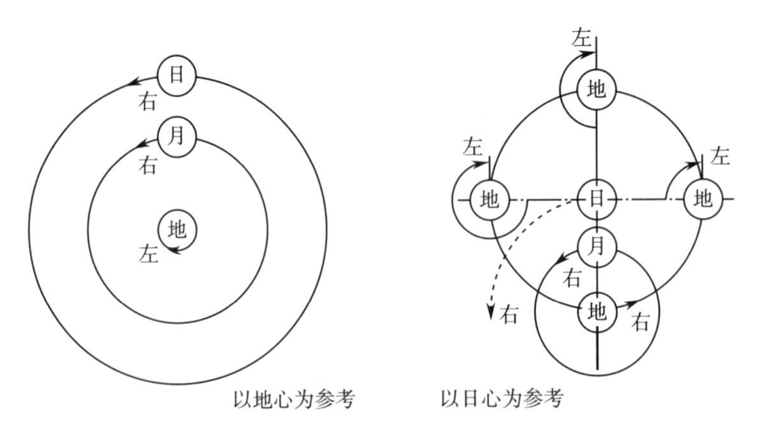

图 46　天右旋地左旋图

《黄帝内经素问·五运行大论》称作“上者右行，下者左行”，或称“天气右行，地气左行”。（图 47）

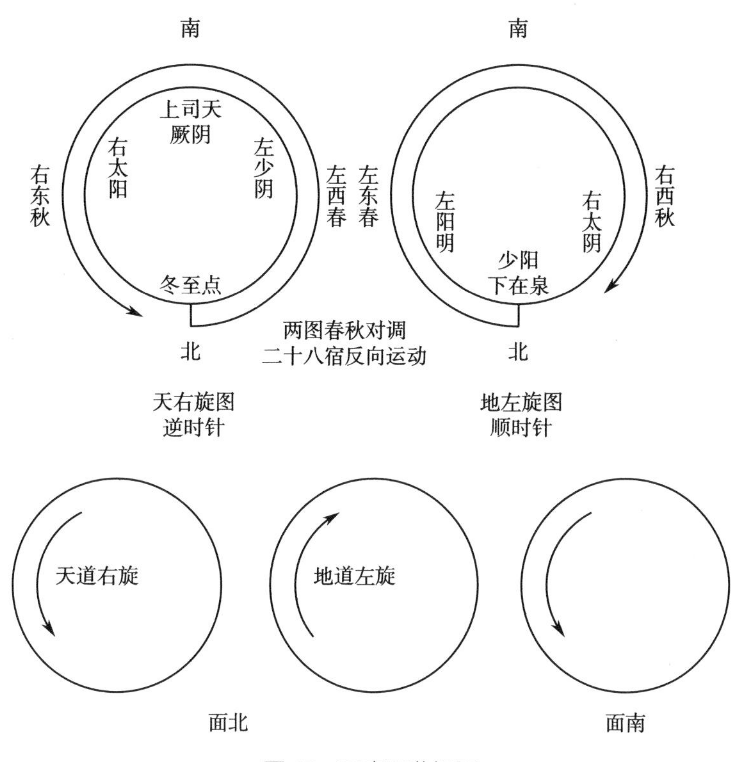

图 47　面南面北视图

一、上者右旋，下者左旋（日周期）

从传统文化来说，我国古人面南以北半球观察坐标为基准公理，看到太阳每天从左侧东方升起而落于西方，称之为“上者右行”，从相对运动来说则地球左行，称作“下者左行”，如《黄帝内经素问·五运行大论》说：“上者右行，下者左行，左右周天，余而复会也。”这是从太阳日周期视运动讲。上者指日，下者指地球，以北半球为基准面南看，太阳视运动每天从左东升起而落于右西（此传统法为顺时针方向），故云：“上者右行”。地球自旋转方向从右西向左东，故云：“下者左行”，是日地相互运动的关系（图 48）。以日地相互运动方向来定位东西南北方位。日地三线

（北回归线、南回归线、赤道线）四特征点（冬至、春分、夏至、秋分）运动是“数”，是“天地之大数”，以及“天地之纲纪”（图49）。用洛书、河图表示，河图、洛书即来源于此日月运动之规律。

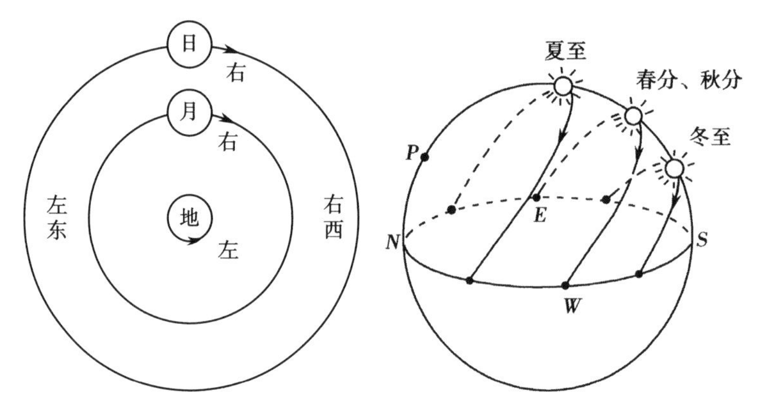

图48　坐地观天日月左右旋图　　图49　太阳周年三线四点视运行图

三线指北回归线、南回归线、赤道线，四点指冬至、夏至、春分、秋分。

二、上、下起始点不同

上者天，下者地，天地的起始点不同。

（一）地道起始点

《黄帝内经素问·六微旨大论》说：“帝曰：善。愿闻地理之应六节气位何如？岐伯曰：显明之右，君火之位也；君火之右，退行一步，相火治之；复行一步，土气治之；复行一步，金气治之；复行一步，水气治之；复行一步，木气治之；复行一步，君火治之。”

王冰注：“日出，谓之显明，则卯地气分春也。”张景岳注：“显明者，日出之所，卯正之中，天地平方之处也。”这就告诉我们，地道主气六节是以少阴君火为起点，其顺序依次是少阴君火、少阳相火、太阴湿土、阳明燥金、太阳寒水、厥阴风木，天气下降于地，故地六节用天之六气标识。

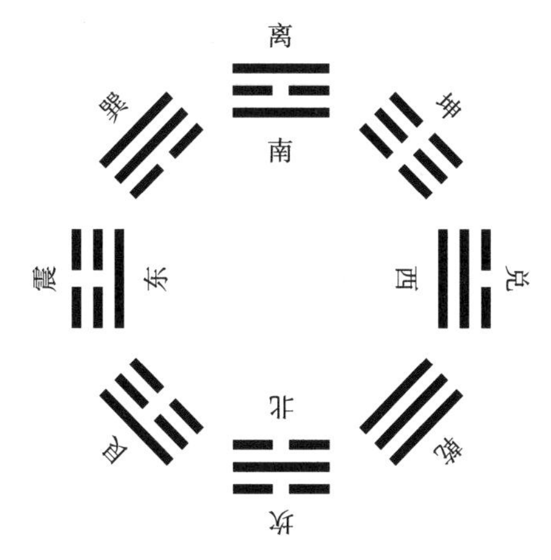

图 50　后天八卦方位图

《周易·说卦传》以后天八卦图论述此事（图 50），记载如下。

帝出乎震，齐乎巽，相见乎离，致役乎坤，说言乎兑，战乎乾，劳乎坎，成言乎艮。

万物出乎震，震，东方也。齐乎巽，巽，东南也；齐也者，言万物之洁齐也。离也者，明也，万物皆相见，南方之卦也；圣人南面而听天下，向明而治，盖取诸此也。坤也者，地也，万物皆致养焉，故曰致役乎坤。兑，正秋也，万物之所说也，故曰说言乎兑。战乎乾，乾，西北之卦也，言阴阳相薄也。坎者，水也，正北方之卦也，劳卦也，万物之所归也，故曰劳乎坎。艮，东北之卦也，万物之所成终而所成始也，故曰成言乎艮。

“圣人南面而听天下，向明而治”，就是面南施政。少阴君火位于春分，是春耕春种的时候，帝王要亲自春耕种田，故云“帝出乎震”“万物出乎震”。

于此可知，地六节是以地上万物生、长、壮、老、已为规律的，开始于春分前后春耕春种之时。其实这是以太阳为基准“年”生物的开始，从阳历的春分日到下一个春分日为一生物“年”，即以后天八卦方位图震卦位为始，震东方太阳出的地方，有 12 个节气月 24 个节气，岁之中的每个月份都体现出明显而稳定的节气特征，如春分、立夏、夏至、冬至、秋分、大寒等。

中国古代规定阴阳合历起始时间是“正月初一”，历元年在立春日，《周易·说卦传》称作“艮东北之卦也，万物之所成终而所成始也”，即以后天八卦方位图艮卦位为始终，按王冰的说法，艮卦之南寅为年首，艮卦之北丑为年终，故云艮位为年之“成始”“成终”。

（二）天道起始点

《黄帝内经素问·六微旨大论》记述如下。

帝曰：愿闻天道六六之节盛衰何也？岐伯曰：上下有位，左右有纪。故少阳之右，阳明治之；阳明之右，太阳治之；太阳之右，厥阴治之；厥阴之右，少阴治之；少阴之右，太阴治之；太阴之右，少阳治之。此所谓气之标，盖南面而待也。故曰：因天之序，盛衰之时，移光定位，正立而待之，此之谓也。

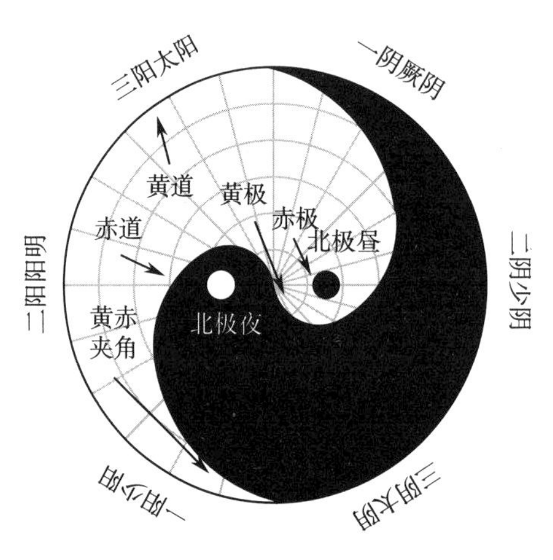

图 51　立杆测影实测太极图的科学含义

“面南”观天道顺着太阳视运动右旋的方向，所谓“因天之序，盛衰之时，移光定位，正立而待之”也，以冬至时阳气来复的一阳少阳为起点，按顺序依次是二阳阳明、三阳太阳，及夏至时阴气来复的一阴厥阴为起点，其顺序依次是二阴少阴、三阴太阴。从“移光定位，正立而待之”，可知这是用立杆测影方法得到的三阴三阳，详见下文。可用太极图表示如下（图 51）。

这里“因天之序，盛衰之时，移光定位”得到的三阴三阳标识天道六节，如《黄帝内经素问 · 天元纪大论》说：“阴阳之气各有多少，故曰三阴三阳也。”这是对三阴三阳量的定义。又说：“寒暑燥湿风火，天之阴阳也，三阴三阳上奉之。”天的六气是看不到的，就用三阴三阳标记之。就是说，三阴三阳是寒、暑、燥、湿、风、火六气的名字而已。

这个太极图显示的阴阳量变三阴三阳次序就是“天之序”，以冬至为起始的次序是少阳→阳明→太阳→厥阴→少阴→太阴，以夏至为起始的次序是厥阴→少阴→太阴→少阳→阳明→太阳，于此可知，古人讲“天之序”是以太阳视运动于南北回归线冬至、夏至为起始点的。

以夏至起始的三阴三阳“天之序”见载于《黄帝内经素问 · 天元纪大论》和《黄帝内经素问 · 五运行大论》。《黄帝内经素问 · 天元纪大论》说：“厥阴之上，风气主之；少阴之上，热气主之；太阴之上，湿气主之；少阳之上，相火主之；阳明之上，燥气主之；太阳之上，寒气主之。所谓本也，是谓六元。”《黄帝内经素问·五运行大论》说：“诸上见厥阴……见少阴……见太阴……见少阳……见阳明……见太阳……所谓面北而命其位，言其见也。”这是正常的“天之序”，反之则发病为太阳→阳明→少阳→太阴→少阴→厥阴，这一次序载于《黄帝内经素问·六元正纪大论》，谓太阳司政→阳明司政→少阳司政→太阴司政→少阴司政→厥阴司政，《伤寒论》继承了这一发病次序。

以冬至起始的三阴三阳“天之序”见载于《黄帝内经素问·五运行大论》，谓：“厥阴在上则少阳在下……少阴在上则阳明在下……太阴在上则太阳在下……少阳在上则厥阴在下……阳明在上则少阴在下……太阳在上则太阴在下……所谓面南而命其位，言其见也。”

虽然有天地始分，但都以太阳运行到南回归线的冬至点为定点，立春、春分等二十四节气都以冬至为始定点。太阳冬至在南回归线，是天道最寒冷时，天地之道相差 30 天，地道最寒冷时在大寒，天道冬至 45 日后立春阳气微上、阴气微下，60 日后是雨水节而雨水滋润大地；地道大寒 45 日后惊蛰阳气微上、阴气微下，60 日后是春分而农耕，故云居春分的少阴以应“地理”（图 52）。

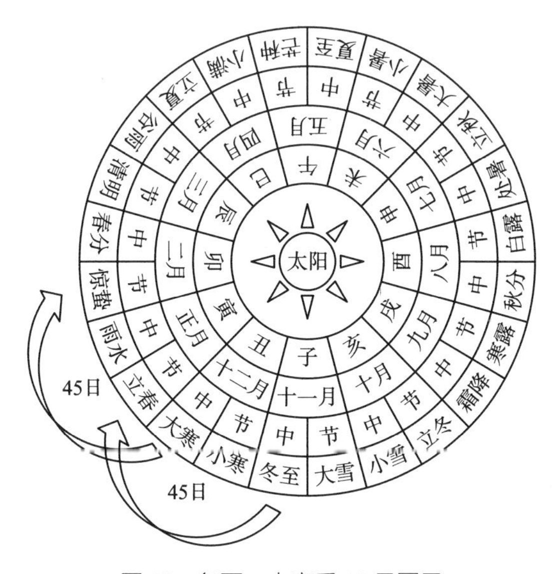

图 52　冬至、大寒后 45 日图示

第五章

面南白天观察太阳
——发现太阳周期运动规律

人们对天的认识，首先看到的是最大的天象——日月，白天是太阳，给人们带来了光明和寒温。日主寒热。

一、太阳崇拜

《尚书·尧典》系统记载古人观察太阳周日和周年视运动，《周书·君奭》也有论述。《尚书·尧典》记载如下。

曰若稽古帝尧，曰放勋，钦明文思安安，允恭克让，光被四表，格于上下。

乃命羲和，钦若昊天，历象日月星辰，敬授人时。

分命羲仲：宅嵎夷，曰旸谷，寅宾出日，平秩东作；日中，星鸟，以殷仲春；厥民析，鸟兽孳尾。

申命羲叔：宅南交，平秩南讹，敬致；日永，星火，以正仲夏；厥民因，鸟兽希革。

分命和仲：宅西，曰昧谷，寅饯纳日，平秩西成；宵中，星虚，以殷仲秋；厥民夷，鸟兽毛毨。

申命和叔：宅朔方，曰幽都，平在朔易；日短，星昴，以正仲冬；厥民隩，鸟兽氄毛。

帝曰："咨！汝羲暨和。期三百有六旬有六日，以闰月定四时，成岁。允厘百工，庶绩咸熙！"

这段经文说明太阳的东升西落及南北往来，日出于东方的旸谷，日入于西方的昧谷，夏至白天最长，冬至白天最短。因为日月星辰变化深深地影响着人们的生活，特别是太阳、月亮，因此古人敬称太阳为太阳神，月亮为月亮神，所以，孔子在观卦《周易·彖传》中说："观天之神道，而四时不忒。圣人以神道设教，而天下服矣。"何谓神？《周易·系辞传》说："阴阳不测之谓神"。何谓道？《周易·系辞传》说："一阴一阳之谓道"。因此，所谓"神道"，就是日月运动之道，阴阳变化之道，不是鬼神、上帝之神。太阳主宰着整个天道规律的变化，万物都在随着太阳的变化而变化，故《黄帝内经素问·生气通天论》说："天运当以日光明。"《管子·枢言》说："道之在天，日也。"《周易·彖传》说："大哉乾元，万物资始，乃统天。云行雨施，品物流行。大明终始，六位时成，时乘六龙以御天。乾道变化，各正性命。"大明即是太阳。丁惟汾《俚语证古》卷一说："太阳，大明也。"《初学记》引《广雅》："日名耀灵，一名朱明，一名东君，一名大明。"说明《周易·彖传》将乾卦解释为日是古训。因为伏羲、女娲是人类始祖，是古代人的首领，他们的任务就是观察天道，首先是观察日月之道，故人们称伏羲为太阳神，称其妻女娲为月亮神，并有古画像为证（图 53）。

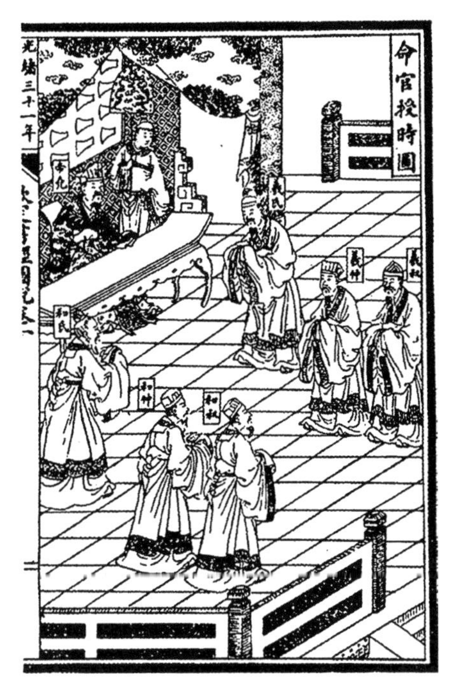

图 53 《尧典》命官授时图

《尚书·尧典》云一太阳回归年长度是 366 日，并以闰月定四时，可知《尚书·尧典》记载的是阴阳合历。中国紫金山天文台赵定理研究员通过对《黄帝内经》天文记载的研究确认，《黄帝内经》的天象坐标，与 4 500 年前的《尚书·尧典》记载的天象相符。赵定理研究员认为，《灵枢经》记载的房昂为纬，虚张为经，恰恰是二十八宿星图在

4 500 年前的天象。只是由于岁移——岁差的原因，后来移到虚星位置了。于此可知，《黄帝内经》是黄帝师徒集体的创作，是黄帝时期的医学巨著，代代相传于今。

二、太阳周日视运动——认识昼夜

观察太阳视运动，是面南观象授时。这是中国最早的观象授时法。太阳视运动有周日和周年两种运动周期（图 54）。

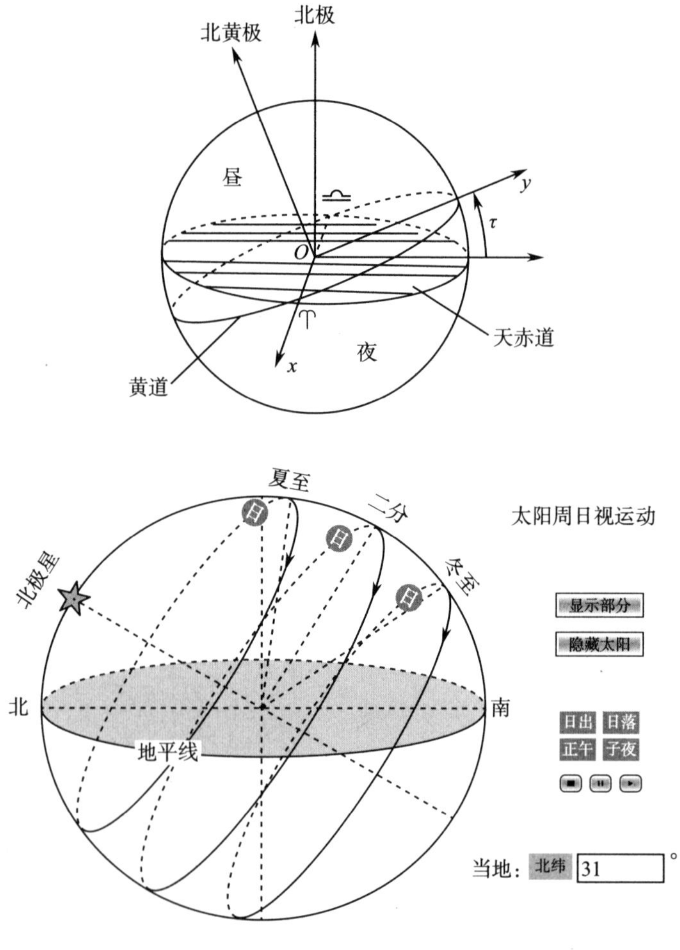

图 54　面南周日太阳视运动

周日视运动始于太阳从东方地平线升起的平旦时候，日出到日落为白昼，日落到日出为黑夜。如《黄帝内经素问·金匮真言论》说："平旦至日中，天之阳，阳中之阳也；日中至黄昏，天之阳，阳中之阴也；合夜至鸡鸣，天之阴，阴中之阴也；鸡鸣至平旦，天之阴，阴中之阳也。"《黄帝内经素问·生气通天论》说："故阳气者，一日而主外。平旦人气生，日中而阳气隆，日西而阳气已虚，气门乃闭。"《灵枢经·营卫生会》说："日中而阳陇为重阳，夜半而阴陇为重阴……平旦阴尽而阳受气矣，日中为阳陇，日西而阳衰，日入阳尽而阴受气矣。"（图 55）

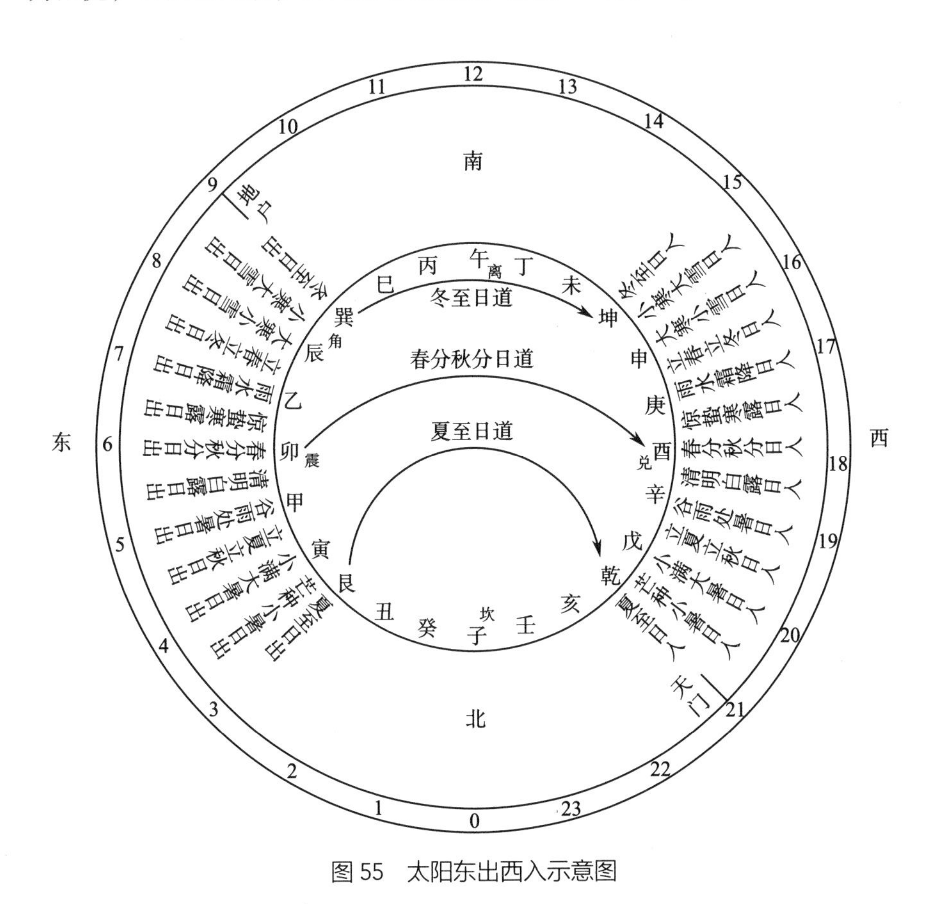

图 55　太阳东出西入示意图

三、太阳周年视运动——发现四季规律

观察太阳周年视运动始于太阳从南回归线冬至点向北回归线运动，从

南回归线运行到北回归线为上半年，从北回归线运行到南回归线为下半年（图 56）。

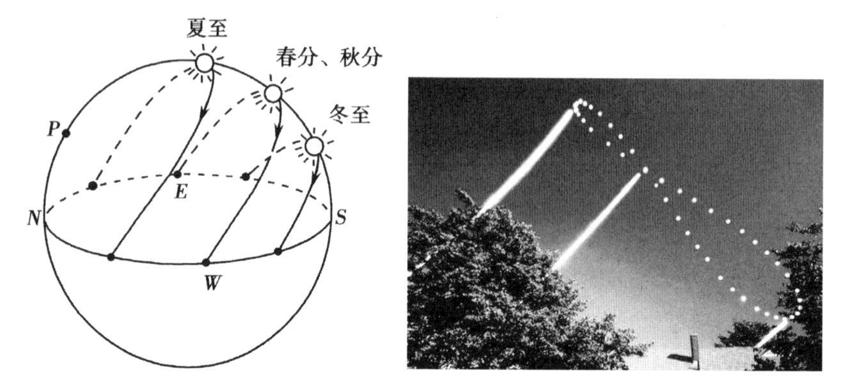

图 56　太阳周年视运行图

太阳视运行图可以用平面表示如图 57。

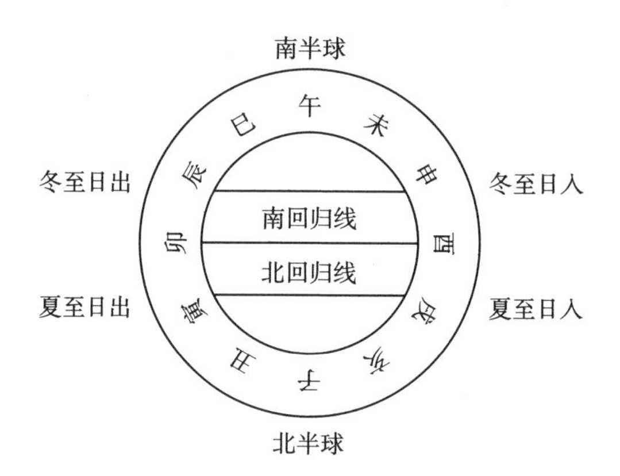

图 57　太阳南北回归线运动平面图（《周髀算经》）

太阳周年运行子午分可以用先天八卦图来表示（图 58）。

乾卦说："初九：潜龙，勿用。"这是为什么呢？《文言传》说是因为"阳气潜藏"，《周易·象传》说是因为"阳在下"。由此可知乾卦的初爻应该始于太阳在南回归线上的冬至夜半子时，一年巡天一周，即地球绕太阳公转一周的时间，再回到南回归线冬至夜半子时，称为一个回归年，这就是《太史公自序》说的“天道之大经”。

太阳视运行这一周期就叫作“道”，太阳生万物的作用称为“德”，老子《道德经》之名即来于此。太阳巡行周天这个大圆，老子称作“道”。老子《道德经》说“道生一”的“一”，就是这个大圆。《说文解字》说：“一，惟初太始，道立于一，造分天地，化成万物。”这个大圆有春夏和秋冬阴阳之分，故老子《道德经》云：“一生二”，孔子《周易·系辞传》云：“一阴一阳之谓道”。阴阳和而生万物，所谓“万物负阴而抱阳，冲气以为和”也。

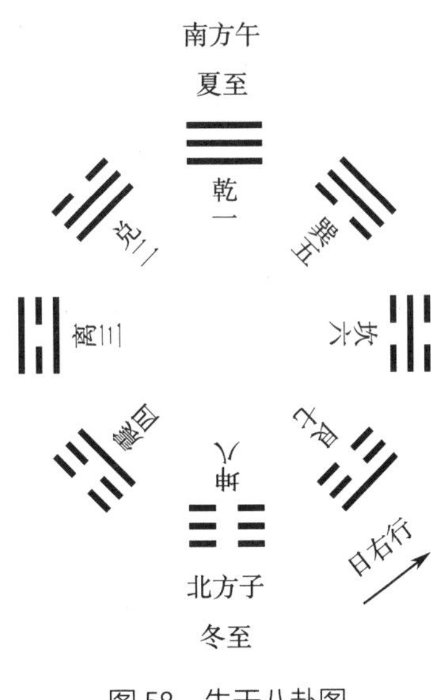

图 58　先天八卦图

四、创建阴阳学说

以立杆测日影创建了阴阳学说，阴阳学说属于自然科学，不是哲学。

五、创建五行学说

五行学说起源很早，夏商时代的《尚书·洪范》已经记载有五行及其属性，有些书籍经常把五行学说归于哲学概念，其实，五行学说像阴阳学说一样来源于自然，从《黄帝内经》的阐述可以清楚地看到这一点。

学界对《黄帝内经》中的五行有多种说法。笔者根据《黄帝内经》文本，认为其中有两套不同的五行体系，一套是以日地体系二分岁时的“四时五行”，土行不独主时，各寄四季末“十八日”，以营养灌溉四旁为主；另一套是以月地体系五分岁时的“时令五行”，土行独主于长夏时令，以五行生克为主，以占死生。这是《黄帝内经》对五行的规范，两套五行体系不得混淆。而且这两套五行体系在《黄帝内经》中都有医学应用。

（一）日地体系二分岁时的五行

现代天文学说太阳回归年起于春分、终于春分为1回归年。中国古代天文学认为，太阳历起于冬至、终于冬至为1回归年。中国阴阳合历起于寅、终于寅为1年。

对北半球来说，太阳冬至起于南回归线往北运行，经过赤道线春分，再继续北行到北回归线夏至时为春夏阳仪系统，然后太阳从北回归线往南运行，经过赤道线秋分，再继续南行到南回归线冬至时为秋冬阴仪系统，这就是太阳的三线（南回归线、赤道线、北回归线）四点（冬至、夏至、春分、秋分）视运动，这个视运动古今不变（图49）。

笔者将太阳三线四点视运动轨迹画成平面图，见图57。

《周髀算经》还记载着太阳南北回归线三线四点视运动的“七衡六间图”（图26）。

这是个日、月、地三体系运动关系图。《周髀算经》说：“凡为日、月运行之圆周，七衡周而六间，以当六月节。”这是指太阳的周年南北回归线视运动，太阳周年往返南北回归线的视运动实际上是不间断的螺旋视运动，而“七衡”是太阳在不同朔望月月份视运动的七个同心圆轨道，是假设的说理宇宙模型，相邻两圆间有一道间隔，故称“六间”。这个七衡六间图的六间就是《黄帝内经素问·天元纪大论》说的“天以六为节”的“六节”，这是太阳绕地球周年视运动的结果，每一节的时间长度是一个朔望月。《黄帝内经素问·至真要大论》说此是“天地合气，六节分而万物化生矣。”这“六节”即六气或三阴三阳。

《黄帝内经素问·六节藏象论》说：“天以六六之节，以成一岁”，《黄帝内经素问·六微旨大论》说：“天道六六之节”，那么“六六之节”又是什么呢？太阳从冬至点运行到夏至点用时六个月，从夏至点再运行到冬至点也用时六个月，此即是“天道六六之节”也。

《七衡六间图》七个同心圆的划分是由朔望月决定的，在每个朔望月周期处画一个圆，六个朔望月画七个同心圆。这是典型的十二月阴阳合历，即一回归年有十二个朔望月，可以用十二地支表示十二个月，如图59。

《黄帝内经素问·六微旨大论》说："初凡三十度而有奇……所以分天地也。"就是说天地之气相差三十度而有奇。

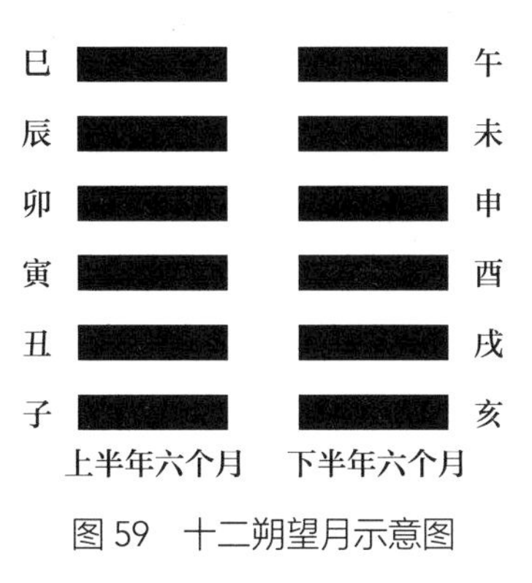

图 59　十二朔望月示意图

《黄帝内经素问·脉要精微论》说："冬至四十五日，阳气微上，阴气微下；夏至四十五日，阴气微上，阳气微下。"

《黄帝内经素问·至真要大论》说："初气终三气，天气主之；四气尽终气，地气主之。"《黄帝内经素问·六元正纪大论》又说："岁半以前，天气主之；岁半以后，地气主之。"

太阳在天道上运行到南回归线时是冬至，天最寒冷，而天地之道相差30度有奇，故地道在大寒日最寒冷，冬至后45日立春后阳气才渐渐上升，阴气微下，古人称作天开于子，地辟于丑，人生于寅（图 60）。

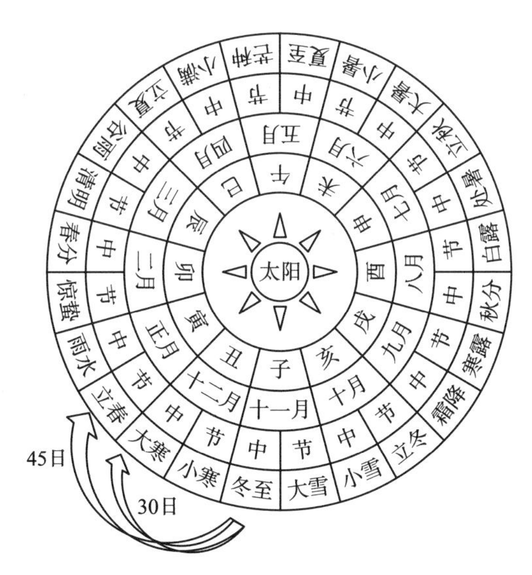

图 60　天开于子、地辟于丑、人生于寅图

太阳南北回归线视运动将太阳回归年一分为二，即二分岁时。投射到地道即是阴阳合历的寅申二分岁时，春夏为上半年阳仪系统，秋冬为下半

年阴仪系统，如《黄帝内经素问·四气调神大论》说："春夏养阳，秋冬养阴"，此将一年分为四时，四时含有五行，即四时为四行，四时之每季含有脾土行"十八日"，如《黄帝内经素问·太阴阳明论》说："脾者土也，治中央，常以四时长四藏，各十八日寄治，不得独主于时也。脾藏者常著胃土之精也，土者生万物。"《黄帝内经素问·玉机真藏论》说："脾脉者土也，孤藏以灌四傍者也。"脾胃是能量源，灌注四肢四末五脏六腑。四时末各十八日，共七十二日，所以《黄帝内经素问·刺要论》说："脾动则七十二日四季之月。"王冰注："七十二日四季之月者，谓三月、六月、九月、十二月各十二日后，土寄旺十八日也。"丑、未、辰、戌在四季之末，故曰寄旺于四季之末各十八日。这种"脾者土也，治中央，常以四时长四藏，各十八日寄治"的分法有确实的临床实践应用，如《金匮要略·黄疸病脉证并治第十五》说："黄疸之病，当以十八日为期。"因为土行"不得独主于时"而含于春木、夏火、秋金、冬水之内，当属于古代《四时五行经》说。此属于春夏阳、秋冬阴二分岁时法，《灵枢经·顺气一日分为四时》说："春生、夏长、秋收、冬藏，是气之常也，人亦应之。以一日分为四时，朝则为春，日中为夏，日入为秋，夜半为冬。"如图 61 所示。

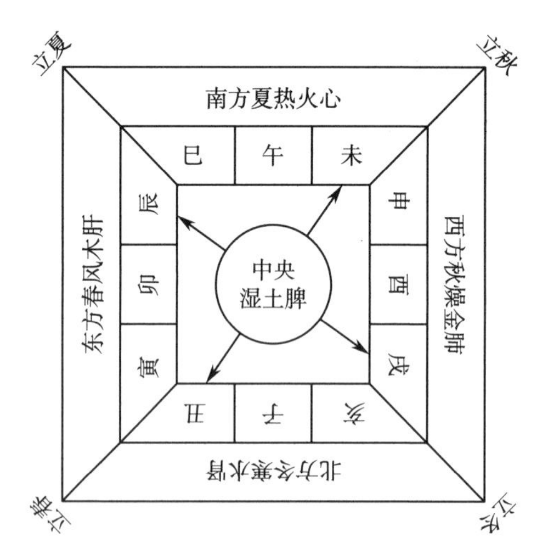

图 61　四时五行示意图

这种土不独主时的“四时五行”以土生养灌溉四旁为主，不主五行之克。将脾土分置四季末则为下图（图 62）。

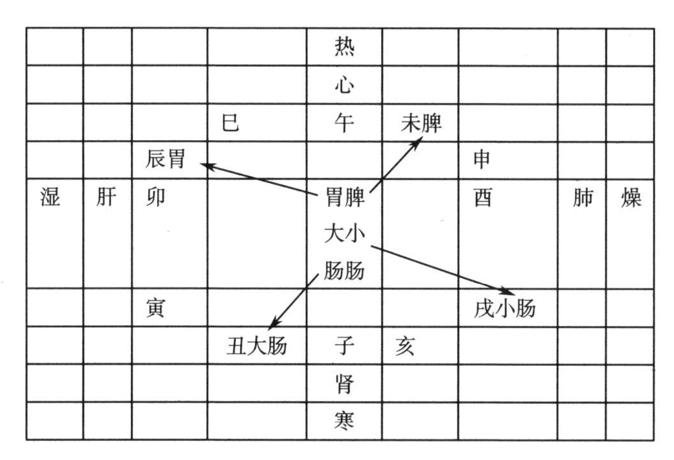

图 62　脾土分置四季图

《灵枢经·九宫八风》图就是依据脾土分置四季图设置的（图 63）。

		热		
	胃	心	脾	
湿	肝		肺	燥
	大肠	肾	小肠	
		寒		

图 63　九宫八风图

中央脾土为什么能够灌溉四旁呢？因为脾土为“至阴”，中焦如沤，生化营卫血气，《黄帝内经素问·六节藏象论》说：“脾、胃、大肠、小肠、三焦、膀胱者，仓廪之本，营之居也，名曰器，能化糟粕，转味而入出者也。其华在唇四白，其充在肌，其味甘，其色黄，此至阴之类，通于土气。凡十一藏，取决于胆也。”脾土生化营血以养身体，故云“仓廪之本，营之居也”。

（二）月地体系五分岁时的五行

古人还将一年划分为五个时间段，《黄帝内经素问·六节藏象论》称之为“五行时”，古代称之为“五行时令法”。一年五分之是春、夏、长夏、秋、冬。如《黄帝内经素问·藏气法时论》所说。

肝主春……其日甲乙……

心主夏……其日丙丁……

脾主长夏……其日戊己……

肺主秋……其日庚辛……

肾主冬…其日壬癸。

《灵枢经·顺气一日分为四时》记载如下。

肝为牡藏，其色青，其时春，其日甲乙……

心为牡藏，其色赤，其时夏，其日丙丁……

脾为牝藏，其色黄，其时长夏，其日戊己……

肺为牝藏，其色白，其时秋，其日庚辛……

肾为牝藏，其色黑，其时冬，其日壬癸。

这种十天干五方五季的设置在《黄帝内经》有记载，《黄帝内经素问·风论》记述如下。

春甲乙……夏丙丁……季夏戊己……秋庚辛……冬壬癸……

《黄帝内经素问·阴阳类论》说：“春甲乙青，中主肝，治七十二日。”

这种五行属于地道阴阳，《黄帝内经素问·天元纪大论》说：“木火土金水火，地之阴阳也，生长化收藏下应之。”月亮是地球的卫星，属于月地体系。所以，十天干的这种排列次序见于月体纳甲图（图 64）。

《淮南子·天文训》则记载“壬午冬至，甲子受制，木用事，火烟青；七十二日丙子受制，火用事，火烟赤；七十二日戊子受制，土用事，火烟黄；七十二日庚子受制，金用事，火烟白；七十二日壬子受制，水用事，火烟黑；七十二日而岁终。”这是用五运六气 60 甲子所记五运五行。

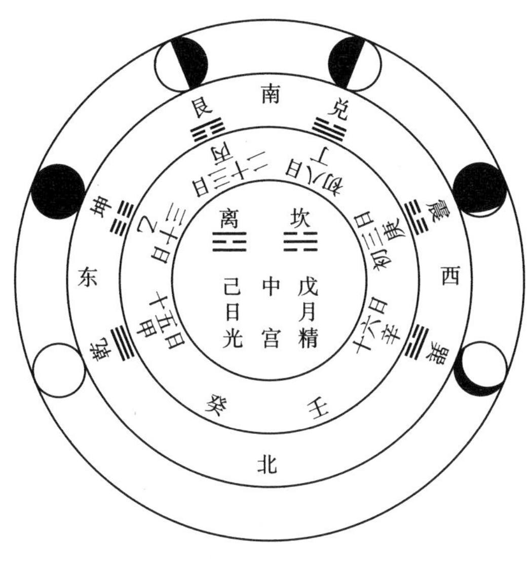

图 64　月体纳甲图

月亮是地球的卫星，属于地道，故都用五方十天干表示。将一岁分为时令五行（图 65），《黄帝内经素问·天元纪大论》说此属于地道阴阳之五行，因为这里的土行有独立的“时令”，当属于古代“阴阳五行时令”说。《灵枢经·阴阳系日月》说：“五行以东方甲乙木主春，春者，苍色，主肝，肝者足厥阴也。今乃以甲为左手之少阳，不合于数，何也？岐伯曰：此天地之阴阳也，非四时五行之以次行也。”这里表示的是五方五运五行，五运有太过不及，故不是平均每月 36 日，不能说这是十月太阳历。

夏火热心
七十二日
长夏湿土脾
七十二日
春风肝木
七十二日
秋燥金肺
七十二日
冬寒肾水
七十二日

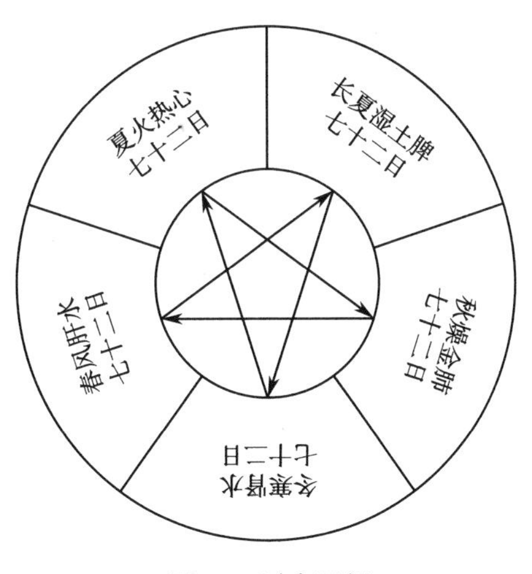

图 65　时令五行

（三）两套五行体系的医学应用

由上述可知，《黄帝内经》中的五行，既有“四时五行”，还有“五行时令”即“时令五行”，这岂能用星五行概括之？何况五运阴阳五行还有太过和不及呢？这是两种不同层次的五行，不能画等号。

“时令五行”的作用，《黄帝内经素问·玉机真藏论》说：“一日一夜五分之，此所以占死生之早暮也。”《黄帝内经素问·藏气法时论》说：“五行者，金、木、水、火、土也，更贵更贱，以知死生，以决成败，而定五藏之气，间甚之时，死生之期也。”这种情况用于运气太过之死生，《黄帝内经素问·藏气法时论》说：“病在肝，愈于夏，夏不愈，甚于秋，秋不死，持于冬，起于春，禁当风；肝病者，愈在丙丁，丙丁不愈，加于庚辛，庚辛不死，持于壬癸，起于甲乙；肝病者，平旦慧，下晡甚，夜半静。……夫邪气之客于身也，以胜相加（胜为克，我克者为所胜），至其所生而愈（我生者），至其所不胜而甚（克我者为所不胜），至于所生而持（生我者），自得其位而起。必先定五藏之脉，乃可言间甚之时，死生之期也。”《黄帝内经素问·阴阳应象大论》说：“春胜长夏，长夏胜冬，冬胜夏，夏胜秋，秋胜春。”《黄帝内经素问·至真要大论》记述如下。

厥阴司天，风淫所胜……病本于脾。冲阳绝，死不治。（木克土）

少阴司天，热淫所胜……病本于肺。尺泽绝，死不治。（火克金）

太阴司天，湿淫所胜……病本于肾。太溪绝，死不治。（土克水）

少阳司天，火淫所胜……病本于肺。天府绝，死不治。（火克金）

阳明司天，燥淫所胜……病本于肝。太冲绝，死不治。（金克木）

太阳司天，寒淫所胜……病本于心。神门绝，死不治。（水克火）

“四时五行”的作用，《黄帝内经素问·玉机真藏论》说：“脾脉者土也，孤藏以灌四傍者也。”《黄帝内经素问·太阴阳明论》说：“脾者土也，治中央，常以四时长四藏，各十八日寄治，不得独主于时也。”脾藏者常著胃土之精也，土者生万物而法天地，故上下至头足，不得主时也。”这种情况可以用于运气不及灾害说，《黄帝内经素问·五常政大论》记述如下。

委和之纪（木运不及年）……眚于三。

伏明之纪（火运不及年）……眚于九。

卑监之纪（土运不及年）……眚四维。

从革之纪（金运不及年）……眚于七。

涸流之纪（水运不及年）……眚于一。

土运不及年的灾害即发于四季之末的丑、未、辰、戌“四维”。

（四）“形神”两中心形成两“土”中心五行说

除上述的两套五行说之外，还有两“土”中心五行说。先天形体以心为本，心主血脉以动脉血灌溉营养人体，故称其为君主“土藏”。后天以脾肺生神为主，以脾土为“营之居”，故称脾为“土藏”，以水谷精微灌溉营养人体。

心为先天之本主形体，形是父母先天精卵合成的，是“生之本”，为先天心命门，古人称之为“心土藏”，以动脉血灌溉营养人体。有脾、肺、肝、肾四脏“佐之”。

脾为后天之本，生后天生命“神”的地方，为“神”命门，是滋养“形”的主宰者，灌溉肝、心、肺、肾四脏，古人称之为“脾土藏”，以水谷精微灌溉四旁。

先天中心心土主血脉循环系统，后天中心脾土主经脉系统和“神机”升降出入系统。

心为先天之本，主宰父母给予我们的形体，没有形体，个体人就不存在，所以为人“生之本”。先天以心为中心，故《逸周书·武顺》说：“心有四佐，不和曰废。”孔晁注：“四佐，脾、肾、肺、肝也。”《说文解字》引古文《尚书》说：“心土藏，肺火藏，肝金藏，脾木藏，肾水藏。”《逸周书·成开》说：“人有四佐，佐官维明。”朱右曾校释：“疑，谓博闻多识，可决疑惑者；丞，谓承天子之遗忘者；直立敢断，广心辅善谓之辅；廉洁切直，匡过谏邪谓之弼。”汉代刘向《说苑·君道》说：“故明君在上，慎终择士，务於求贤，设四佐以自辅，有英俊以治官。”心土中心，以心为土行，脾是谏议之官而制约君主为木行，肺获得氧气供应其动脉血推动血脉运行为火行，肝为将军之官用武器保卫君主为金行，肾储蓄水液为水行。这是行政官职的五行，此说见于《黄帝内经素问·灵兰秘典论》：“心者，君主之官也，神明出焉。肺者，相傅之官，治节出焉。肝者，将军之官，谋虑出焉。胆者，中正之官，决断出焉。膻中者，臣使之官，喜乐出焉。脾胃者，仓禀之官，五味出焉。大肠者，传道之官，变化出焉。小肠者，受盛之官，化物出焉。肾者，作强之官，伎巧出焉。三焦者，决渎之官，水道出焉。膀胱者，州都之官，津液藏焉，气化则能出矣。凡此十二官者，不得相失也。”《黄帝内经素问·刺法论》说：“心者，君主之官，神明出焉……肺者，相傅之官，治节出焉……肝者，将军之官，谋虑出焉……胆者，中正之官，决断出焉……膻中者，臣使之官，喜乐出焉……脾为谏议之官，知周出焉……胃为仓廪之官，五味出焉……大肠者，传道之官，变化出焉……小肠者，受盛之官，化物出焉……肾者，作强之官，伎巧出焉……三焦者，决渎之官，水道出焉……膀胱者，州都之官，精液藏焉，气化则能出矣……凡此十二官者，不得相失也。”此是以“心土”为中心君主，肝、肺、脾、肾向心佐之。“心有四佐”居中，《说文解字》说：“人心、土藏，在人身（形体）之中。”并说五脏五行“脾木，肺火，心土，肝金，肾水”，以血液循环为主。后天二本肺火、脾木为阳通外天地而生神，肝金、肾水为阴不通外天，不同于脾土为后天之本而居中心的“脾土，肝木，心火，肺金，肾水”说，肝木、心火应春夏阳仪系统，肺金、肾水应秋冬阴仪系统。只有明白了心、肺、脾三本理论，才能知道五脏的两种不同五行说。

脾为后天之本，《黄帝内经素问·六节藏象论》说：“脾、胃、大肠、小肠、三焦、膀胱者，仓廪之本，营之居也，名曰器，能化糟粕，转味而入出者也。其华在唇四白，其充在肌，其味甘，其色黄，此至阴之类，通于土气。”以灌溉应四时之肝心肺肾四脏。此“脾土”五行说同于上文土不独主时的“四时五行”说。

从六经欲解时可以看出，三阴随厥阴肝木而升，沿着春夏阳仪系统升至太阳而转秋阳明肺金，故云太阳主外，心部于表，心为“阳中之阳”；三阳随阳明肺金而降，沿着秋冬阴仪系统降至太阴而转冬少阴潜藏，故云脾为“阴中之至阴”。《灵枢经·营卫生会》说：“太阴主内，太阳主外。”《灵枢经·阴阳系日月》说：“心为阳中之太阳，脾为阴中之至阴。”这就是三阴上升至手、三阳下降至足的道理。《黄帝内经素问·太阴阳明论》

说："故阴气从足上行至头，而下行循臂至指端；阳气从手上行至头，而下行至足。故曰阳病者，上行极而下；阴病者，下行极而上。"《灵枢经·逆顺肥瘦》说："手之三阴，从胸走手；手之三阳，从手走头；足之三阳，从头走足；足之三阴，从足走腹。"阳经从手走头，又从头降足；阴经从足升到腹胸至手，如此循环不已，复而周始。

这就建立了以心和脾为中心的两套系统，心主血脉系统，脾主经脉系统，及以心土为中心的五行系统和以脾土为中心的五行系统。《说文解字》说："人心，土藏，在身之中。"古《尚书》说："脾，木也；肺，火也；心，土也；肝，金也；肾，水也。"《礼记·月令》记载："春祭脾，夏祭肺，季夏祭心，秋祭肝，冬祭肾。"扬雄《太玄》说："木藏脾，金藏肝，火藏肺，水藏肾，土藏心。"此乃以横膈膜上下分五行，横膈膜之上为天阳主夏在背，心、肺主之；横膈膜之下为地阴主秋、冬、春在腹，脾、肾、肝主之。这种以心土为中心的五行系统，结合六经欲解时图看就清楚了。而以脾土为中心的五行系统是以脾土灌溉四旁的两仪分四时五行系统。

从上述可知，《黄帝内经》实际有三套五行说，只是以"心土"为中心的五行说是以行政官职为主，平时不用罢了，实用的只有两套五行说。

六、第一个天文仪器的发明——立杆

古人最初观察太阳是为了作息，即所谓"日出而作，日入而息"，渐渐认识到太阳对人类生存的重要性以后，就开始研究太阳的运动规律了，并在实践中发明了立杆测日影之术，立杆就成了最古老、最简单的天文仪器了。立杆——测日影的工具"表"的发明，是古人研究太阳视运动从感性认识发展到理性认识，从被动发展到主动，逐渐走向了科学研究天文历法方向。立杆测日影的研究工作在《黄帝内经》有明确记载。如《黄帝内经素问·生气通天论》说："天运当以日光明。"

《黄帝内经素问·六微旨大论》说："因天之序，盛衰之时，移光定位，正立而待之。"

《黄帝内经素问·八正神明论》说："因天之序，盛虚之时，移光定位，正立而待之。"

《黄帝内经素问·六节藏象论》说："立端于始，表正于中，推余于终，而天度毕矣。"

从天文学角度看，《尧典》所谓"寅宾出日"和"寅饯纳日"，其实指的是一种观测、记录日影的仪式：在日初升的时候和日终没的时候把阳光投射在圭表上的第一个和最后一个阴影端点标记下来。因此，羲和也可以说是观测和报告日影的人。陆思贤记述如下。

《说文解字》说："尧，高也，从垚在兀上，高远也"，又"垚，土高也，从三土。""三土"即垒土为柱，尧字本义是土柱子；土柱子放在"兀"上，成为高台土柱，可用于观测太阳晷影，即《周礼·地官》的"土圭之法"，是立杆测影的圭表。"放勋"是放射光芒之意，形容太阳。有着太阳的照射，进行立杆测影，故称"钦明文思安安"，注："照临四方谓之明，经纬天地谓之文。"此"经纬"者实指立杆测影确定方位，故下文接着说："光被四表，格于上下。""四表"者立杆测影的地平日晷上东、西、南、北四根立柱，在此观测晷影，故称"格于上下"。由此下接"乃命羲和，钦若昊天，历象日月星辰"，正式做立杆测影工作了。读完《尧典》读《舜典》、读《禹贡》，尧、舜、禹禅让的神话内容全部冰释，讲的是一年四季立杆测影的活动。但立杆测影的方位已改在从东方开始，《尧典》说："分命羲仲，宅嵎夷，曰旸谷，寅宾出日，平秩东作，日中星鸟，以殷仲春。"注："宅，居也，东表之地称嵎夷。""东表"即地平日晷东侧的圭表，象征着东方太阳升起的地方；曰"旸谷"，实际是地平日晷东侧的水槽，是用于控制晷影盘水平地面的；在此有"扶桑"，实为东表立杆，晷影在立杆上开始出现，曰"日出扶桑"；这时白天黑夜等长，称"平秩东作"，也即仲春或春分的节令。

说明土圭是古人制造的一种简单天文仪器，用以测量日影，来确定节气和一年时间的长短。刘文英说："从'圭'的字形推测，'圭'原来可能是用泥土垒起来的一根土柱，因之土圭本身就是一根立表。只是后来由于用木柱、石柱代替了土柱，土圭转而成了测影尺的名称。"这一说法是正确的。土圭是古人的一大发明，可能是中国的第一大发明。立杆是最古老最简单的天文仪器，可以用来定方向、定时间、定节气、定地域及定回归年长度。

立杆，后来发展为最古老的天文学仪器——圭表，表是直立的标杆，用以测日影，圭是南北平放的标尺，用以度量日影长度，表和圭互相垂直。立杆测日影工作载于《周髀算经》里。陶寺已经出土 4 300 年前的圭表（图 66）。《中国天文学史》说，立杆测日影的方法（图 67）大概出现于新石器时代中期，表大概出现于春秋时期，规定长度为八尺。铜表出现于西汉。

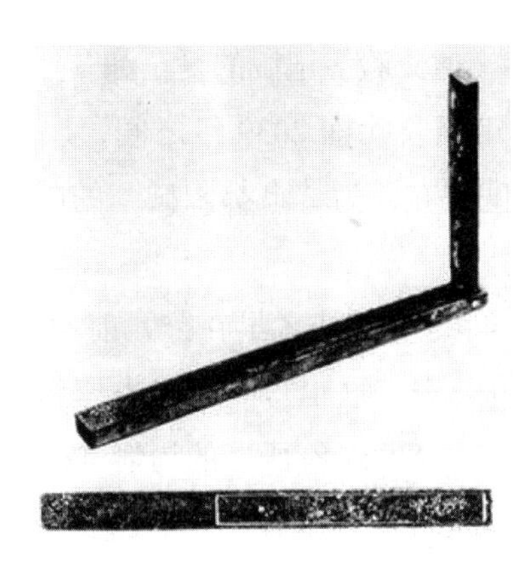
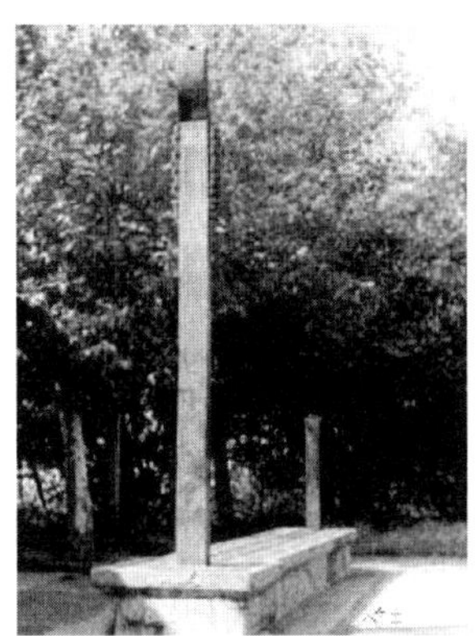

图 66　古代圭表

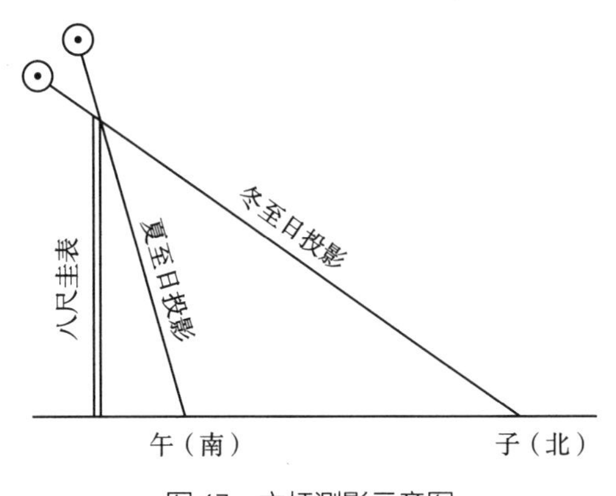

图 67　立杆测影示意图

赵永恒先生用天文学方法研究认为，《周髀算经》所记实测夏至和冬至的日影长度在公元前 511 年左右（年代范围为公元前 577 年至公元前 445 年），观测地点的地理纬度为 35.20 度左右，可能是在邾国都城“绎”

（山东省邹城市峄山镇纪王城）观测的。《周礼》记载的夏至和冬至的日影长度数据的观测年代在公元前1035年至公元前1028年之间，属于西周初年。史载周成王八年，“周公卜洛”。按夏商周断代工程的成果，成王八年即公元前1035年，恰好在数据拟合的观测年代范围之内。因此，《周礼》中的数据应该是“周公卜洛”时的观测结果。其观测地点的地理纬度是34.32度左右，则“周公卜洛”的地点是“阳城”，即今河南省登封市告成镇，其地理纬度为34.42度。《易纬·通卦验》记载的夏至和冬至的日影长度数据的测量年代在公元前2044年至公元前2039年之间，属于夏朝初期。观测地点的地理纬度为34.22度左右，为“禹都阳城”的阳翟（今河南省禹州市），地理纬度为34.16度。

这说明我们的祖先最迟在距今4000年，或者早在公元前4000年（距今约6000年）就发明了天文仪器——表。这也得到了考古资料的证实，公元前4000年中叶的仰韶时代不仅已经发现象征性的周髀遗迹，甚至山西省临汾市襄汾县陶寺遗址的夏代或先夏时代墓葬也已经出土完整而且精致的圭表仪具。

七、发现勾股理论

立杆测日影的发现，创建了圭表理论体系，我国古人在圭表测日影的科学实践活动中，进一步发现了勾股理论，勾股理论就记载于《周髀算经》之中。以表杆八尺为股，以表杆投影为勾，弦是表杆顶头至勾端的斜线，见图68。

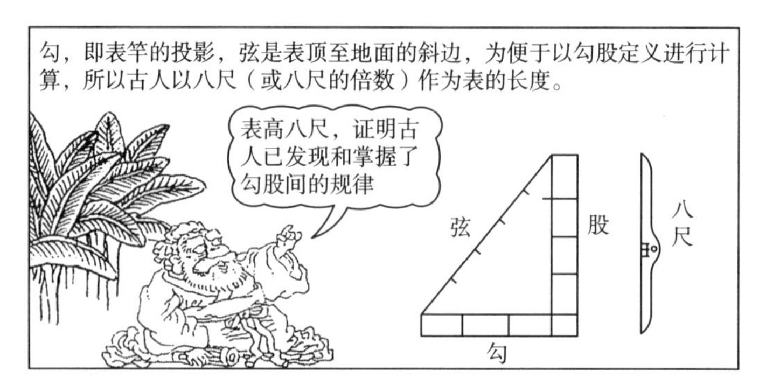

图68　勾股示意图（周春才）

八、发明日晷仪

在圭表测影定时间的基础上，古人又发明了最早的专业计时器——日晷仪。圭表是一种地平式的计时器，于是人们开始发明式盘样在盘中央垂直竖立一个细杆就成了后来的日晷仪。日晷又称日规、日圭、晷表，是我国古代天文工作者利用日影测得太阳时刻的一种计时仪器。当表影指向正北的瞬间被定为当地正午真太阳时十二时。工作原理：在晷面上刻画出 12 个大格，每个大格代表两小时。日晷的表影每时移动一格，像钟表一样。因为观测地点不在北回归线上，所以要有一个角度调整维度，让太阳在北回归线时表针无影子。

《周礼·大司徒》说："以土圭之法，测验土深，正日景（影），以求地中，日南则景短，多暑；日北则景长，多寒；日东则景夕，多风；日西则景朝，多阴。"注云："土圭所以致四时日月之景也……郑司农云：'测土深，谓南北东西之深也。'"《周礼·考工记·玉人》说："土圭尺有五寸，以致日，以土地。"注；"致日，度景至不。夏日至之景尺有五寸，冬日至之景丈有三尺。"又《匠人》说："置槷以悬，眂以景。为规识日出之景，与日入之景。"注："槷，古文臬，假借字……中央树八尺之臬以悬正之，眂之以其景，将以正四方也。""自日出而画其景端，以至日入。既则为规测景两端之内，规之；规之交，乃审也。度两交之间，中屈之以指臬，则南北正。"说明土圭是古人制造的一种简单天文仪器，用以测量日影，来确定节气和一年时间的长短。后来发展为日晷测日影。

日晷，又称"日规"，即伏羲女娲图手中拿的"规"，是古人利用立杆测日影原理设计的计时工具，是古人发明的天文仪器。"日晷"示意太阳的日影。所以，日晷仪就是通过观察竖立在日晷仪中间的立杆针（又称立表）在日晷仪上投影的太阳影子所在位置来计时的工具。夏至日时，日晷仪上的立表要无日影，所以在赤道以北测日影时，要将日晷仪侧立起来如图 69。

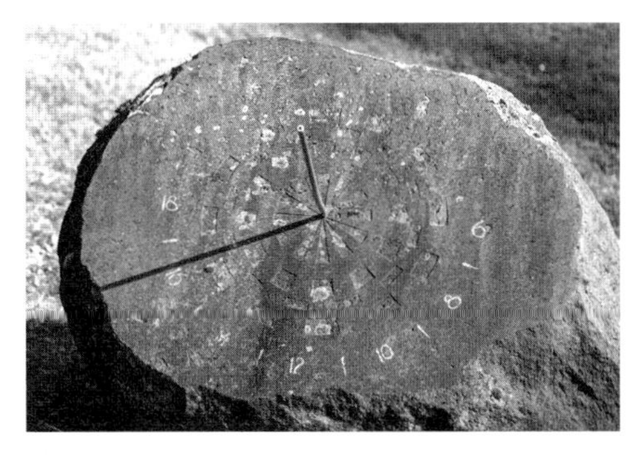

图 69　北半球日晷设置图

日晷的使用要根据维度来调整日晷仪的侧立角度，将日晷表针朝向地球南北极固定，日晷面平行于赤道面，所以叫作赤道式日晷。太阳光照射在日晷上时，日晷表针的影子就投向日晷面。太阳由东升向西落的移动，日晷表针影子也就慢慢地由西向东移动。

其工作原理，如《考工记·匠人》所说："识日出之景，与日入之景，昼参诸日中之景，夜考之极星，以正朝夕。"正如《尚书·尧典》所记观日出日落，就是记录日出日入及日中的日影长短。因为在一天中，被太阳照射到指针投下的影子在不断地改变着：第一，影子的长短在改变，早晨的影子最长，随着时间的推移，影子逐渐变短，一过中午它又重新变长；第二，影子的方向在改变，北半球在北回归线以北的地方，早晨的影子在西方，中午的影子在北方，傍晚的影子在东方。所以，不是记录一天的日影变化。日晷面有 69 条刻线，一个月 30 天，日出 30 条刻线，日入 30 条刻线，共 60 条刻线，还有 9 条刻线是调日中的刻线。

九、立杆测日影

河图、洛书、太极图是中华民族传统文化的元典文化，我们要有一个清楚的认识。

太阳运动，由于其光刺眼无法观视，那怎么掌握其运动规律呢？又怎么掌握三阴三阳的定量变化呢？用立杆测日影技术，通过"移光定位"法掌握其运动规律以及三阴三阳的定量变化。

《黄帝内经素问·六节藏象论》说："立端于始，表正于中，推余于终，而天度毕矣。"

《黄帝内经素问·八正神明论》说："法天则地，合以天光……凡刺之法，必候日月星辰，四时八正之气，气定乃刺之……是谓得时而调之，因天之序，盛虚之时，移光定位，正立而待之。"

《黄帝内经素问·六微旨大论》说："盖南面而待也。故曰：因天之序，盛衰之时，移光定位，正立而待之。"

这种立杆测日影"移光定位"法有二：一是以地平为基础的立杆测日影"移光定位"法，以日中日影长度定位；二是以日晷为基础的"移光定位”法，以日出日入定位。

（一）立杆测日影“移光定位”诞生了太极图

研究太阳视运动规律的重要方法是“移光定位”立杆测日影，立杆测日影研究的成果之一，就是诞生了太极图。

关于太极图的起源，笔者20世纪80年代在北回归线做了立杆测日影的实地考察（其实用日晷仪在任何地点都可以测量，只要把日晷仪中间的表针调整到夏至无日影就行了，然后记录下二十四节气日中午的日影长度），并在1992年第5期《晋阳学刊》上发表了这次科学实践测日影的报告《论太极图是原始天文图》一文，笔者认为太极图起源于古人立杆测日影的实践中，这是首次确认太极图来源于科学实测中。证实天地自然古太极图是有来源的。它是古人在长期崇拜太阳活动中仔细观测太阳视运动规律的成果，这是一项伟大发明，证明古人对自然界的认识有了一个质的飞跃，脱离了愚昧时代，向科学迈进了一大步，闪烁着中华文明进程的光辉。

笔者认为，太极图虽画的是平面图，而实质是古人立杆测日影的产物，由此而所得的太阳视运动立体投影图，是空间与时间构成的一幅图。据立杆测日影说，将太极图复原为立体投影图，可对太极图作出科学的解释。在一定程度上可填补古人（原始氏族时代）画太极图所依的科学证据，这对研究中国古代科学技术发展史至关重要。古人直观注意到，冷热往复变化与太阳的运动有关，从太阳在地上的投影规律，来研究探索太阳的视运动规律对生物的影响关系。

《黄帝内经素问·六微旨大论》说：“盖南面而待也。故曰：因天之序，盛衰之时，移光定位，正立而待之。”南面，从《黄帝内经素问·阴阳离合论》云：“圣人南面而立，前曰广明，后曰太冲”看，肯定是指面南站立了，因为“前曰广明”是指太阳照射胸部说的，“南面”与“前曰广明”一起看，只有面南才能前胸对着太阳见“广明”，老子称“负阴抱阳”。所以，《黄帝内经素问·六微旨大论》的“南面”也应指面南。如果解释为站在某物的南面，应该是面北，胸前是不会有“广明”的。在一本书里，同一个词在有限制条件下不要有异议。

光指太阳光，表指立杆测日影的立杆，中指日午，“表正于中”“移光定位，正立而待之”指用立杆在日午时测日影。立杆——表，历代现存有多种文物（图 66）。

《黄帝内经素问·天元纪大论》说：“阴阳之气，各有多少，故曰三阴三阳也。”可知三阴三阳是按“阴阳之气多少”排列的，这种阴阳气多少的量变，是由“移光定位”得来的。

笔者将太阳在南北回归线间的二十四节气视运动周期以圆周形式表示如下（图 70）。

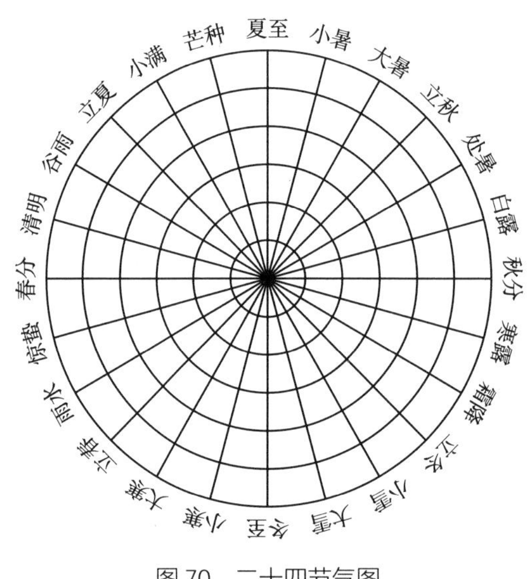

图 70　二十四节气图

这个二十四节气图画出每个节气的日影长度就是下面的实测太极图了。

《黄帝内经素问·六节藏象论》说：“天度者，所以制日月之行也；气数者，所以纪化生之用也。天为阳，地为阴，日为阳，月为阴，行有分纪，周有道理，日行一度，月行十三度而有奇焉，故大小月三百六十五日而成岁，积气余而盈闰矣。立端于始，表正于中，推余于终，而天度毕矣。”立杆测日影的直接成果是得到了太极图（图 71）。

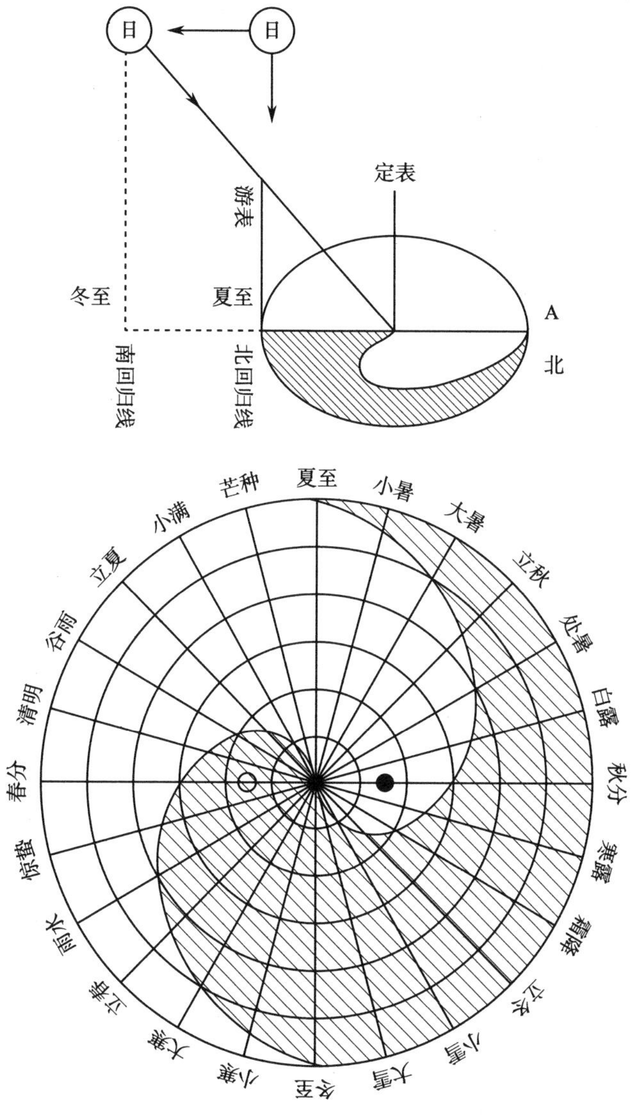

图 71　立杆测日影示意图（参阅图 51）

这是唯一正确的太极图，来于自然，故古人称其为“天地自然太极图”或“古太极图”，其余各种形态的太极图都是赝品。“古太极图”虽然古已有之，但是笔者首次阐明“古太极图”来源于古人立杆测日影的实践科学活动。太极图中心是黄极，两个鱼眼是赤极，赤极绕着黄极旋转，两个鱼头是北极的半年昼和半年夜，S 线是赤道线，最外大圆○是黄道线，鱼尾是黄赤夹角，这是一幅十分科学的图。其外三阴三阳标识阴阳的量变到质变过程。

到了21世纪20年代，曹书敏老师在河南省郑州市登封市告成镇做了立杆测日影实测研究，同样用立杆测日影获得了太极图（图72）。不过因为是在北纬告成镇测的日影，就有了纬度的固定影长。

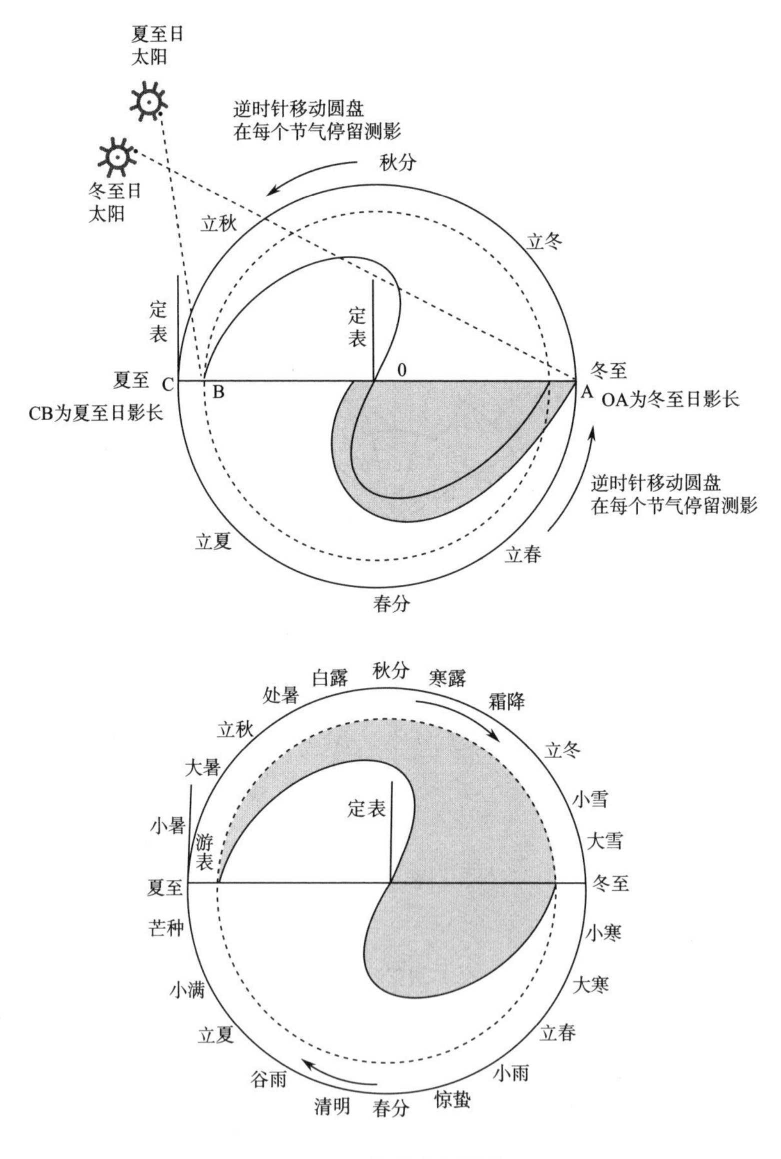

图72　曹书敏太极图

通过曹书敏老师在告成镇测日影获得了太极图，证实立杆测日影获得太极图是可以重复的，任何人都可通过实测日影获得太极图，证明太极图是科学的产物。笔者首先发现了这个秘密，中医学建立在如此精准科学的根基之上，这让笔者无比欣喜自豪，因为在易学领域和中医学领域用科学方法证实其某种学术内容的科学性并做到重复，少之又少，凤毛麟角。

立杆测日影是非常科学的研究天文历法的实践活动，基于日地的相互运动，这个实践活动获得了太极图（图 73 至图 76）。立杆测日影的基础是以夏至日中无影定立表的观测地（有纬度的地方要加上纬度影长），以冬至立表影长定测影长的圆盘半径（日晷仪法也一样）。这样冬至一阳生是少阳，春分二阳生是阳明，夏至三阳生是太阳，夏至一阴生是厥阴，秋分二阴生是少阴，冬至三阴生是太阴，于此可知三阴三阳的本质内涵是源于太阳周年视运动的。其中一阳少阳与一阴厥阴相对为一对司天在泉，二阳阳明与二阴少阴相对为一对司天在泉，三阳太阳与三阴太阴相对为一对司天在泉，充分体现了三阴三阳源于五运六气理论的渊源关系。三阴三阳代表了“天之序”。

立杆测日影获得的太极图科学内涵，囊括了阴阳学说阴阳消长、阴阳互根、阴阳对立、阴阳互补、阴阳转换等各种内容，是阴阳学说的模型图，太极图阴阳学说来源于日地相互运动规律，杆立在大地上，太阳光投射到立杆上，立杆测日影是古人最早发挥主观能动性研究太阳运动规律的科学实践活动，科学的太极图奠定了阴阳学说的科学内涵，《黄帝内经》阴阳学说有了定海神针，国学阴阳学说有了定海神针，既可堵住那些对太极图视为天方夜谭的各种臆说，也可阻止那些认为阴阳学说是迷信的胡言乱语。再者，从日地互动立杆测日影获得太极图来看，说明阴阳学说来源于二元说，不是气一元说。《黄帝内经素问·生气通天论》说：“天运当以日光明。”《管子·枢言》说：“道之在天，日也。”就是说太阳是天的实质代表，日地阴阳关系，就是天地阴阳关系，所以《黄帝内经素问·阴阳应象大论》说：“阴阳者，天地之道也，万物之纲纪，变化之父母，生杀之本始，神明之府也，治病必求于本。”《黄帝内经素问·天元纪大论》说：“夫五运阴阳者，天地之道也，万物之纲纪，变化之父母，生杀之本始，神明之府也，可不通乎？”虽然说日地相互运动产生了阴阳学说，但它是通过中介物——立杆（表）实现的，这个立杆名太极，故《周易·系辞传》说：“《易》有太极，是生两仪，两仪生四象，四象生八卦。”《说文解字》说：“是，从日从正。”日正指立杆在日中午测日影。有了太极——立杆才能生阴阳两仪，两仪含有四时四象，四时四象含有八节八卦。后世人们将太极哲学化，就失去了其本源之意。两仪，一阴一阳，而“一阴一阳之谓道”，可知这个“道”就是太阳运行之道路。

由上述可知，三阴三阳的次序是由太阳运动阴阳消长来决定的。如《黄帝内经素问·六微旨大论》说：“岐伯稽首再拜对曰：明乎哉问，天之道也！此因天之序，盛衰之时也。帝曰：愿闻天道六六之节盛衰何也？岐伯曰：上下有位，左右有纪。故少阳之右，阳明治之；阳明之右，太阳治之；太阳之右，厥阴治之；厥阴之右，少阴治之；少阴之右，太阴治之；太阴之右，少阳治之，此所谓气之标，盖南面而待之也。故曰：因天之序，盛衰之时，移光定位，正立而待之，此之谓也。”经文就是首先从一阳少阳开始的，然后是二阳阳明、三阳太阳、一阴厥阴、二阴少阴、三阴太阴，完全符合二十四节气的阴阳消长变化规律。

因为太阳出的方位与日出投影的方位左右相反，太阳在天上，投影在地上，有上、下、左、右的不同，故《黄帝内经素问·五运行大论》说：“左右者，诸上见厥阴，左少阴右太阳；见少阴，左太阴右厥阴；见太阴，左少阳右少阴；见少阳，左阳明右太阴；见阳明，左太阳右少阳；见太阳，左厥阴右阳明。所谓面北而命其位，言其见也。帝曰：何谓下？岐伯曰：厥阴在上则少阳在下，左阳明右太阴；少阴在上则阳明在下，左太阳右少阳；太阴在上则太阳在下，左厥阴右阳明；少阳在上则厥阴在下，左少阴右太阳；阳明在上则少阴在下，左太阴右厥阴；太阳在上则太阴在下，左少阳右少阴，所谓面南而命其位，言其见也。”

但立表在中心，不在日出处，图 73、图 76 只是说理工具。

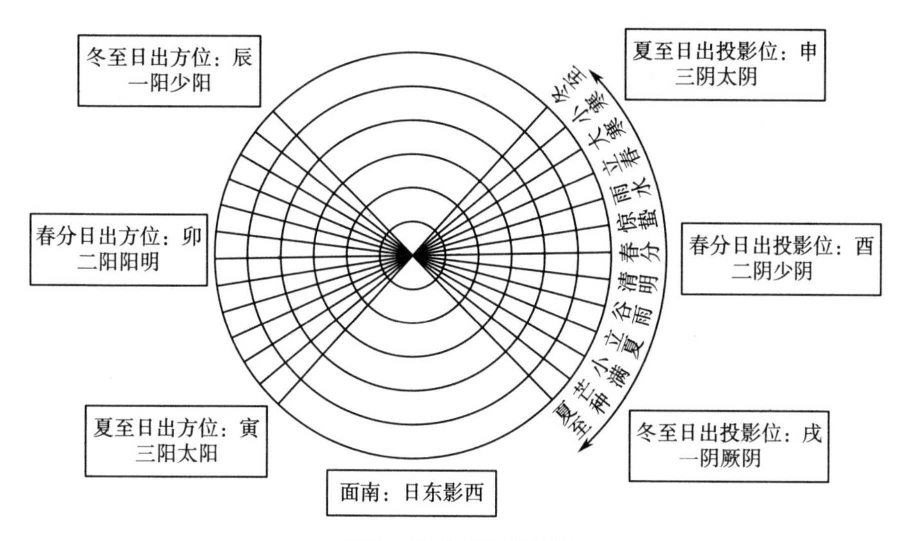

图 73　面南日东影西图

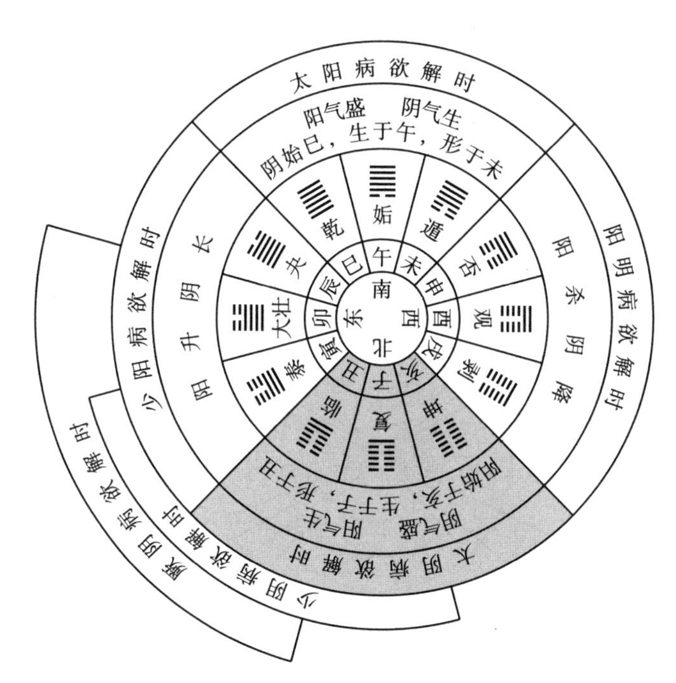

图 74　夏至日三阳一阴示意图

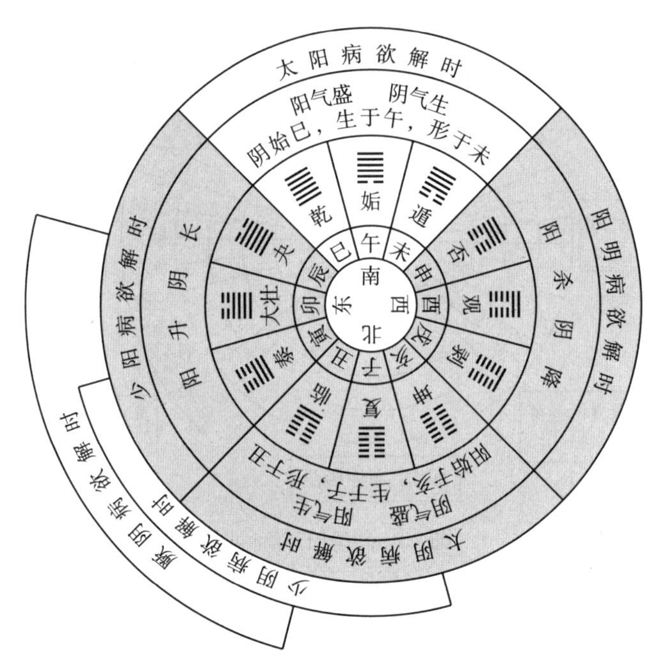

图 75　冬至日三阴一阳示意图

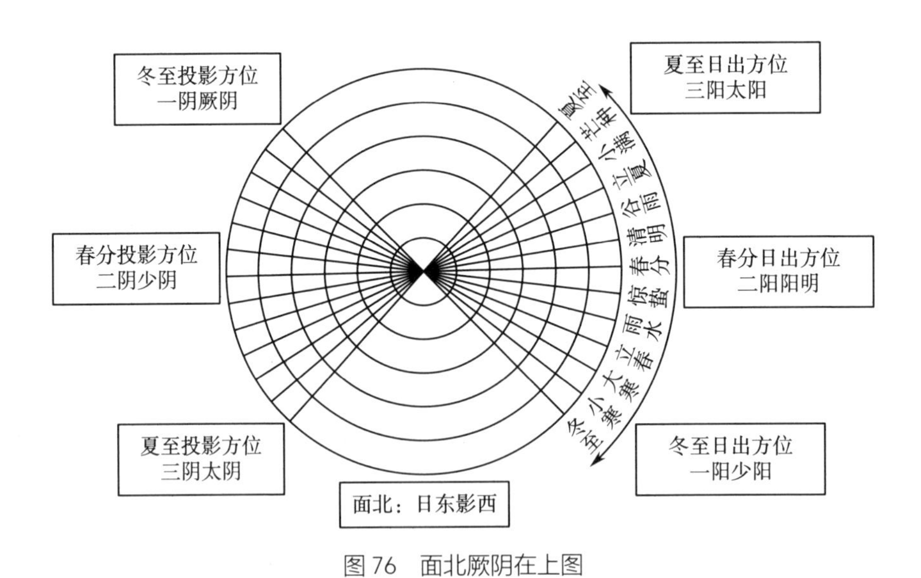

图 76　面北厥阴在上图

从图51、图73可以看出，三阴三阳的次序是一阳少阳、二阳阳明、三阳太阳、一阴厥阴、二阴少阴、三阴太阴，一阴厥阴、二阴少阴、三阴太阴、一阳少阳、二阳阳明、三阳太阳，由太阳周年视运动规律决定，不是人们随意可以决定的。起始一阳少阳者，乃起始于从冬至一阳生开始测日影；起始于一阴厥阴者，乃起始于从夏至一阴生开始测日影。

面南定位，日出在左东，日入在右西，三阳在左天，三阴在右地。面南时，左少阳在上，右厥阴在下。如果面北则是厥阴在上，故云："诸上见厥阴，左少阴右太阳；见少阴，左太阴右厥阴；见太阴，左少阳右少阴；见少阳，左阳明右太阴；见阳明，左太阳右少阳；见太阳，左厥阴右阳明。所谓面北而命其位，言其见也。"其面北定位，就是站在南半球看日出日入。因为三阳与三阴方向相反，所以少阳与厥阴方位相反，一在上则一在下，故厥阴在上时则少阳在下。在面南时，如果以厥阴为上则少阳在下，少阳的左边阳明，右边是太阴，故云："厥阴在上则少阳在下，左阳明右太阴；少阴在上则阳明在下，左太阳右少阳；太阴在上则太阳在下，左厥阴右阳明；少阳在上则厥阴在下，左少阴右太阳；阳明在上则少阴在下，左太阴右厥阴；太阳在上则太阴在下，左少阳右少阴，所谓面南而命其位，言其见也。"

（二）太极图的历法作用

太极图是太阳在南北回归线之间运动时，用立杆测得日影形成的，鱼尾起始点是在南北回归线时的冬至、夏至，太极图外大圈是黄道，太极图圆周长度是360度，符合《黄帝内经》所说"一年三百六十日法"，加上过年日5～6天成1回归年长度365.25日，属于回归年周岁太阳历。

而且太极图来源于二十四节气之影长，所以太极图是八节太阳历和二十四节气太阳历。

（三）太极图的阴阳理论

日、地的相互运动产生了阴阳理论。

1. **太极图的阴阳定量**　在同一经纬地点同一时间所测日影长度是定量

不变的，因为日、地的相互运动是有严格规律的。但其气候、物候却在不断变化。

2. **太极图的阴阳意义**　从太极图可以看出，阴阳两极在南北回归线的冬至、夏至，冬至阴极在子而一阳来复，夏至阳极在午而一阴来复，冬至、夏至是阴阳由量变到质变的转换点，一阴一阳，昼夜寒暑，太阳在作时空立体视运动，这种视运动是有严格规律的、不停的往返螺旋循环运动，其中嵌套着东升西落的周日小周期和南北往返的周岁大周期。这种不停的双螺旋视运动决定着气候、物候的不停变化，决定着万物生命的生与死，《周易·系辞传》说："原始反终，故知死生之说。"

从太极图可以看出，阴阳互根，虽然阴阳对立但却和谐，不是阴阳平衡。太极图外大圈是黄道，黄道一分为二，故云"一阴一阳之谓道"。

以上的叙述说明，中国古代不但有科学，而且有了系统科学，特别是在天文、历法方面的发展，它是一切科学的基础。中国古人的科学思维，不同于西方人的思维，怎么能拿西方的近代科学与中国的古代科学相比呢?

地球赤极绕着太阳黄极旋转会产生进动而发生岁差（图 77）。

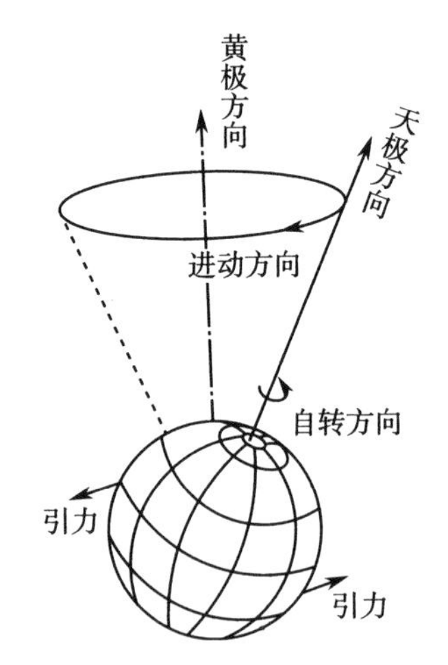

图 77　地球的进动——地轴圆锥运动

进动是自转物体之自转轴又绕着另一轴旋转的现象，又可称作旋进。在天文学上，又称为“岁差现象”（图 78），可以由太阳、月亮、行星引起。地轴进动方向与自转方向相反。

由于地球自转轴的进动，赤极围绕黄极转，经过 25 800（约 26 000）年整整运行了一周。地轴每年西旋的角度平均为 50.″29，这个数据在天文学上叫作“岁差”。

地球自转进动周期是 25 800 年，除地球自转一周 360°，得 50.″29（360° ÷ 25 800 ＝ 50″.29）

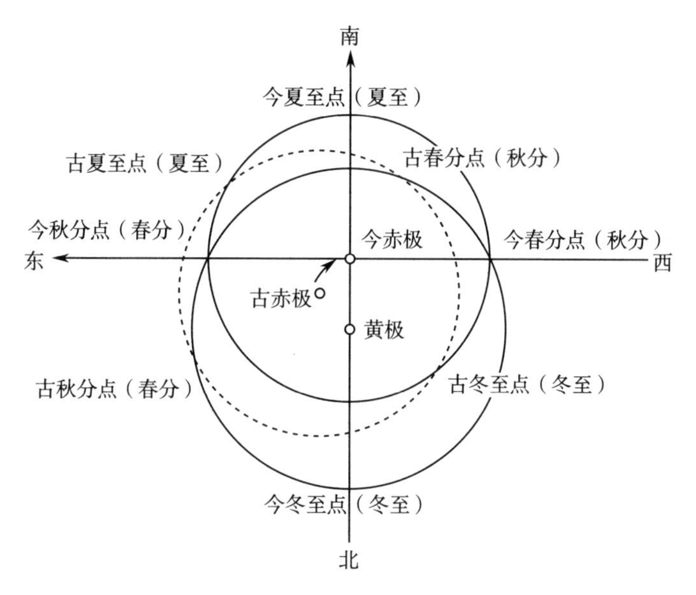

图 78　古今二至、二分变迁图

（四）建立时空体系

立杆测日影工作的“移光定位”，不仅是古代时间与空间体系创建的基础，并且使时间与空间得以精确化与科学化。古人在长期的测影工作中，使辨方定位的方法日趋精准。《诗·鄘风·定之方中》记载如下。

定之方中，作于楚宫。揆之以日，作于楚室。

《毛诗故训传》注："定，营室（二十八宿之一）。方中，昏正四方。揆，度也。度日出日人，以知东西，南视定，北准极，以正南北。"这是用恒星来校准所定方位的准确性。这种原始的辨方定位方法在《周礼·考工记·匠人》中记载如下。

匠人建国，水地以县，置埶以县，眡以景。为规，识日出之景与日入之景，昼参诸日中之景，夜考之极星，以正朝夕。

《周髀算经》也有相关内容，记载如下。

以日始出立表而识其晷，日入复识其晷，晷之两端相直者，正东西也。中折之指表者，正南北也。

即在平地上立表，然后以表为中心画出一个圆圈，将日出日入时的表影与圆圈相交的两点画出一直线就是正东西方向，而直线的中心与表的垂直线方向就是正南北方向（图 79）。"辨方定位"的时空观是"惟王建国"的基本要求，可见其重要性。

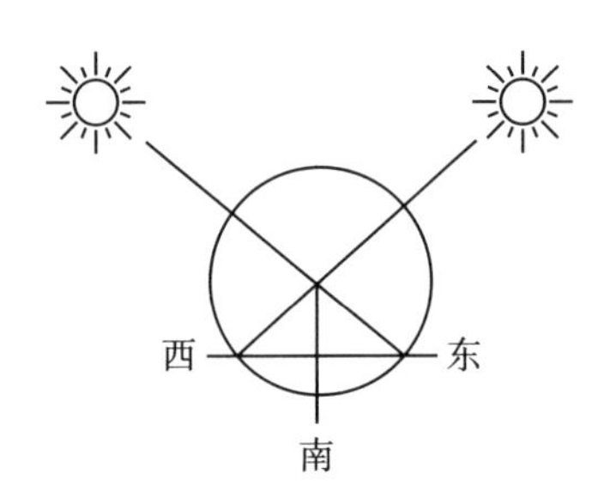

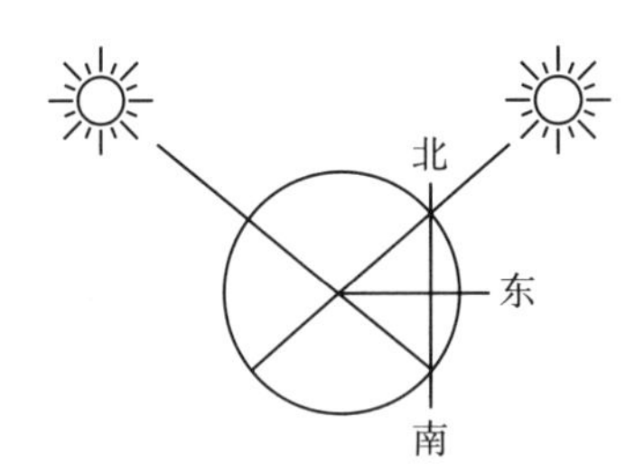

图 79　辨方定位图

（五）日晷测日影"移光定位"法

日晷测日影"移光定位"法，是为了适应北回归线以北纬度高的地区立杆测日影时达到日中测日影时立杆无影设计制造出来的，日晷的角度可以根据纬度的高低调整（图 80）。

其所测日影如下图（图 81）。日晷是以日出日入为定位。

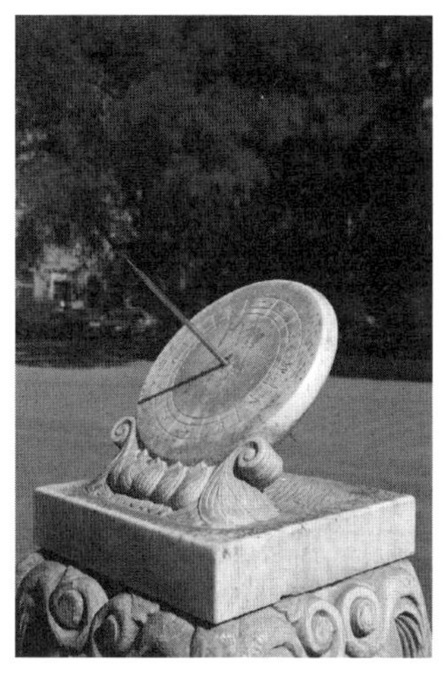

图 80　日晷实物

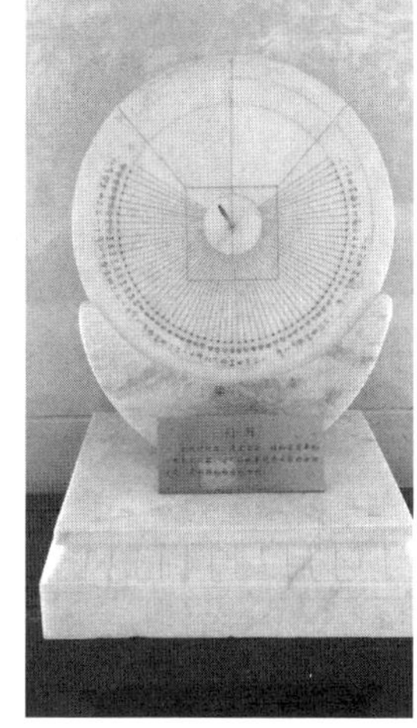

图 81　模拟日晷

将这个画面取下来就是下图（图 82）。

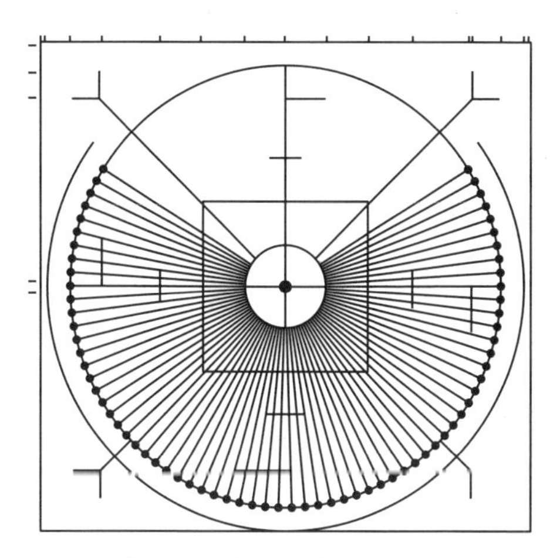

图 82　内蒙古呼和浩特市托克托县出土晷仪及摹本

不能把这个出土的日晷投影图当成地平测日影图，因为地平测日影图要有纬度日影（图83）。

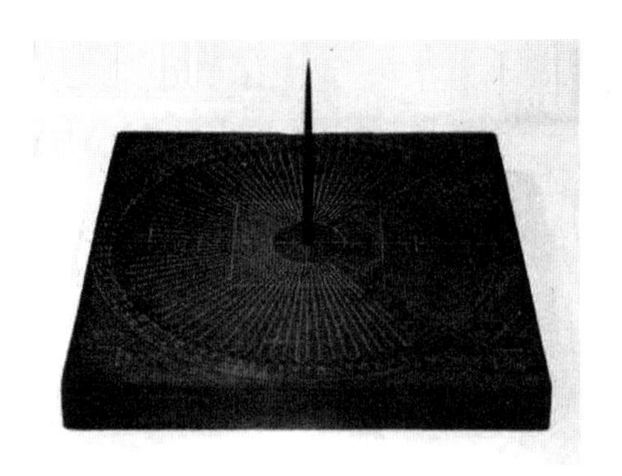

图83　模拟地平日晷

十、以太阳视运动规律定三阴三阳

对于《黄帝内经》的三阴三阳理论，注家有各种说法，到今天都没有统一起来，最终归结为不同门派之说，认为《黄帝内经》是一部论文集。这个结论欠妥当，笔者将在下文从发生学角度探讨《黄帝内经》三阴三阳的来源，主要有三个方面：一是从太阳光照度论三阴三阳；二是从“移光定位”论三阴三阳；三是从四时四象发展为三阴三阳。乃黄帝师徒一派之作。

（一）三阴三阳之命名

《黄帝内经素问·天元纪大论》说：“寒暑燥湿风火，天之阴阳也，三阴三阳上奉之。”这段经文明确告诉我们，三阴三阳是一年中寒、暑、燥、湿、风、火六气的代表。太阳在一年运动中形成的寒、暑、燥、湿、风、火六气是无形看不见的，古人用智慧发明了三阴三阳作为记录寒、暑、燥、湿、风、火六气的代名词，那么各自的名字是什么呢？《黄帝内经素问·天元纪大论》说：“厥阴之上，风气主之；少阴之上，热气主之；太阴之上，湿气主之；少阳之上，相火主之；阳明之上，燥气主之；太阳之上，寒气主之。所谓本也，是谓六元。”厥阴是风气的名字，少阴是热气的名字，太阴是湿气的名字，少阳是相火的名字，阳明是燥气的名字，太阳是寒气的名字，如同二十八宿是记录太阳行程站点的道理一样，或同我们每一个人有一个名字一样，三阴三阳“谨奉天道”才是其内涵“真要”，故将其称为“六元”，因其源于天道，故称“天元”，而以六气为“本”。

（二）阴阳定义

首先申明，研究《黄帝内经》三阴三阳说的基本条件是其观察坐标以北半球面南为基础。

其次，要确定阴阳的定义。孔子在《周易·系辞传》中对阴阳的定义是“阴阳之义配日月”，出土帛书说：“阴阳之义合日月”。阴阳即日月，就是昼夜也，故《周易·系辞传》说此为“昼夜之象也”，“《易》与天地准，故能弥纶天地之道……范围天地之化而不过，曲成万物而不遗，通乎昼夜之道而知”。《黄帝内经》对阴阳的定义与此一致，《黄帝内经素问·六节藏象论》和《灵枢经·阴阳系日月》都说“日为阳，月为阴”，所谓“阴阳系日月”，“系”训“是”，即阴阳是日月。

1. 《说文解字》对阴阳的定义。阳，山南水北。阴，山之北，水之南也。这是对阴阳的狭义定义，以太阳光照为基准。于此可知，《黄帝内经》认为，狭义定义的阴阳只是日、月、地相互运动规律的反映，有些书用哲学方法论对阴阳的认识，那是经过升华提炼的，不是初始的阴阳定义。古人对阴阳的初始定义，是以日、月、地天体为物质基础的天体相互运动规律的反映，属自然科学范畴，直观，有象，看得见。狭义阴阳定义以“象”为主，如《黄帝内经素问·五运行大论》说：“天地阴阳者，不以数推，以象之谓也。”因为“悬象著明莫大乎日月”（《周易·系辞传》），所以，研究阴阳不能离开日、月、地三天体的相互运动规律，研究三阴三阳当以此为基准。天文历法即以日、月、地相互运动为本源，是中医之大本。

所以，阴阳的狭义定义，即向太阳阳光为阳，背太阳阳光为阴。

2. 《黄帝内经》对阴阳的基本定义。《灵枢经·刺节真邪》说：“阴阳者，寒暑也。”寒暑源于太阳，也是以太阳为基准。《黄帝内经素问·阴阳应象大论》说：“阴阳者，天地之道也，万物之纲纪，变化之父母，生杀之本始，神明之府也。”《黄帝内经素问·生气通天论》说：“天运当以日光明”，《管子·枢言》说：“道之在天者日也。”日是天的代表，天地阴阳就是日地关系。这说明阴阳是以太阳为基准来定的。

然通过取象比类，就有了阴阳的广义定义，《黄帝内经素问·五运行大论》说：“夫阴阳者，数之可十，推之可百，数之可千，推之可万。”《灵枢经·阴阳系日月》说：“此天地之阴阳也，非四时五行之以次行也。且夫阴阳者，有名而无形，故数之可十，离之可百，散之可千，推之可万，此之谓也。”《黄帝内经素问·阴阳离合论》说：“阴阳者，数之可十，推之可百；数之可千，推之可万；万之大，不可胜数，然其要一也。”因为向阳光为阳，背阳光为阴，所以阴阳“有名而无形”。广义阴阳虽然有百千万，都是比类取象，其狭义定义只有一个，故云“其要一也”。

（三）阴阳有天、地、人之分

《黄帝内经》论阴阳有天、地、人之分，不可不知道，因为天、地、人之阴阳的各自作用不同也。此属广义阴阳。

1. **天地之阴阳**　《黄帝内经素问·天元纪大论》说：“寒暑燥湿风火，天之阴阳也，三阴三阳上奉之。木火土金水火，地之阴阳也，生长化收藏，下应之。”《黄帝内经素问·五运行大论》说：“天地阴阳者，不以数推，以象之谓也。”

“天之阴阳”是“寒、暑、燥、湿、风、火”，表示太阳周年视运动的阴阳消长变化所引起的气候差异。对北半球来说，太阳从南回归线往北回归线运行为上半年，北半球阳气上升而阴气渐少，主阳谓“天”，其作用是“阳生阴长”；太阳从北回归线往南回归线运行为下半年，北半球阳气渐衰而阴气渐增，主阴谓“地”，其作用是“阳杀阴藏”。

“地之阴阳”是“木、火、土、金、水”，表示地上万物的形质性质不同，但都能在太阳光的照射下“生、长、化、收、藏”，所谓万物生长靠太阳也。

总之，天地之阴阳是以太阳为主导，日、地相互作用，属于狭义阴阳范畴，以观太阳和万物之象为主。

由上述可知，天地阴阳讲的是“神”，如《黄帝内经素问·天元纪大论》说：“夫五运阴阳者，天地之道也，万物之纲纪，变化之父母，生杀之本始，神明之府也，可不通乎？故物生谓之化，物极谓之变，阴阳不测谓之神，神用无方谓之圣。夫变化之为用也，在天为玄，在人为道，在地为化，化生五味，道生智，玄生神。神在天为风，在地为木，在天为热，在地为火，在天为湿，在地为土，在天为燥，在地为金，在天为寒，在地为水，故在天为气，在地成形，形气相感而化生万物矣。”

“神”在天为风、热、湿、燥、寒，即“寒、暑、燥、湿、风”，在地为木、火、土、金、水。《黄帝内经素问·阴阳应象大论》说：“在地为化，化生五味”，即木、火、土、金、水五行化生五味，木“在味为酸”，火“在味为苦”，土“在味为甘”，金“在味为辛”，水“在味为咸”。《黄帝内经素问·六节藏象论》说天地气味能生“神”，谓：“天食人以五气，地食人以五味，五气入鼻，藏于心肺，上使五色修明，音声能彰。五味入口，藏于肠胃，味有所藏，以养五气，气和而生，津液相成，神乃自生。”故云：“阴阳不测谓之神”。因为“神”本源于天地气味，所以有“四气调神大论”。

2. **人之阴阳** 《黄帝内经素问·阴阳离合论》说：“圣人南面而立，前曰广明，后曰太冲……中身而上，名曰广明，广明之下，名曰太阴……外者为阳，内者为阴。”此言人之阴阳也要以太阳为基准，故云：“南面而立”“负阴而抱阳”。

《黄帝内经素问·五运行大论》说：“夫数之可数者，人中之阴阳也，然所合，数之可得者也。”此言人之阴阳是有限有数的，不像天地之阴阳数不清。

《黄帝内经素问·金匮真言论》说：“夫言人之阴阳，则外为阳，内为阴。言人身之阴阳，则背为阳，腹为阴。言人身之藏府中阴阳，则藏者为阴，府者为阳。肝、心、脾、肺、肾五脏皆为阴，胆、胃、大肠、小肠、膀胱、三焦、六腑皆为阳。所以欲知阴中之阴，阳中之阳者何也？为冬病在阴，夏病在阳，春病在阴，秋病在阳。皆视其所在，为施针石也。故背为阳，阳中之阳，心也；背为阳，阳中之阴，肺也；腹为阴，阴中之阴，肾也；腹为阴，阴中之阳，肝也；腹为阴，阴中之至阴，脾也。此皆阴阳、表里、内外、雌雄相输应也，故以应天之阴阳也。帝曰：五藏应四时，各有收受乎？岐伯曰：有。东方青色，入通于肝，开窍于目，藏精于肝，其病发惊骇，其味酸，其类草木，其畜鸡，其谷麦，其应四时，上为岁星，是以春气在头也，其音角，其数八，是以知病之在筋也，其臭臊。南方赤色，入通于心，开窍于耳，藏精于心，故病在五藏，其味苦，其类火，其畜羊，其谷黍，其应四时，上为荧惑星，是以知病之在脉也，其音徵，其数七，其臭焦。中央黄色，入通于脾，开窍于口，藏精于脾，故病在舌本，其味甘，其类土，其畜牛，其谷稷，其应四时，上为镇星，是以知病之在肉也，其音宫，其数五，其臭香。西方白色，入通于肺，开窍于鼻，藏精于肺，故病在背，其味辛，其类金，其畜马，其谷稻，其应四时，上为太白星，是以知病之在皮毛也，其音商，其数九，其臭腥。北方黑色，入通于肾，开窍于二阴，藏精于肾，故病在溪，其味咸，其类水，其畜彘，其谷豆，其应四时，上为辰星，是以知病之在骨也，其音羽，其数六，其臭腐。”

《灵枢经·阴阳系日月》说：“足之阳者，阴中之少阳也；足之阴者，阴中之太阴也；手之阳者，阳中之太阳也；手之阴者，阳中之少阴也。腰以上者为阳，腰以下者为阴。其于五藏也，心为阳中之太阳，肺为阳中之少阴，肝为阴中之少阳，脾为阴中之至阴，肾为阴中之太阴……正月、二月、三月，人气在左，无刺左足之阳；四月、五月、六月，人气在右，无刺右足之阳；七月、八月、九月，人气在右，无刺右足之阴；十月、十一月、十二月，人气在左，无刺左足之阴。”

经言人体“外为阳，内为阴”，故四肢“外为阳，内为阴”。面北则“背为阳，腹为阴”，背阳心、肺主表病在阳，腹阴肝、脾、肾主里病在阴。言人身脏腑则“藏者为阴，府者为阳。肝、心、脾、肺、肾五脏皆为阴，胆、胃、大肠、小肠、膀胱、三焦、六腑皆为阳”。横膈膜前在剑突上、后在腰上，所以，《灵枢经·阴阳系日月》所谓“腰以上为天，腰以下为地，故天为阳，地为阴……腰以上者为阳，腰以下者为阴”，实指横膈膜上下分天地阴阳，故横膈膜之上的心、肺为阳，横膈膜之下的肝、脾、肾为阴。五脏"应天之阴阳"，则肝应东方春气，心应南方夏气，脾应中央土湿，肺应西方秋气，肾应北方冬气。由上述可知，人之阴阳乃属于取象比类广义阴阳范畴。

由上述可知，人之阴阳是在讲人的"形器"，脏腑乃"化生"之器也。

（四）从太阳光照度论三阴三阳

现在人们多将阴阳定为哲学概念，不妥，阴阳来源于古人对太阳的实际观察。

太阳周日视运动，每天从东方升起，经过南方，到西方落下（面南而立），这东、南、西是地球北半球人们观察得到的方位，此外还有一个观察不到的"北方"。在平面上表示时就是左为东，上为南，右为西，下为北。这种面南观日首见于《黄帝内经素问·阴阳离合论》，记载如下。

帝曰：愿闻三阴三阳之离合也。岐伯曰：圣人南面而立，前曰广明，后曰太冲，太冲之地，名曰少阴，少阴之上，名曰太阳。太阳根起于至阴，结于命门，名曰阴中之阳。中身而上，名曰广明，广明之下，名曰太阴，太阴之前，名曰阳明。阳明根起于厉兑，名曰阴中之阳。厥阴之表，名曰少阳，少阳根起于窍阴，名曰阴中之少阳。是故三阳之离合也，太阳为开，阳明为阖，少阳为枢。三经者，不得相失也，抟而勿浮，命曰一阳。

帝曰：愿闻三阴。岐伯曰：外者为阳，内者为阴。然则中为阴，其冲在下，名曰太阴。太阴根起于隐白，名曰阴中之阴。太阴之后，名曰少阴。少阴根起于涌泉，名曰阴中之少阴。少阴之前，名曰厥阴。厥阴根起于大敦，阴之绝阳，名曰阴之绝阴。是故三阴之离合也，太阴为开，厥阴为阖，少阴为枢。三经者不得相失也，抟而勿沉，名曰一阴。

依文作示意图如下（图 84）。

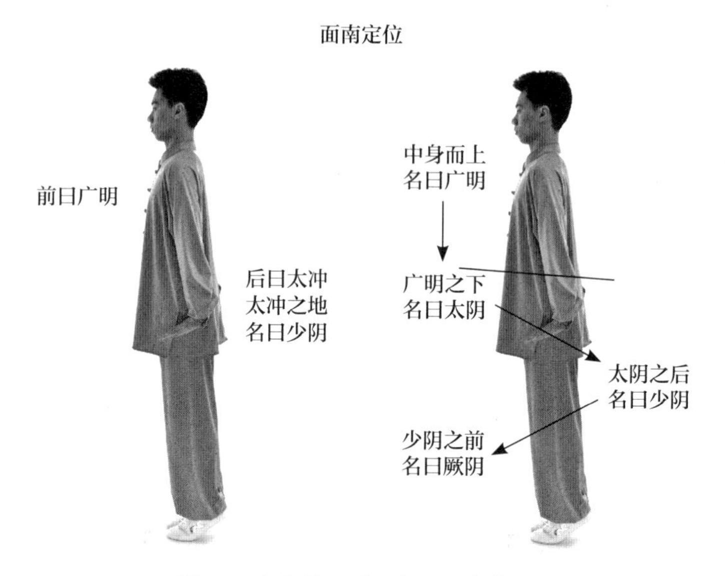

图 84　人身前、后、上、下定位图

面南则胸腹为阳、背后为阴，即老子“负阴抱阳”之说。广明，指向阳处。太冲，指背阴处。这是以人体阴阳的基本定义：向太阳为阳，背太阳为阴。然“数之可十，推之可百，数之可千，推之可万，万之大不可胜数，然其要一也”（《黄帝内经素问·阴阳离合论》）。狭义阴阳的“基本定义”只有一个，以太阳光为基准，故云“其要一”。《宋书·五行志》第二十二说：“夫王朝南向，正阳也；后北宫，位太阴也；世子居东宫，位少阳也。”这是古代的一种制度。故太阴在背后下面，而其是以三阴排列次序太阴、少阴、厥阴来定位的，而三阳在三阴之上，则三阳的次序当是少阳、太阳、阳明。三阴为阴中之阴，三阳为阴中之阳。

面南而立，则前为广明，后为太冲。那么，前面上、下是否都是广明呢？不是，故又说前面“中身”而上为“广明”，前面“中身”而下（即“广明”之下）为“太阴”，所以太阴主腹部。前说“后曰太冲，太冲之地，名曰少阴”，那么是否后面都是太冲、少阴呢？不是，太冲、少阴在“中身”而下，即广明之下“太阴”之后，即在后面“中身”之下。

《灵枢经·顺气一日分为四时》说：“春生、夏长、秋收、冬藏，是气之常也，人亦应之。以一日分为四时，朝则为春，日中为夏，日入为秋，夜半为冬。朝则人气始生，病气衰，故旦慧；日中人气长，长则胜邪，故安；夕则人气始衰，邪气始生，故加；夜半人气入藏，邪气独居于身，故甚也。”其“平旦人气生”为少阳，“日中而阳气隆”为太阳，“日西而阳气已虚，气门乃闭”为阳明，与其相对应则是厥阴、少阴、太阴。这一排列顺序正是《伤寒论》六经欲解时的排列顺序。这是以阳气为主立论。《伤寒论》六经欲解时是以夏至日出寅而入戌的夏至日太阳光照九个时辰 18 小时、夜无光照三个时辰 6 小时（不覆三）制作的（图 85）。

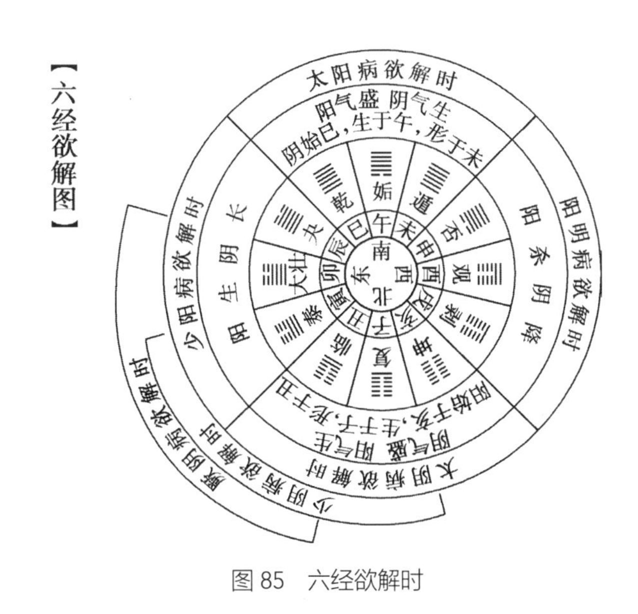

图 85　六经欲解时

加十二时辰，为日出在卯（春分、秋分时），日入在酉，日中在午，夜半在子（图 86）。这是一幅天圆图。从日出到日入为昼为阳，从日入到日出为夜为阴，即卯酉连线将太阳周日视运行的轨道一分为二，昼为阳为明，夜为阴为暗。这是以昼夜明暗把太阳周日视运行的圆道分为阴阳两部分（图 87）。

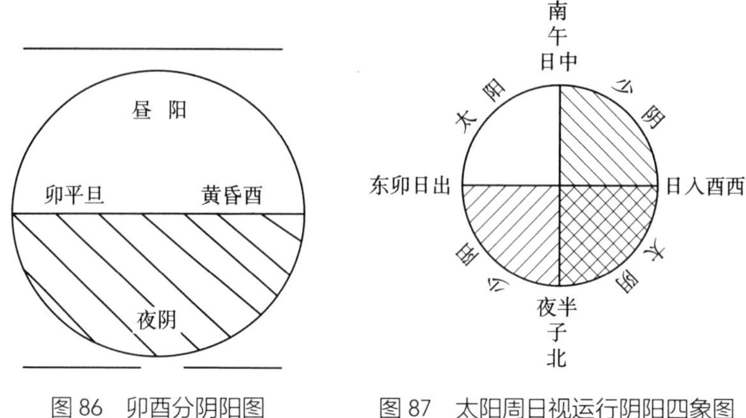

图 86 卯酉分阴阳图　　图 87 太阳周日视运行阴阳四象图

又从夜半最冷时到日中最热时，气温由低到高为阳，从日中最热时到夜半最冷时，气温由高到低为阴，即子午连线又将太阳周日视运行圆道一分为二。这是以阴阳的消长（即阴阳的升降）把太阳周日视运行圆道分为阴阳两部分。这种以子午线和卯酉线的分法，见载于《灵枢经·卫气行》，谓："岁有十二月，日有十二辰，子午为经，卯酉为纬，天周二十八宿，而一面七星，四七二十八星，房昴为纬，虚张为经。是故房至毕为阳，昴至心为阴，阳为昼，阴为夜。"这样，子午线和卯酉线就是地平的坐标线，将太阳周日视运行的圆道分为四部分，即一日之四时，朝为春，日中为夏，日入为秋，夜半为冬。《灵枢经·顺气一日分为四时》说："以一日分为四时，朝则为春，日中为夏，日入为秋，夜半为冬。"《黄帝内经素问·金匮真言论》说："平旦至日中，天之阳，阳中之阳也；日中至黄昏，天之阳，阳中之阴也；合夜至鸡鸣，天之阴，阴中之阴也；鸡鸣至平旦，天之阴，阴中之阳也。故人亦应之。"即为太阳、少阳、太阴、少阴四象。故《周易·系辞传》说："通乎昼夜之道而知。"只有明白太阳周日视运行的"昼夜之道"，才能达到"知"的境界。

古人在实际观察中发现阴阳总是伴随而生，故称"一阴一阳之谓道"。在这四季阴阳变化中，《黄帝内经素问·天元纪大论》说："阴阳之气各有多少，故曰三阴三阳也"，并说三阴三阳之上以四时风、寒、暑、湿、燥、火六气为本，这就是《伤寒论》三阴三阳的来历，不是《黄帝内经素问·热论》的六经。

太阳一出一没谓之一日，一日是制订历法的最基本单位。

太阳的东升西落周日视运动和南北往来周年视运动的阴阳之分属于天道之阴阳。

北半球天道阴气最盛的时候是太阳运行到南回归线冬至时，即天道最寒的时候。太阳之光传到地面有一个过程，所以，《黄帝内经素问·至真要大论》说天地之道相差两个节气 30 天（凡三十度而有奇），因此，地道最寒冷的时候是大寒（图 88）。可知丑没有分阴阳是属于地道的阴阳。

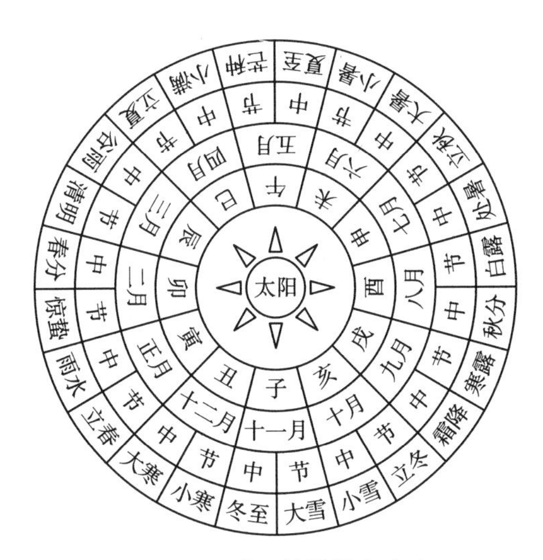

图 88　天道、地道最寒冷时

这就是六合局的来源，所谓“六合局”，即是指天道和地道寒温相同的点。天道的冬至和地道的大寒，是天地最寒冷的时候，也就是天地“一阳来复”的时候，更是阳气潜藏“勿用”的时候。等到冬至后三个节气 45 天阳气才能上升得用，如《黄帝内经素问·脉要精微论》说冬至后 45 日是立春，阳气微上出于地。阳气出于地，春回大地，故为一年春天的开始（图 89）。于此可知，寅申分阴阳是属于阴阳合历一年四时之阴阳，属于《黄帝内经素问·四气调神大论》讲的阴阳：春三月、夏三月、秋三月、冬三月。

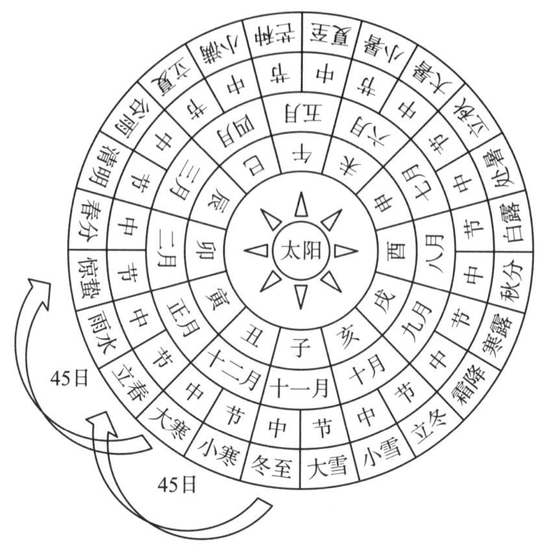

图 89　天道阳气初升时

那么地道则是大寒后 45 日到惊蛰了，故称二月二为龙抬头。

人道则是立春后 45 日到春分了，春耕播种开始（图 90）。

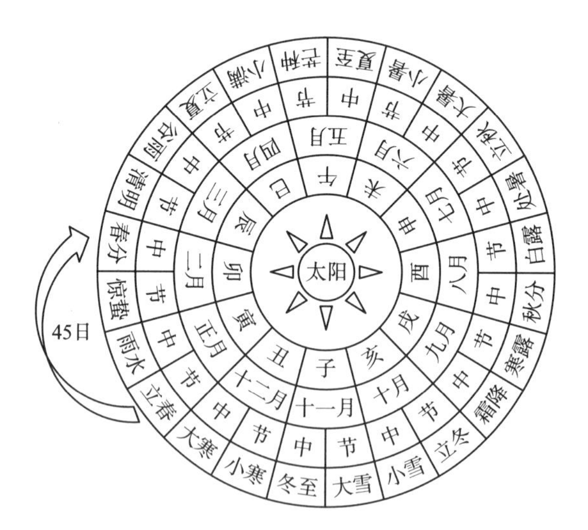

图 90　人道春耕开始时

要认真分清以上阴阳的不同层面。

《黄帝内经》三阴三阳说首见于《黄帝内经素问·阴阳离合论》，谓：“帝曰：愿闻三阴三阳之离合也。岐伯曰：圣人南面而立，前曰广明，后曰太冲，太冲之地，名曰少阴，少阴之上，名曰太阳。太阳根起于至阴，结于命门，名曰阴中之阳。中身而上，名曰广明，广明之下，名曰太阴，太阴之前，名曰阳明。阳明根起于厉兑，名曰阴中之阳。厥阴之表，名曰少阳，少阳根起于窍阴，名曰阴中之少阳。是故三阳之离合也，太阳为开，阳明为阖，少阳为枢。三经者，不得相失也，抟而勿浮，命曰一阳。帝曰：愿闻三阴。岐伯曰：外者为阳，内者为阴。然则中为阴，其冲在下，名曰太阴。太阴根起于隐白，名曰阴中之阴。太阴之后，名曰少阴。少阴根起于涌泉，名曰阴中之少阴。少阴之前，名曰厥阴。厥阴根起于大敦，阴之绝阳，名曰阴之绝阴。是故三阴之离合也，太阴为开，厥阴为阖，少阴为枢。三经者不得相失也，抟而勿沉，名曰一阴。”

依文作示意图如下（图 91）。

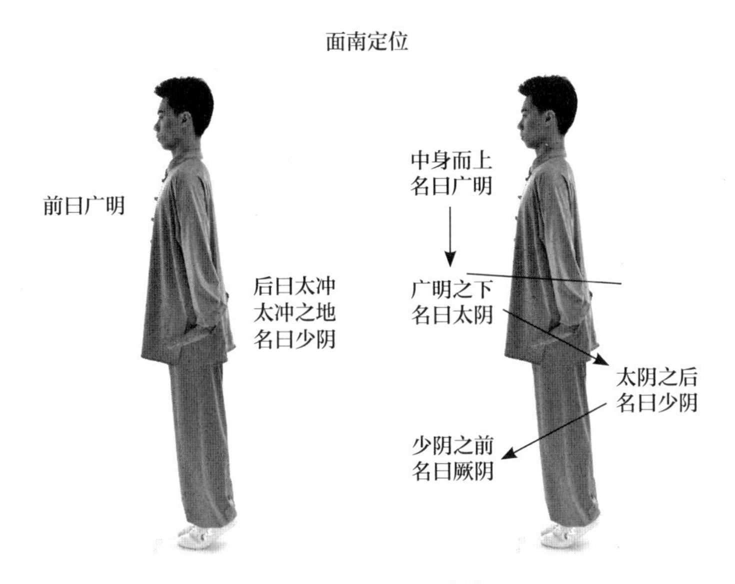

图 91　人身前后上下定位图

面南则胸腹为阳、背后为阴，即老子“负阴抱阳”之说。广明，指向阳处。太冲，指背阴处。这是人体阴阳的基本定义：向太阳为阳，背太阳为阴。然“数之可十，推之可百，数之可千，推之可万，万之大不可胜数，然其要一也”（《黄帝内经素问·阴阳离合论》）。狭义阴阳的“基本定义”只有一个，以太阳光为基准，故云“其要一”。

从文述前、后、上、下看，当是以人身立体姿势观察太阳光照射人身的阴阳，若是躺着姿势，当是面天面上，不是面南。“中身”指腰脐部位，据此笔者可以做出中国传统文化的坐标图（图 92）。

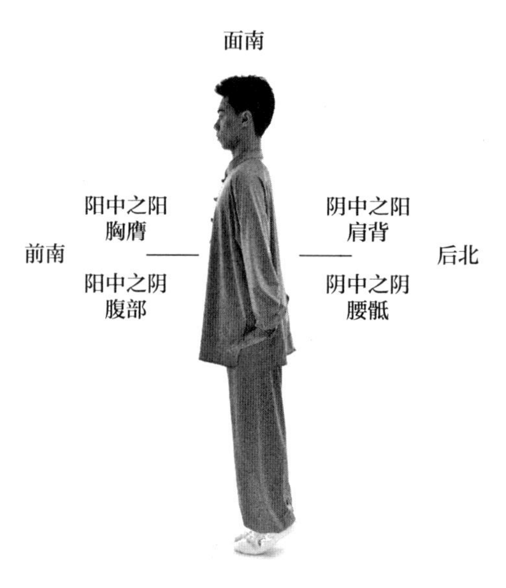

图 92　面南负阴抱阳坐标图

面南而立，则前为广明，后为太冲。那么，前面上下是否都是广明呢？不是，故又说前面“中身”而上为“广明”，前面“中身”而下即“广明”之下为“太阴”，所以太阴主腹部。前说“后曰太冲，太冲之地，名曰少阴”，那么是否后面都是太冲、少阴呢？不是，太冲、少阴在“中身”而下（广明之下“太阴”之后），即在后面“中身”之下。

从太阴、少阴、厥阴的位置来说，《黄帝内经素问 · 阴阳离合论》说太阴在广明之下，少阴在太阴之后，厥阴在少阴之前，则厥阴当在太阴和少阴之间的位置，这样三阳的次序当是阳明、少阳、太阳，根据“外为阳，内为阴”的原则，则三阳在四肢外、三阴在四肢内的十二经脉排列位置就定了。而且太阴、阳明在前，厥阴、少阳在中，少阴、太阳在后，这正是人体四肢三阴三阳六经的排列位置（图 93）。

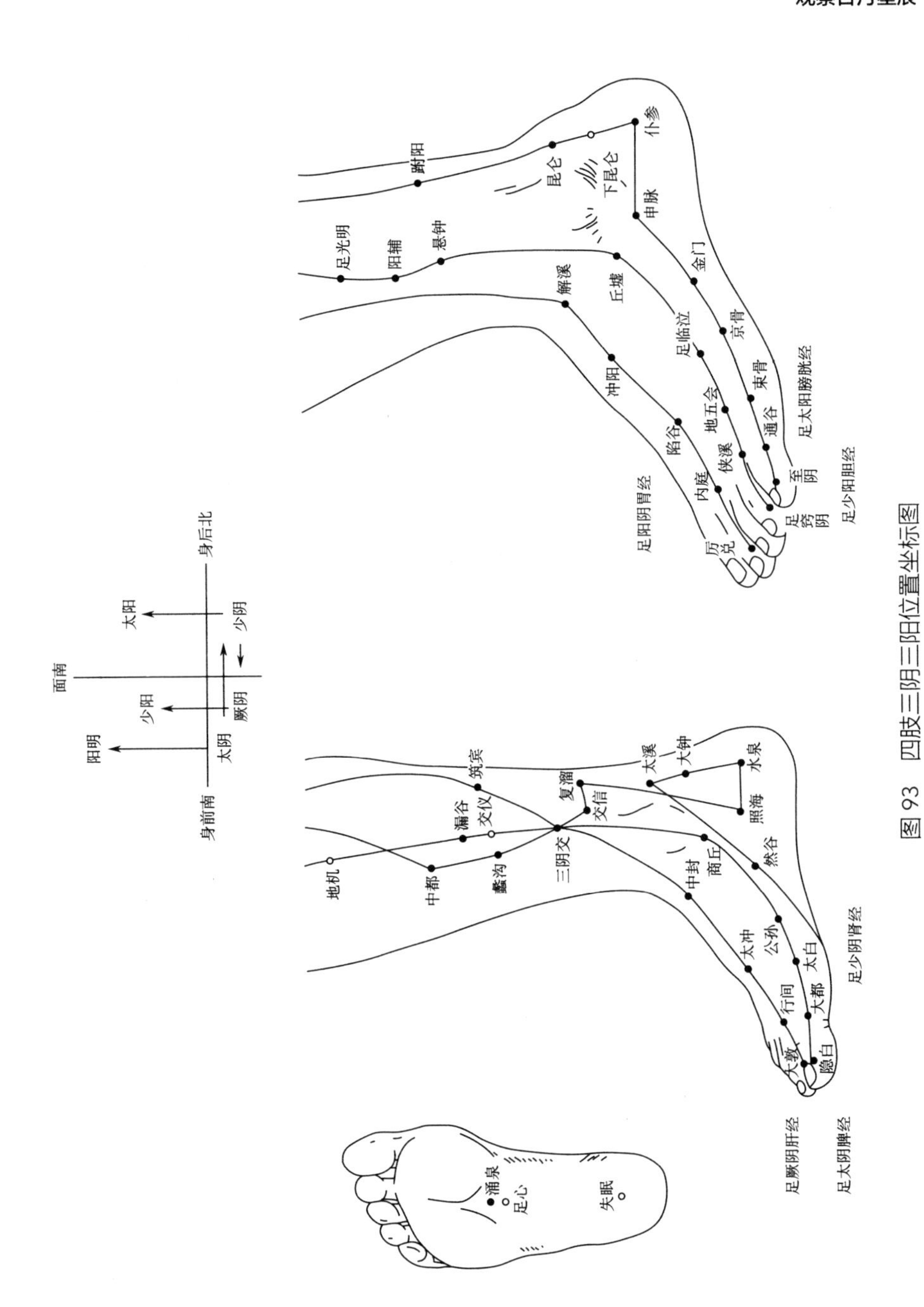

图 93　四肢三阴三阳位置坐标图

请注意，躯干部和四肢部的六经排列次序及位置是不一样的，四肢部按三阳在肢外、三阴在肢内及阳明太阴在前、少阳厥阴在中、太阳少阴在后排列，躯干部则按四时次序排列，厥阴、少阳、太阳主春夏阳仪系统，排列在身侧、身后、头部，少阴、太阴、阳明主秋冬阴仪系统，排列在身前胸腹部，所以四肢部和躯干部的六经排列次序及位置不得混淆，今人多混言。

面北背阳腹阴坐标系如图94，《黄帝内经素问·金匮真言论》说："言人身之阴阳，则背为阳，腹为阴。"

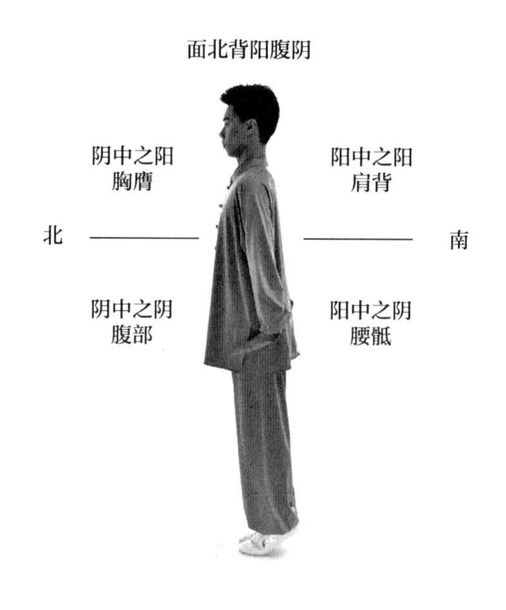

图94 面北背阳腹阴坐标图

面北，背部为外，腹部为阴。《黄帝内经素问·阴阳离合论》说："外者为阳，内者为阴。"《黄帝内经素问·金匮真言论》说："夫言人之阴阳，则外为阳，内为阴。"《灵枢经·营卫生会》说："太阴主内，太阳主外。"而平旦日出为少阳，阳光最强的太阳在背部，日入在前部阳明，按三阴太阴、少阴、厥阴次序可做如下坐标图95。

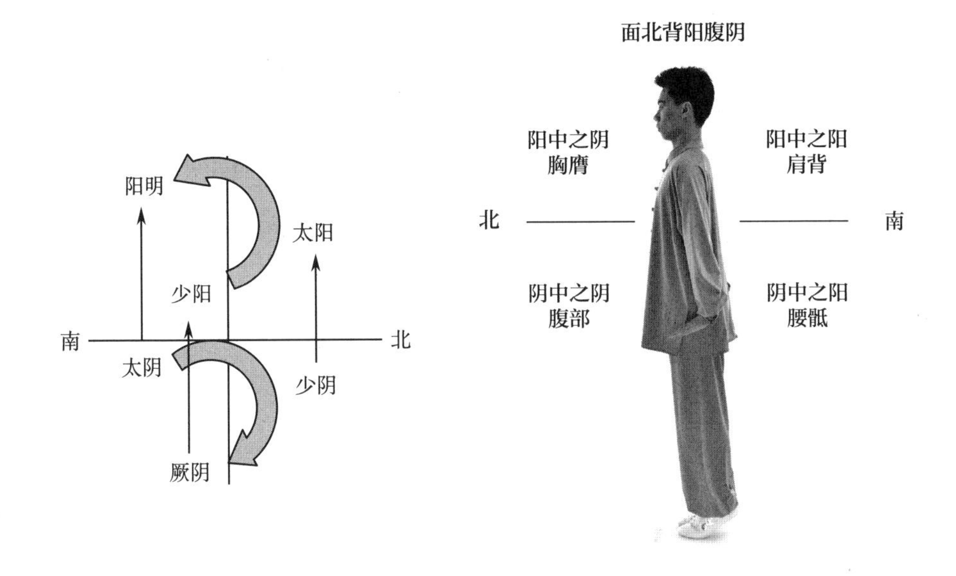

图 95　面北背阳腹阴六经坐标图

这是太阳光照的强弱次序。

《黄帝内经素问·阴阳应象大论》与《黄帝内经素问·天元纪大论》讲的是天地宇宙立体图，天地合气生化万物，人是万物之一。这里阴阳离合讲的是以人身为中心的前后、上下立体图，讲人身的六经安排位置和次序是少阳、太阳、阳明、太阴、少阴、厥阴。

《黄帝内经素问·生气通天论》说："天运当以日光明……阳气者，一日而主外，平旦人气生，日中而阳气隆，日西而阳气已虚，气门乃闭。"《灵枢经·营卫生会》说："日中而阳陇为重阳，夜半而阴陇为重阴……夜半为阴陇，夜半后而为阴衰，平旦阴尽而阳受气矣。日中为阳陇，日西而阳衰，日入阳尽而阴受气矣。"《黄帝内经素问·金匮真言论》说："平旦至日中，天之阳，阳中之阳也；日中至黄昏，天之阳，阳中之阴也；合夜至鸡鸣，天之阴，阴中之阴也；鸡鸣至平旦，天之阴，阴中之阳也。故人亦应之。"《灵枢经·顺气一日分为四时》说："春生、夏长、秋收、冬藏，是气之常也，人亦应之。以一日分为四时，朝则为春，日中为夏，日入为秋，夜半为冬。"

这一排列顺序正是《伤寒论》六经欲解时的排列顺序，这是以太阳光照度为主立论。而且以夏至日白昼最长太阳光照九个时辰，夜无光照三个时辰（《周髀算经》称作“阳照九，不覆三”），见图73。

其言“平旦”“日中”“日西”“夜半”是以太阳光照四特征点而言，这样六经就用应天的时、位、性之别了。《黄帝内经素问·生气通天论》这种“平旦”“日中”“日西”说，则将《黄帝内经素问·金匮真言论》以横膈膜上下背阳腹阴分天地阴阳法变为由四特征点四时四象四脏说异和变为时间段的四时四象五脏五行说。至此肝、心、肺、肾、脾五脏就有了应天的时、位、性之别了。

而《伤寒论》六经病排列的顺序是太阳、阳明、少阳、太阴、少阴、厥阴，上应“寒、燥、暑、湿、火、风”六气为外感，而云“某某之为病”。

所以，《伤寒论》的两套三阴三阳都以天文为背景，不懂此理不可能读懂《伤寒论》。

（五）从“移光定位”论三阴三阳

《黄帝内经素问·六节藏象论》说：“立端于始，表正于中，推余于终，而天度毕矣。”《黄帝内经素问·八正神明论》说：“法天则地，合以天光……凡刺之法，必候日月星辰，四时八正之气，气定乃刺之……是谓得时而调之，因天之序，盛虚之时，移光定位，正立而待之。”《黄帝内经素问·六微旨大论》说：“盖南面而待也。故曰：因天之序，盛衰之时，移光定位，正立而待之。”光指太阳光，表指立杆测日影的立杆，中指日午，“表正于中”“移光定位，正立而待之”指用立杆在日午时测日影。立杆——表，历代现存有多种文物。

《黄帝内经素问·天元纪大论》说：“阴阳之气，各有多少，故曰三阴三阳也。”可知三阴三阳是按“阴阳之气多少”排列的，这种阴阳气多少的量变，是由“移光定位”得来的。《黄帝内经素问·八正神明论》说：“因天之序，盛虚之时，移光定位，正立而待之。”王冰注：“候日迁移，定气所在，南面而立，待气至而调之也。”《黄帝内经素问·六微旨大论》说：“南面而待也……因天之序，盛衰之时，移光定位，正立而待之。”

这是面南立杆测日影确定的，或面南望月。《黄帝内经素问·八正神明论》说："凡刺之法，必候日月星辰，四时八正之气，气定乃刺之。是故天温日明，则人血淖液，而卫气浮，故血易泻，气易行；天寒日阴，则人血凝泣，而卫气沉。月始生，则血气始精，卫气始行；月郭满，则血气实，肌肉坚；月郭空，则肌肉减，经络虚，卫气去，形独居。是以因天时而调血气也。是以天寒无刺，天温无疑。月生无泻，月满无补，月郭空无治，是谓得时而调之。因天之序，盛虚之时，移光定位，正立而待之。故日月生而泻，是谓脏虚；月满而补，血气扬溢，络有留血，命曰重实；月郭空而治，是谓乱经。阴阳相错，真邪不别，沉以留止，外虚内乱，淫邪乃起。帝曰：星辰八正何候？岐伯曰：星辰者，所以制日月之行也。八正者，所以候八风之虚邪，以时至者也。四时者，所以分春秋冬夏之气所在，以时调之也……先知日之寒温，月之虚盛，以候气之浮沉，而调之于身，观其立有验也。"

《黄帝内经素问·六节藏象论》说："天度者，所以制日月之行也；气数者，所以纪化生之用也。天为阳，地为阴，日为阳，月为阴，行有分纪，周有道理，日行一度，月行十三度而有奇焉，故大小月三百六十五日而成岁，积气余而盈闰矣。立端于始，表正于中，推余于终，而天度毕矣。"

立杆测日影的直接成果是得到了太极图（图 96，图 97）。

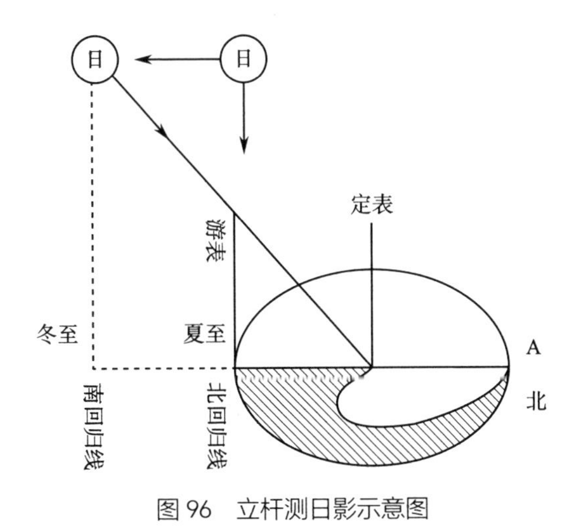

图 96　立杆测日影示意图

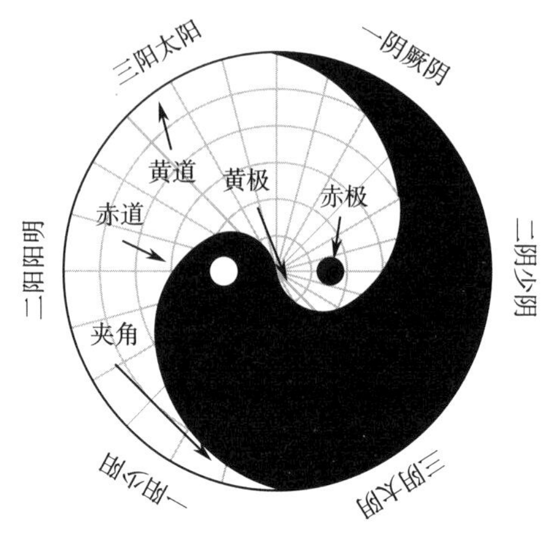

图 97　三阴三阳量变太极图

这说明阴阳是可以定量的，通过太阳运动的三线四点（南北回归线、赤道线，二至二分）及四立八节来给阴阳定量。

《黄帝内经素问·四气调神大论》说："四时阴阳者，万物之根本也，所以圣人春夏养阳，秋冬养阴，以从其根，故与万物沉浮于生长之门。"这是将一年四时分为阴阳两仪，春夏主阳为阳仪，秋冬主阴为阴仪。《黄帝内经素问·厥论》说："春夏则阳气多而阴气少，秋冬则阴气盛而阳气衰。"《灵枢经·根结》说："阴阳之道，孰少孰多……发于春夏，阴气少而阳气多……发于秋冬，阳气少而阴气多。"

太极图是国学的元典文化，可是现在人们多从哲学角度解说太极图，雄辩多，讲太极图的来源多"玄"而"空"，甚者臆说多，空中楼阁没有根。

笔者从科学角度解说太极图，以天文背景为其根，有科学结构，逻辑性强，落地有根。

有了这个根于天文的太极图，就可以讲《黄帝内经》阴阳学说了。

A. 正常的生理性规律

a. 阴阳的升降消长规律源于太阳的视运动规律。

b. 阴阳相互对立统一规律，阳中有阴，阴中有阳。

c. 阴阳相互转化规律。

d. 外面大圆圈是太阳周年视运动黄道，将一年划分成六份，称作一年六气。

e. 一阳少阳对应一阴厥阴而为五运六气互为司天在泉，二阳阳明对应二阴少阴而为五运六气互为司天在泉，三阳太阳对应三阴太阴互为司天在泉。

…………

B. 病理性规律

a. 阴阳升降反作。

b. 阴阳盛极则更胜。

…………

还有夏至冬至太极图。夏至一阴生（古人称作月窟），冬至一阳生（古人称作天根），古人用下图表示，笔者称作夏至冬至太极图，黑鱼眼代表夏至一阴生，白鱼眼代表冬至一阳生（图 98）。但这个夏至冬至太极图不是立杆测日影科学实践获得的太极图，是人为用臆画出来的，而不是科学实践获得的。图 97 的太极图是立杆测日影科学实测获得的太极图。

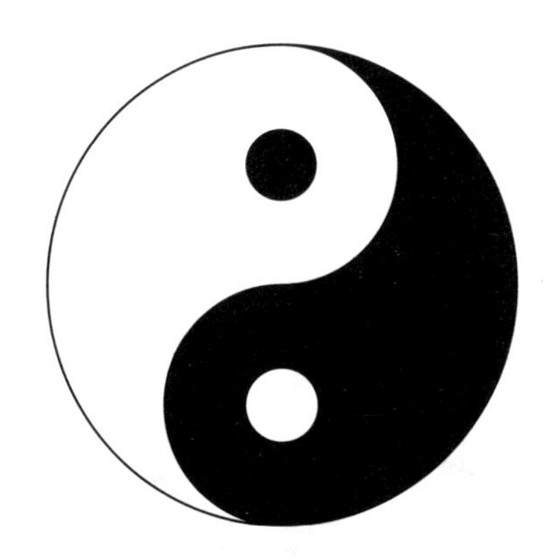

图 98　夏至冬至太极图

这是比较流行的太极图。上面鱼眼代表夏至阳极一阴（厥阴）来复，下面鱼眼代表冬至阴极一阳（少阳）来复。

以上两种太极图以不同的天文背景为其根，没有一点“玄”和臆说。这就是国学的根，我们的国学建立在非常科学的根基之上，从伏羲开始我们的祖先就开始仰观天体运动了。一些人说国学不科学，是因为他们并不真正了解国学。

后来学者们将这一根于天文背景的太极图去掉天文背景，抽象其理义，变成了哲学的阴阳学说而盛行于学术界，其实这是一种忘本行为。致使学生们在学习阴阳学说时一头雾水，不会临床应用。我们应该让学生们知根知底学习阴阳学说，易学易懂，便于临床应用。

再看月亮的阴阳消长情况（图 99 ~ 图 102）。

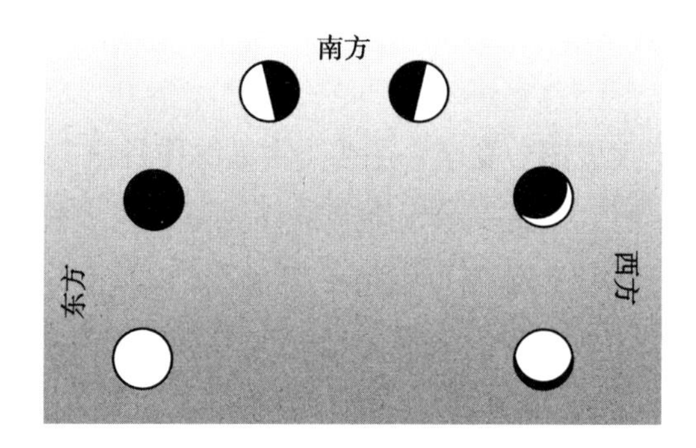

图 99　观月纳甲图

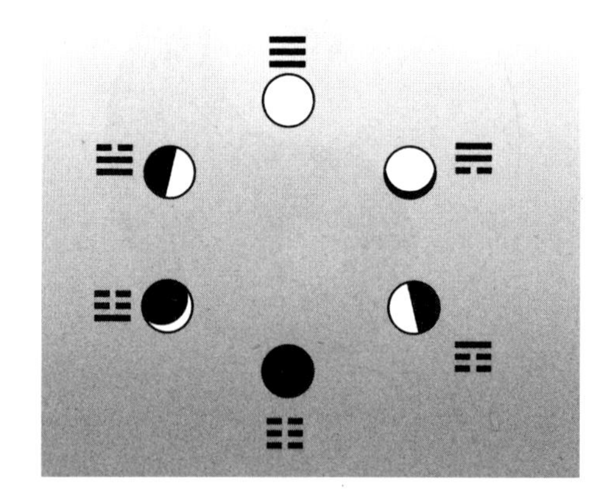

图 100　月相阴阳消长对应六卦图

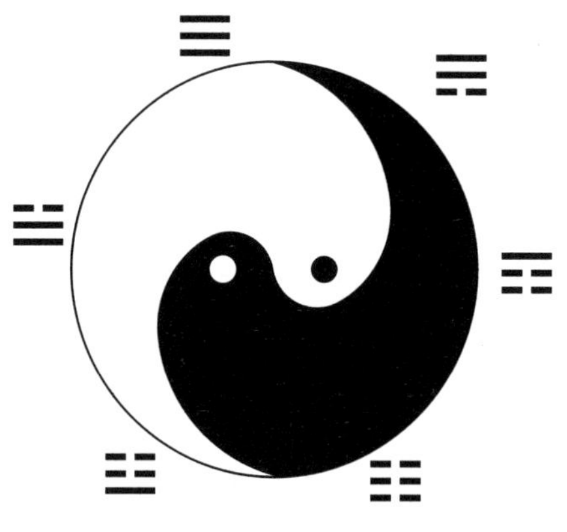

图 101　六卦对应太极图

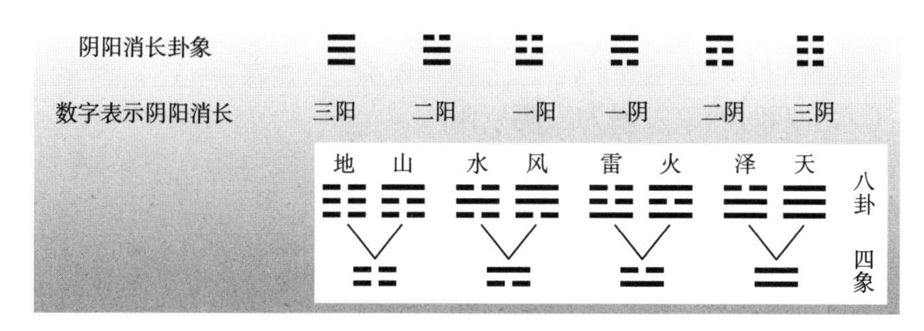

图 102　三阴三阳应卦图

通过“移光定位”得来三阴三阳，以夏至为始点则其正常顺序是：厥阴（夏至一阴生）、少阴（二阴）、太阴（三阴）、少阳（冬至一阳生）、阳明（二阳）、太阳（三阳）；发病则为《伤寒论》的六经次序：太阳、阳明、少阳、太阴、少阴、厥阴。这种次序是立杆测日影得到阳气消长阴阳量变的次序，与《黄帝内经素问·生气通天论》以日照温度变化论阴阳不同，所以叫《阴阳别论》《阴阳类论》。

从“三阴三阳量变太极图”可以看出，一阳少阳对应一阴厥阴为“风火相值”，二阳阳明对应二阴少阴为“燥热相临”，三阳太阳对应三阴太阴为“寒湿相遘”（《黄帝内经素问·六微旨大论》云：“寒湿相遘，燥热相临，风火相值。”），是五运六气理论三对互为司天在泉的关系。

《黄帝内经素问·生气通天论》日照温度高低变化的次序，是太阳视运动得到的：少阳（平旦）、太阳（日中）、阳明（日西），故少阳阳微为一阳，太阳阳气最盛为三阳，阳明阳消为二阳。

以上两种阴阳排序是不同的，不得混淆，不在一个层次，不必要争论。

《伤寒论》三阴三阳模式有两套体系，一是以《黄帝内经素问·生气通天论》平旦、日中、日入的太阳日照强弱为模式的六经欲解时；二是以太阳、阳明、少阳、太阴、少阴、厥阴为六经次序的司天在泉发病模式。

《伤寒论》论病首先分上、下半年为阳仪的中风、伤寒、温病，和阴仪的湿痹、痉病、中暍。其次，是以横膈膜分上下天地阴阳论“病发于阳”在表、“病发于阴”在里，治在表用“开鬼门”法，治在里用“洁净府”法。

（六）四时四象发展为三阴三阳

四时四象首见于《黄帝内经素问·四气调神大论》，谓春三月、夏三月、秋三月、冬三月。四时四象发展为三阴三阳见载于《黄帝内经素问·至真要大论》，谓：“帝曰：愿闻阴阳之三也，何谓？岐伯曰：气有多少，异用也。帝曰：阳明何谓也？岐伯曰：两阳合明也。帝曰：厥阴何也？岐伯曰：两阴交尽也……帝曰：幽明何如？岐伯曰：两阴交尽故曰幽，两阳合明故曰明，幽明之配，寒暑之异也。”

《灵枢经·阴阳系日月》说：“寅者，正月之生阳也，主左足之少阳；未者，六月，主右足之少阳；卯者，二月，主左足之太阳；午者，五月，主右足之太阳；辰者，三月，主左足之阳明；巳者，四月，主右足之阳明，此两阳合于前，故曰阳明。申者，七月之生阴也，主右足之少阴；丑者，十二月，主左足之少阴；酉者，八月，主右足之太阴；子者，十一月，主左足之太阴；戌者，九月，主右足之厥阴；亥者，十月，主左足之厥阴，此两阴交尽，故曰厥阴。甲主左手之少阳，己主右手之少阳，乙主左手之太阳，戊主右手之太阳，丙主左手之阳明，丁主右手之阳明，此两火并合，故为阳明。庚主右手之少阴，癸主左手之少阴，辛主右手之太阴，壬主左手之太阴。”

少阳为三焦相火，太阳为心火，故云："此两火并合，故为阳明""此两阳合于前，故曰阳明"。《黄帝内经素问·阴阳离合论》说："天覆地载，万物方生，未出地者，命曰阴处，名曰阴中之阴；则出地者，命曰阴中之阳。"厥阴为阴中之阳，阴转阳，故云："两阴交尽"。

正月生阳也，主左足之少阳。 卯者，二月，主左足之太阳。 辰者，三月，主左足之阳明。	春
巳者，四月，主右足之阳明，此两阳合于前，故曰阳明。 午者，五月，主右足之太阳。 未者，六月，主右足之少阳。	夏
申者，七月之生阴也，主右足之少阴。 酉者，八月，主右足之太阴。 戌者，九月，主右足之厥阴。	秋
亥者，十月，主左足之厥阴，此两阴交尽，故曰厥阴。 子者，十一月，主左足之太阴。 丑者，十二月，主左足之少阴。	冬

按十月至三月份排列六经顺序是厥阴、太阴、少阴、少阳、太阳、阳明；按四月至九月份排列六经顺序是阳明、太阳、少阳、少阴、太阴、厥阴。这正是互为司天在泉的三对关系。

另外，《黄帝内经》中论四时阴阳的还有多种。如《黄帝内经素问·金匮真言论》说："故背为阳，阳中之阳，心也；背为阳，阳中之阴，肺也；腹为阴，阴中之阴，肾也；腹为阴，阴中之阳，肝也；腹为阴，阴中之至阴，脾也。此皆阴阳、表里、内外、雌雄相输应也，故以应天之阴阳也。"《灵枢经·九针十二原》说："阳中之少阴，肺也……阳中之太阳，心也……阴中之少阳，肝也……阴中之至阴，脾也……阴中之太阴，肾也。"此以人体解剖部位横膈膜上、下分天地阴阳。

手足分法也属于横膈膜上、下分法。《灵枢经·阴阳系日月》说："足之阳者，阴中之少阳也；足之阴者，阴中之太阴也；手之阳者，阳中之太阳也；手之阴者，阳中之少阴也……心为阳中之太阳，肺为阳中之少阴，

肝为阴中之少阳，脾为阴中之至阴，肾为阴中之太阴。”（图 103）

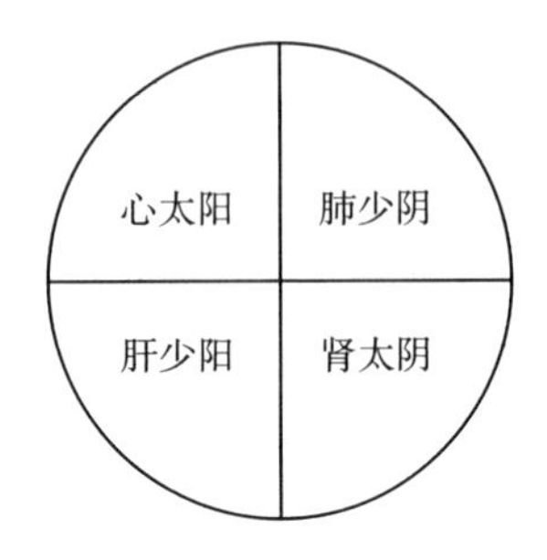

图 103　上、下半年分两仪

此以四时上、下半年分阴阳，春夏为阳，秋冬为阴。这种四时分太、少也是日、地相互运动的关系，以太阳光为主（图 104）。

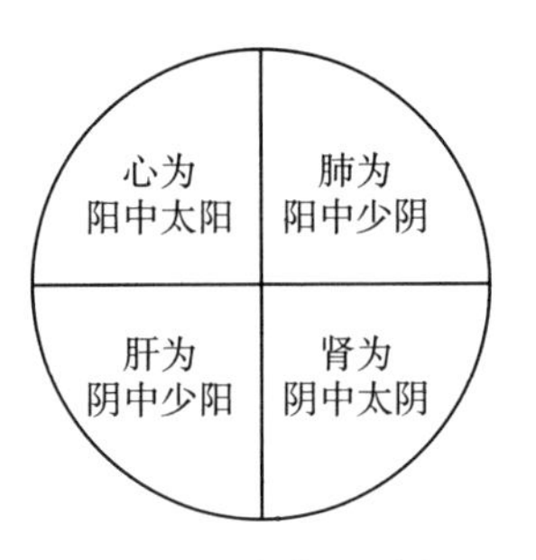

图 104　昼夜分四时阴阳

此图以昼夜分四时阴阳，如《黄帝内经素问・金匮真言论》说：“平旦至日中，天之阳，阳中之阳也；日中至黄昏，天之阳，阳中之阴也；合夜至鸡鸣，天之阴，阴中之阴也；鸡鸣至平旦，天之阴，阴中之阳也。”这种四时分太、少也是日、地相互运动的关系，以太阳光为主。以上的上、下半年分四时阴阳法和昼夜分四时阴阳法都是日、地的相互关系，人与之相应也。《黄帝内经素问・阴阳离合论》的三阴三阳分法则是以人身前、后、上、下为基准分三阴三阳位置的，不得混淆（图 105）。

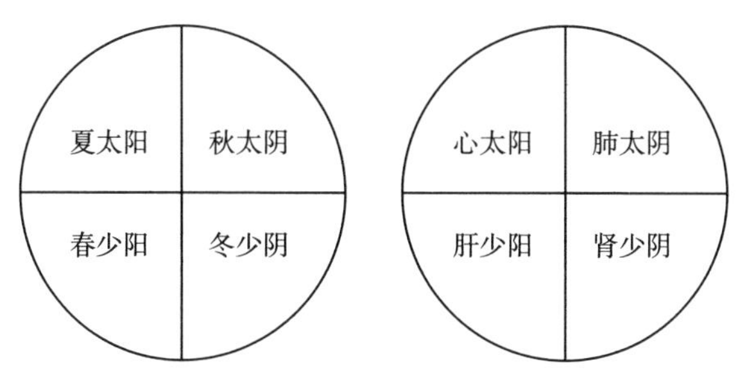

图 105　四季上下半年分阴阳图

《黄帝内经素问·六节藏象论》说：“心者……为阳中之太阳，通于夏气。肺者……为阳中之太阴，通于秋气。肾者……为阴中之少阴，通于冬气。肝者……为阳中之少阳，通于春气。”

此是以人身表里部分五脏应四时分阴阳，厥阴肝主春和太阳心主夏、肺秋主大表部，故都为阳。土类和冬肾主里部为阴。

《灵枢经·阴阳系日月》《灵枢经·九针十二原》中，心肝主春夏、肺肾脾主秋冬而主阴阳量消长的多少；《黄帝内经素问·六节藏象论》中，肺为“阳中之太阴”主全身之气，心为“阳中之太阳”主全身之血，于此可知《黄帝内经素问·六节藏象论》和《灵枢经·阴阳系日月》《灵枢经·九针十二原》的分法不一样是有道理的，不可以篡改。就像《黄帝内经》中的阴阳概念一样有多层面性，不能在一个平面论之，其差异见表3。

表 3　五脏阴阳对比表

五五脏	阴阳			表里
	《灵枢经·九针十二原》	《灵枢经·阴阳系日月》	《黄帝内经素问·六节藏象论》	
心	阳中之太阳	阳中之太阳	阳中之太阳	大表部
肝	阴中之少阳	阴中之少阳	阳中之少阳	
肺	阴中之少阴	阴中之少阴	阳中之太阴	
肾	阴中之太阴	阴中之太阴	阴中之少阴	里部
脾	阴中之至阴	阴中之至阴	至阴	

可以做成如下的传统文化坐标图（图 106）。

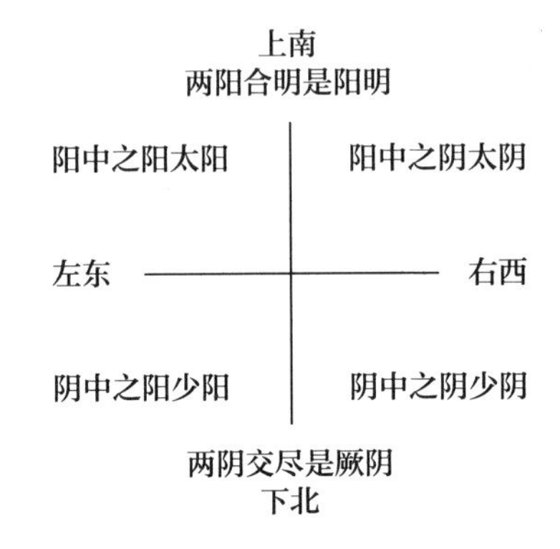

图 106　四时四象变三阴三阳示意图

少阳太阳二火合明为阳明，故《黄帝内经素问·脉解》说“阳明者午也”。两阴交尽为厥阴，故《黄帝内经素问·阴阳离合论》说“名曰阴之绝阴”。

此四时四象发展为三阴三阳也与太阳视运动有关系。

（七）小结

以上从发生学角度论述，发现《黄帝内经》对阴阳的定义有狭义和广义之分，而且阴阳有天、地、人三才之分，天地阴阳讲“神”，人之阴阳讲“形”器。并发现《黄帝内经》的三阴三阳说有以下三种情况。

1.《黄帝内经素问·阴阳离合论》以太阳光照度照射人身论三阴三阳。平旦阳弱为少阳，日中阳强为太阳，日西日入为阳明，与之相表里的三阴经次序是太阴、少阴、厥阴，符合《伤寒论》六经欲解时的生理排序。另一种情况是四肢六经三阳在外、三阴在内的排列次序。

2. 以日、地相互运动产生“移光定位”的三阴三阳为基准的《伤寒论》发病模式。以夏至为始点立杆测日影则其正常顺序是：厥阴（一阴生）、少阴（二阴）、太阴（三阴）、少阳（冬至一阳生）、阳明（二阳）、太阳（三阳）；发病则为《伤寒论》六经：太阳、阳明、少阳、太阴、少阴、厥阴（参见《黄帝内经素问·天元纪大论》《黄帝内经素问·热论》）。符合《伤寒论》的发病说。

3. 以四时四象发展成的三阴三阳模式，有上、下半年分两仪四时阴阳说和昼夜分四时阴阳说，以及以人身大表部和里部说三种情况。除以人身大表部和里部说之外，其余之说都以太阳光为基准，以日、月、地、人相互运动为说。

对于三阴三阳阴阳属性，现在很多书籍是根据相应经络阴阳之性来确定脏腑阴阳属性的，如太阳寒水应膀胱、小肠；阳明燥金应胃、大肠；少阳相火应胆、三焦；太阴湿土应脾、肺；少阴君火应心、肾；厥阴风木应肝、心包。以三阳应腑，三阴应脏。以此理论永远解释不清楚《伤寒论》。

笔者依据运气七篇理论来确定三阴三阳的阴阳属性为：心主太阳，肺主阳明，三焦主少阳，脾主太阴，肾主少阴，肝主厥阴，厥阴、少阳、太阳主上半年阳仪属阳，阳明、太阴、少阴主下半年阴仪属阴。心、肺居横膈膜之上为阳主表部，肝、脾、肾在横膈膜之下为阴主里部。

从以上探讨还可以知道，《黄帝内经》中三阴三阳的各种不同说法，不是不同学派的论述，而是同一派师徒从不同角度对三阴三阳的论述，所以《黄帝内经》不是古代各派医家的论文集，而是同一派师徒集体创作。

总之，《黄帝内经素问·生气通天论》说："天运当以日光明"，《管子·枢言》说："道之在天，日也"，太阳在南北回归线之间的往返视运动谓之一阴一阳，太阳运行到南回归线冬至时，阴极一阳生；太阳运行到北回归线夏至时，阳极一阴生，《周易·系辞传》说："一阴一阳之谓道"，故太阳运动是阴阳之本源，本源于太阳与地球的相互运动。

十一、天六地五

《黄帝内经素问·天元纪大论》说："寒暑燥湿风火，天之阴阳也，三阴三阳上奉之。木火土金水火，地之阴阳也，生长化收藏下应之。天以阳生阴长，地以阳杀阴藏。天有阴阳，地亦有阴阳。木火土金水火，地之阴阳也，生长化收藏。故阳中有阴，阴中有阳。所以欲知天地之阴阳者，应天之气，动而不息，故五岁而右迁。应地之气，静而守位，故六期而环会。动静相召，上下相临，阴阳相错，而变由生也……天以六为节，地以五为制。周天气者，六期为一备；终地纪者，五岁为一周……五六相合而七百二十气为一纪，凡三十岁，千四百四十气，凡六十岁，而为一周，不及太过，斯皆见矣。”《黄帝内经素问·五运行大论》说：“天地阴阳者，不以数推，以象之谓也。”

经云：“寒暑燥湿风火，天之阴阳也，三阴三阳上奉之”，故云：“天以六为节”；“木火土金水火，地之阴阳也，生长化收藏下应之”，故云：“地以五为制”。《黄帝内经素问·至真要大论》说：“本乎天者，天之气也，本乎地者，地之气也，天地合气，六节分而万物化生矣。”《国语·周语》说：“天六地五，数之常也，经之以天。”古人据此建立了五运六气理论，谓：“天以六为节，地以五为制。周天气者，六期为一备；终地纪者，五岁为一周……五六相合而七百二十气为一纪，凡三十岁，千四百四十气，凡六十岁而为一周，不及太过，斯皆见矣”。

古人又将地五之五方加上四隅成九宫。《黄帝内经素问·六节藏象论》说：“天以六六之节，以成一岁。人以九九制会，计人亦有三百六十五节，以为天地久矣……夫六六之节，九九制会者，所以正天之度、气之数也。天度者，所以制日月之行也，气数者，所以纪化生之用也……天以六六为节，地以九九制会，天有十日，日六竟而周甲，甲六复而终岁，三百六十日法也。夫自古通天者，生之本，本于阴阳，其气九州九窍，皆通乎天气。故其生五，其气三，三而成天，三而成地，三而成人，三而三之，合则为九，九分为九野，九野为九藏。故形藏四，神藏五，合为九藏，以应之也。”《黄帝内经素问·生气通天论》说：“夫自古通天者生之本，本于阴阳。天地之间，六合之内，其气九州九窍、五藏、十二节，皆通乎天气。”

其实这种“天六地五”说来源于“盖天说”，“盖天说”有“七衡六间图”，实际是太阳的南北回归线视运动。“六间”代表六个朔望月，往返十二个朔望月，是一种阴阳合历，与木星——岁星没有关系。用十二地支表示如图107。

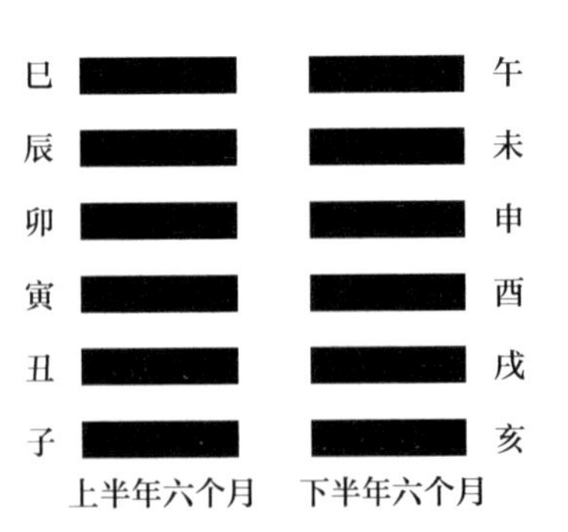

图107　六间十二月示意图

十二地支配以六经如下。

子：少阴；丑：太阴；寅：少阳；卯：阳明；辰：太阳；巳：厥阴。

午：少阴；未：太阴；申：少阳；酉：阳明；戌：太阳；亥：厥阴。

合之则为：

子午：少阴。

丑未：太阴。

寅申：少阳。

卯酉：阳明。

辰戌：太阳。

巳亥：厥阴。

用立杆测日影所得太极图阴阳次序表示如下。

寅申：少阳（冬至一阳来复）。

卯酉：阳明。

辰戌：太阳。

巳亥：厥阴（夏至一阴来复）。

子午：少阴。

丑未：太阴。

十二、以太阳定三焦

三焦属于少阳相火，《黄帝内经素问·天元纪大论》说："少阳之上，相火主之。"《黄帝内经素问·六微旨大论》说："少阳之上，火气治之。"于此可知，三焦为相火，主人阳气。焦，从隹，从灬。隹，《说文解字》说："鸟之短尾之总名也。"即一种鸟，像鸟形，代表鸟类。甲骨文，金文，篆文，像一只鸟。灬，即火。焦，是一只火鸟。鸟在古代是太阳的象征，将其称为太阳神鸟。古人看到太阳在天上每天东升西落，就像鸟在天空飞翔，因此将太阳比作飞鸟，或认为是鸟驮着太阳在飞行运动。太阳发热，如一团火，鸟、灬二者合一，创造了一个焦字。考古已发现了先民们崇拜太阳的直观实物，如在浙江省余姚市河姆渡遗址出土兽骨上雕刻的"双鸟负日图"和象牙上雕刻的"双鸟朝阳图"。

再如在陕西省渭南市华县泉护村遗址出土陶片上发现的二足金乌负日图，河南庙底沟遗址出土陶片上发现的三足金乌负日图。

由此可知，无论是河姆渡文化，还是仰韶文化，原始先民对太阳的崇拜，总是和鸟密切联系在一起，把鸟作为太阳的象征，这是为什么？赵国华先生说："鸟与太阳神话的起源密不可分，三足鸟是太阳的象征。"又说："太阳的凌空运行，鸟类的凌空飞翔，使远古人类认为太阳是一个飞行物，想象由一只鸟背负太阳运行。"中国古籍多记有日鸟合璧的神话，如《淮南子·精神训》说："日中有踆乌。"《论衡·说日篇》说："日中有三足乌。"山东省肥城市孝堂山有东汉时代郭巨祠画像石刻，其中便有太阳神，太阳中便有一只飞鸟；陕西省北部榆林市绥德县刘家沟东汉墓入口横额石上所雕画像中，也有一个太阳神，太阳中也有一只飞鸟。吴天明先生由此认为，讨论太阳神话的起源，"应该追溯到人类文明的源头，追溯到母系氏族社会的中期甚至早期，我们要从那里寻找太阳神话的源头。"那么，先民们对太阳的崇拜应比太阳神话的产生还要早，最迟也应追溯到母系氏族社会的早期。如《天问》王逸注引古本《淮南子》说："尧时十日并出，草木焦枯。尧命羿仰射十日，中其九日，日中九乌皆死，坠其羽翼，故留其一日也。"《淮南子·本经训》说："逮至尧之时，十日并出，焦禾稼，杀草木，而民无所食……尧乃使羿……上射十日。"高注："十日并出，羿射去九。"《论衡·感虚篇》说："尧之时，十日并出，万物焦枯。尧上射十日，九日去，一日常出。"《易林·履之履》说："十乌俱飞，羿射九雌，雄独得全，虽惊不危。"《山海经·大荒东经》说："汤谷上有扶木，一日方至，一日方出，皆载于乌。"《海外东经》说："汤谷上有扶桑，十日所浴，在黑齿北。居水中，有大木，九日居下枝，一日居上枝。"

传说中，太阳里有金黄色的三足乌鸦，因此就把"金乌"作为太阳的别称，也称"三足乌"。《淮南子·精神训》中说的"日中有踆乌"，即为三足乌，又称为阳乌或金乌，被认为是日之精魂。《春秋元命苞》说："日中有三足乌。乌者，阳精。"东汉王充《论衡·说日篇》中说："日中有三足乌。"古籍《汉武洞冥记》中则又说三足乌是羲和役使的日驭。

为什么这个“三足鸟”有三足呢？因为三足鸟代表太阳视运动规律，太阳视运动有三线四特征点，即南回归线、北回归线和赤道线三线，及冬至、春分、夏至、秋分四特征点。足是走路用的，用来表示太阳走过的路（图 108）。

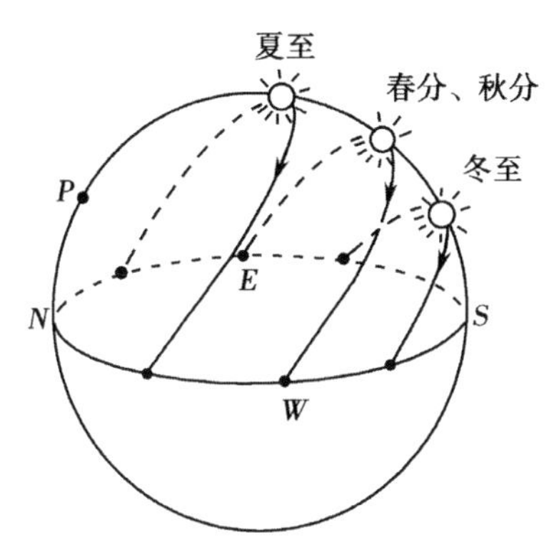

图 108　太阳回归运动示意图

人体也是这样划分为部位三焦的。

太阳是一个大火球，是火之源，火来自于太阳，火是红色的，火与太阳一样，所以焦字将鸟和火结合在一起，取三足鸟之意，叫作三焦。在自然界，万物生长靠太阳；在人体，“凡十一藏取决于胆”，胆内寓有三焦相火，故少阳三焦为相火，《黄帝内经素问·天元纪大论》说：“少阳之上，相火主之。”《黄帝内经素问·六微旨大论》说：“少阳之上，火气治之。”所以，张景岳将三焦相火比喻为人体的一轮红日。太阳视运动四特征点用四太阳鸟表示。《山海经·大荒经》说：“帝俊生中容……使四鸟。”

太阳运动四特征点之四个太阳鸟代表四时四季，正如《周易·系辞传》说：“法象莫大乎天地；变通莫大乎四时；悬象著明莫大乎日月。”即天地日月运动最大的变化，就是四时阴阳。《黄帝内经素问·阴阳应象大论》说：“阴阳者，天地之道也，万物之纲纪，变化之父母，生杀之本始，神明之府也，治病必求于本。”而阴阳来源于天地日月运动变化，1973 年马王堆出土的帛书《周易》说：“阴阳之义合日月”，《灵枢经·阴阳系日月》说：“日为阳，月为阴”，故谓“阴阳系日月”，《黄帝内经素问·生气通天论》说："天运当以日光明"，所以"生杀之本始"还是太阳也，俗云万物生长靠太阳啊！

太阳视运动的南回归线、北回归线、赤道三线运动反映在人体就是三焦（图 109）。

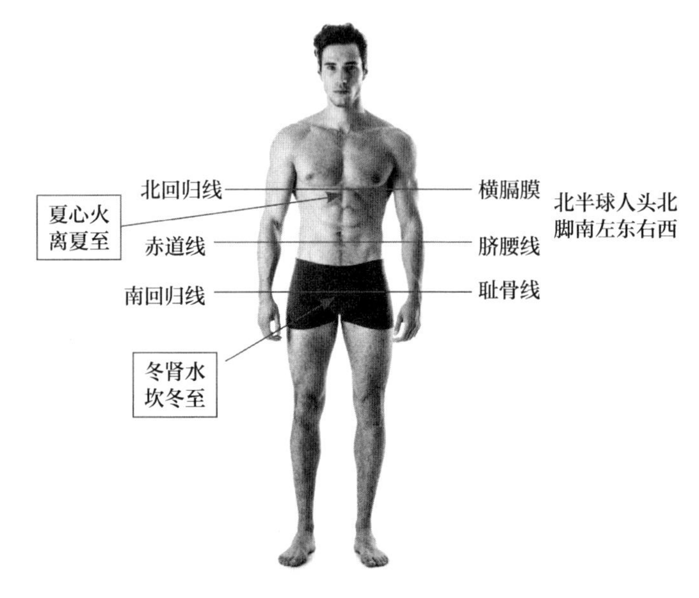

图 109　人体三焦示意图

横膈膜相当于北回归线，是北半球的夏至，为北半球夏天，心火主之，剑突下有心募穴巨阙、膏之原鸠尾穴。鸠即是一种鸟。《诗经》的第一篇就是《关雎》，谓："关关雎鸠，在河之洲，窈窕淑女，君子好逑……"尾，指交尾繁殖。鸠（太阳鸟）尾有太阳生万物之意，三焦是人体生化的源头。横膈膜之上是天（肺天），《黄帝内经素问 · 生气通天论》说："天运当以日光明"，故天上有太阳心。

《黄帝内经》的核心是"形神"，养育"形神"的源头是天地，"天运当以日光明"，日的代表是"三足鸟"，具体到人体是三焦，少阳三焦从本气相火，三焦相火是人体的一轮红日，形象地称为"鸠尾"。推算天地变化的是五运六气，五运六气的核心是标本中气，标本中气的核心是从本的少阳三焦和太阴脾土，而从本的少阳三焦和太阴脾又以少阳三焦为主导，所以，《黄帝内经》“形神”的核心是少阳三焦，主人体元气的运行输布。

耻骨相当于南回归线，是北半球的冬至，为北半球冬天，肾水主之，这里有生殖器，有人体蓄水池膀胱，有膀胱募穴中极。水蓄于大地，代表大地。

在大地耻骨与横膈膜天之间是天地之间，有脾、胃、小肠、大肠、三焦、膀胱等土类，及其所生之万物。这里有天枢、肓俞、神阙等穴。

太阳东升西落，故人体左为阳，右为阴。《黄帝内经》将这种天人相应关系阐述于《灵枢经·九针论》中，具体如下。

身形之应九野也，左足应立春，其日戊寅己丑。左胁应春分，其日乙卯。左手应立夏，其日戊辰己巳。膺喉首头应夏至，其日丙午。右手应立秋，其日戊申己未。右胁应秋分，其日辛酉。右足应立冬，其日戊戌己亥。腰尻下窍应冬至，其日壬子。六府膈下三藏应中州。其大禁，大禁太一所在之日，及诸戊己。凡此九者，善候八正所在之处。

如图110所示。

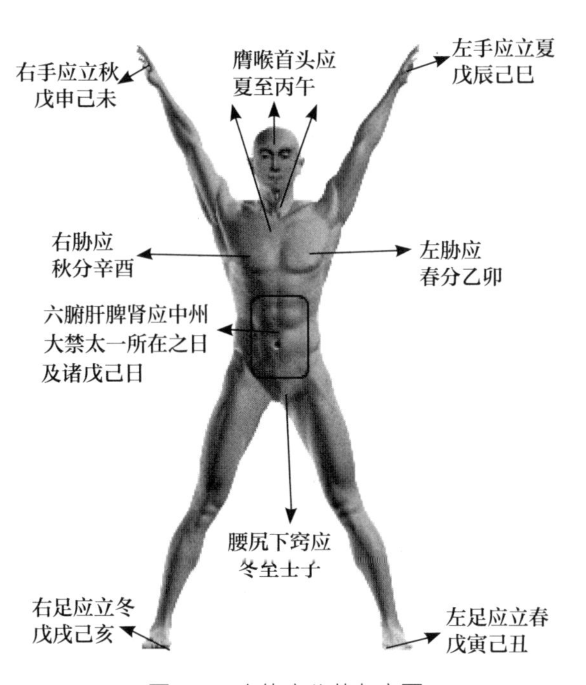

图110　人体应八节九宫图

春应肝系统，夏应心系统，秋应肺系统，冬应肾系统，中应脾系统，这也是五脏病应该诊察的部位。

《难经·十六难》依据此天道之理将其概括为脐部太极神阙诊断法，如脐部五脏诊法（图111）。

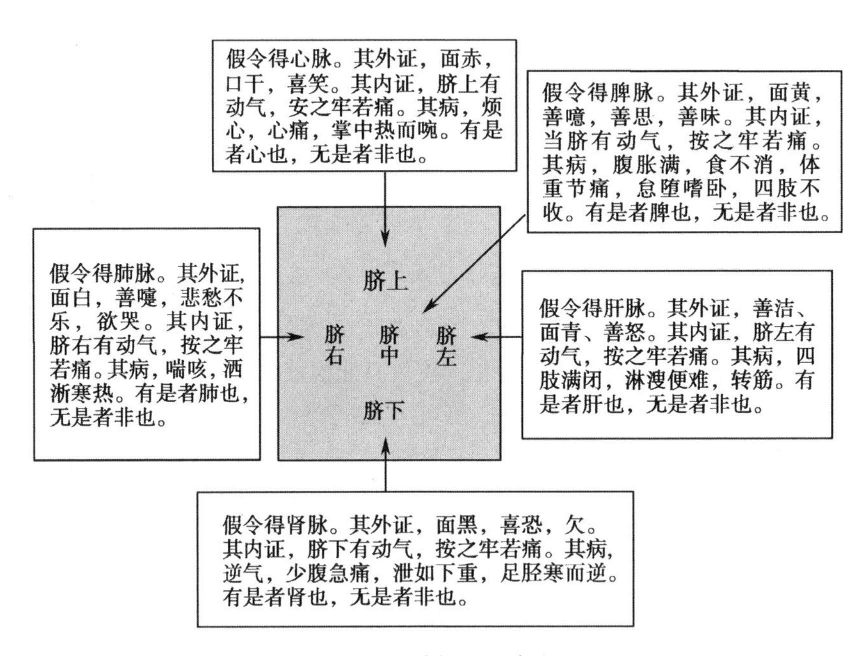

图111　脐部五脏诊法

天道右行，则北半球人头北脚南应之（面南），如上文《灵枢经·九针论》所述。地道左行，则北半球人头南脚北（面北），则见于《灵枢经·九宫八风》，其文如下。

是故太一入徙立于中宫，乃朝八风，以占吉凶也。风从南方来，名曰大弱风，其伤人也，内舍于心，外在于脉，其气主为热。风从西南方来，名曰谋风，其伤人也，内舍于脾，外在于肌，其气主为弱。风从西方来，名曰刚风，其伤人也，内舍于肺，外在于皮肤，其气主为燥。风从西北方来，名曰折风，其伤人也，内舍于小肠，外在于手太阳脉，脉绝则溢，脉闭则结不通，善暴死。风从北方来，名曰大刚风，其伤人也，内舍于肾，外在于骨与肩背之膂筋，其气主为寒也。风从东北方来，名曰凶风，其伤人也，内舍于大肠，外在于两胁腋骨下及肢节。风从东方来，名曰婴儿风，其伤人也，内舍于肝，外在于筋纽，其气主为身湿。风从东南方来，名曰弱风，其伤人也，内舍于胃，外在肌肉，其气主体重。

图示如九宫八风图（图 112）。

重		热		弱
	胃	心	脾	
湿	肝		肺	燥
	大肠	肾	小肠	
		寒		

图 112　九宫八风图

《黄帝内经素问·天元纪大论》讲到了天地阴阳之不同，谓“上终天气，下毕地纪”，《黄帝内经素问·五运行大论》讲了面南、面北问题。对于《黄帝内经》中《九针论》和《九宫八风》论述这种天地之道的差异，注家很少论及，笔者特阐发之。

三焦属少阳相火，是人体阳气之源，主人体的基本温度，当然是阳气之道路了。《伤寒论·辨脉法》说：“形冷、恶寒者，此三焦伤也。”少阳三焦相火所主阳气之源在哪里呢？

《黄帝内经素问·阴阳别论》说：“所谓阳者，胃脘之阳也。”

《黄帝内经素问·阳明脉解》说：“四肢者，诸阳之本也。”

《黄帝内经素问·阴阳应象大论》说：“清阳出上窍，浊阴出下窍；清阳发腠理，浊阴走五藏；清阳实四肢，浊阴归六府。”

《灵枢经·邪气藏府病形》说：“诸阳之会，皆在于面。”

请看，《黄帝内经》说得清清楚楚，人体的阳气在“胃脘”，就是说在脾胃土。而脾胃土主四肢，故云：“四肢者，诸阳之本也”及“清阳实四肢”。比喻太阳光照大地。

头为首为天，天为阳，故云：“头为诸阳之会”。

《黄帝内经》如此肯定地说人体阳气在脾胃土，根本就没有说过阳气在肾，奈何后世之人非要说阳气之本源在肾呢?

由上述可知，少阳三焦相火——阳气之源当在中土脾胃处，以生化营卫气血，“以补精益气”。

十三、河图、洛书来源于古人研究日月运动的科学实验

传世《周易·系辞传》和1973年马王堆出土帛书《周易》都说：“是故天生神物，圣人则之；天地变化，圣人效之；天垂象，见吉凶，圣人象之。河出图，洛出书，圣人则之。”神物指河图、洛书。这就是说，河图、洛书生于天，来源于天道，故《黄帝内经素问·六元正纪大论》说河图、洛书之数是“天地之纲纪，变化之渊源”。《管子·五行》说：“黄帝得蚩尤而明于天道。”《管子·枢言》说：“道之在天，日也。”《黄帝内经素问·生气通天论》说：“天运当以日光明。”《论语·泰伯》说：“巍巍乎，唯天为大，唯尧则之。”可知“天”当以“日”为主，“唯天为大”，就是“日”最大，则这个“神”指太阳神。天道主要讲日运动，其次是月亮运动。《周易·系辞传》说：“一阴一阳之谓道……阴阳不测之谓神……阴阳之义配（帛书作‘合’，更恰当）日月。”《灵枢经·阴阳系日月》说“阴阳”是“日月”。所以，《周易·系辞传》说：“是故法象莫大乎天地；变通莫大乎四时；悬象著明莫大乎日月。”所谓“天垂象”，主要是指日月之象。周成王五年，周公在洛水北岸修建了一个陪都洛邑，作为周王朝统治控制东方的政治、经济中心，即著名的历史故事“周公卜洛”。

《周礼·地官司徒·大司徒》说：“以土圭之法测土深，正日景（影），以求地中。”又《周礼·春官·典瑞》说：“土圭以致四时日月，封国则以土地。”《周礼》国都地点的选择，是通过“土圭”来确定的。《周礼·春官宗伯·大宗伯》说：“以土圭之法测土深，正日景（影），以求地中……日至之景（影）尺有五寸，谓之地中。天地之所合也，四时之所交也，风雨之所会也，阴阳之所和也。然则百物阜安，乃建王国焉。”

土圭是一种测日影长短的工具。所谓“测土深”，是通过测量土圭显示的日影长短，求得不东、不西、不南、不北之地，也就是“地中”。夏

至之日，此地土圭的影长为一尺五寸。之所以做如此选择，是因为“地中”是天地、四时、风雨、阴阳的交会之处，也就是宇宙间阴阳冲和的中心。

所以“河出图，洛出书”，应该是指在黄河和洛水交汇这个地方观测太阳视运动绘制出的图、书（河、洛是指地名，指黄河、洛水。图、书是刻制品的名），一个名叫洛书，一个名叫河图。为了保存下来，古人常把它们刻在龟背和马背上，如含山出土的玉版、玉龟。据专家考证，此玉版、玉龟是 5 000～8 000 年前的产品，伏羲生活在 8 000 年前左右。据此推测河图应该是刻在玉马背上的，洛书是刻在龟背上的。

为什么要刻在龟背和玉马背上呢?《楚辞》给我们揭开了这个千古之谜。

《楚辞·天问》描述太阳循环运动的问题，有太阳的昼夜循环，也有太阳的周年循环。太阳在白天，是由羲和驾“六螭（即六龙）”载之而行。而太阳在夜间的运行则是骑马。这说明，在神话思维里，太阳神除生物化为阳鸟、神龙之外，有时还被生物化为马。《五帝德》说：“帝喾春夏乘龙，秋冬乘马。”帝喾为东夷初民所奉之太阳神，而言其乘龙乘马，是为证。“撰余辔兮高驰翔”，自然是指太阳神乘马而行之意。”又如《九歌·东君》开头记载如下。

暾将出兮东方，照吾槛兮扶桑。

抚余马兮安驱，夜皎皎兮既明。

太阳神驾着神马结束了他的夜间运行而从东方露出海面，其灿烂的阳光也将从扶桑树梢照射到人家的门栏上。请看，太阳神既驾龙又驾马，既为龙又为马，马与龙通。《西游记》里的小白龙可以变为白马，也是来源于此。

关于龟书的来历阐述于下。

《天问》说：“鸱龟曳衔”，鸱是猫头鹰，一种白天休息、夜间活动的动物。龟是四兽中的北方之兽，代表北方，北方为水，为水族动物，起于太阳运动到南回归线的冬至日，是古人计算太阳运动的起点。根据古代神话记载，鸱居住在西方三危之山，即太阳落山的地方。王小盾说：“鸱即猫头鹰，包括现代动物学归入鸱鸮科的若干种鸟，也就是前面说过的商民族的图腾鸟——玄鸟。”又说，“龟在古人的观念中是代表太阳的……具有日神和水神的身份。”

由此可知，白天有鸟太阳神背负太阳运行在天空阳间世界，夜里有龟太阳神背负太阳运行在水里。这与前文所言，白天太阳乘龙，夜里太阳骑马，是一个故事，两种不同的表述方法。

《尚书·顾命》说：“大玉，夷玉，天球，河图，在东序。”这是最早记载河图之文。笔者在《周易基础十五讲》中已经讲过河图、洛书来源于日月运动的科学规律。

太阳视运动一年有冬至、春分、夏至、秋分 4 个特征点，两年连续运动就有 9 个特征点，见图 113A 图，把 A 图向两边展开就是 B 图。5 为第一个 4 特征点的封闭点，即前 4 个特征点和后 4 个特征点的中点，6 是下一个 4 特征点的开始，所以 1 和 6 都是一年的开始点，于是将 1 和 6 归为一组，为北方水。同理，2 和 7 为一组特征点，3 和 8 为一组特征点，4 和 9 为一组特征点，并根据展开的螺旋圈数字顺序即变为 C 图。

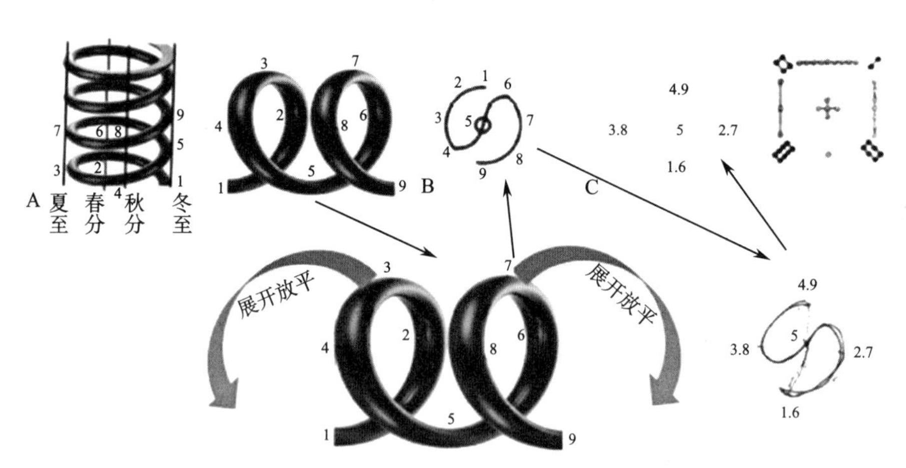

图 113　太阳螺旋视运动 9 特征点周期示意图

太阳的视运动是绕地球的螺旋运动，其一个封闭周期是 5 个特征点，两个封闭周期是 10 个特征点（图 114）。

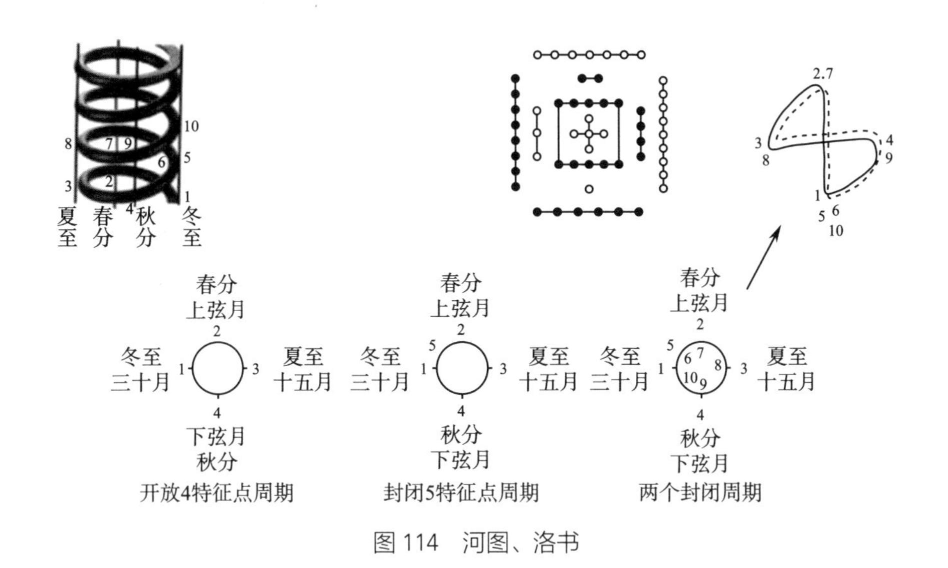

图114　河图、洛书

正因为河图、洛书来源于太阳视运动规律，所以，《黄帝内经》称河图、洛书之数为天地之纲纪。对于这种天地1～9数的顺序在《灵枢经·九宫八风》中有论述，记载如下。

太一在冬至之日有变，占在君；太一在春分之日有变，占在相；太一在中宫之日有变，占在吏；太一在秋分之日有变，占在将；太一在夏至之日有变，占在百姓。

按其节气顺序可以绘成下图（图115）。

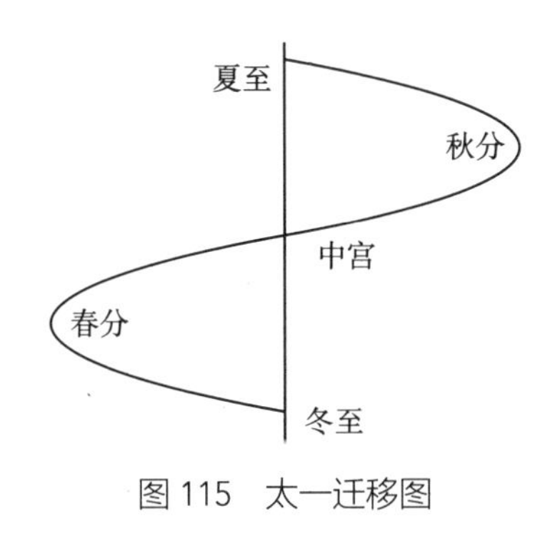

图115　太一迁移图

这不正是太阳视运动螺旋轨迹吗？但天地日地运动反向有左右之不同，《黄帝内经素问·五运行大论》说："上者右行，下者左行"，懂中国古天文历法者自知之（图 116）。

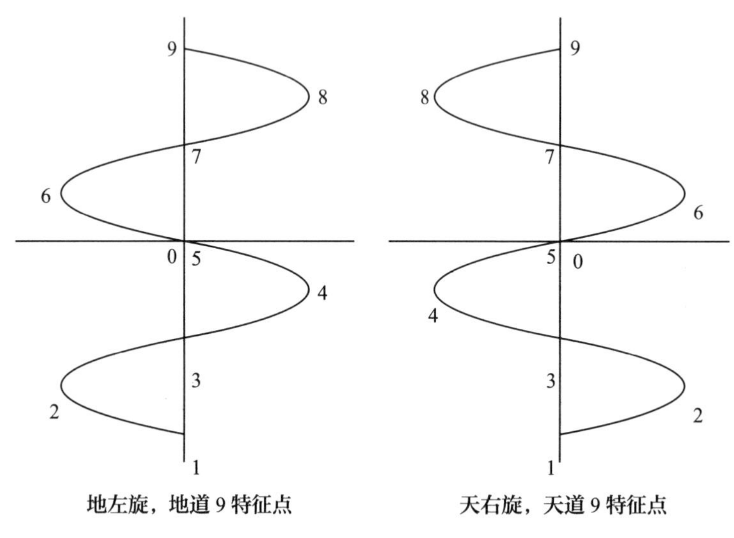

图 116　地左旋、天右旋

第六章
面南夜里观察月亮

一、朔望月视运动周期

古人白天观察太阳视运动，夜里最大的天象是月亮，所以古人夜里最早是观察朔望月运动。人们看到的月相晦、朔、弦、望循环运动，就是朔望月周期。如《黄帝内经素问·八正神明论》记载："月始生则血气始精……月郭满则血气实……月郭空则肌肉减……"《灵枢经·岁露论》说："月满则海水西盛……月郭空则海水东盛。"这里的"月始生""月郭满""月郭空"，就是指月相的变化。当月球运行到太阳与地球之间，表现为与太阳同起落时，地球上见不到月光，为一月之始，称朔。当月球与地球的连线和太阳与地球的连线成直角时，地球上见到半月，称弦。当地球运行到太阳月球之间，地球上的人见到满月时，称望。回复到周期的最后一天称晦。月相由朔而上弦、而望、而下弦、而晦的整个周期，称太阴朔望月。殷商时代甲骨文已经记载有古人观察朔望月运动的文献。

《黄帝内经》阐述朔望月，只重视"月有大小"(《黄帝内经素问·宝命全形论》《黄帝内经素问·六节藏象论》)的月相变化，而无精确的阴历日期。不过在针刺疗法时用到了较精确的朔望月阴历日期。如《黄帝内经素问·缪刺论》说："邪客于臂掌之间，不可得屈，刺其踝后，先以指按之痛，乃刺之，以月死生为数(按：望日以后，月亮向缺为月死，朔日以后，月向圆为生)，胜一日一痏，二日二痏，十五日十五痏，十六日十四痏。""胜一日一痏，二日二痏，渐多之，十五日十五痏，十六日十四痏，渐少之。"现据《灵枢经·岁露论》《黄帝内经素问·八正神明论》《黄帝内经素问·缪刺论》《黄帝内经素问·刺腰痛论》等，将月相变化周期同传世农历日期对照列表于下(表4)。

表4　月相变化日期表

月相变化周期	月相满空（大小）变化节律			月相生死节律	
	月生	月郭满	月郭空	月生	月死
月相	新月、上弦	凸月、望、凸月	下弦、残月、朔	由朔变望	由望变朔
传世农历日期	约初二至初九	约初十至二十	约二十一至初一	初一至十五	十六至二十九/三十

一个朔望月长约29.530 5天。《黄帝内经》还提到了月分大小，积气余而盈闰与日月食的问题，如《黄帝内经素问·六节藏象论》说："日行一度，月行十三度而有奇焉，故大小月三百六十五日而成岁，积气余而盈闰矣。"最早《尚书·尧典》就记载了置闰。另外，《灵枢经·岁露论》《灵枢经·九针论》《黄帝内经素问·六元正纪大论》等篇还多次提出朔日的问题。朔日指朔望月的初一日。正月朔日一般在立春节前后（《灵枢经·岁露论》《黄帝内经素问·六元正经大论》《灵枢经·阴阳系日月》《黄帝内经素问·脉解》）。古人为什么重视朔日呢？这可能是因为一个历法什么时候测制，并不是利用节气，而是利用月朔的差别。看来重"朔"的目的是重视历法。由此可知，《黄帝内经》时代非常重视对日、月、地三天体运动规律的研究，发现了日月之间的运动规律是"日行一度，月行十三度而有奇"，并把月球的圆缺作为记录各月的单位。由于朔望月长度不是一个整数，所以古人将朔望月各月的历日划分大、小月，大月30日，小月29日，大、小月相间，大约17个月安排一个连大月，说明《黄帝内经》时代对朔望月的长度研究得相当精密了。而且掌握了太阳运动回归年长度是365.25日，四年闰1日，与大、小朔望月联系则是19年7闰。还把每个朔望月的第一天叫作"朔日"，知道了日月合朔发生在每月初一那天，故《黄帝内经》非常重视"正月朔日"，而且认为"正月朔日"的合朔时刻能决定一年的灾害情况，这在《灵枢经·岁露论》有记载。《周易参同契》还利用日月合朔阳气生的现象来阐述生生之理。

早在《尚书·尧典》就记载"乃命羲和，钦若昊天，历象日月星辰，敬授人时"，"期三百六旬有六日，以闰月定四时，成岁"，说明最迟在尧帝时代已经清楚日、月、地三者的相互运动规律了。而且《黄帝内经》用的二十八宿位置也是《尚书·尧典》所载二十八宿的位置，这说明《黄帝内经》含有尧帝时代以前的医学在内。

古人将他们观察到的月亮视运动规律记载于《周易参同契》之中，如下所述。

三日出为爽，震庚受西方，八日兑受丁，上弦平如绳；十五乾体就，盛满甲东方。蟾蜍与兔魄，日月炁双明。蟾蜍视卦节，兔者吐生光。七八道已讫，曲折低下降。十六转受统，巽辛见平明。艮直于丙南，下弦二十三。坤乙三十日，东方丧其朋。节尽相禅与，继体复生龙。壬癸配甲乙，乾坤括始终。七八数十五，九六亦相应，四者合三十，阳炁索灭藏。八卦布列曜，运移不失中。

古人并将朔望月视运动周期规律绘成月体纳甲图（图 117）。

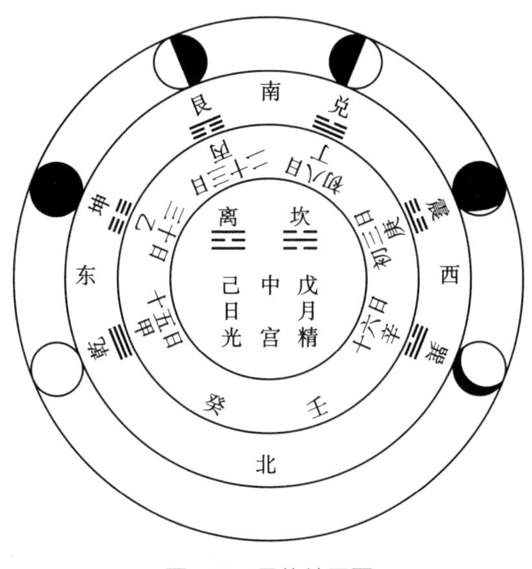

图 117　月体纳甲图

朔望月初一到十五，上半月是黄昏观月，从初一在西方而南，到十五黄昏出现在东方。十六到三十，下半月是清晨观月，从十六在西方而南，到三十清晨出现在东方。

从“晨昏观月图”可以看到，每一朔望月的上半月与下半月的月相盈缩方向相反，与太阳的周年视运动南北往返一样，这是一条很重要的自然规律现象，却不被人注意。从一年看，上半年与下半年的朔望月运动也有此规律。大到两年、四年、五十四年、一百零八年等亦然。如五十四年分成两半，每半二十七年，前二十七年与后二十七年就各为一子周期。这是以朔与望连线分成阴阳两部分，称子午线法。若以上弦与下弦连线分成阴阳两部分，称卯酉线法。这样子午线和卯酉线就把月相周期划分成了四部分，似太阳之四时季节，称四象，以朔、上弦、望、下弦为四象始点，这四点称朔望月的特殊点。古人观察月亮运动规律强调的就是这四象的四特征点。《周易参同契》说：“晦至朔旦，震来受符。”震象应归属晦朔月范围内。《周易参同契》又说：“十六转受统，巽辛见平明。”巽象应归属望月范围内。

二、潮汐周期

笔者从解析日月星辰天纲图得知，地支表示太阳视运动规律，以计月；天干来源于月体纳甲图表示朔望月的运动规律，以记年运。这和现代科学家的说法相一致，张巨湘先生在其《天灾预测最新的原理和方法——天文气象超长期预报新学科》一文中提出的用三个天气动力学预测天灾就是如此，他说太阳天气动力学中的太阳天气管各月，海洋天气动力学中的海洋天气管各年，月球天气动力学中的月球天气既管月又管年，又管到6~9天的“自然天气周期”之强、中、弱。太阳天气运动管各月就用十二地支表示，司天之气主上半年阳气的六个月，在泉之气主下半年阴气的六个月。海洋天气管各年就用天干表示，如此才能明白为什么大运主管全年，而海洋天气的运动（主要是潮汐和海洋流运动）却与月亮有密切关系，故用月体纳甲图的十天干表示。这在《黄帝内经》中都有论述，记载如下。

人与天地相参也，与日月相应也。故月满则海水西盛，人血气积，肌肉充，皮肤致，毛发坚，腠理郄，烟垢著。当是之时，虽遇贼风，其入浅不深。至其月郭空则海水东盛，人气血虚，其卫气去，形独居，肌肉减，皮肤纵，腠理开，毛发残，膲理薄，烟垢落。当是之时，遇贼风则其入深，其病人也卒暴（《灵枢经·岁露论》）。

月始生则血气始精，卫气始行。月郭满则血气实，肌肉坚。月郭空则肌肉减，经络虚，卫气去，形独居。（《黄帝内经素问·八正神明论》）。

人与月相应也，月满血气过实，则血气扬溢，络有留血而成“血气积”之病。月空血气虚，容易受邪得急暴之病。这说明在朔月和望月之时，易给地球上的生物带来灾难。如海水的潮汐现象和妇女月经变化就是典型的实例，行经期多在朔月前后。就动物来说，如望月蟹黄丰满，朔月反之，所以《本草纲目》说：“腹中之黄，应月盈亏。”牡蛎（蚌蛤）的活动、迁移、附着及开合，都按照月相的规律进行。乌龟、老鼠的新陈代谢，也受朔望月周期的影响。兔子拜月，兔子一月一繁殖。植物中的胡萝卜也受月相盈亏的影响。

潮汐有两种周期，一是一日两度潮，每天推迟 50 分钟发生，恰恰是月亮两次上中天的时间。二是朔望月潮汐周期，包括了太阳的引潮力。太阳、月亮对地球都有一定的引力，而发生潮汐，称作太阳潮或太阴潮。太阳或月亮对地球上同一点所产生的引潮力，与太阳或月亮的质量成正比，而与它们同地球之间的距离的立方成反比。因此，太阳的质量虽然是月亮质量的 2 600 多万倍，但月亮同地球的距离只有太阳同地球距离的大约 1/390，所以月亮的引潮力约为太阳引潮力的 2.25 倍。当朔月与望月时，日、地、月三体一线，日、月对地球的引力合在一起时引潮力最大，发生的潮汐最大，称之“大潮”，对生物影响最大。在上弦月与下弦月时，日、月引潮力有相抵消的因素，合力最小，潮汐为“小潮”，对生物影响相对较小。对生物影响大的灾害就大。

“海水东盛”“海水西盛”之说，使我想起了钱塘江一带的观潮之事。太平洋的“海水东盛”和“海水西盛”，当与带有破坏性天气现象的厄尔尼诺和拉尼娜有关。厄尔尼诺现象发生，使太平洋西部发生严重旱灾和太平洋东海岸发生水灾。拉尼娜现象则与之相反，使太平洋西海岸发生水灾和太平洋东海岸发生旱灾。这就造成了大运的太过与不及，太过用阳天干表示，不及用阴天干表示。

以太阳和月亮运动规律来预测天灾，古人有很多科学总结，如《汉书·天文志》记载如下。

中道者，黄道。一曰光道。光道北至东井，去北极近；南至牵牛，去北极远；东至角，西至娄，去极中。夏至至于东井，北近极，故晷短，立八尺之表，而晷景长尺五寸八分。冬至至于牵牛，远极，故晷长，立八尺之表，而晷景长丈三尺一寸四分。春秋分日至娄、角，去极中，而晷中，立八尺之表，而晷景长七尺三寸六分。此日去极远近之差，晷景长短之制也。去极远近难知，要以晷景。晷景者，所以知日之南北也。日，阳也。阳用事则日进而北，昼进而长，阳胜，故为温暑；阴用事则日退而南，昼退而短，阴胜，故为凉寒也。故日进为暑，退为寒。若日之南北失节，晷过而长为常寒，退而短为常燠。此寒燠之表也，故曰为寒暑。一曰，晷长为潦，短为旱……

月有九行者：黑道二，出黄道北；赤道二，出黄道南；白道二，出黄道西；青道二，出黄道东……立春、春分，月东从青道；立秋、秋分，西从白道；立冬、冬至，北从黑道；立夏、夏至，南从赤道。然用之，一决房中道。青赤出阳道，白黑出阴道。若月失节度而妄行，出阳道则旱风，出阴道则阴雨……至月行，则以晦朔决之。日冬则南，夏则北；冬至于牵牛，夏至于东井。日之所行为中道，月、五星皆随之也……

月去中道，移而东北入箕，若东南入轸，则多风。西方为雨……月失中道，移而西入毕，则多雨。故《诗》云："月离于毕，俾滂沱矣"，言多雨也。

月为风雨，日为寒温。冬至日南极，晷长，南不极则温为害；夏至日北极，晷短，北不极则寒为害。故书曰："日月之行，则有冬有夏"也。政治变于下，日月运于上矣。日出房北，为雨为阴……出房南，为旱……水旱至冲而应，及五星之变，必然之效也。

月行用天干表示，日行用地支表示，故干支能标识日月的运行规律。古人还把日月的行程和二十八宿结合起来描述自然现象，如《诗经》上说："月离于毕，俾滂沱矣"（竺可桢解释为"月离于毕指的是望月多雨"），《尚书·洪范》上说："月之从星则以风雨"，《史记·天官书》上说："箕主八风，月宿其野，为风起"，又说："轸为车，主风"。

夏至：日行赤道——日南多暑。

春分：日行青道——日东多风。

秋分：日行白道——日西多阴。

冬至：日西黑道——日北多寒。

三、天象变化

为了说明天象变化对人类生存的影响，常常用天文学中的天文坐标系来说明问题（图118）。

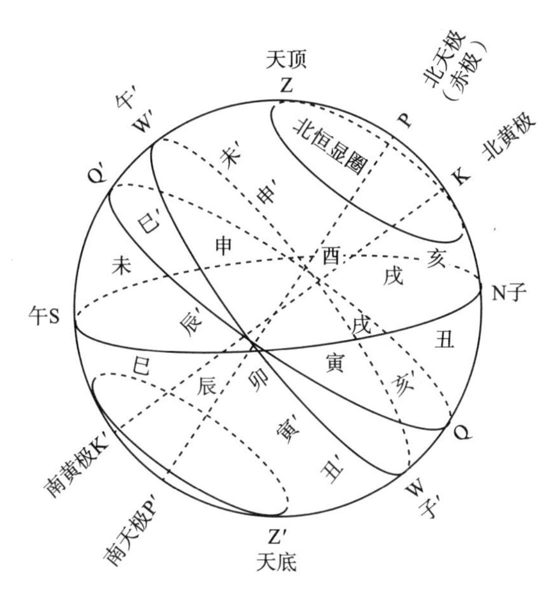

图118　地平、黄赤坐标图

《黄帝内经素问·天元纪大论》说："太虚廖廓，肇基化元，万物资始，五运终天，布气真灵，总统坤元，九星悬朗，七曜周旋，曰阴曰阳，曰柔曰刚，幽显既位，寒暑弛张，生生化化，品物咸章……寒暑燥湿风火，天之阴阳也，三阴三阳，上奉之。木火土金水火，地之阴阳也，生长化收藏，下应之。天以阳生阴长，地以阳杀阴藏。天有阴阳，地亦有阴阳。木火土金水火，地之阴阳也，生长化收藏。故阳中有阴，阴中有阳。所以欲知天地之阴阳者，应天之气，动而不息，故五岁而右迁。应地之气，静而守位，故六期而环会。动静相召，上下相临，阴阳相错，而变由生也。”

四、天干合化生五运源于月相

五运来源于月地关系。由于日月视运动的空间位置不同，所以望月产生了不同的方向，古人将他们观察到的朔望月特征点位置就用十天干来标识，即产生了前面的月体纳甲图。朔望月是日、月、地三体系相互运动产生的。北半球的人都是面南望日月运动，故看不到属于北方壬癸位置的月相。《黄帝内经》以日月为阴阳的原始定义，《黄帝内经素问·六节藏象论》和《灵枢经·阴阳系日月》都说："日为阳，月为阴"，所谓"阴阳系日月"，"系"训"是"，即阴阳是日月。又《灵枢经·阴阳系日月》说："月生于水……日生于火。"则日主火为阳，月主水为阴，如《淮南子·天文训》说："积阳之热气生火，火气之精者为日；积阴之寒气为水，水气之精者为月。"

对月体纳甲说的真实科学内涵，今人知者鲜矣。笔者现从以下三个方面加以阐释。

第一，月体纳甲说以十天干和八经卦立论，将十天干和八经卦分别与月相方位相配，以离坎两经卦表征日月之本相，以另六经卦分别表征月相的初出、上弦、圆月、初亏、下弦、晦月。朔望月的形成，是日、月、地三体运动的结果。人站在地球上观察日月的视运动，有方位之不同，故又以十天干表示以上特定月相所处空间方位：甲、乙位东方，丙、丁位南方，戊、己位中央，庚、辛位西方，壬、癸位北方。而甲与乙、丙与丁、戊与己、庚与辛、壬与癸各方的天干所表示的都是月亮在对点位的月相，相配之卦也为夫妻卦，如乾甲十五月相与坤乙三十的月相为对点月，艮丙二十三下弦月与兑丁上弦月为对点月等。如果我们按照月亮逐日运行的月相变化顺序：晦朔→上弦→满望→下弦→晦朔，即按邻点月相将八卦卦象和天干排出后，自震而兑而乾，表征月相自晦而明直至盈满，即从初一到十五，可视为阳长阴消的过程，这一过程在黄昏时可以观察到。自巽而艮而坤，表征月相自盈满而消退直至丧失光明隐晦，即从十六到三十，可视为阴长阳消的过程，这一过程在清晨时可以观察到（图 119）。

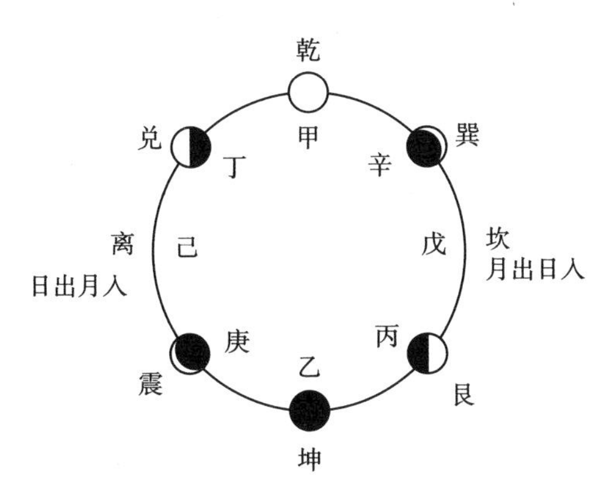

图 119　月相盈亏图

第二，月体纳甲说不是汉代人的作品，在《周易》问世时代就已经有了。

第三，朔望月的盈亏周期对地球生态万物的生长发育影响巨大，特别是在朔月、上弦月、满月、下弦月四特征位相时候，生物体往往与之有共振现象发生。

朔月发生于月亮运行到日、地连线上，望月发生于月亮运行到日、地连线的延长线上（图 120）。

所谓月亮在日、地连线上，只有在朔望点与升降交点重合时才是正确的。通常说月亮在日、地连线上（朔点），是指月亮与太阳处于同一黄经。交点月与朔望月调谐（346.6 天），就可能出现日、月食。

白道与黄道的交点在黄道面上是西退的（与黄道方向相反），每一交点月退行 1.442°，约 250 个交点月退行一周天，时间为 18.67 天象年。发生于朔月和望月的特殊日子是日食、月食。由于黄白交点有 18.67 年的移行周期，取整数为 19 年，故有 19 年 7 闰。这种 18.67 年的周期变化，还引起黄赤交点和黄白交点周期性地交错，从而引起赤白交角的大小变化也有 18.67 年周期的变化，所以朔望月在黄道及二十八宿之间的变化是复杂多变的，而月主风雨，从而引起了气候的复杂多变。

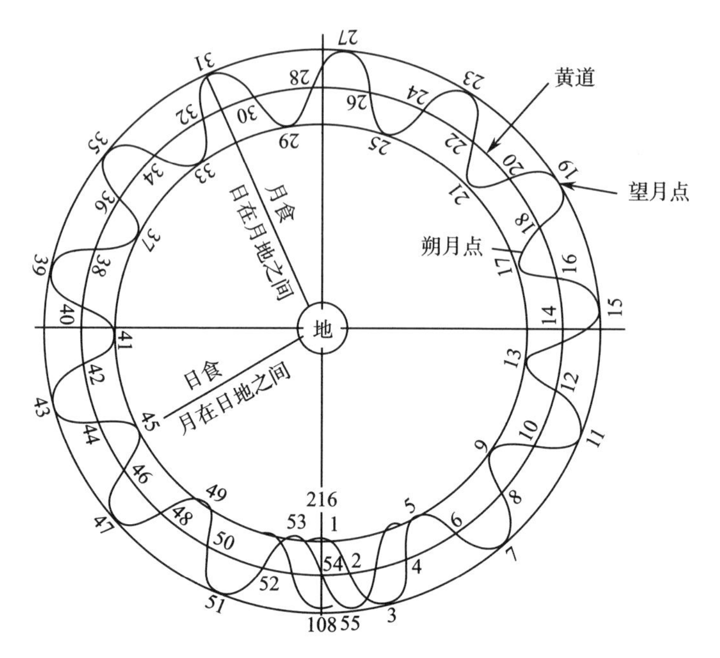

图 120　月亮运行轨迹在黄道面上的投影

日食只发生在朔，月食只发生在望。日食、月食发生时，日、月、地三者恰好或几乎在一条直线上，这时日、月对地球的引力影响最大，所以自古以来，人们对日食、月食这种天象反应最大。两者相比，发生在朔月时的日食，因月亮离地球近，且日、月、地在一直线上，对地球的引力是最大的日子，故古人最怕日食，既然日食是容易发生灾害的凶险不祥的征兆，古人就特别重视对日食提前作出预报。《尚书·夏书·胤征》就记载古代天文学家羲和因酗酒误事，没有及时预报一次日食，而遭杀身之祸。

日全食平均每 18 个月就会发生一次，但不是每个地区的人都能看到。只有看到日全食的地区，日、月、地才在一直线上，那个地区多数会发生灾害。

关于天干化五运。依据日月五星视运动天象图，《黄帝内经》提出甲己合化为土、乙庚合化为金、丙辛合化为水、丁壬合化为木、戊癸合化为火的命题，这是为什么？这和《太始天元册》说的“五天之象”有什么关系？这是因为日月运行均有四象 4 特征点的规律，日月运行每年均超前 1

特征点，四年为一调谐点，太阳四年后天数整数化（即地球自转与公转四年后天数整数化，0.25 天 ×4 = 1 天），朔望月四年后相位复原。但并未回到初始出发点，到第五年才能回到初始出发点，形成一个封闭完整的日月形象周期。这就是五运形成的真正原因，读者看表 5，可一目了然。

表 5　日月回归原点周期表

1. 甲子	2. 乙丑	3. 丙寅	4. 丁卯	5. 戊辰
6. 己巳	7. 庚午	8. 辛未	9. 壬申	10. 癸酉
11. 甲午	12. 乙亥	13. 丙子	14. 丁丑	15. 戊寅
16. 乙卯	17. 庚辰	18. 辛巳	19. 壬午	20. 癸未
21. 甲申	22. 乙酉	23. 丙午	24. 丁亥	25. 戊子
26. 己丑	27. 庚寅	28. 辛卯	29. 壬辰	30. 癸巳

到此才能明白甲己合化、乙庚合化、丙辛合化、丁壬合化、戊癸合化的真谛，原来是日月回归原点的周期，即五年周期。我们称月相 4 特征点周期为四象周期或四时周期，回归原点的五年周期为五运周期或五行周期。第六年又从初始点开始新的一周期，如此周而复始，循环不已。有人将五天之气解释为云气或极光，那是欠妥当的。五天之象与五运土、金、水、木、火有关。五运虽本源于月亮运动，但月亮无五色之分。五运既然合天象之五色，那么在天象中呈现五色的天体是什么呢？笔者认为应该是上应五运的五星——镇星、太白星、辰星、岁星、荧惑星。镇星应中央黄色，太白星应西方白色，辰星应北方黑色，岁星应东方青色，荧惑星应南方红色，也即地道五方之色。

五星与五运关系最密切的就是行星的颜色。五星之色应五方之色为常色，不应五方色则为灾变色。司马迁在《史记·天宫书》中说：五星，白色为丧、旱，赤色为兵，青色为水，黑色为疾、多死，黄色为吉。将行星分成五种颜色，用什么作标准呢？古人的办法是先选定天上的五颗恒星作为颜色标准星——这样做从现代天文学角度来看很有道理，因为各恒星处在不同的演化阶段，表面温度也不相同，所以它们的颜色确实会各有不同。司马迁《史记·天官书》所记五颗颜色标准恒星如下。

白色：狼（天狼星，大犬座α）。

赤色：心（心宿二，天蝎座α）。

青色：参右肩（参宿五，猎户座γ）。

黄色：参左肩（参宿四，猎户座α）。

黑色（实即暗红色）：奎大星（奎宿九，仙女座β）。

五大行星颜色标准既已确立，古人就据此进行行星预测。如《开元占经》卷四十五引《荆州占》记载如下。

太白始出，色黄，其国吉；赤，有兵而不伤其国；色白，岁熟；色黑，有水。

引石氏记载如下。

太白青角，有木事；黑角，有水事。

前文已讲过，日月始点位置复原的周期是五年，才能构成一个封闭周期。两个封闭周期为十年，就用十天干纪之。从日月始位置复原图可以看出，两个相似封闭周期的相同相位点，或叫重合点，就是天干合化五运的天文背景。

进行历法推算的起始点叫作历元，一般定在十一月甲子朔旦冬至日，斗建指子，日、月、地三体在一条直线上，月逢朔在近地点，冬至地球接近近日点，这是一个具有一系列非经典引力效应的天文集合点。日、月同时离地球最近的点，影响力最大。

乙与庚合于下弦，对应西方秋金，故为金运。丁与壬合于上弦，对应东方春木，故为木运。丙与辛合于望，天之阳对应地阴，即对应地的北方冬水（冬至在地之北），故为水运。戊与癸合于朔，天之阴对应地阳，即对应地的南方夏火，故为火运。甲与己合于朔中，物生于土，火生土，甲、己为始点如物之始生，故为土运。而五方五运上应五星，故我在前文说，《太始天元册》所言五天之色气是五方和五星之色。

日月五年始点位置复原一次，在一周天黄道上共留有十二个相同始位置点，将周天360度划分成十二分，这就是将一年划分成十二个月的天文背景，古人就用十二地支纪之。十天干化为五运，十二地支化为六气，这就是五运六气的天文背景。

以上所述，就是天干合化五运的天文背景。

《黄帝内经素问·五运行大论》说："土主甲己，金主乙庚，水主丙辛，木主丁壬，火主戊癸。"《黄帝内经素问·天元纪大论》说："甲己之岁，土运统之；乙庚之岁，金运统之；丙辛之岁，水运统之；丁壬之岁，木运统之；戊癸之岁，火运统之。"

从以上论述可知，"盖天说"是永恒的，太阳视运动是永恒的，朔望月视运动是永恒的。天地定位，日月运行其间。主要是天地和日月的关系，《黄帝内经素问·生气通天论》说："天运当以日光明"，《管子·枢言》说："道之在天，日也"，可知日是天的实质内容，我们对天文的研究主要是研究日、月、地三体系关系，其次是五大行星，二十八宿和北斗星只是用于记录日月行程用的。研究日、地关系，主要是研究太阳的视运动规律及六气规律。研究月、地关系，主要是研究五运平气、太过、不及三气。《灵枢经·逆顺肥瘦》说："圣人之为道也，明于日月。"研究日月关系，主要是研究太阳历、太阴历及阴阳合历的规律。研究日、月、地三体系关系，主要是研究天文历法以及气象变化、物象变化对万物的影响，万物包括人在其内。

第七章
观五星、二十八宿

一、观五星

《黄帝内经素问·天元纪大论》说："太虚廖廓……七曜周旋……"。七曜，指日月与金、木、水、火、土五大行星。《黄帝内经》称木星为岁星，火星为荧惑星，土星为镇星，金星为太白星，水星为辰星。

五大行星是太阳的行星，与地球一样围绕太阳在公转。若以地球为参照物，那么五大行星也伴随太阳绕地球作右旋视运动，而对地球产生影响。因此，《黄帝内经》认为五大行星与岁候的变化有很密切的关系。如《黄帝内经素问·气交变大论》记载如下。

夫子之言岁候，其不及太过，而上应五星……帝曰：其应奈何？岐伯曰：各从其气化也。

帝曰：其行之徐疾、逆顺何如？岐伯曰：以道留久，逆守而小，是谓省下；以道而去，去而速来，曲而过之，是谓省遗过也；久留而环，或离或附，是谓议灾与其德也；应近而小，应远则大。芒而大倍常之一，其化甚，大常之二，其眚即发也；小常之一，其化减；小常之二，是谓临视，省下之过与其德也。德者福之，过者伐之，是以象之见也，高而远则小，下而近则大，故大则喜怒迩，小则祸福远。岁运太过，则运星北越，运气相得，则各行以道。故岁运太过，畏星失色而兼其母，不及，则色兼其所不胜。肖者瞿瞿，莫知其妙，闵闵之当，孰者为良，妄行无征，示畏侯王。

帝曰：其灾应何如？岐伯曰：亦各从其化也。故时至有盛衰，凌犯有逆顺，留守有多少，形见有善恶，宿属有胜负，征应有吉凶矣。

帝曰：其善恶何谓也？岐伯曰：有善，有怒，有忧，有丧，有泽，有燥，此象之常也，必谨察之。

《黄帝内经素问·金匮真言论》记述如下。

东方色青……其应四时，上为岁星。

南方色赤……其应四时，上为荧惑星。

中央色黄……其应四时，上为镇星。

西方色白……其应四时，上为太白星。

北方色黑……其应四时，上为辰星。

《黄帝内经素问·五常政大论》和《黄帝内经素问·六元正纪大论》还论述了六气与五星的关系，如表6。

表6　六气配五星

六气	厥阴	少阴少阳	太阴	阳明	太阳
五星	上应岁星	上应荧惑星	上应镇星	上应太白星	上应辰星

《黄帝内经素问·五运行大论》记载如下。

夫变化之用，天垂象，地成形，七曜纬虚，五行丽地。地者，所以载生成之形类也。虚者，所以列应天之精气也。形精之动，犹根本之与枝叶也，仰观其象，虽远可知也。

《黄帝内经素问·气交变大论》说："夫子之言岁候，其不及太过，而上应五星……帝曰：其应奈何？岐伯曰：各从其气化也"，"五运更治，上应天期。"

所谓"岁运太过则运星北越，运气相得则各行以道。故岁运太过，畏星失色而兼其母，不及，则色兼其所不胜"，是对北半球来说的。"岁运太过"指阳干年，"运星北越"指上应阳干年之行星越过赤道向北回归线运行，那岁运不及的阴干年则上应阴干年之行星会越过赤道向南回归线运行。太阳黄道与地球赤道之间有一个23°26′的交角，则地轴与黄道平面的夹角为66°34′（图121）。

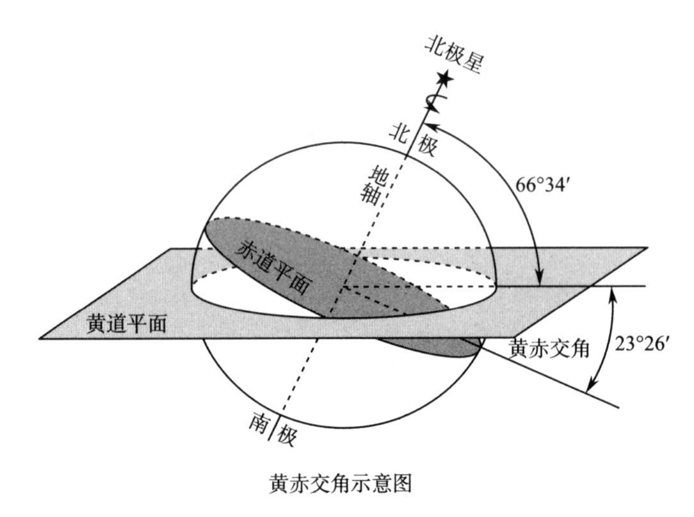

图 121　黄赤交角示意图

由于黄赤交角的存在，一年中随地球绕日公转，太阳直射点在南、北回归线之间来回移动，产生四季交替和正午太阳高度变化，有了五带的划分，《周髀算经》已经记载了五带之分，《黄帝内经》有明确的五带之分。地球上的五带是这样界定的：有太阳直射的区域为热带，有极昼极夜的区域为寒带，既无太阳直射也无极昼极夜的区域为温带。以夏至日为例，太阳光直射 23°26′N，赤道平面与黄道面夹角∠ a = 23°26′，因晨昏线与太阳光垂直且过地球球心，利用几何原理可知地轴与晨线的夹角为∠ b = 23°26′；地轴与黄道面夹角为 66°34′。此时，地球上出现极昼的地方为 66°34′N 以北地区，66°34′S 以南出现极夜（图 122）。

当黄赤交角为 23°26′时，则全球五带划分：23°26′N 至 23°26′S 之间为热带，纬度高于 66°34′为寒带，23°26′至 66°34′之间为温带。回归线与极圈度数互余，即二者之和为 90°。

五大行星就运行在黄赤交角 ±23°26′之间，即五大行星运行在视赤纬 ±23°26′之间。五大行星各有自己的运行轨道，由于所应阳干和阴干的不同而有太过和不及，故有“岁运太过，畏星失色而兼其母，不及则色兼其所不胜”，及《黄帝内经素问·五运行大论》所说：“气有余，则制己所胜而侮所不胜，其不及，则己所不胜侮而乘之，己所胜轻而侮之。侮反受

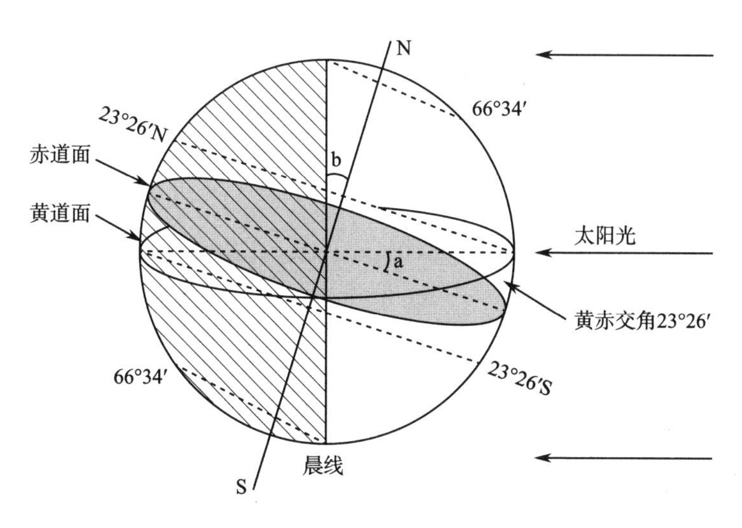

图 122　五带分示意图

邪，侮而受邪，寡于畏也。”这就是“运气相得，则各行以道”。由于五星在各自轨道上的位置不同，一来影响日、地之间的相互作用力，二来五大行星北越，离北半球近则太过所应之星就会大、亮、快，而它所克制的星就会色暗，故云“畏星失色”，颜色的变化与行星运行的距离、速度、方向、湿度的变化有关系。古人将五星的亮度分为常、常一倍、常二倍、小常一倍、小常二倍五个等级，要强调这是五星的视运动规律。《黄帝内经素问·气交变大论》则从四个方面论述了五大行星“各从其气化”的影响。

其一方面论述五星与气化的关系，记载如下。

第一，岁星（木星）之化风气应之。

第二，荧惑星（火星）之化热气应之。

第三，镇星（土星）之化湿气应之。

第四，太白星（金星）之化燥气应之。

第五，辰星（水星）之化寒气应之。

其二方面论述“徐、疾、逆、顺”。

其三方面“远近、大小”及五星光芒分为五等。

其四方面论述五星变化所引起的灾变情况。

总之，从“德化、政令、灾变”方面做了详细论述。而《黄帝内经素问·五常政大论》则从岁运的太过、不及、平气三方面做了详细论述，其生五，其气三，并论述了五星的分野，记述如下。

太过年：

木曰敷和：敷和之纪……其数八。

火曰升明：升明之纪……其数七。

土曰备化：备化之纪……其数五。

金曰审平：审平之纪……其数九。

水曰静顺：静顺之纪……其数六。

不及年：

木曰委和：委和之纪……眚于三。

火曰伏明：伏明之纪……眚于九。

土曰卑监：卑监之纪……眚四维。

金曰从革：从革之纪……眚于七。

水曰涸流：涸流之纪……眚于一。

太过年用河图分野，不及年用洛书分野。关于分野至灾，可参阅栾巨庆的书。

虽然日月五星运行于天上，但却影响着地上有形之万物，地上万物可以划分为木、火、土、金、水五类，称作五行，故云："七曜纬虚，五行丽地"，"丽"者附也，这就是所谓的"天人感应"，地上的人和万物"上应五星"及"上应天期"。五大行星上应"天期"可能就是古人制定星历的依据。如司马迁在《史记·历书》说："盖黄帝考定星历，建立五行，起消息，正闰馀。"

《黄帝内经》认为，五大行星的视运动有如下情况。五大行星向前的视运动称为"顺"，向后的视运动称为"逆"，迟缓的运动称为"徐"或"迟"，意外的快速运动称"疾"，停在某处视之不动称为"留"，停留超过20天称为"守"，逆行转为顺行，在轨道上画出一圈称为"环"。五星的亮度可分常、常一倍、常二倍、小常一倍、小常二倍五个等级。这种亮度变化与五星离地球的远近有关，因此，对气候与人的影响也有"过"与"德"的不同影响。并说五星运行离大地的远近，能影响人们的情感与祸福，荧惑星主“喜”，镇星主“忧思”，太白星主“悲”，辰星主“忧恐”，岁星主“怒”。

以地球为参照物，从五大行星的视运动离太阳的距离远近看，可分为外行星和内行星。金星、水星为内行星，离太阳比地球更近，总在太阳附近徘徊，运行轨道在地球轨道之内，晨出时最大角距离为“西大距”，昏出时最大角距离为“东大距”。当行星与太阳黄经相等时称为行星日，简称“合”。从地球观测点往上看，内行星在太阳前面称为“下合”，内行星在太阳后面称为“上合”，合时，行星与太阳同升同落，我们看不到行星。在“上合”时，内行星与地球分别位于太阳两侧，在此前后最亮，对地球引力小，即对地球的影响小。而“下合”时，内行星位于地球和太阳之间，在此前后最暗，对地球引力大，即对地球的影响大。

内行星在上合后向东运行偏离太阳，在黄昏时出现在西方天空，成为昏星；下合后向西运行偏离太阳，在凌晨时出现在东方天空，成为晨星。《诗经·小雅·大东》说：“东有启明，西有长庚。”就是描述金星分别于凌晨时出现在东方和黄昏时出现在西方时的实际情景。当内行星与太阳角距离达到最大值时，称作“大距”，在太阳东面称“东大距”，在太阳西面称“西大距”（图 123，图 124）。

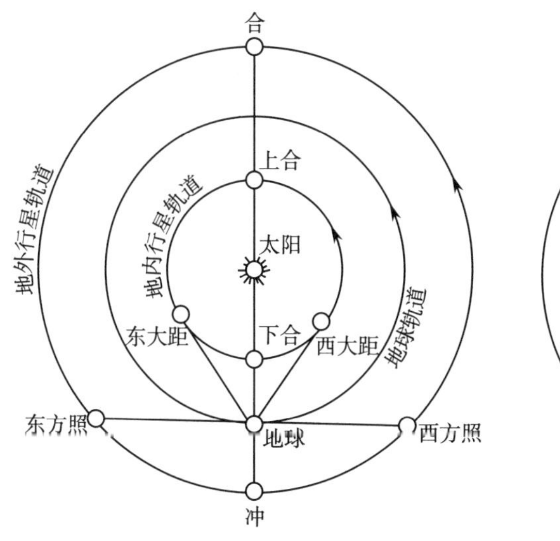

图 123　地外行星的运动

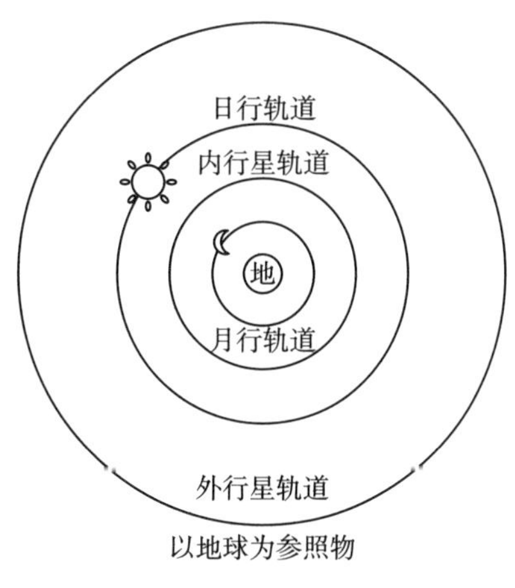

图 124　地内行星的运动

由于内行星与地球同绕太阳公转，它们的轨道面又都有一定夹角，因此从地球上看去，行星在恒星中间出现了顺行——守——逆行——又守——又顺行的现象。“顺”就是行星的视运行方向与太阳周年视运动方向一致，“逆”就是行星的视运行方向与太阳周年视运动相反。在顺行转为逆行或逆行转为顺行时有个转折点处称为“留”。行星在“留”期间行动速度缓慢，好像处于静止状态，由于“留”的时间长短不一样，于是出现了旱涝或疾病暴发的时间长短不一，故《汉书·艺文志》说：“五行之序乱，五星之变作。”所谓“五星之变作”，即指五星视运动之顺、逆、守、留也。《史记·天官书》说：“察日、月之行以揆岁星顺逆。”现代天文学认为日月五星只有一个运动方向，而人们直观五星的视运动并非如此，确实有行星在恒星中间出现了顺行——守——逆行——又守——又顺行的现象。

火星、木星、土星为外行星，离太阳比地球更远，与太阳的角度没有任何限制。外行星的轨道在地球外面，所以不会有“下合”，而只有“上合”（图 125）。外行星的公转周期比地球长，当地球公转一周时，外行星仅在轨道上走了一段弧。外行星与地球赤经差 180 度时，称为“冲”。由于地球轨道速度比外行星轨道速度大，所以从地球上看去，冲前后外行星逆行，而在合前后外行星顺行，顺行与逆行之间转变经过“守”。在“上合”前后，外行星最亮。五星在“留”时对地球的影响时间长。

有人将五天之气解释为云气或极光，那是不对的。五天之象与五运土、金、水、木、火五星有关。五运虽本源于月亮运动，但月亮无五色之分。五运既然合天象之五色，那么在天象中呈现五色的天体是什么呢？笔者认为应该是上应五运的五大行星——镇星、太白星、辰星、岁星、荧惑星。镇星应中央黄色，太白星应西方白色，辰星应北方黑色，岁星应东方青色，荧惑星应南方红色。

五大行星与五运关系最密切的就是行星的颜色。五大行星之色应五方之色为常色，不应五方色则为灾变色。司马迁在《史记·天宫书》中说：五星，白色为丧、旱，赤色为兵，青色为水，黑色为疾、多死，黄色为吉。将行星分成五种颜色，用什么作标准呢？古人的办法是先选定天上的五颗恒星作为颜色标准星——这样做从现代天文学角度来看很有道理，因为各恒星处在不同的演化阶段，表面温度也不相同，离地球的远近也不一样，湿度也不一样，所以它们的颜色确实会各有不同。司马迁《史记·天官书》所记五颗颜色标准恒星是。

白色：狼（天狼星，大犬座 α）。

赤色：心（心宿二，天蝎座 α）。

青色：参右肩（参宿五，猎户座 γ）。

黄色：参左肩（参宿四，猎户座 α）。

黑色（实即暗红色）：奎大星（奎宿九，仙女座 β）。

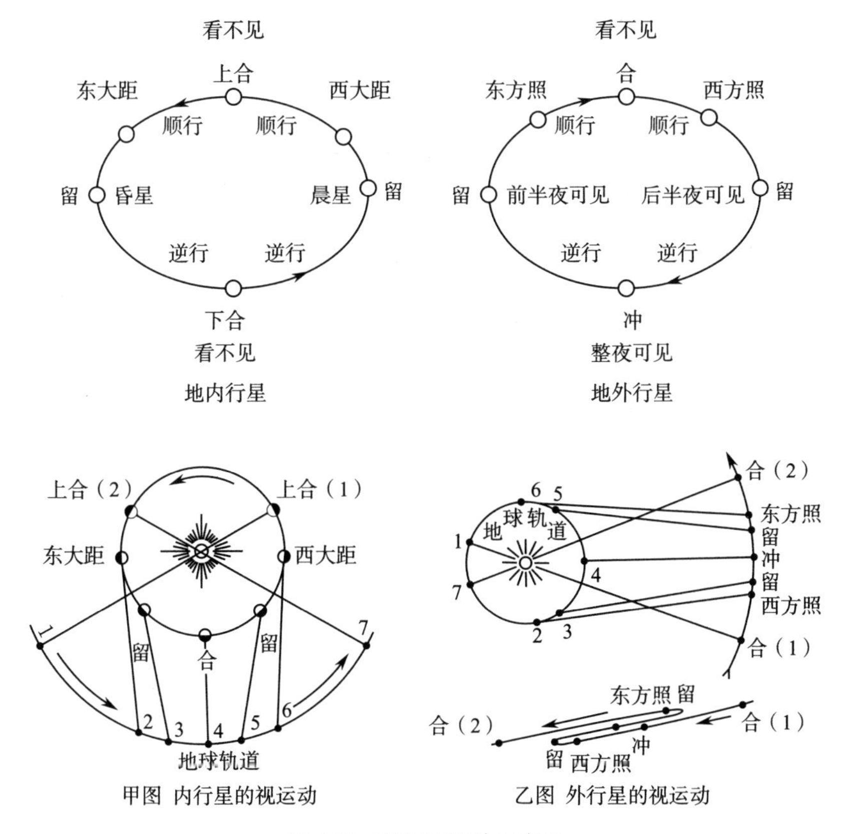

图 125　五星视运动示意图

五大行星颜色标准既已确立，古人就据此进行行星预测。如《开元占经》卷四十五引《荆州占》记载如下。

太白始出，色黄，其国吉；赤，有兵而不伤其国；色白，岁熟；色黑，有水。

引石氏记载如下。

太白青角，有木事；黑角，有水事。

《黄帝内经素问·五运行大论》说："天地动静，五行迁复……夫变化之用，天垂象，地成形，七曜纬虚，五行丽地。地者，所以载生成之形类也。虚者，所以列应天之精气也。形精之动，犹根本之与枝叶也，仰观其象，虽远可知也。"丽者，附着。所谓"五行丽地"，即五行归附于地，因为木、火、土、金、水五行属于地道，于此可知，五大行星乃应于地，五星之五行乃本于地之五方五行。

至此可知，《太始天元册》所记载的日、月、五星视运动天象图，是以观测者为中心的参考，以黄道二十八宿为轨道驿舍，是日、月、五星视运动变化的预测理论系统化。

栾巨庆说："太阳是维持地球上各地带的季节正常循环的天体，只是由于行星和月亮位置的变化而使正常循环的季节受到干扰，从而出现雨季的提早或推迟，奇旱或大涝，奇寒或酷热等反常天气或异常气候。"又说，"日、月、行星它们虽是互相影响，但它们似乎还有较明显的分工，各自都担当了天气变化的不同角色。太阳担任蒸汽的制造者，行星担任旱、涝的指挥者，月亮是行星的助手。""黄道是作天文气象预报的重要区域，'经验对应区'的中轴线就是黄道圈。行星和月亮的视赤经、视赤纬对'对应区'的影响是否集中，就看它是靠近黄道还是远离黄道。如果行星、月亮靠近黄道，则其影响就集中，特别是行星、月亮的轨道与黄道相交时，其赤经、赤纬的作用就完全重合，这时'对应区'的作用较大，降雨量当然也更大。"

二、观二十八宿（青龙、朱雀、白虎、玄武）

古人在长期观察太阳东升西落的实践中，如《尚书·尧典》记载的那样，日出迎日，日落送日，逐渐在黄道附近发现了不少偕日升落的恒星，并用这些恒星作为计算日月行程的“日月舍”之处，由于朔望月有大、小月，所以在黄道附近那些恒星中取出二十八颗星宿组成了二十八宿系统，又称“二十八舍”。

月亮围绕地球做公转，而地球围绕太阳做公转。但对居住在地球上的人来说，地球是静止的，人们看到的是太阳、月亮、星辰在围绕地球做视运动。日月在天空运转一周称作天度。《黄帝内经素问·六节藏象论》说：“天度者，所以制日月之行也。日行一度，月行十三度而有奇焉。”然而，天度是无形的，何以划分？于是古人在实际观测中就发明了用日月运行轨道附近的星辰作为标识的方法，去度量日月的行程。如《黄帝内经素问·八正神明论》说：“星辰者，所以制日月之行也。”那些度量“日月之行”的星辰在日月运行轨道附近，应有相对稳定的位置，因此，它们应是恒星而非行星。它们就是分布在黄道附近的二十八宿。所以，王充《论衡》说：“二十八宿为日月舍。”《吕氏春秋·圆道》说：“月躔二十八宿，轸与角属，圆道也。”有了二十八宿量度日月运行的标尺，那么，偕日出、偕日没的论点，冲日法的论点，昏中、旦中测定太阳位置的论点等，就全部包括其中了。

由于日月对地球的影响很大，所以《黄帝内经》非常重视对日月的观测，曾反复地将日月并论，反复论及其对人体的影响。《黄帝内经素问·上古天真论》说：“有贤人者，法则天地，象似日月……”《灵枢经·岁露论》说：“人与天地相参也，与日月相应也。”这是论述天人相应之道，与“日月”要“象似”。《黄帝内经素问·移精变气论》说：“余欲临病人……欲知其要，如日月光，可得闻乎？……色以应日，脉以应月……”这是说察色验脉，要以日之光明以望色，月之盈虚以验脉。《黄帝内经素问·八正神明论》说：“愿闻法往古者。岐伯曰：法往古者，先知《针经》也。验于来今者，先知日之寒温，月之虚盛，以候气之浮沉，而调之于身，观其立有验也。”为什么法往古者，要“先知《针经》”呢？因为针刺疗法要如《黄帝内经素问·缪刺论》所说，针刺要“以月死生为数”，必须注意按朔望月虚实日期。

既然《黄帝内经》如此重视日月运行，就必然重视量度日月之行的二十八宿了。因此，有关二十八宿的内容就记载到《黄帝内经》中了。如《灵枢经·痈疽》说："经脉留行不止，与天同度，与地合纪。故天宿失度，日月薄蚀……夫血脉营卫，周流不休，上应星宿，下应经数。"《灵枢经·卫气行》记载如下。

岁有十二月，日有十二辰，子午为经，卯酉为纬。天周二十八宿，而一面七星，四七二十八星，房昴为纬，虚张为经。是故房至毕为阳，昴至心为阴，阳主昼，阴主夜。

众所周知，二十八宿恒星即角亢氐房心尾箕、斗牛女虚危室壁、奎娄胃昴毕觜参、井鬼柳星张翼轸。一面七星，四面即青龙、朱雀、白虎、玄武四象。二十八宿的排列顺序是逆时针右旋，其运动方向是顺时针左旋。那么，《灵枢经》的"房昴为纬，虚张为经"，是如何确定的呢？是据《尚书·尧典》天象定的。《尚书·尧典》记载如下。

乃命羲和，钦若昊天，历象日月星辰，敬授人时……日中星鸟，以殷仲春……日永星火，以正仲夏……宵中星虚，以殷仲秋……日短星昴，以正仲冬。

这里的房、昴、虚、张四仲中星，位于东、西、南、北四方正位，分别在子、午、卯、酉点上。这不就是五运六气天纲图上二十八宿的位置吗？（图 126）

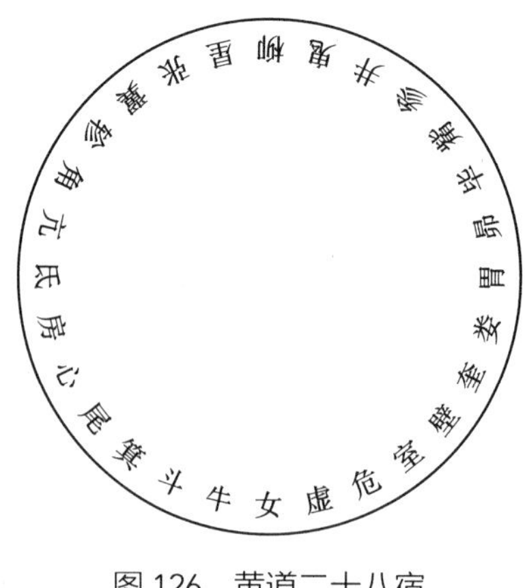

图 126　黄道二十八宿

二十八宿分为四组，每组七宿，东方七宿叫作青龙，南方七宿叫作朱雀，西方七宿叫作白虎，北方七宿叫作玄武。

《黄帝内经》极为强调“五十营”，那么何谓“五十营”？“五十”之数，合于“大衍之数五十”。营，周也。“大衍之数五十”来源于月亮的运行规律。这说明人气的运行与天体的运行息息相关，紧密吻合。月亮一年运行五十特征点，人气一日运行五十营。以脏腑分阴阳，则昼行腑经，夜行脏经。所以，《灵枢经·脉度》说：“气之不得无行也，如水之流，如日月之行不休。”正是把人体人气运行的功能类比于水流和日月的运行现象。日月分昼夜，故五十分昼行二十五，夜行二十五。《灵枢经·营卫生会》还说人体人气的运行“与天地同纪”。那么，它们是如何同纪的呢？《灵枢经·五十营》记载如下。

黄帝曰：余愿闻五十营奈何？岐伯曰：天周二十八宿，宿三十六分；人气行一周，千八分，日行二十八宿。人经脉上下左右前后二十八脉，周身十六丈二尺，以应二十八宿，漏水下百刻，以分昼夜。故人一呼脉再动，气行三寸，一吸脉亦再动，气行三寸，呼吸定息，气行六寸；十息，气行六尺，日行二分（应作二分零一毫六丝）。二百七十息，气行十六丈二尺，气行交通于中，一周于身，下水二刻，日行二十五分（应作二十分零一厘六毫）。五百四十息，气行再周于身。下水四刻，日行四十分（应作四十分三厘二毫）。二千七百息，气行十周于身，下水二十刻，日行五宿二十分（应作五宿二十一分六厘）。一万三千五百息，气行五十营于身，水下百刻，日行二十八宿，漏水皆尽脉终矣。所谓交通者，并行一数也。故五十营备，得尽天地之寿矣，凡行八百一十丈也。

日行二十八宿一周，人气也环行二十八脉一周，二十八脉共长十六丈二尺，与周天二十八宿相应。现列表说明如下（表7）。

表7　人气、呼吸与二十八宿相应表

人气	呼吸	28脉长度	水注时间	日行二十八宿距离	现代时刻	日行度数
行1周	270息	16丈2尺	2刻	20.16分（1 008 ÷ 50）（0.56宿）	28分48秒	12.857度

续表

人气	呼吸	28脉长度	水注时间	日行二十八宿距离	现代时刻	日行度数
行2周	540息	—	4刻	40.32分	57分36秒	—
行10周	2 700息	—	20刻	180分	4小时48分	—
行50周	13 500息	810丈	100刻	1 008分(二十八宿) 1宿36分	24小时	360度

这就是说，人气在人体一日运行五十周，其推动力是肺的呼吸，循行路线是二十八脉，长度是八百一十丈，所用时间是水注百刻，即现代时间一日24小时——地球自转一周的时间。日行二十八宿。所以，测定人气昼夜运行五十周的方法就有呼吸定息、水注百刻和二十八宿三种情况。

第一种方法是用呼吸定息，测度营卫偕行“五十营”，营行脉中，卫行脉外，按照营气的运行路线，昼行于阳二十五周，夜行于阴二十五周，一昼夜周行人身五十周而会合于手太阴肺经。如《灵枢经·营卫生会》记述如下。

其清者为营，浊者为卫，营在脉中，卫在脉外，营周不休，五十度而复大会……（卫）常与营俱行于阳二十五度，行于阴亦二十五度一周也，故五十度而复大会于手太阴矣。

其运行路线见《灵枢经·营气》，记载如下。

故气从太阴出注手阳明，上行注足阳明，下行至跗上，注大趾间与太阴合，上行抵髀。从脾注心中，循手少阴，出腋中臂，注小指。合手太阳，上行乘腋，出颇内，注目内眦。上巅，下项，合足太阳，循脊，下尻，下行注小趾之端，循足心，注足少阴，上行注肾。从肾注心外，散于胸中。循心主脉，出腋，下臂，出两筋之间，入掌中，出中指之端，还注小指次指之端。合手少阳，上行注膻中，散于三焦。从三焦注胆，出胁，注足少阳。下行至跗上，复从跗注大指间。合足厥阴，上行至肝，从肝上注肺。上循喉咙，入颃颡之窍，究于畜门。其支别者，上额，循巅，下项中，循脊入骶，是督脉也。络阴器，上过毛中，入脐中，上循腹里，入缺盆，下注肺中，复出太阴。此营气之所行也，逆顺之常也。

现绘其循行路线图于下。

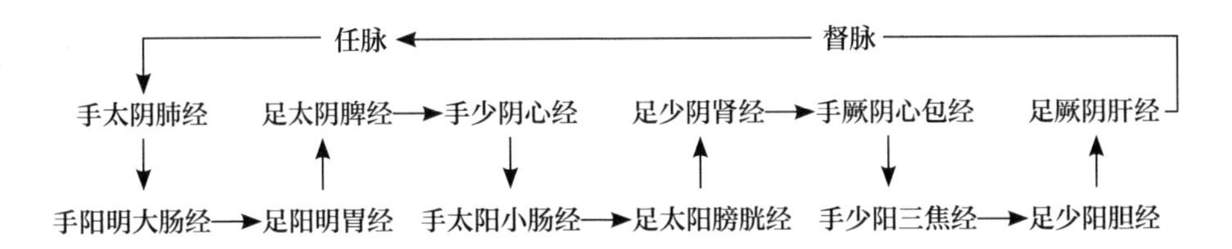

第二种方法是用日行二十八宿，测度卫气散行“五十营”，即平旦卫气出目向下行三阳经（手足太阳经、手足少阳经、手足阳明经），然后从足心，经过足少阴经入于阴（五脏），再按肾→心→肺→肝→脾五行相克的顺序运行，然后复合于足少阴经，再从阴脉回归于目。如此夜行于阴二十五周，昼行于阳二十五周，《灵枢经·卫气行》记载如下。

天周二十八宿，而一面七星，四七二十八星，房昴为纬，虚张为经。是故房至毕为阳，昴至心为阴，阳主昼，阴主夜。……是故平旦阴尽，阳气出于目，目张则气上行于头，循项下足太阳，循背下至小指之端。其散者，别于目锐眦，下手太阳，下至手小指之间外侧。其散者，别于目锐眦，下足少阳，注小指次指之间。以上循手少阳之分侧，下至小指次指之间。别者以上至耳前，合于颔脉，注足阳明以下行，至跗上，入五指之间。其散者，从耳下下手阳明，入大指之间，入掌中，其至于足也，入足心，出内踝，下行阴分，复合于目，故为一周。是故日行一舍，人气行于身一周与十分身之八；日行二舍，人气行于身三周与十分身之六；日行三舍，人气行于身五周与十分身之四；日行四舍，人气行于身七周与十分身之二；日行五舍，人气行于身九周；日行六舍，人气行于身十周与十分身之八；日行七舍，人气行于身十二周与十分身之六；日行十四舍，人气二十五周于身有奇分与十分身之二，阳尽于阴，阴受气矣。其始入于阴，常从足少阴注于肾，肾注于心，心注于肺，肺注于肝，肝注于脾，脾复注于肾为周。是故夜行一舍，人气行于阴藏一阴与十分藏之八，亦如阳行之二十五周，而复合于目。

卫阳之气平旦出于目，布散三阳经，如同太阳平旦东升，阳光布散大地。周天二十八宿为日月舍，就是说日月每天转过二十八宿一周天，白昼行房至毕十四宿，黑夜行昴至心十四宿。而每天卫气行身五十周，所以日月每转过一个星宿，则卫气行身约 50÷28 = 1.785 7 周，古人用四舍五入法概定为 1.8 周。日行二宿，则再加 1.8 周，就成 3.6 周，余类推。如此昼夜各行十四宿，卫气行身各约 1.8×14 = 25.2 周。因使用四舍五入法，故有 0.2 周的误差。这是以脏腑分阴阳，上应日行二十八宿所分之昼夜。现绘图说明于下（图 127）。

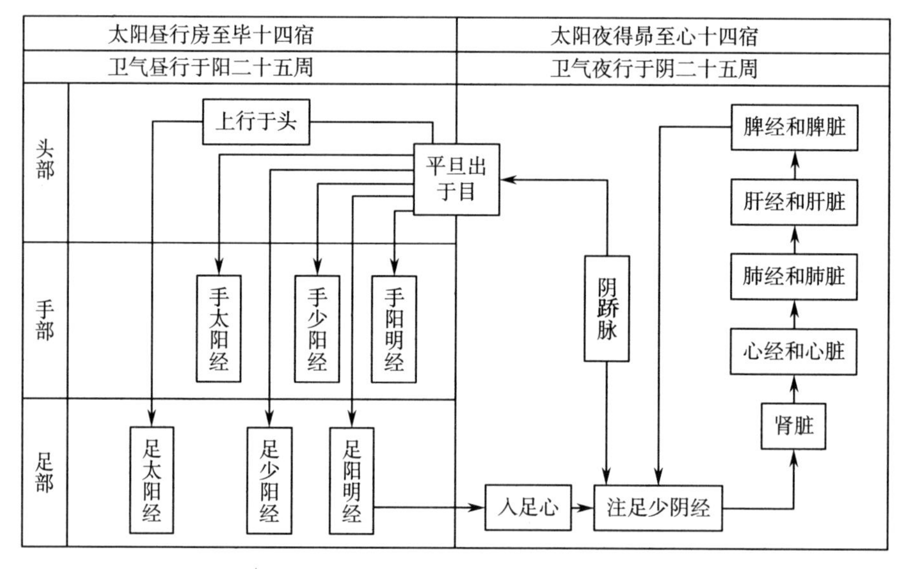

图 127　用二十八宿测度卫气运行图

第三种方法是用水注百刻，测度卫气“阳三阴一”五十营。如《灵枢经·卫气行》记载如下。

是故一日一夜，水下百刻……水下一刻，人气在太阳；水下二刻，人气在少阳；水下三刻，人气在阳明；水下四刻，人气在阴分。水下五刻，人气在太阳；水下六刻，人气在少阳；水下七刻，人气在阳明；水下八刻，人气在阴分。水下九刻，人气在太阳；水下十刻，人气在少阳；水下十一刻，人气在阳明；水下十二刻，人气在阴分。水下十三刻，人气在太阳；水下十四刻，人气在少阳；水下十五刻，人气在阳明；水下十六刻，人气在阴分。水下十七刻，人气在太阳；水下十八刻，人气在少阳；水下十九刻，人气在阳明；水下二十刻，人气在阴分。水下二十一刻，人气在太阳；水下二十二刻，人气在少阳；水下二十三刻，人气在阳明；水下二十四刻，人气在阴分。水下二十五刻，人气在太阳，此半日之度也。从房至毕一十四舍，水下五十刻，日行半度，回行一舍，水下三刻与七分刻之四。“大要”曰：常以日之加于宿上也，人气在太阳，是故日行一舍，人气行三阳行与阴分，常如是无已，天与地同纪……终而复始，一日一夜水下百刻而尽矣。

人气行“三阳一阴”的情况见表8。

表8　人气行“三阳一阴”

人气		在太阳	在少阳	在阳明	在阴分
水下刻数	昼	1	2	3	4
		5	6	7	8
		9	10	11	12
		13	14	15	16
		17	18	19	20
		21	22	23	24
		25			
			26	27	28
		29	30	31	32
		33	34	35	36
		37	38	39	40
		41	42	43	44
		45	46	47	48
		49	50		
	夜			51	52
		53	54	55	56
		57	58	59	60
		61	62	63	64
		65	66	67	68

续表

人气		在太阳	在少阳	在阳明	在阴分
水下刻数	夜	69	70	71	72
		73	74	75	
					76
		77	78	79	80
		81	82	83	84
		85	86	87	88
		89	90	91	92
		93	94	95	96
		97	98	99	100
		1 刻	26 刻	51 刻	76 刻

这与《黄帝内经素问·六微旨大论》所述岁气会同的太阳第一年开始于水下一刻，第二年开始于水下二十六刻，第三年开始于水下五十一刻，第四年开始于水下七十六计是相一致的，都是把一天四分之。而《灵枢经·卫气行》又把四分之一再分成二十五份。现制表说明于下（表 9）。

表 9　用水注百刻测度人气运行

水注刻数	阳三阴一周数	人气周数	呼吸	二十八宿	昼夜
8 刻	2 周	4 周	1 080 息	2.24 宿	昼
12 刻	3 周	6 周	1 620 息	3.36 宿	
16 刻	4 周	8 周	2 160 息	4.48 宿	
20 刻	5 周	10 周	2 700 息	5.60 宿	
20 刻	5 周	10 周	2 700 息	5.60 宿	
24 刻	6 周	12 周	3 240 息	6.72 宿	
50 刻	12.5 周	25 周	6 750 息	14 宿	
100 刻	25 周	50 周	13 500 息	28 宿	夜

水注 4 刻人气运行 2 周，经过三阳和阴分一周，可知人气在三阳经运行了 1.5 周，在阴分只运行了 0.5 周。就是说，在白昼水注 50 刻的时间里，

人气在三阳经运行了 18.75 周，用时 37.5 刻，在阴分运行了 6.25 周，用时 12.5 刻。水注百刻，人气行五十周，经过三阳和阴分周 25。现绘图说明于下（图 128）。

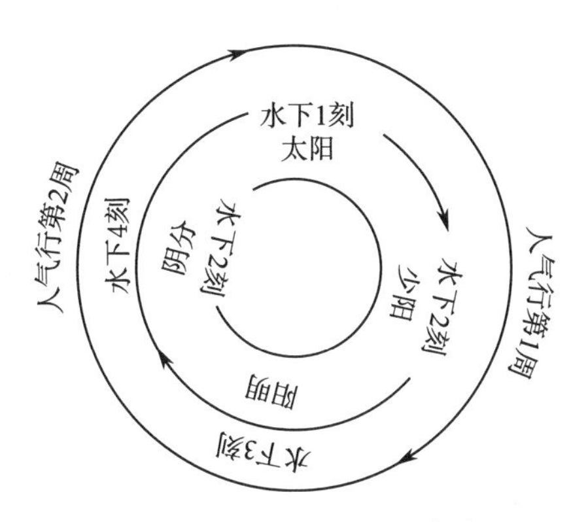

图 128　水注四刻阳三阴一循行图

笔者认为，太阳、少阳、厥阴（厥阴肝主目）主阳气主外，阳明（肺统调水道）、少阴、太阴主阴气主内。由此可推知，卫气平旦出于目，继行太阳少阳，是行于外和阳气一周。又继行主内和阴分的阳明、阴分一周。这是以内、外分阴阳，上应日行二十八宿所分之昼夜。

第八章
五运六气日月星辰天纲图

有些中医书籍说中医理论（包括运气理论）源于道、气、阴阳、五行，这种说法是欠妥的。其实，“道”的原生形态是指太阳视运动轨迹，阴阳也本源于日月运动，如《说文解字》说：“日月为易，象阴阳也。”《周易·系辞传》说：“阴阳之义配日月。”因此，笔者认为，中医理论本源于天文，古人观察到了太阳在南北回归线之间的往来视运动。《周髀算经》对太阳周年视运动的描述记载如下。

冬至昼极短，日出辰而入申，阳照三，不覆九……夏至昼极长，日出寅而入戌，阳照九，不覆三……冬至……日出巽而入坤，见日光少。夏至……日出艮而入乾，见日光多。

冬至日出辰而入申，说明辰申连线在南回归线。夏至日出寅而入戌，说明寅戌连线在北回归线。是天之阴——冬至点对应地之阳——南回归线，天之阳——夏至点对应地之阴——北回归线。《汉书·天文志》记载如下。

若日之南北失节，晷过而长为常寒，退而短为常燠……晷长为潦，短为旱。

……

若月失节度而妄行，出阳道则旱风，出阴道则阴雨……月为风雨……月出房北为雨为阴……出房南为旱。

我们白天观察太阳运动都是面南观天，太阳东升西落，从左向右运行，而地球自转则是从西向东运行，故《黄帝内经素问·五运行大论》说：“上者（太阳）右行，下者（地球）左行，左右周天，余而复会也”，上指太阳，下指地球。

太阳的东升西落周日黄道视运动，实际上是地球的自转运动，即赤道的左旋顺时针方向运动，它同时带动整个天球的运转。太阳的周日视运动逐日一度地在天空中移动着，它是一种左旋螺旋式运动。而太阳的周年黄道视运动却是右旋的逆时针方向运动，实际上是地球的公转运动，它是一种右旋螺旋式运动。这就是说，太阳黄道视运动，可分为周日和周年两种，但二者的运动方向却完全相反，是一种双螺旋运动。中国天文学与中医学称之为“天气右行”“上者右行”与“地气左行”“下者左行”。按顺时针方向运行的周日黄道视运动称“地气左行”，按逆时针方向运行的周年黄道视运动称“天气右行”。

太阳的这种左旋和右旋运动，是自然界普遍存在的现象。如现代动物机体蛋白质水解后可产生二十多种氨基酸，称为蛋白氨基酸，均为逆时针方向右旋体结构。当动物死后，有机体在自然条件作用下，氨基酸右旋体结构却慢慢地向顺时针方向左旋体转化。这说明动物体在活着时体内产生的是右旋体氨基酸，而当死亡后就会逐渐转化为左旋体氨基酸。氨基酸是一切动物体生命的主要组成部分——蛋白质的基本单位。因此，右旋体氨基酸就是动物体生命的基础。再如植物体内所含淀粉，都是以逆时针方向的右旋糖为单位连在一起的。所有的淀粉，只有右旋糖的链长度排列组合不同。右旋糖是在植物生长发育过程中大量生成的。植物死后，在酶的作用下转化为顺时针方向的左旋糖。这说明淀粉是一切植物生命体的主要组成部分。而右旋糖则是淀粉的基本单位。由此可知，右旋糖的产生是植物生命存在的基础，右旋糖的减少使植物生命走向死亡。而左旋糖的生产过程，就是植物走向死亡的过程。

这就是说，无论是动物，还是植物，一切生物体都受着天体运动左旋和右旋的影响，“天气右旋”运动主宰着一切生物的生长，“地气左旋”运动主宰着一切生物的死亡。因为天气为阳，阳主生，地气为阴，阴主死。《黄帝内经》认为，万物的生、长、壮、老、已过程，皆取决于太阳的右旋与左旋视运动。

从上述可知，生物的生命运动规律，有生必有死，生与死是生命现象的统一体，故《周易·系辞传》说：“是故知幽明之故，原始反终，故知死生之说。”这就是万事万物的运动规律，有生必有死，有正向必有反向，正反两向运动共同组成一个运动的周期规律。这就是五运六气周期循环运动的奥秘。如十天干年中有五年与五年的正反运动周期，十二地支年中有六年与六年的正反运动周期，甲子六十年中有三十年与三十年的正反运动周期。

地球自西而东逆时针方向的自旋转，表示地气，所以，《黄帝内经素问·六元正纪大论》阐述六气布政的次序是先太阳辰戌之纪，次阳明卯酉之纪，次少阳寅申之纪，次太阴丑未之纪，次少阴子午之纪，终厥阴巳亥之纪。受地球自西向东逆时针方向的自转的影响，会使大气产生顺时针方向的旋转，这也是太阳周日视运动自东而西的旋转方向，表示天气，所以《黄帝内经素问·六元正纪大论》在阐述六气“十二变”的次序是先厥阴，次少阴，次太阴，次少阳，次阳明，终太阳。地球自转会使气流获得逆时针方向的运动，即自西向东的运动，并将地面上大量的暖湿空气沿逆时针方向向内盘吸引，然后上升到高空（地气上升），被那里的冷空气所包围，形成积雨云，会形成雷雨。雨后天晴，地面水分受太阳光热作用而蒸发，地面暖湿气流又形成新的低气压中心，产生新的降雨。这一过程周而复始，循环不已。而旱灾、涝灾就是在这天气和地气的复杂运动中形成的。画成平面图如下（图 129 ~ 图 131）

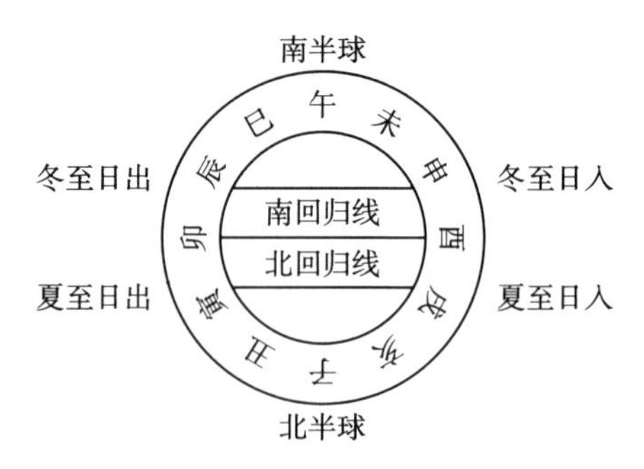

图 129　太阳周年视运动图

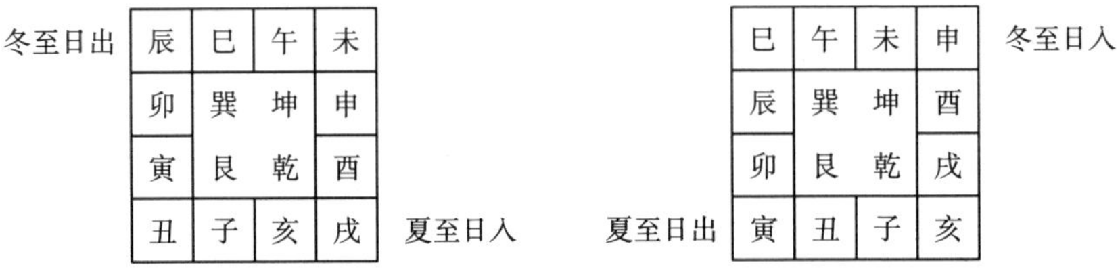

冬至日出
辰 巳 午 未
卯 巽 坤 申
寅 艮 乾 酉
丑 子 亥 戌
夏至日入
巳 午 未 申
辰 巽 坤 酉
卯 艮 乾 戌
寅 丑 子 亥
冬至日入
夏至日出

甲图（五行方位图）　乙图（六合图）

图 130　二至太阳出入图

由这个太阳周年视运动图可以变化成如下的太阳周年视运动纳子图。

午 未 坤 申 酉 戌 乾 亥 子 丑 艮 寅 卯 辰 巽 巳

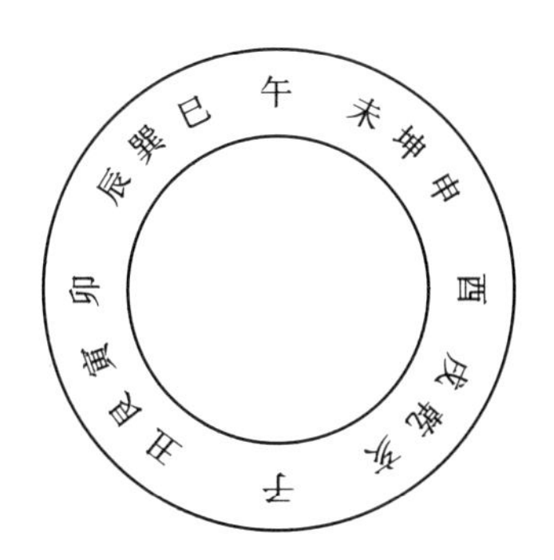

图 131　太阳周年视运动纳子图

我们把太阳周年视运动纳子图和月体纳甲图及二十八宿合起来，不就是五运六气中所说的天纲图吗？

《黄帝内经素问·天元纪大论》记载《太始天元册》如下。

太虚廖廓，肇基化元，万物资始，五运终天，布气真灵，总统坤元，九星悬朗，七曜周旋，曰阴曰阳，曰柔曰刚，幽显既位，寒暑弛张，生生化化，品物咸章。

《黄帝内经素问·五运行大论》记载《太始天元册》如下。

丹天之气，经于牛女、戊分。

黅天之气，经于心尾、己分。

苍天之气，经于危室、柳鬼。

素天之气，经于亢氐、昴毕。

玄天之气，经于张翼、娄胃。

所谓戊己分者，奎壁、角轸，则天地之门户也。

夫候之所始，道之所生，不可不通也。

五运六气、日月星辰是一个整体，不能分开看待。《周易》“资始”是讲乾天的，“坤元”是讲坤地的，总论乾坤天地定位，在天地这个宇宙架构之间有“九星悬朗，七曜周旋，曰阴曰阳，曰柔曰刚，幽显既位，寒暑弛张，生生化化，品物咸章”运行，《周易·系辞传》概括为“日月运行，一寒一暑”，突出日月作用。《黄帝内经素问·八正神明论》概括为“日月星辰四时八正之气”，并明确指出“星辰者，所以制日月之行也”，明确二十八宿记录日月行程的作用。所以，《黄帝内经素问·五运行大论》接下说：“夫变化之用，天垂象，地成形，七曜纬虚，五行丽地。地者，所以载生成之形类也。虚者，所以列应天之精气也。形精之动，犹根本之与枝叶也，仰观其象，虽远可知也。”

人们据此做图称作“五气经天图”或“五运六气生成图”等。笔者将这个图定义为“日月星辰天纲图”（图 132）。如果对这个图都没有明了，就不能真正读懂弄通五运六气。

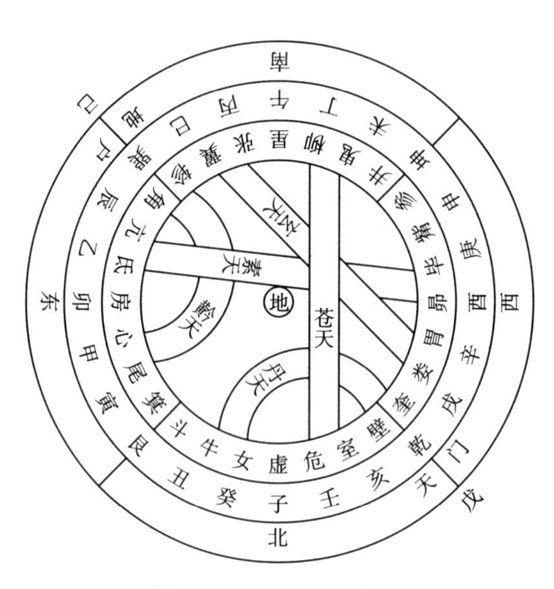

图 132　日月星辰天纲图

这个图是人们站在地上观天得到的天象图，所以中央点一定是观测者的地点，故笔者将“地”放置到中点。

一、解析日月星辰天纲图

大家一开始看这个图可能看不懂，然而当笔者把这个图结构解剖分析一下，就会明白其来源了。上面天纲图从里到外分为四层。

第一层，最中心是一“地”字，代表观测者面南观天的地点。

第二层，是五气经天示意十天干化五运：甲己化土运，乙庚化金运，丙辛化水运，丁壬化木运，戊癸化火运。

第三层，是二十八宿，用来标记日月行程。

首先要明白二十八宿的用途。王充《论衡》说：“二十八宿为日月舍，犹地有邮亭，为长吏廨矣。邮亭著地，亦如星舍著天也。”《史记·历书》说：“舍者，日月所舍。”《黄帝内经素问·八正神明论》说：“星辰者，所以制日月之行也。”《黄帝内经素问·六节藏象论》说：“天度者，所以制日月之行也……日行一度，月行十三度而有奇焉。”由此可知二十八宿与日月的关系了，如《灵枢经·卫气行》说：“岁有十二月，日有十二辰，子午为经，卯酉为纬。天周二十八宿，而一面七星，四七二十八星。”二十八，来源于月亮在恒星月中的运行位置。恒星月是指月亮在恒星间回到同一位置的周期，为27.33天。“舍”“宿”均有“停留”的意思，月亮每晚在恒星间都有一个位置，如同人旅居停留一样，每月更换二十八次。这是二十八宿的本义。古人主要目的是通过月球在天空中的位置，进而推定太阳的行程位置。二十八宿是用来量度日月运动行程的，日月行于黄道，所以有黄道二十八宿说。即言日月行于某某宿到某某宿。《吕氏春秋·圆道》则说：“月躔二十八宿，轸与角属，圆道也。”这说明日月运行始于龙头角宿，终于轸宿，一周也，故云圆道。《黄帝内经素问·五运行大论》说：“余闻五运之数于夫子，夫子之所言，正五气之各主岁尔，首甲定运，余因论之。”此处的“首甲定运”就是以冬至合朔甲子日作为起元的天文历算起点，即《史记·历书·历术甲子篇》所说“甲子夜半朔旦冬至”。“地户”正是冬至日出处。古人曾长期把冬至作为天道大周期计算的初始点和太阳回归年的起点。而且有了二十八宿这把标尺，那么偕日出、偕日没的论点，冲日法的论点，昏中旦中测定太阳位置的论点等，就全部包括其中了。

请注意，日月星辰天纲图上的二十八宿和《灵枢经·卫气行》中的二十八宿位置是《尚书·尧典》二十八宿的位置，不是唐代王冰时的二十八宿位置，不可能是王冰时代画出的图。据赵定理先生考证，把此图直接与郑玄易图（郑玄爻辰值二十八宿图）、《尚书·尧典》仲春昏时中星图对照，立可得出三图天象相同，为《尚书·尧典》时代历元天象。按照冯时先生的观点，张宿和危宿于二分日位于南中天的时间约为公元前4000年，距今6 000年，也不是王友军先生说的王冰时代的二十八宿位置。

第四层，是天干、地支、八卦层。其中有日、月、地三体系运动规律。天干标记月体纳甲，地支标记太阳南北往返十二月。八卦标记太阳南北回归线往来视运动。

第五层，是四方位层，表示东、南、西、北地平四方位，并将二十八宿划分为四组，角亢氐房心尾箕属东方苍龙，井鬼柳星张翼轸属南方朱雀，奎娄胃昴毕觜参属西方白虎，斗牛女虚危室壁属北方玄武。二十八宿的排列顺序是始于角宿，终于轸宿，逆时针方向排列（图133）。

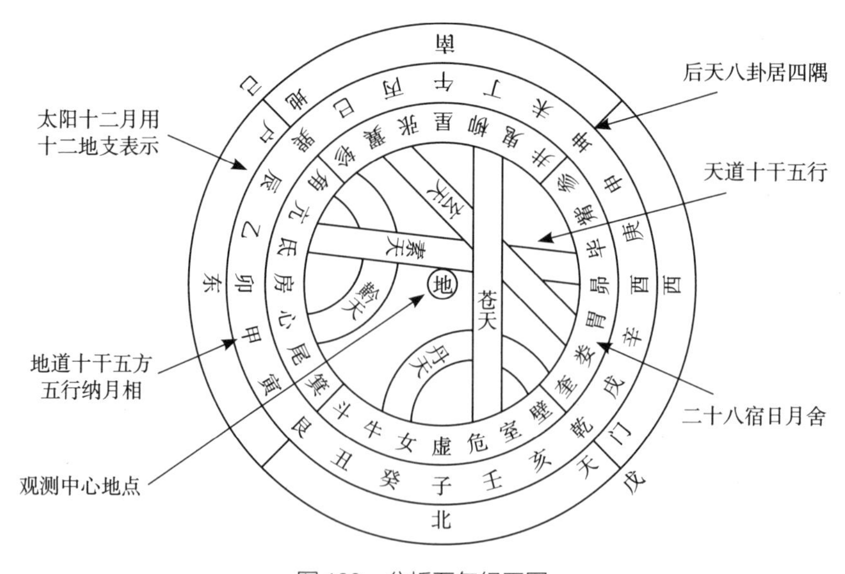

图133　分析五气经天图

二、“五气经天”之“三易”

“三易”是《周易》的三大原则，谓不易、变易、简易。不易谓永恒存在不变，万古长青；变易谓万事万物随时随地都在不停地变化；简易谓大道至简，将流散无穷的千万变化，一言以蔽之，“五气经天图”就含有三易大原则。

（一）“五气经天”之“不易”

《黄帝内经素问·生气通天论》说：“天运当以日光明。”《管子·枢言》说：“道之在天，日也。”《灵枢经·逆顺肥瘦》说：“圣人之为道也，明于日月。”《黄帝内经素问·上古天真论》说：“法则天地，象似日月。”《周易·系辞传》说：“悬象著明莫大乎日月。”看来研究天，主要是研究日月，古人将研究日月的成果概括在“五气经天图”中。

在日、地关系中，太阳的南北回归线视运动是永恒不变的。在日、月、地三体系关系中，朔望月视运动是永恒不变的。

1. “不易”的太阳南北回归线视运动

（1）太阳三线四点视运动：太阳在南北回归线之间的视运动是永恒不变的，这是日地之间的相互运动关系，在南回归线有冬至，北回归线有夏至，中间经过赤道线春分、秋分，故称太阳三线四点视运动（图 134）。

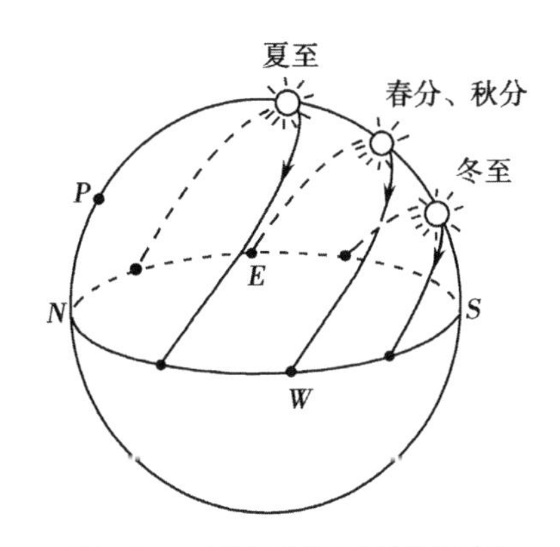

图 134　太阳三线四点视运动图

古人详细记载了观察太阳三线四点视运动的过程及作用，并在《尚书·尧典》中记载如下。

乃命羲和，钦若昊天，历象日月星辰，敬授人时。

分命羲仲，宅嵎夷，曰旸谷。寅宾出日，平秩东作。日中，星鸟，以殷仲春。厥民析，鸟兽孳尾。

申命羲叔，宅南交。平秩南讹，敬致。日永，星火，以正仲夏。厥民因，鸟兽希革。

分命和仲，宅西，曰昧谷。寅饯纳日，平秩西成。宵中，星虚，以殷仲秋。厥民夷，鸟兽毛毨。

申命和叔，宅朔方，曰幽都。平在朔易。日短，星昴，以正仲冬。厥民隩，鸟兽氄毛。

帝曰：咨！汝羲暨和。期三百有六旬有六日，以闰月定四时，成岁。允厘百工，庶绩咸熙。

“仲冬”指冬至太阳在南回归线，“仲夏”指夏至太阳在北回归线，“仲春”“仲秋”指太阳在赤道线，乃是标准的太阳三线四点视运动。“星昴”“星火”“星鸟”“星虚”是记录太阳行程的二十八宿。

太阳的三线四点运动呈现的是二分、二至、四立八节太阳历。而一年366日，并“以闰月定四时成岁”，则是阴阳合历。其中有物候“鸟兽孳尾”“鸟兽希革”“鸟兽毛毨”“鸟兽氄毛”和民事“厥民析”“厥民因”“厥民夷”“厥民隩”“允厘百工，庶绩咸熙”，即“候之所始，道之所生”也。太阳的三线四点运动是黄道坐标系统，而春、夏、秋、冬四时则属于赤道坐标系统。

一万年前古人站在地球上看到的太阳南北回归线视运动是这样，我们今天的人站在地球上看到的太阳南北回归线视运动还是这样，永恒不变，青春常在。尽管有岁差的原因，四点春分、秋分、夏至、冬至在二十八宿间有变化，但太阳在南北回归线之间的视运动规律不会变化。

美国国家地理频道 2010 年 12 月 28 日发出的一则新闻“Sun Pictures:A Full Year in a Single Frame”，引起了众多天文爱好者的瞩目。摄影师 Girona 在西班牙，从 2003 年 3 月开始至 2004 年 3 月结束，坚持每隔 7 天固定在早上09:15，以同一相机同一固定角度拍摄天空中的太阳，最后将全年53周的图片完美整合在一起，如下图所示（图135）。

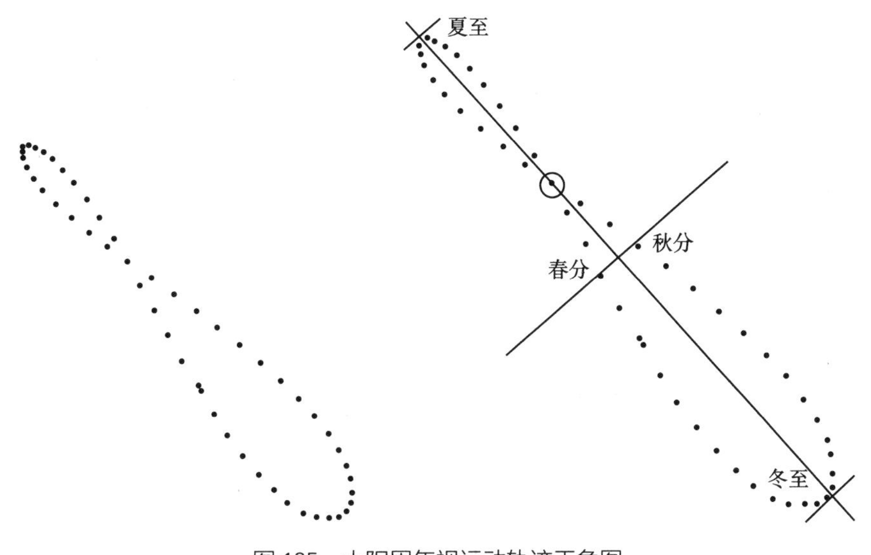

图135　太阳周年视运动轨迹天象图

在“日月星辰天纲图”中，十二地支和八卦是标记太阳视运动规律的。首先是太阳的南北回归线视运动，《周髀算经》对太阳周年视运动的描述记述如下（图136）。

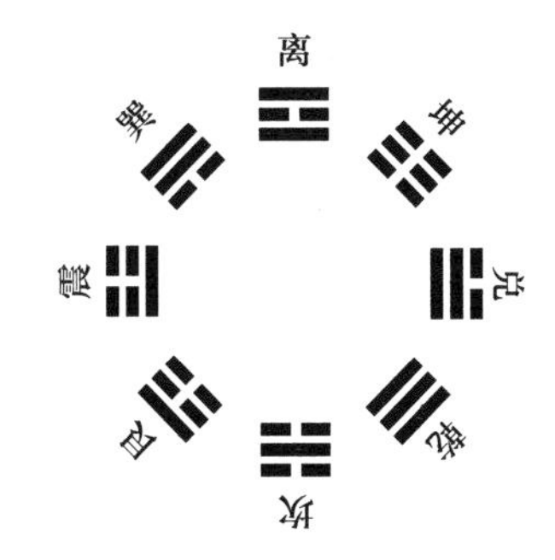

图136　后天八卦图

冬至昼极短，日出辰而入申……夏至昼极长，日出寅而入戌。

冬至……日出巽而入坤，见日光少，故曰寒。夏至……日出艮而入乾，见日光多，故曰暑。

冬至日出辰而入申，说明辰申连线在南回归线。夏至日出寅而入戌，说明寅戌连线在北回归线。

将巽坤艮乾四卦嵌入太阳南北回归线视运动图中，将获得太阳周年视运动纳子图如下（图137）。

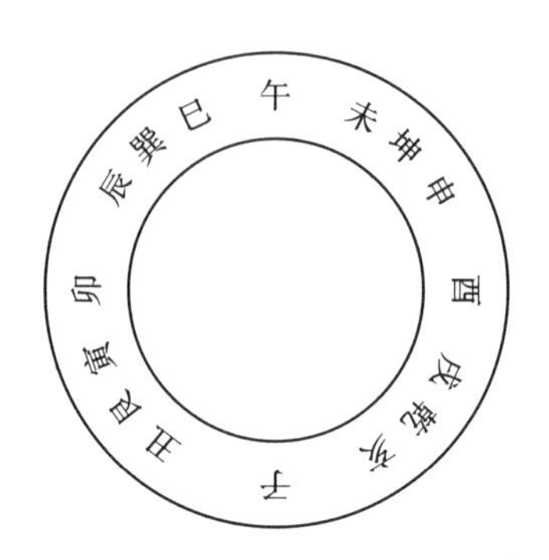

图 137　太阳周年视运动纳子图

这个太阳周年视运动纳子图，包含着永恒不变的太阳三线四点视运动和“七衡六间”视运动。

（2）“七衡六间”视运动：《周髀算经》记载着太阳南北回归线视运动的“七衡六间图”，这是日、月、地三体系运动关系图。《周髀算经》说：“凡为日、月运行之圆周，七衡周而六间，以当六月节。”这是指太阳的周年南北回归线视运动，太阳周年往返南北回归线的视运动实际上是不间断的螺旋视运动，而“七衡”是太阳在不同朔望月月份视运动的七个同心圆轨道，是假设的说理宇宙模型，相邻两圆间有一道间隔，故称“六间”。这七个同心圆的划分是由朔望月决定的，在每个朔望月周期处画一个圆，六个朔望月画七个同心圆。这是典型的十二月阴阳合历。衡者，量也，度量两衡之间的距离。对北半球来说，七个同心圆中最内的一个名“极内衡”，是太阳运行到北回归线夏至时的日道；最外的一个圆名“极外衡”，是太阳运行到南回归线冬至时的日道；中衡是太阳在赤道线春分、秋分时的日道。这就是著名的三线四点视运动，从而表现出昼夜、春夏秋冬四季的变化。《周髀算经》对四季的解释说：夏时阳气多，阴气少，冬天阴气多，阳气少。故《黄帝内经素问·厥论》说：“春夏则阳气多而阴气少，秋冬则阴气盛而阳气衰。”《灵枢经·根结》说：“阴阳之道，孰少孰多……发于春夏，阴气少而阳气多……发于秋冬，阳气少而阴气多。”《黄帝内经素问·四气调神大论》说：“四时阴阳者，万物之根本也，所以圣人春夏养阳，秋冬养阴，以从其根，故与万物沉浮于生长之门”，这是将一年四时分为阴阳两仪，春夏主阳为阳仪，秋冬主阴为阴仪，这是指日、地关系中的太阳一年回归线视运动规律。

对北半球来说，将“七衡六间图”中分，则太阳由南回归线往北回归线运行有六个朔望月，由北回归线往南回归线运行也有六个朔望月，则用十二地支标记，可用下图说明（图 138）。

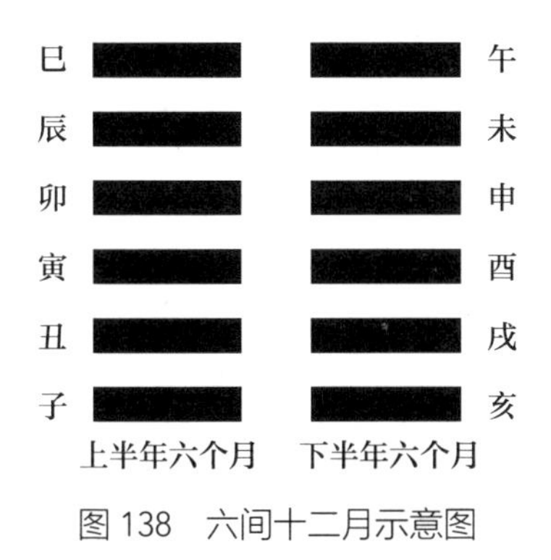

图 138　六间十二月示意图

上半年“六间”六个朔望月用子、丑、寅、卯、辰、巳六地支标纪，下半年“六间”六个朔望月则用午、未、申、酉、戌、亥六地支标纪，用十二地支标纪十二个朔望月是永恒不变的。这就是所谓的“天以六为节”（《黄帝内经素问・天元纪大论》）、“天以六六为节”（《黄帝内经素问・六节藏象论》），这种太阳回归年和十二个朔望月组成的历法是阴阳合历。太阳回归年起始点在冬至子时，朔望月起始点在甲，故《黄帝内经素问・六微旨大论》说：“天气始于甲，地气始于子，子甲相合，命曰岁立，谨候其时，气可与期。”这里有太阳黄道运行周，有黄道二十八宿来记录日月的运行里程，还有黄道十二宫次。因为太阳的南北回归线视运动是日、地之间的相互运动，所以，还暗含赤道运行周，以及赤极围绕黄道的旋转、章动及岁差。

（3）十二地支化六气（图 139）：太阳在天运动主寒热六本气，太阳在南回归线冬至子时和北回归线夏至午时的阴阳消长及温度寒热是对待相反的，即所谓正化对化，而称子午少阴；根据同一道理，按十二地支次序则称丑未太阴、寅申少阳、卯酉阳明、辰戌太阳、巳亥厥阴，如《黄帝内经素问·五运行大论》说："子午之上，少阴主之；丑未之上，太阴主之；寅申之上，少阳主之；卯酉之上，阳明主之；辰戌之上，太阳主之；巳亥之上，厥阴主之。"《黄帝内经素问·天元纪大论》说："子午之岁，上见少阴；丑未之岁，上见太阴；寅申之岁，上见少阳；卯酉之岁，上见阳明；辰戌之岁，上见太阳；巳亥之岁，上见厥阴。少阴所谓标也，厥阴所谓终也。厥阴之上，风气主之；少阴之上，热气主之；太阴之上，湿气主之；少阳之上，相火主之；阳明之上，燥气主之；太阳之上，寒气主之。所谓本也，是谓六元。"这是从春分开始以六本气顺序定六经次序。

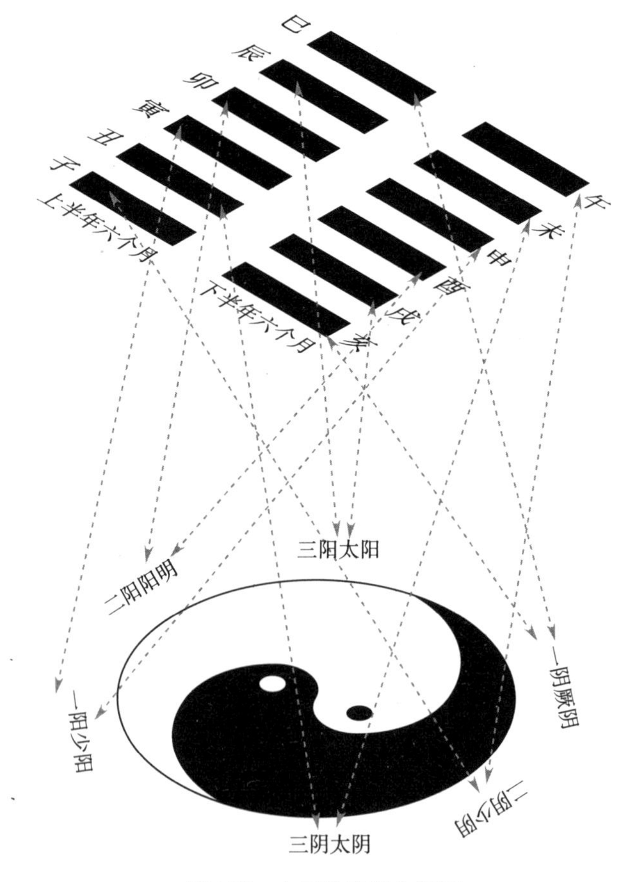

图 139　十二地支化六气图

（4）六气分司天在泉：六气是日地之事，主气属于地球大气层内的六个时间段的六气。太阳南北回归线视运动属于客气，从南回归线向北回归线运行属于上半年，从北回归线向南回归线运行属于下半年，故客气有上半年、下半年之分，司天主上半年，在泉主下半年，故《黄帝内经素问·六元正纪大论》说："岁半之前，天气主之，岁半之后，地气主之，上下交互，气交主之，岁纪毕矣。"《黄帝内经素问·至真要大论》说："初气终三气，天气主之……四气尽终气，地气主之。"初之气至三之气，司天之气主之；四之气到终之气，在泉之气主之。

（5）二分岁时：太阳南北回归线视运动将太阳回归年一分为二，即二分岁时。投射到地道即是寅申二分岁时，春夏为上半年阳仪系统，秋冬为下半年阴仪系统，如《黄帝内经素问·四气调神大论》，此将一年分为四时，四时含有五行，即四时之每时含有脾土行"十八日"，如《黄帝内经素问·太阴阳明论》说："脾者土也，治中央，常以四时长四藏，各十八日寄治，不得独主于时也。脾藏者，常著胃土之精气也。土者，生万物而法天地，故上下至头足，不得主时也。"四时末各十八日，共七十二日，所以《黄帝内经素问·刺要论》说："刺皮无伤肉，肉伤则内动脾，脾动则七十二日四季之月，病腹胀烦，不嗜食。"王冰注："七十二日四季之月者，谓三月、六月、九月、十二月各十二日后，土寄旺十八日也。"丑未辰戌在四季之末，故曰寄旺于四季之末各十八日。这种"脾者土也，治中央，常以四时长四藏，各十八日寄治"的分法有确实的临床实践应用，如《金匮要略·黄疸病脉证并治第十五》说"黄疸之病，当以十八日为期"。因为土行"不得独主于时"而含于春木、夏火、秋金、冬水之内，当属于古代《四时五行经》说。

2. **"不易"的朔望月视运动** 朔望月是日月地三体系相互运动形成的，古人将朔望月视运动规律用十天干标纪。古人将其观察月亮的天象图描述记载于《周易参同契》一书中，具体记述如下。

三日出为爽，震庚受西方。

八日兑受丁，上弦平如绳。

十五乾体就，盛满甲东方。蟾蜍与兔魄，日月炁双明。蟾蜍视卦节，兔者吐生光。

七八道已讫，曲折低下降。十六转受统，巽辛见平明。

艮直于丙南，下弦二十三。

坤乙三十日，东北丧其朋。节尽相禅与，继体复生龙。

壬癸配甲乙，乾坤括始终。

七八数十五，九六亦相应，四者合三十，阳炁索灭藏，八卦布列曜，运移不失中。

古人将这段话归纳为月体纳甲图（图 140），十天干在“五气经天图”中化为五运。这朔望月是太阴历。

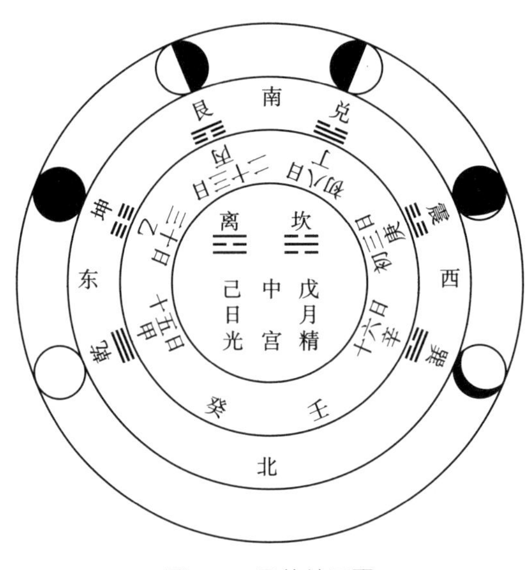

图 140　月体纳甲图

（1）朔望月纳甲图：这个朔望月天象是永恒不变的，青春常在的，一万年前古人站在地球上看到的朔望月视运动是这样，我们今天的人站在地球上看到的朔望月视运动还是这样。这里有月亮运动的白道轨迹。

《黄帝内经》认为天地之间万象纷纭，但日月星辰对地球的作用并非千头万绪，而有着统一的环节和原理，这就是日月，月化五运阴阳，日化六气阴阳，日为天道主六气，月为地道主五运。天为阳，地为阴，阴阳就是日月。所以，《黄帝内经》反复强调太阳周年视运动，“四时阴阳者，万物之根本也，所以圣人春夏养阳，秋冬养阴，以从其根，故与万物沉浮于生长之门”（《黄帝内经素问·四气调神大论》），朔望月视运动为“五运阴阳者，天地之道也，万物之纲纪，变化之父母，生杀之本始，神明之府也”（《黄帝内经素问·天元纪大论》），并以此为纲，阐述了天地关系、日地关系、月地关系及日、月、地三体系关系等基本天文因素对地球的影响，描绘出了一个主宰生命活动的天地日月星辰巨大的宇宙系统，那就是日月星辰视运动天象图。这是古人坐地面南观天看到的天象，不仅是古人坐地观天，就是现在我们老百姓还是在坐地观天，坐地观天是永恒的主题，遥望茫茫太空，看到天上最大的运动物象是日月，如《周易·系辞传》说：“是故法象莫大乎天地；变通莫大乎四时；悬象著明莫大乎日月”“日月运行，一寒一暑”。所谓“候之所始，道之所生”，是对日月星辰视运动天象图的总括性论断。

（2）十天干化五运：朔望月的运行有四相四特征点和封闭五特征点的规律。从图 141 可以看出，甲为望月，乙为下弦，丙为朔月，丁为上弦，此为朔望月运行之四相，运行到戊则为封闭五特征点。再一周又是五特征点，而合为中央甲己土、西方乙庚金、北方丙辛水、东方丁壬木、南方戊癸火，所谓十天干化五运也（图 142）。

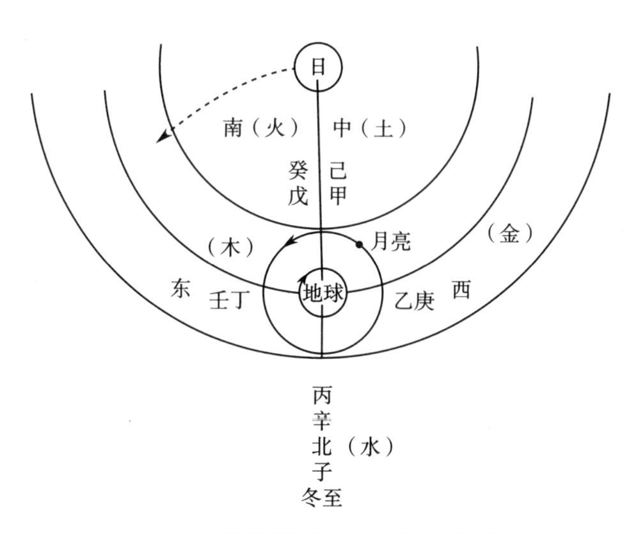

图 141　朔望月运行十天干化五运土

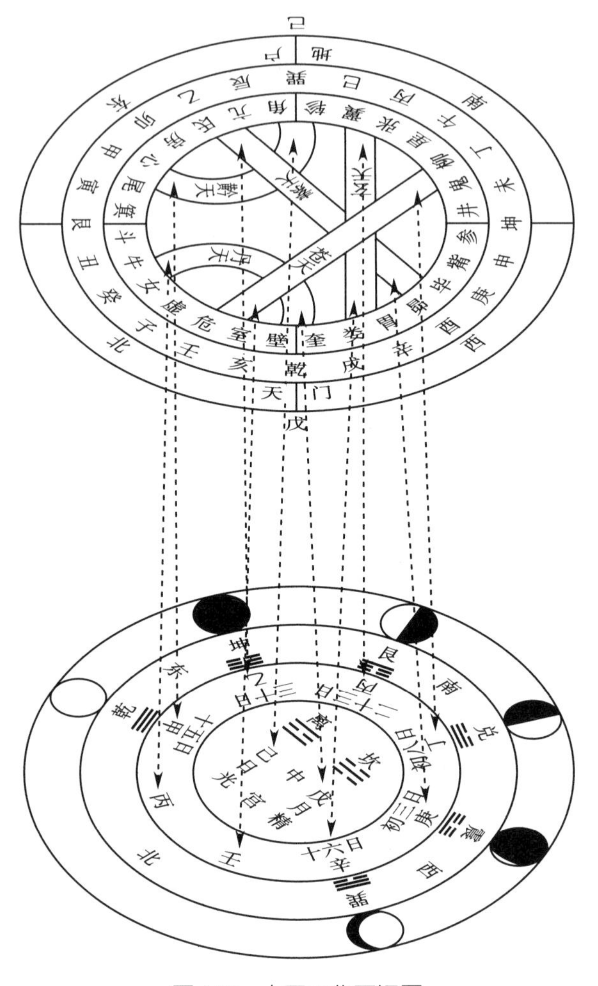

图142　十天干化五运图

（3）月体纳甲图十天干方位：月体纳甲图中，甲乙在东方，丙丁在南方，戊己在中方，庚辛在西方，壬癸在北方。这种十天干五方五季的设置在《黄帝内经》中有记载，《黄帝内经素问·风论》记载如下。

春甲乙……夏丙丁……季夏戊己……秋庚辛……冬壬癸……

《黄帝内经素问·藏气法时论》记载如下。

肝主春，足厥阴少阳主治。其日甲乙……

心主夏，手少阴太阳主治。其日丙丁……

脾主长夏，足太阴阳明主治。其日戊己……

肺主秋，手太阴阳明主治。其日庚辛……

肾主冬，足少阴太阳主治。其日壬癸……

《灵枢经·顺气一日分为四时》记载如下。

肝为牡藏，其色青，其时春，其日甲乙……

心为牡藏，其色赤，其时夏，其日丙丁……

脾为牝藏，其色黄，其时长夏，其日戊己……

肺为牝藏，其色白，其时秋，其日庚辛……

肾为牝藏，其色黑，其时冬，其日壬癸……

日为地球自转一周，属于地道。月亮是地球的卫星，也属于地道，故都用五方十天干表示。其实这就是《汉书·天文志》所说。

月有九行者：黑道二，出黄道北；赤道二，出黄道南；白道二，出黄道西；青道二，出黄道东。立春、春分，月东从青道；立秋、秋分，西从白道；立冬、冬至，北从黑道；立夏、夏至，南从赤道。然用之，一决房中道。青赤出阳道，白黑出阴道。

因为五运五方各出二道而有太过不及，故《黄帝内经素问·玉机真藏论》记载如下。

春脉者肝也，东方木也，万物之所以始生也……其气来实而强，此谓太过，病在外；其气来不实而微，此谓不及，病在中……太过则令人善忘，忽忽眩冒而巅疾；其不及则令人胸痛引背，下则两胁胠满。

夏脉者心也，南方火也，万物之所以盛长也……其气来盛去亦盛，此谓太过，病在外；其气来不盛去反盛，此谓不及，病在中……太过则令人身热而肤痛，为浸淫；其不及则令人烦心，上见咳唾，下为气泄。

秋脉者肺也，西方金也，万物之所以收成也……其气来毛而中央坚，两傍虚，此谓太过，病在外；其气来，毛而微，此谓不及，病在中……太过则令人逆气而背痛，愠愠然；其不及则令人喘，呼吸少气而咳，上气见血，下闻病音。

冬脉者肾也，北方水也，万物之所以合藏也……其气来如弹石者，此谓太过，病在外；其去如数者，此谓不及，病在中……太过则令人解㑊，脊脉痛而少气不欲言；其不及则令人心悬如病饥，䏚中清，脊中痛，少腹满，小便变。

脾脉者土也，孤藏以灌四傍者也……其来如水之流者，此谓太过，病在外；如鸟之喙者，此谓不及，病在中……太过则令人四支不举，其不及则令人九窍不通，名曰重强。

（4）五分岁时：朔望月行九道，将太阳回归年分为青、赤、中（黄）、白、黑五道，即春、夏、长夏、秋、冬五时，如《黄帝内经素问·金匮真言论》说："东方青色""南方赤色""中央黄色""西方白色""北方黑色"，《黄帝内经素问·六节藏象论》的"春气""夏气""土气""秋气""冬气"，即《黄帝内经》中的"五运阴阳"五行五时也。如《黄帝内经素问·阴阳类论》所说："春，甲乙，青，中主肝，治七十二日。"《灵枢经·五音五味论》说："足太阴，藏脾，色黄，味甘，时季夏。"或主长夏。《淮南子·天文训》则记载："壬午冬至，甲子受制，木用事，火烟青；七十二日，丙子受制，火用事，火烟赤；七十二日，戊子受制，土用事，火烟黄；七十二日，庚子受制，金用事，火烟白；七十二日，壬子受制，水用事，火烟黑；七十二日而岁终。"

日属于地球自转一周，属于地道。月亮是地球的卫星，也属于地道，故都用五方十天干表示。将一岁分为五行时令，《黄帝内经素问·天元纪大论》说此属于地道阴阳之五行，因为这里的土行有独立的"时令"，当属于古代《阴阳五行时令》说。

（二）"五气经天"之"变易"

日月视运动有永恒变化的规律，但其中也包含着"变易"。

1. **七衡六间在变**　《黄帝内经素问·六微旨大论》说："日行一周，天气始于一刻，日行再周，天气始于二十六刻，日行三周，天气始于五十一刻，日行四周，天气始于七十六刻，日行五周，天气复始于一刻，所谓一纪也。是故寅午戌岁气会同，卯未亥岁气会同，辰申子岁气会同，巳酉丑岁气会同，终而复始。"太阳一回归年 365.25 日，0.25 日 4 年整数化成 1 日，《黄帝内经素问·六微旨大论》就以 4 年为一小周，15 小周 60 年为一大周，成为著名的六十甲子历周期。并按此4年一小循环周期的特性找出60年中的岁气会同年，所谓岁气会同年，就是位相相同的年。岁气会同年共有20小组，每4小组为1大组，可分成5大组。每1小组3年，组成一个三合局。这是古代四分历的模型。

众所周知，太阳一个回归年有365.25日，十二个朔望月只有354天，所以有5年2闰，19年7闰法，来调整朔望月和回归年的60年周期。虽然插入了变化的闰月，但十二地支标纪十二月不变，只在某月插入一个闰朔望月就行了。

2. **五运太过不及与月行九道变** 朔望月纳甲天象图虽然不变，但月亮的运行轨迹却有变化，如月行有九道之变。《汉书·天文志》记载如下。

月有九行者：黑道二，出黄道北；赤道二，出黄道南；白道二，出黄道西；青道二，出黄道东。立春、春分，月东从青道；立秋、秋分，西从白道；立冬、冬至，北从黑道；立夏、夏至，南从赤道。然用之，一决房中道。青赤出阳道，白黑出阴道。若月失节度而妄行，出阳道则旱风，出阴道则阴雨。

……

至月行，则以晦朔决之。日冬则南，夏则北；冬至于牵牛，夏至于东井。日之所行为中道，月、五星皆随之也。

大、小月一年360日，月行五方称五季，每季72日，《黄帝内经》有记载。《黄帝内经素问·阴阳类论》说："春甲乙青，中主肝，治七十二日。"《黄帝内经素问·刺要论》说："刺皮无伤肉，肉伤则内动脾，脾动则七十二日四季之月，病腹胀烦不嗜食。"《黄帝内经素问·太阴阳明论》说："脾者土也，治中央，常以四时长四藏，各十八日寄治，不得独主于时也。"一季有18日，四季为72日。这里表示的是五运，五运有太过不及，故不是平均每月36日，不能说这是十月太阳历。

（1）十天干的太过、不及。所谓九道内外，指月行黄道内外。行东方黄道内外为青道，行南方黄道内外为赤道，行西方黄道内外为白道，行北方黄道内外为黑道，加上黄道共九道。岁运太过行黄道外为阳道主旱风，岁运不及行黄道内为阴道主阴雨，故云"月主风雨"。东方青，南方赤，西方白，北方黑，中央黄，《黄帝内经素问·至真要大论》说："厥阴司天为风化……司气为苍化……太阴司天为湿化……司气为黅化……少阳司天为火化……司气为丹化……阳明司天为燥化……司气为素化……太阳司天为寒化……司气为玄化……"于此可知，六气五方五色，故云"五气经天"为五色天，"五气经天"就是日月运行于五方五天，根本不是天上呈现出五种气的颜色，更不是什么北极光，那只是无稽猜想的望文解义！这就是五运五行的真实起源，因为月亮是地球的卫星，故五运五行属于地道，《黄帝内经素问·天元纪大论》说："木火土金水火，地之阴阳也，生长化收藏，下应之。"地气上行于天而称天气五运。月亮五气经天轨迹是地道在躔黄道按顺时针方向运行，呈现出五行按春、夏、秋、冬顺序相生的规律。所以，月亮运行之五行就是管理天时的大法，《尚书·甘誓》记载："有扈氏威侮五行，怠弃三正"，不遵守天道规律而失国，《洪范》记载箕子向周武王讲治国的九条大法，第一条就是五行管理大法。《礼记·礼运》说："播五行于四时"。沈括在《梦溪笔谈·象数》中说："五行之时，谓之五辰，《书》曰'抚于五辰'是也。"《梦溪笔谈·补笔谈》又讲到，"五行之时谓之五辰者，春夏秋冬各主一时……十二月谓之十二辰，则五行之时谓之五辰也。"可见五行的实际含义就是月亮五方运行之木、火、土、金、水五行，上为五时。

以观测者站在地球上观察到月亮视运动随八节（立春、春分、立夏、夏至、立秋、秋分、立冬、冬至）出入于黄道内外，月亮出入升降于黄道内外与黄道的交点叫黄白交点，黄白交点位于二分二至四立八节（图143）。由于黄白交点的出入升降变化，还引起黄赤交角和黄白交角周期性地交错，就造成赤白交角因两者的加减有 18.61 年的周期变化。月亮出黄道外离地球远为太过，用阳天干及成数表示对地球影响相对小而灾轻；月亮出黄道内离地球近为不及，用阴天干及生数表示对地球影响大而灾重。

"日月星辰天纲图"以太阳南北回归线视运动为核心基础，太阳黄道"六节分""静而守位"。月亮躔黄道永远不停地西退"变动不居"。

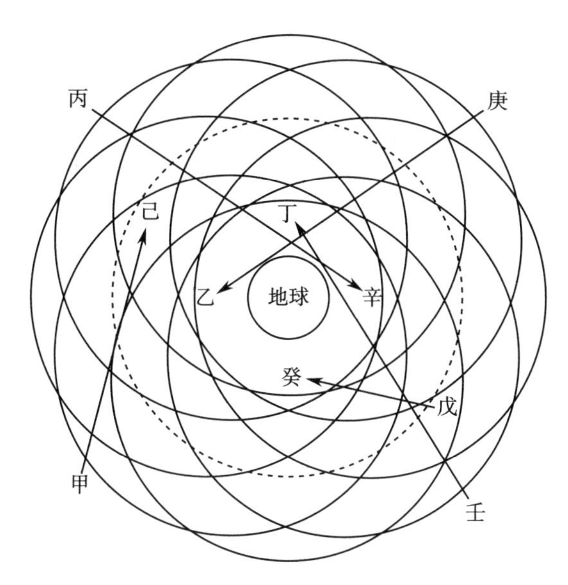

图 143　月行九道合十天干化五运图（图中虚线是黄道）

月体纳甲说的真实科学内涵，今人知者鲜矣。笔者现从以下三个方面加以阐释。

第一，月体纳甲说以十天干和八经卦立论，将十天干和八经卦分别与月相方位相配，以离坎两经卦表征日月之本相，以另六经卦分别表征月相的初出、上弦、圆月、初亏、下弦、晦月。朔望月的形成，是日、月、地三体运动的结果，人站在地球上观察日月的视运动，有方位之不同，故又以十天干表示以上特定月相所处空间方位：甲、乙位东方，丙、丁位南方，戊、己位中央，庚、辛位西方，壬、癸位北方。而甲与乙、丙与丁、戊与己、庚与辛、壬与癸各方的天干所表示的都是月亮在对点位的月相，相配之卦也为夫妻卦，如乾甲十五月相与坤乙三十的月相为对点月，艮丙二十三下弦月与兑丁上弦月为对点月等。如果我们按照月亮逐日运行的月相变化顺序：晦朔→上弦→满望→下弦→晦朔，即按邻点月相将八卦卦象和天干排出后，自震而兑而乾，表征月相自晦而明直至盈满，即从初一到十五，可视为阳长阴消的过程，这一过程在黄昏时可以观察到。自巽而艮而坤，表征月相自盈满而消退直至丧失光明隐晦，即从十六到三十，可视为阴长阳消的过程，这一过程在清晨时可以观察到（图 144）。

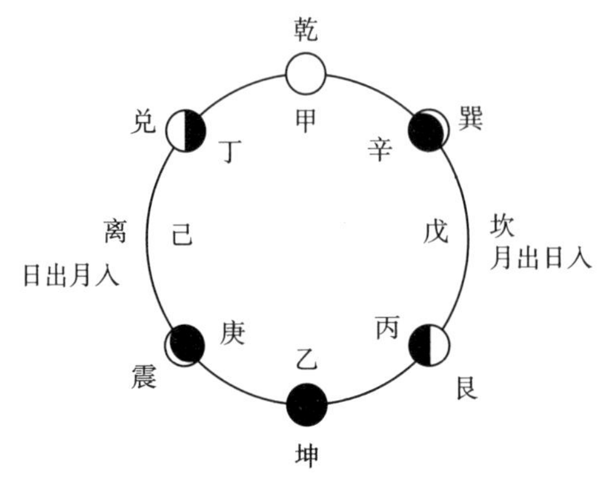

图 144　月相盈亏图

第二，朔望月的盈亏周期对地球生态万物的生长发育影响巨大，特别是在朔月、上弦月、满月、下弦月四特征位相时候，生物体往往与之有共振现象发生。

用现代天文学无法解释月躔黄道问题，月躔黄道是人站在地球上看到的日月视运动。朔望月在黄道内以朔月为主，朔望月在黄道外以望月为主，故灾害以朔月发为多而重。当朔月与望月时，日、地、月三体一线，朔月发生于月亮运行到日、地连线上，望月发生于月亮运行到日、地连线的延长线上，日、月对地球的引力合在一起时引潮力最大，发生的潮汐最大，称之“大潮”，对生物影响最大，见图 145。

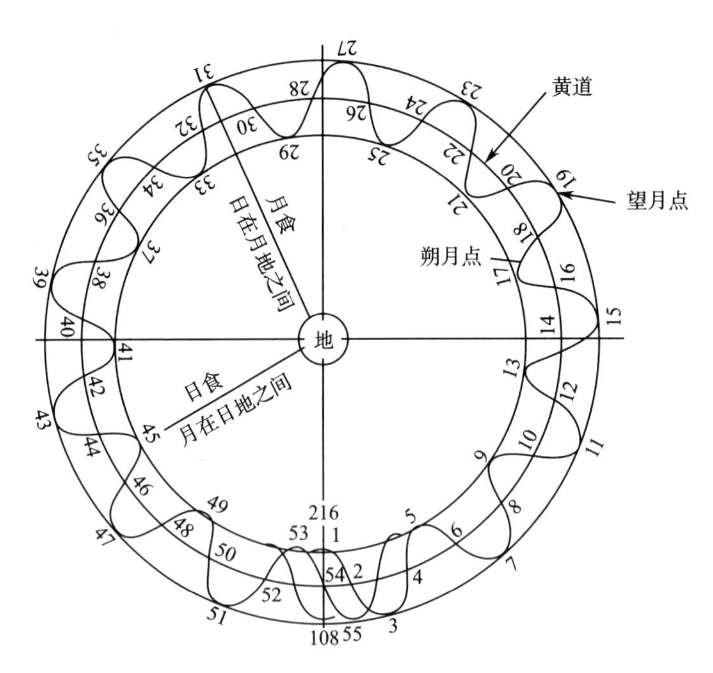

图 145　月亮视运行轨迹在黄道面上的投影

从月亮在黄道面上运行轨迹的投影可以看出，每周期都会错 1 个特征点，在不断地变化。

古人认为，朔望月黑道是凶险不吉利的日子，对地球生物有巨大影响。月行九道用纳甲图中天干所在方位记之，则青道二用甲乙记之，赤道二用丙丁记之，白道二用庚辛记之，黑道二用壬癸记之，中道用戊己记之。而十五望月纳甲壬，三十朔月纳乙癸，于是知月亮在朔、望之际为黑道，尤其是日食、月食时。

日食只发生在朔，月食只发生在望。日食、月食发生时，日、月、地三者恰好或几乎在一条直线上，这时日、月对地球的引力影响最大，所以自古以来，人们对日食、月食这种天象反应最大。两者相比，发生在朔月时的日食，因月亮离地球近，且日、月、地在一直线上，是对地球引力最大的日子，故古人最怕日食，特别重视对日食提前做出预报。所以，《黄帝内经》强调在正月朔日看灾害。《灵枢经·岁露论》就以正月朔日测灾害。

正月朔日，太一居天留之宫，其日西北风，不雨，人多死矣。

正月朔日，平旦北风，春，民多死。

正月朔日，平旦北风行，民病多者，十有三也。

正月朔日，日中北风，夏，民多死。

正月朔日，夕时北风，秋，民多死。终日北风，大病死者十有六。

正月朔日，风从南方来，命曰旱乡；从西方来，命曰白骨，将国有殃，人多死亡。

正月朔日，风从东方来，发屋，扬沙石，国有大灾也。

正月朔日，风从东南方行，春有死亡。

正月朔日，天和温不风粜贱，民不病；天寒而风，粜贵，民多病。

此所谓候岁之风，戗伤人者也。

此乃以正月朔日举例说明而已，其实十二个月的朔日都会有反映。《灵枢经·痈疽》记载如下。

故天宿失度，日月薄蚀；地经失纪，水道流溢，草萓不成，五谷不殖；径路不通，民不往来，巷聚邑居，则别离异处。血气犹然，请言其故。夫血脉营卫，周流不休，上应星宿，下应经数。寒邪客于经络之中则血泣，血泣则不通，不通则卫气归之，不得复反，故痈肿。

“日月薄蚀”即指日食、月食，日、月食可能造成大的自然灾害。

《月行九道合十天干化五运图》有以下内涵。

第一，明确了日、月、地三体系的密切关系。

第二，含有朔望月纳甲图的天象，甲十五望，乙晦朔，丙下弦，丁上弦，庚初三，辛十六，戊月己日，壬癸配甲乙朔望。月初起于月节（如立春、惊蛰等），不会起于中气（如冬至、大寒等），即太过阳干在四隅月节位，不及阴干在四正中气位。

第三，含有天道五运：甲己化土运、丙辛化水运、丁壬化木运、乙庚化金运、戊癸化火运。

第四，《月行九道合十天干化五运图》含有箭头所指地道五方五行相克规律，东方甲木克中央己土，南方丙火克西方辛金，西方庚金克东方乙木，北方壬水克南方丁火，中央戊土克北方癸水。被克的乙、丁、辛、癸受灾者在四正位和己土位（寄于四维），克它们的甲、丙、庚、壬在四维。如《黄帝内经素问·五常政大论》具体记载如下。

委和之纪（木运不及年）……眚于三。

伏明之纪（火运不及年）……眚于九。

卑监之纪（土运不及年）……眚四维。

从革之纪（金运不及年）……眚于七。

涸流之纪（水运不及年）……眚于一。

这里用的是洛书九宫数（图146）。

木运不及灾于东方木正位三宫，木运不及则用天道五运五行丁表示。

火运不及灾于南方火正位九宫，火运不及则用天道五运五行癸表示。

金运不及灾于西方金正位七宫，金运不及则用天道五运五行乙表示。

水运不及灾于北方水正位一宫，水运不及则用天道五运五行辛表示。

土运不及灾于四维土位二、四、六、八宫，土运不及则用天道五运五行己表示。

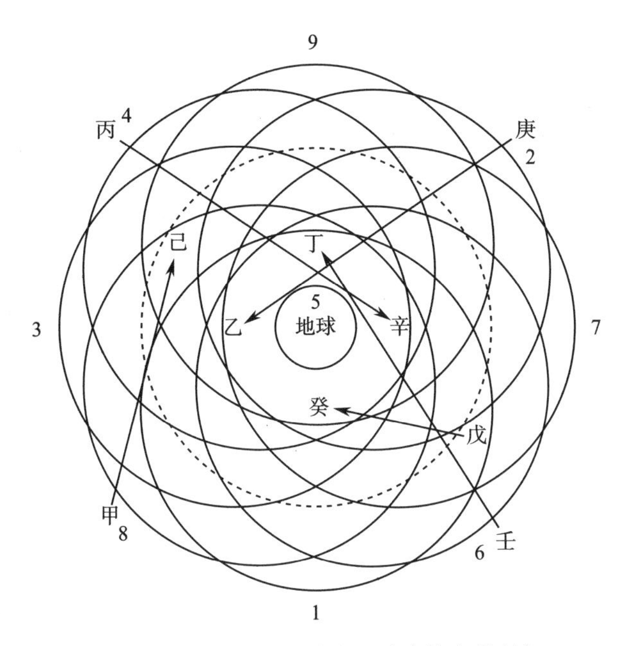

图 146 月行九道配洛书图（虚线为黄道）

第五，戊己在黄道，青甲、赤丙、白庚、黑壬阳干在黄道外，青乙、赤丁、白辛、黑癸阴干在黄道内。这说明了五阳干为太过、五阴干为不及的机制道理。故有《黄帝内经素问·天元纪大论》之说："形有盛衰，谓五行之治，各有太过不及也。"人们不明此理，作出了无稽猜想的各种臆说。五阴干在黄道内，与地球距离近，对地球的影响大容易造成灾害，故运气七篇多论不及年的灾害，而用洛书九宫标纪。月体纳甲图的五方数则用河图标纪。月亮是地球的卫星，所以月行九道属于地道，这就是所谓的"地以五为制"（《黄帝内经素问·天元纪大论》）、"地以九九制会"（《黄帝内经素问·六节藏象论》）。《黄帝内经》所用十二地支、十天干、河图、洛书之数，就是其构建的数学模型。《黄帝内经素问·六元正纪大论》说："金木水火土，运行之数。"《黄帝内经素问·六元正纪大论》又说："太过者其数成，不及者其数生，土常以生也。"这是用河图标记的（图 147）。

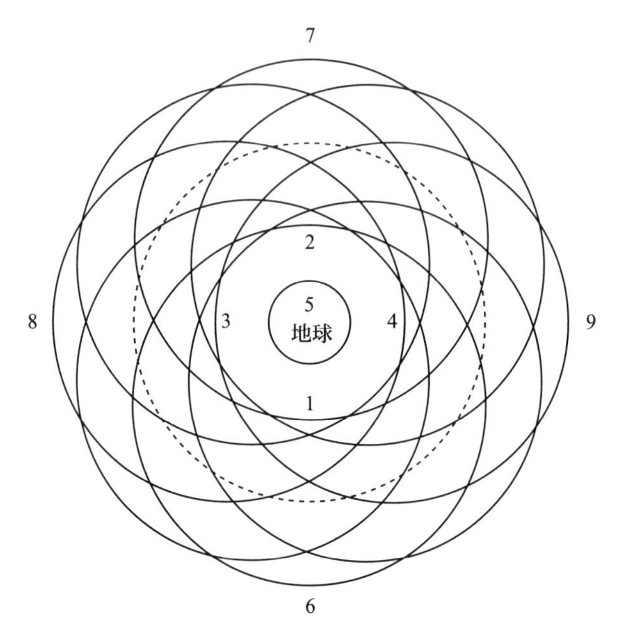

图 147　太过者其数成，不及者其数生，土常以生

因为五运十天干有太过、不及之分，不可能与平均的十月太阳历挂钩。

第六，朔望月纳甲图和月行九道图不在一个层面。

有了月行九道理论，笔者对八方八节有更深的理解。四正二分（春分、秋分）二至（冬至、夏至）属于日、地相互运动规律的三线四点视运动，即天道太阳回归年视运动规律，属于黄道坐标，“以六为节”。而月行九道属于月地相互运动规律，即地道朔望月视运动规律，因为月亮是地球的卫星，属于地球系统，“以五为制”。月亮与地球的平均距离为 384，403.9 千米，据科学家最新发现，地球大气层厚度接近 630 000 千米，高度超过月球。这也印证了月亮属于地球系统，连运行轨迹都在地球大气层之内。

由月行九道看到十天干合化五运五行，说明五行属于地道五方五行，故《黄帝内经素问・天元纪大论》说：“木火土金水火，地之阴阳也，生长化收藏，下应之。”而地气上升于天，故叫十天干，《管子・五行》说：

“然后作立五行，以正天时。”故云五行起于天文历法。

为什么《黄帝内经素问·五运行大论》说“余闻五运之数于夫子，夫子之所言，正五气之各主岁尔，首甲定运，余因论之”呢？因为甲己化土位于“地户”冬至时，古人曾长期把冬至作为天道大周期计算的初始点和太阳年的起点，所谓“首甲定运”就是以冬至合朔甲子日作为起元的天文历算起点，“子甲相合，命曰岁立”，即《史记·历书·历术甲子篇》所谓“甲子夜半朔旦冬至”。故《黄帝内经素问·天元纪大论》说：“五气运行，各终期日，非独主时也。”“万物资始，五运终天，布气真灵，总统坤元。”《黄帝内经素问·气交变大论》说：“五运更治，上应天期。”

还有“月躔二十八宿”或月宿二十八宿之灾，如《吕氏春秋·圆道》说：“月躔二十八宿，轸与角属，圆道也。”《诗经》上说：“月离于毕，俾滂沱矣。”《尚书·洪范》上说：“月之从星则以风雨。”《史记·天官书》上说：“轸为车，主风。箕主八风，月宿其野，为风起。”唐代《开元占经》说：“月宿东壁，不风则雨。”“月行宿心而雾。”“月宿东壁营室奎娄胃皆主水，月宿觜参井鬼柳皆主旱。”《孙子兵法·火攻篇》说：“月者，宿在箕壁翼轸，凡此四宿，风起之日也。”这都属于月之灾变。

（2）太过先天、不及后天。《黄帝内经素问·气交变大论》记载如下。

五运更治，上应天期……太过者先天，不及者后天，所谓治化而人应之也。

《黄帝内经素问·六元正纪大论》记载如下。

运有余，其至先，运不及，其至后，此天之道，气之常也。运非有余非不足，是谓正岁，其至当其时也。

这里首先要明白“先天”“后天”的“天”是什么意思，即“天之道”的“天”。《管子·枢言》说：“道之在天，日也。”《黄帝内经素问·生气通天论》说：“天运当以日光明。”所以，这个天道就是日道，即黄道。从图 145 月亮视运行轨迹在黄道面上的投影可以看出，月亮躔黄道运行，太过月亮运行黄道外在交黄道先前，故云：“运有余，其至先”，或云：“先天”；不及月亮运行黄道内在交黄道后，故云：“运不及，其至后”，或云：“后天”。从图 120 月亮运行轨迹在黄道面上的投影可以看出，不论先至或后至，都不超过 1 个象限，即在 7 ~ 8 日之内，先至、后至在半个月范围之内。所谓“正岁”，指月亮不在黄道内外，而在黄道上，只有历元年，60 甲子周期也。

（3）五天之气。二十八宿是记录日月行程的，所以月行宿甲道于心尾，行宿乙道于亢氐，行宿丙道于张翼，行宿丁道于鬼柳，行宿戊道于奎壁，行宿己道于角轸，行宿庚道于毕昴，行宿辛道于娄胃，行宿壬道于危室，行宿癸道于牛女。而甲己化土则黅天之气经于心尾角轸，镇星在中方；乙庚化金则素天之气经于亢氐昴毕，太白星在西方；丙辛化水则玄天之气经于张翼娄胃，辰星在北方；丁壬化木则苍天之气经于危室柳鬼，岁星在东方；戊癸化火则丹天之气经于牛女奎壁，荧惑星在南方。经者，常也。谓土运黅天之气常进退于心尾角轸宿之间，镇星行于四维；金运素天之气常进退于亢氐昴毕宿之间，太白星行于西方；水运玄天之气常进退于张翼娄胃宿之间，辰星行于北方；木运苍天之气常进退于危室柳鬼宿之间，岁星行于东方；火运苍天之气常进退于危室柳鬼宿之间，荧惑星行于南方。如《黄帝内经素问·金匮真言论》记载如下。

东方青色……上为岁星……

南方赤色……上为荧惑星……

中央黄色……上为镇星……

西方白色……上为太白星……

北方黑色……上为辰星……

《黄帝内经素问·气交变大论》记载如下。

夫子之言岁候，不及其太过，而上应五星。

岁木太过……上应岁星。

岁火太过……上应荧惑星。

岁土太过……上应镇星。

岁金太过……上应太白星。

岁水太过……上应辰星。

岁木不及……上应太白星。

岁火不及……上应辰星。

岁土不及……上应岁星。

岁金不及……上应荧惑星。

岁水不及……上应镇星。

五运源于月行九道，月行九道之太过、不及则五星行于五方。

（4）五行。《黄帝内经素问·天元纪大论》说：“木火土金水火，地之阴阳也，生长化收藏，下应之。”经文明确说五行是属于地道阴阳，月行五方谓五行。《逸周书·武顺解》说：“地有五行，不通曰恶。天有四时，不时曰凶。”《黄帝内经素问·六节藏象论》说：“神生于天之五气和地之五味。”故《黄帝内经素问·天元纪大论》说：神在天为风、热、湿、燥、寒，在地为木、火、土、金、水，并说：“在地为化，化生五味”。《黄帝内经素问·生气通天论》说：“阴之所生，本在五味。”故《尚书·洪范》说：“五行：一曰水，二曰火，三曰木，四曰金，五曰土。水曰润下，火曰炎上，木曰曲直，金曰从革，土爰稼穑。润下作咸，炎上作苦，曲直作酸，从革作辛，稼穑作甘。”因为地道五行属地阴，可以“化生五味”，故言五行本义必言五味。

五行本义属于地道月行五运，因为五运有太过、不及，故五行有生克。

《黄帝内经素问·六微旨大论》说：“气之升降，天地之更用也……升已而降，降者谓天；降已而升，升者谓地。天气下降，气流于地；地气上升，气腾于天。”地道月行五运五行升于天谓天气，故《黄帝内经素问·天元纪大论》说：“天有五行，御五位，以生寒暑燥湿风；人有五藏，化五气，以生喜怒思忧恐。”此乃五运、五行延伸之义，非五行本义。

3. **中运、主运、客运** 五运是月、地之间相互运动的关系，运有中运（岁运）、主运、客运之分。

（1）中运：太阳南北回归线运动是日、地之间的相互视运动，日在上为天气，地在下为地气。《黄帝内经素问·六元正纪大论》说：“天气不足，地气随之，地气不足，天气从之，运居其中，而常先也。”观天者站在地球上虽然看到月亮躔黄道运行，但因月亮是地球的卫星，月亮的运行离太阳实际运行轨道还远得很，月亮永远运行于日地之间，故云五运谓中运（图148）。

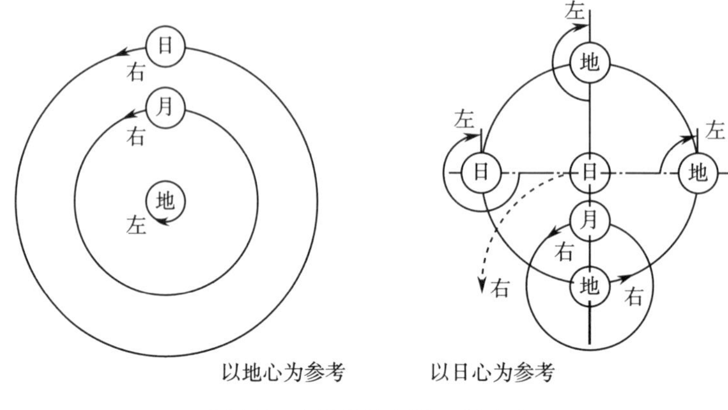

图 148　月亮运行于日、地之间

朔望月之五运运行在太阳回归年上、下半年“六六之节”的司天和在泉之间，故有五运和六气加临的理论，出现了岁会、天符、太乙天符、同岁会、同天符等学说。

（2）主运：是地球自身将绕太阳运行一年分为五个季节时间段，每个时间段主一运，五运主五季，每运七十二日零五刻，五运合计三百六十五日零二十五刻。年年如此，固定不变。

主运按一年四季顺序排列，始于春天木运，其次夏天火运，其次长夏土运，其次秋天金运，终于冬天水运。主运每年都开始于木运，但丁壬木运有太过、不及之分，所以有壬统壬癸甲乙丙五运和丁统丁戊己庚辛五运之分，然后有“五音建运”“太少相生”“五步推运”等方法。

（3）客运：客运是每年月亮相对地球的运行，因为月亮运行有太过、不及之变化，所以每年的客气都不同。因为每年的客气都有太过、不及之变，所以客气的每年五运要先以中运的太过、不及来确定每年的初运及初运之太少，每年初运及其太少五行属性要与当年中运的五行属性相同。再按五音太少五行相生规律推出其他四步四运及其太少，不是按主运木运、火运、土运、金运、水运次序那样推算。而且客运五步五运太少五行相生只限于客运初运所在的那个五行周期之内的从角至羽次序。这种方法记载于《黄帝内经素问·六元正纪大论》，是推求客运的本义。

4. **六气始点**　正是由于朔月在黄道之内是灾害发生的重点，所以，

《黄帝内经》以正月朔日平旦为气运之始点，不以在黄道上的中气大寒为气运始点。《黄帝内经素问·六元正纪大论》说："夫六气者，行有次，止有位，故常以正月朔日平旦视之，睹其位而知其所在矣。运有余，其至先；运不及，其至后。此天之道，气之常也。运非有余，非不足，是谓正岁，其至当其时也。"所谓"运非有余，非不足，是谓正岁"乃指月在黄道中气点。

太阳南北回归线运动以冬至子时为起点，朔望月以东方望月甲位为始点，故《黄帝内经素问·六微旨大论》说："天气始于甲，地气始于子，子甲相合，命曰岁立，谨候其时，气可与期。"所谓"子甲相合"，乃指气运加临也。

5. 五星视运动　《汉书·天文志》说："日之所行为中道，月、五星皆随之也。"这说明月亮、五星视运动皆躔黄道。前文五天之气告诉我们，五星是应五方之色的。这说明五星总是伴随月亮视运行的太过、不及运行。五行是源于月亮的五方运行，不是源于五星运行，五星伴随月亮视运行而行。五星随月亮视运行有五方分野。《黄帝内经素问·气交变大论》说："岁运太过，则运星北越，运气相得，则各行以道。故岁运太过，畏星失色而兼其母。不及，则色兼其所不胜。"

所谓"运星北越"，乃指月亮和五星行黄道之外。月亮运行白道与黄道相交于两点。月亮在白道上从黄道以南运动到黄道以北——即行黄道以外的那个交点称为升交点，与此相对的另一交点称为降交点——即不及"运星"行黄道以南。有人解释为赤道的南北，这是不对的。

由上述可知，《五气经天图》含有日月五星"七曜"之运行，故《黄帝内经素问·五运行大论》记载如下。

夫变化之用，天垂象，地成形，七曜纬虚，五行丽地。地者，所以载生成之形类也；虚者，所以列应天之精气也。形精之动，犹根本之与枝叶也，仰观其象，虽远可知也。

五星只是伴随月亮五运运行，不存在五星的十二地支、十天干周期说。所以《五气经天图》之天象模型，以日主六气、月主五运为主，内涵五星，故《黄帝内经素问·天元纪大论》说太阳"肇基化元，万物资始"，月亮“五运终天，布气真灵，总统坤元”，而“七曜周旋”。

五星随月亮北越黄道外为太过，离地球远则“高而远则小”，南越黄道内为不及，离地球近则“下而近则大”，有远近则有五色之变，故《黄帝内经素问·气交变大论》说：“岁运太过，畏星失色而兼其母。不及则色兼其所不胜。”

以地球为参照物，坐地观天看日月星视运动，月亮是地球的卫星，最接近地球，其次金星、水星地内行星于日、地之间运转，速度快，木星、火星、土星地外行星距离太阳比地球远很多，速度慢。当金星、水星、月亮行于日、地之间时对地球影响力最大，可以造成大的自然灾害。由于月亮、五星在不停地运动变化，所以七曜中的某几个天体组合成的对地球形成的影响合力投射点在不断变化，虽然是同一干支年，却有不同的受灾地点，有些人不懂这些理论，却说五运六气理论不准确，或说过时了。当日月五星七曜都运行在某一个区域时会对地球造成更大的影响力，造成更大的自然灾害，即所谓的日月合璧、五星连珠天象（图 149）。

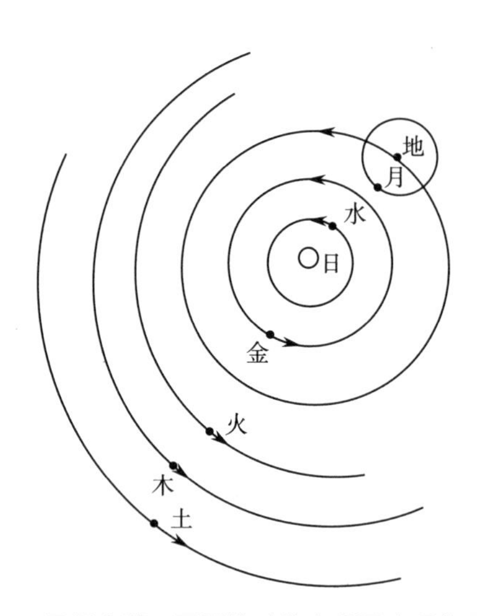

图 149　日月合璧、五星连珠的七曜同宫现象示意图

由于五星视运动有徐疾、迟缓、留守等现象，所以不能用天干、地支周期表达。用现代天文学解释五星周期不能用于中国古代视运动天文学。

（三）“五气经天”之“简易”

虽然日月的运动有千变万化，但总在太阳三线四点视运动和朔望月纳甲永恒不变范围之内，可以概括在“五气经天图”内，成为“简易”之道，即将流散无穷千万变化的日月星辰视运动，凝聚在一图之中以蔽之，可谓大道至简矣！

将太阳视运动纳子图与月体纳甲图合在一起就是日月星辰视运动天纲图了（图 150）。

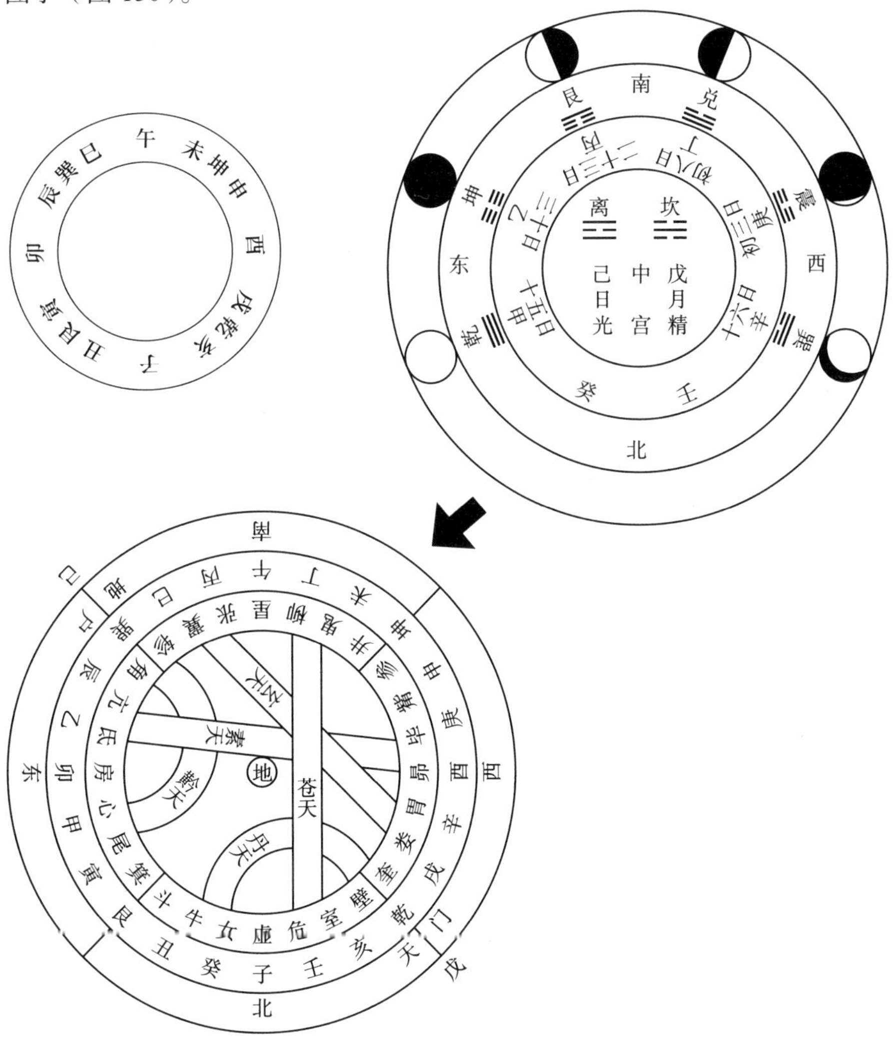

图 150　日月星辰视运动天象图

三、天门地户

我们从太阳纳子图（图 137）得知，西北乾位是夏至日入处（在北回归线上），东南巽位是冬至日出处（在南回归线上），所以天门应为夏至点日入处，地户应为冬至点日出处。冬至点太阳行黄道最低位置，故曰地户。夏至点太阳行黄道最高位置，故曰天门。太阳从西北夏至日入点——北回归线开始右行到东南冬至日出点——南回归线的旅程，是从夏至到冬至，由秋到冬，为阴道。太阳从东南冬至日出点——南回归线右行到西北夏至日入点——北回归线的旅程，是从冬至到夏至，由春到夏为阳道，太阳夏至点日入位于奎壁，冬至点日出位于角轸。一般是以太阳在冬至点的位置为回归年——即岁的开始与终结，故二十八宿就从角宿始，顺从日月右行的方向排列，而终于轸宿，从而量度日月的行程（图 151）。

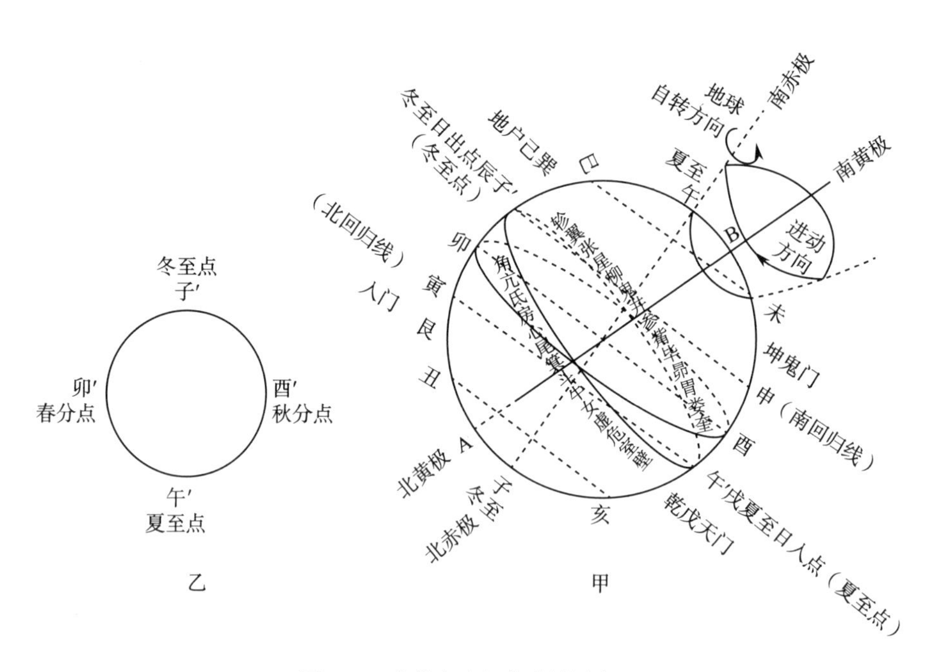

图 151　《黄帝内经》黄道坐标系

由黄道坐标系图看到，太阳夏至点对应北回归线，在地球北半球，北属阴。太阳冬至点对应南回归线，在地球南半球，南属阳。即天阳——太阳夏至点对应地阴——北半球，天阴——太阳冬至点对应地阳——南半球。天阳对地阴，天阴对地阳。此南北指地球的南北。不明此，不可言医与易。

《黄帝内经素问·五常政大论》说："天不足西北，左寒而右凉；地不满东南，右热而左温……东南方，阳也。阳者，其精降于下，故右热而左温。西北方，阴也。阴者，其精奉于上，故左寒而右凉。"左右指地的方位言，西北之右是西方，属秋金，气凉；西北之左是北方，属冬水，气寒。东南之左是东方，属春木，气温；东南之右是南方，属夏火，气热。西北为天门，天阳（夏至点）对地阴。东南为地户，天阴（冬至点）对地阳。这就是《黄帝内经》对天地门户的论述（图 152）。

何谓夏至点为天门、冬至点为地户？因为夏至点天气最热，阳极一阴始生，日就阴道，进入雨季，雨下降如门之开，故曰天门。此后天气有降无升，故曰"天门无上"。冬至点天气最冷，阴极一阳始生，日就阳道，大地阳气渐升如门之开，故曰地户。地气有升无降，故曰"地户无下"。而坤位秋分点，秋主刑杀，故称坤为"鬼门"。艮位春分点，春主生，故称艮为"人门"。若按地道左旋说（太阳日周期东升西落是右旋，则地球左旋），则坤位为人门，艮位为鬼门。

《易纬·周易乾凿度》记载如下。

乾凿度，圣人颐。乾道浩大，以天门为名也。乾者天也……乾训健，壮健不息，日行一度；凿者开也，圣人开作；度者度路。圣人凿开天路，显彰化源。

说明《易纬·周易乾凿度》就是开通日道，以彰明万物化生的本原。其实是在阐述太阳的运行轨道。

《易纬·周易乾凿度》卷下记载如下。

易变而为一，一变而为七，七变而为九，九者气变之究也，乃复变而为一，一者形变之始，清轻上为天，浊重下为地。物有始有壮有究，故三画而成乾，乾坤相并俱生……易一阴一阳，合而为十五，之谓道。阳变七之九，阴变八之六，亦合于十五，则象变之数若一。阳动而进，变七之九，象其气之息也。阴动而退，变八之六，象其气之消也。故太一取其数，以行九宫，四正四维皆合于十五。五音六律七宿，由此作焉。

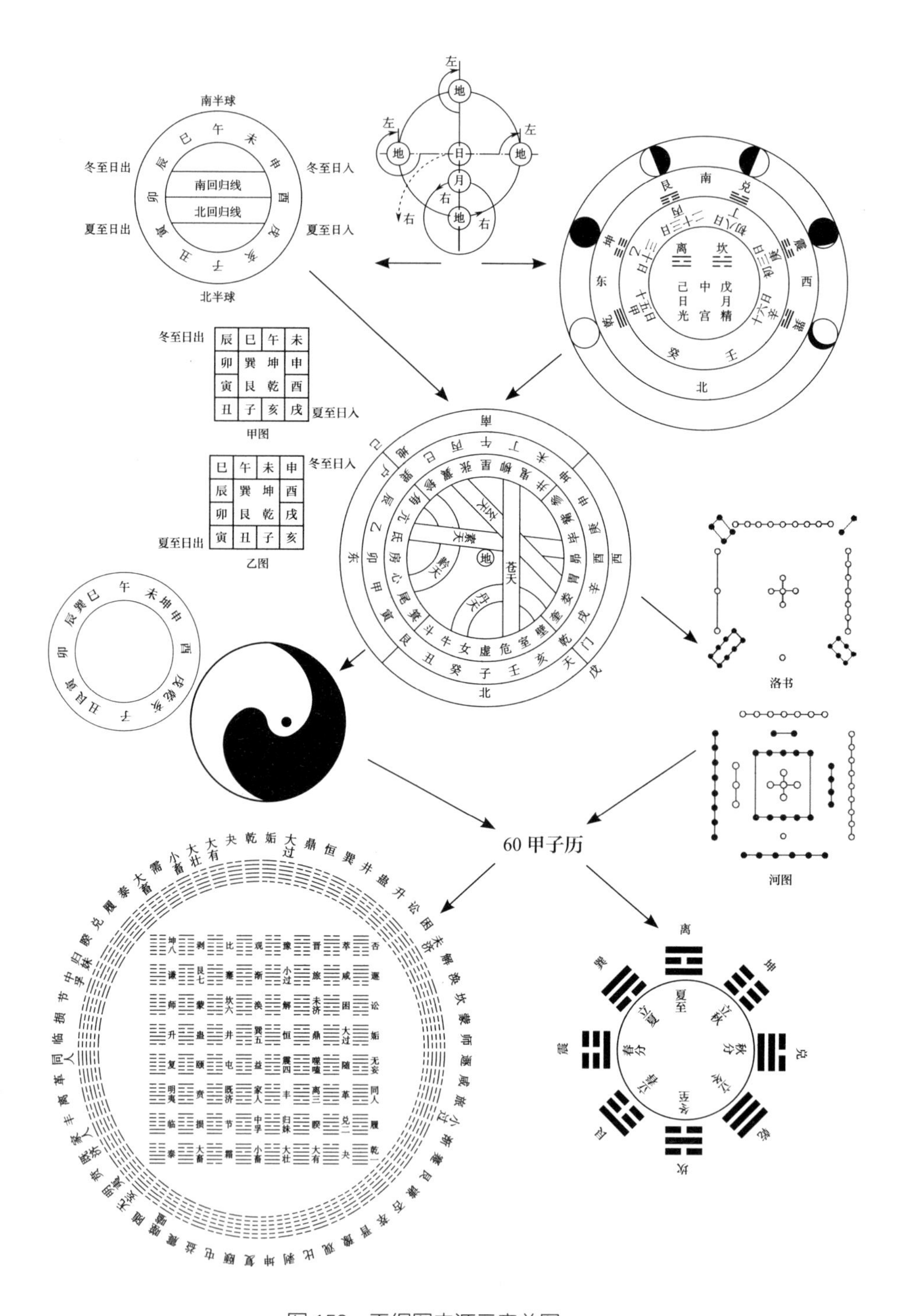

图 152　天纲图来源示意总图

此“一”——“七”——“九”言洛书阳气周期。“二”——“六”——“八”言洛书阴气周期。而“太一”“行九宫”“四正四维皆合于十五”，则是对洛书的说明，即言《灵枢经·九宫八风》也。河图外层六、八、七、九，有阴阳进退消息之象。只有河图中数“十五之谓道”。“十五”数周期提高到“道”的概念上来，可见“十五”数周期的重要了。此“十五”代表《黄帝内经素问·六节藏象论》说的十五日为一气也。每月“中气”“十五”日为地道，每月“节气”“十五”日为天道，天道为阳，地道为阴，故云：“易一阴一阳合而为十五之谓道”。

《易纬·周易乾凿度》记载孔子言论如下。

易始于太极，太极分而为二，故生天地；天地有春秋冬夏之节，故生四时；四时各有阴阳刚柔之分，故生八卦；八卦成列，天地之道立，雷、风、水、火、山、泽之象定矣。

“四时各有阴阳刚柔之分”，即指四正与四维八位之分，四正为阳为刚，四维为阴为柔，八位生八卦。所以《乾坤凿度》卷上分列“立乾坤巽艮四门”（即四维）与“立坎离震兑四正”。《乾坤凿度》谓：

立乾、坤、巽、艮四门。

乾为天门，万灵朝会，众生成，其势高远，重三三而九。《万形经》曰：天门闢元气，《易》始于乾也。

巽为风门，亦为地户。圣人曰：乾坤成气，风行。天地运动，由风气成也。上阳下阴，顺体入也，能入万物，成万物，扶天地生散万物，风以性者。圣人居天地之间，性禀阴阳之道，风为性体，因风正圣人性焉。《万形经》曰：二阳一阴，无形道也，风之发，由地出处，故曰地户。户者牖，户通天地之元气，天地不通，万物不蕃。

并说这是“庖牺氏画四象，立四隅，以定群物。发生门，而后立四正。四正者：定气一，日月出没二，阴阳交争三，天地德正四。”从日月视运动天象图可以看到，“四隅”为天道，乾坤巽艮逆时针右行（太阳周年视运动逆时针右行），故能“定群物发生”。从月与日躔关系看，西北乾之天门处正是日躔正月，春之始，故《万形经》说：“天门辟元气，易始于乾也。”西南“坤为人门”，日躔夏始，故曰“万物蠢然，俱受荫育”。

东南地户“巽为风门”，日躔秋始，故曰“天地不通，万物不蓄”。东北“艮为鬼冥门”，日躔冬始，故曰“艮者止也，止宿诸物”。“四正”为地道，而定冬至夏至春分秋分之气，“正天地不差忒”。正东震位，日出月入之所。正西兑位，日入月出之所。正南离位，夏热如日，故曰“日离火宫，正中而明”。正北坎位，冬寒如月，故曰“月坎”“阴精水”。“四正”虽为地道，强调的却是日月视运行规律。如引《万形经》记载如下。

太阳顺四方之气，古圣曰：烛龙行东时肃清，行西时晶voir，行南时大暇，行北时严杀。顺太阳实元煖熯万物，形以鸟离。烛龙四方，万物响明，承惠煦德，实而迟重。圣人则象月即轻疾，日则凝重，天地之理然也。

这里讲的“太阳顺四方之气”，是太阳顺时针方向视运动。所建八卦历是“四正”地道方向。烛龙即太阳。清人俞正燮发明其说，其《癸巳存稿·烛龙》条备引古书烛龙之文，认为“烛龙即日之名”。并称烛龙之说出自“盖天说”宇宙观。《易纬·周易乾凿度》引孔子言论记述如下。

其布散用事也，震生物于东方，位在二月；巽散之于东南，位在四月；离长之于南方，位在五月；坤养之于西南方，位在六月；兑收之于西方，位在八月；乾制之于西北方，位在十月；坎藏之于北方，位在十一月；艮终始之于东北方，位在十二月。八卦之气终，则四正四维之分明，生长收藏之道备，阴阳之体定，神明之德通，而万物各以其类成矣。皆易之所包也，至矣哉，易之德也。孔子曰：岁三百六十日而天气周，八卦用事各四十五日，方备岁焉。故艮渐正月，巽渐三月，坤渐七月，乾渐九月，而各以卦之所言为月也。

乾者，天也，终而为万物始，北方万物所始也，故乾位在于十月。艮者，止物者也，故在四时之终，位在十二月。巽者，阴始顺阳者也，阳始壮于东南方，故位在四月。坤者，地之道也，形正六月。四维正纪，经纬仲序度毕矣。孔子曰：乾坤阴阳之主也，阳始于亥，形于丑，乾位在西北，阳祖微据始也。阴始于巳，形于未，据正立位，故坤位在西南，阴之正也。君道倡始，臣道终正，是以乾位在亥，坤位在未，所以明阴阳之职，定君臣之位也。

孔子曰：八卦之序成立，则五气变形，故人生而应八卦之体，得五气以为五常，仁义礼智信是也……夫四方之义皆统于中央……中央所以绳四方行也。智之决也，故中央为智，故道兴于仁、立于礼、理于义、定于信、成于智。五者，道德之分，天人之际也。圣人所以通天意，理人论，而明至道也。

此八卦十二月历以艮为年首年终，王冰注《黄帝内经》谓艮之南为寅为年首，一年360天，其余5～6天为过年日。太一行于九宫，关键是“中央所以绳四方”及“得五气以为五常”二句，以“四”数周期和“五”数周期为历数基础，“五”乘“十二”为“六十”，一大周期，“五音六律七变由此作焉”。阳气始于天门亥月，阴气始于地户巳月，天道也。阳气形于鬼门丑月，阴气形于人门未月，地道也。地道阳气来复于丑月大寒，阴气来复于未月大暑。

明白此说，才能明白“天门”“地户”的真实含义。“五者，道德之分，天人之际也。圣人所以通天意，理人论，而明至道也”。

《黄帝内经素问·五运行大论》所载的日月视运动天象图，《易纬·周易乾凿度》在这里却用太一视运动行九宫解之，谓“太阳顺四方之气”，“行东时肃清”为秋，“行西时嘔噢”为春，知此天门乾时为春始，正如徐子评所说，天门乾戊位立春点，地户巽己位立秋点。但徐子评先生却没有分清日月视运动与北斗月建视运动之不同。用日月视运动解该天象图，是以黄道为主，地户巽己位冬至点冬至日出处，是立春点，天门乾戊位夏至点夏至日入处，是立秋点，以河图为模型。用北斗月建视运动解该天象图，是以赤道为主，以洛书为模型。河图外层，冬八、春六、夏九、秋七，洛书春七、夏九、秋三、冬一。农历正月建寅，日躔在亥；月建左行二月建卯，太阳右行日躔戌；三月建辰，日躔在酉；四月建巳，日躔在申；五月建午，日躔在未；六月建未，日躔在午；七月建申，日躔在巳；八月建酉，日躔在辰；九月建戌，日躔在卯；十月建亥，日躔在寅，十一月建子，日躔在丑；十二月建丑，日躔在子。太阳从亥至午正月至六月为春夏，春温用七，夏热用九，故洛书西七南九。而斗建从寅至未正月至六月为春夏，阳气升发，由温至热，春四夏二。太阳从巳至子七月至十二月为秋冬，秋凉用三，冬寒一，故洛书东三北一。而斗建从申至丑七月至十二月为秋冬，阴气伸发，由凉至寒，秋六冬八。日躔为天道用阳数，斗建为地道用阴数，古代式盘多用之。日月星辰天纲图（面南观日月）和式盘（面北观北斗）是两套不同的授时系统，不得混淆。

《黄帝内经素问·五运行大论》说："土主甲己，金主乙庚，水主丙辛，木主丁壬，火主戊癸。子午之上，少阴主之；丑未之上，太阴主之；寅申之上，少阳主之；卯酉之上，阳明主之；辰戌之上，太阳主之；巳亥之上，厥阴主之。不合阴阳，其故何也？岐伯曰：是明道也，此天地之阴阳也……天地阴阳者，不以数推，以象之谓也。"《灵枢经·逆顺肥瘦》说："圣人之为道也，明于日月。"《管子·枢言》说："道之在天，日也。"《黄帝内经素问·上古天真论》说："法则天地，象似日月。"《周易·系辞传》说："悬象著明莫大于日月。"可知圣人所指天地阴阳之道，就是"明于日月"的"明道"，不能用干支的数推，只能依据日月视运动的天象为准。此太阳在南北回归线之间的视运动轨迹之"道"生"一阴一阳"，故云"一阴一阳之谓道"，由"一阴一阳"发展到"二阴二阳""三阴三阳"，故云："道生一，一生二，二生三，三生万物，万物负阴而抱阳"，即万物背阴向阳，面南定位也。

日月逆向运动，而有六合。

日月会于子则斗建丑，日月会于丑则斗建子，故子与丑合。

日月会于寅则斗建亥，日月会于亥则斗建寅，故寅与亥合。

日月会于卯则斗建戌，日月会于戌则斗建卯，故卯与戌合。

日月会于辰则斗建酉，日月会于酉则斗建辰，故辰与酉合。

日月会于巳则斗建申，日月会于申则斗建巳，故巳与申合。

日月会于午则斗建未，日月会于未则斗建午，故午与未合。

古人将斗建与日躔的对应叫作六合，今用图示如下（图 153）。但这不是面北观北斗与面南观日月的结合。

河图外层八、六、九、七为天道，内层一、三、二、四为地道，天阴八、六对地阳一、三，天阳九、七对地阴二、四，却不含斗建与日躔的内容。因为日躔天门首春用阳七不能用九，九是盛阳夏数。这是区分河图与洛书的关键。至此我们可以明白秦朝为什么要以农历十月为年首，第一，十月亥为乾天门，乾为日象，君位也；其二，亥为阳气之始；其三，十月亥为日躔的正月。始皇者，此之谓也。四正卦各主一月，四维卦则各主两月，一年十二月备矣。一卦主 45 日，八卦一年共 360 日。

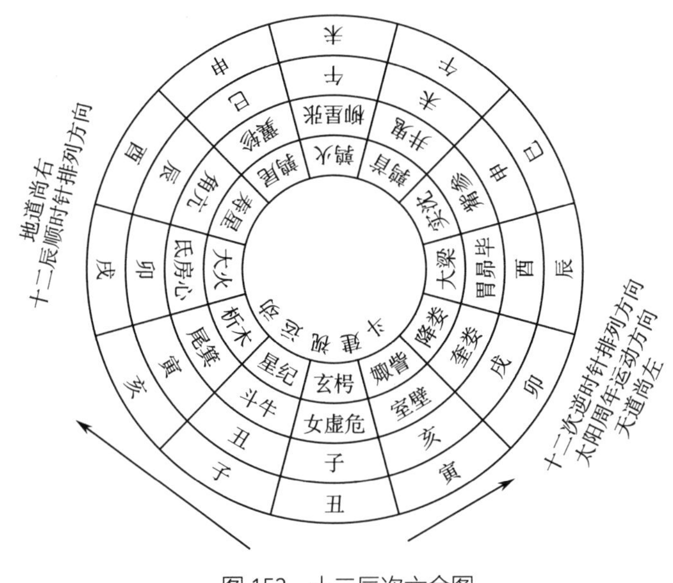

图 153　十二辰次六合图

《周髀算经》记载如下。

冬至从坎，阳在子，日出巽而入坤，见日光少，故曰寒……夏至从离，阴在午，日出艮而入乾，见日光多，故曰暑。

这里的阴阳指天之阴阳，冬至（子）夏至（午）指地气的冬至、夏至，即地气之阴（冬至）阳（夏至）。阳对冬至子，就是天阳对地阴，阴对夏至午，就是天阴对地阳。所以，夏至点戊配后天八卦北坎水，称坎戊。冬至点己配后天八卦南离火，称离己。如是就出现了夏至点与冬至的对应，冬至点与夏至的对应。太阳在冬季到达星宿，而星宿属夏宫。太阳在夏季到达虚宿，而虚宿属冬宫。可知冬宫与夏宫的位置发生了对调。

经过冬至日出点巽和夏至日入点乾的太阳周年视运动黄道圈，以戊乾和己巽连线，即天门地户连线分为两半部分，为上、下半年。

另外，还有一个经过冬至日入点坤和夏至日出点艮的黄道圈，《黄帝内经》为什么不将艮位作戊分、坤位作己分呢？因为《黄帝内经》以太阳连续两次日出（平旦）的时间间隔为一日，以太阳连续两次过冬至的时间间隔为一回归年，《黄帝内经》称作岁。一岁之始当从冬至日的日出算起，夏至日入点为其半。所以，《黄帝内经》只定黄道圈上的乾位为天门戊分、巽位为地户己分，没有艮坤戊己分。乾巽天地门户之分很重要，凡天人相应之理皆以此为基础。

从日月运行图可以看出，井宿在冬至日入处，牛宿在夏至日出处。故东汉刘向著的《五记论》中说："日月循黄道，南至牵牛，北至东井。"此南北指天之南北，非地之南北。《周髀算经》说："日夏至在东井……日冬至在牵牛。"这里的夏至、冬至属地气，不是夏至点、冬至点。

角宿是二十八宿之首，又是青龙之头，位在辰，大概这就是辰为龙的原因吧！从辰为冬至点——回归年之首，知岁首起于青龙也。无论是天道，还是地道，一年的开始都起于冬至点，天道岁首起于地户龙头冬至点，地道岁首起于南回归线子位。

《春秋汉含孳》说："房心为明堂，天王布政之宫。"心宿二，古称大火。大火昏见东方地平线，为什么为君王开始"布政之宫"？因为房心对应的是立春点，为新一年的开始。

郑军说，通过月亮升交点与黄道的关系，推算出每过一回归年，升交点与远地点之间相距 60° 。以回归年周期为参考，以冬至点为升交点和远地点重合时的始点，则三年后升交点与近地点相会，6 年后升交点与远地点再次重合，地点与第一年的始点相反。即总是在天门地户处。再让笔者想到月体纳甲法为什么说戊己在中属土？因为月循黄道运行，月行九道（月之九道就是把黄白交点在二分二至和四立点的八种月亮轨道加上黄道），其一为中道，所谓"中道"者，即黄道，一曰光道。戊己在黄道上，戊己是黄道的代表，黄为土色，故曰戊己属土。日月躔黄道，故用离日配己、坎月配戊作代表。

图 130 中甲图的辰戌为太阳寒水，丑未为太阴湿土。乙图的巳亥为厥阴风木，寅申为少阳相火。这辰巳（巽）、丑寅（艮）、未申（坤）、戌亥（乾）

四点，是天道规律的特殊点，即黄道上的冬至点、春分点、夏至点、秋分点，是宇宙的生命节律，这生物钟主宰着万物的生死。太阳之水，太阴之土，厥阴之风，少阳之火，这土（地）、水、风、火不正是佛家倡言的四大吗？水唯土用，火唯风用。水性润下，火性炎上。水火既济而物生。所以，佛家认为地、水、风、火广大，能够产生出一切事物和道理，是万事万物的本源。看来其说是有天文背景的。孙思邈在《备急千金要方·诊候》中说："地、水、火、风和合成人。凡人火气不调，举身蒸热；风气不调，全身强直，诸毛孔闭塞；水气不调，身体浮肿，气满喘粗；土气不调，四肢不举，言无音声。火去则身冷，风止则气绝，水竭则无血，土散则身裂。"中西汇通派医学家王宏翰接受四大说，撰著《医学原始》，对四大说大加发挥，其说甚辨。在六气中，辰戌太阳与丑未太阴互为司天在泉，巳亥厥阴与寅申少阳互为司天在泉，子午少阴与卯酉阳明互为司天在泉。

图中的生命规律，《周髀算经》已有论述，谓"冬至之日……万物尽死。夏至之日，去北极十一万九千里，是以知极下不生万物。北极左右，夏有不释之冰。""中衡左右（赤道带），冬有不死之草，夏长之类。此阳彰阴微，故万物不死，五谷一岁再熟。凡北极之左右，物有朝生暮获。"《黄帝内经素问·至真要大论》说："两阴交尽，故曰幽。两阳合明，故曰明。幽明之配，寒暑之异也。"寒在冬至点，暑在夏至点，寒死暑生，故《周易·系辞传》说："知幽明之故，原始反终，故知死生之说。"

从"日月星辰天纲图"可以看出，巽、艮、乾、坤四点就是太阳运行的时间节律和宇宙的生物钟，巽位黄道冬至点日出处（立春点），乾位黄道夏至点日入处（立秋点），艮位黄道夏至点日出处（立夏点），坤位黄道冬至点日入处（立冬点）。

前文阐述时，周日地气是按逆时针方向旋转的，周日天气是按顺时针方向旋转的。分而言之，周日地气逆时针方向旋转的生物钟是图 130 中甲图的辰、丑、戌、未四点，周日天气顺时针方向旋转的生物钟是图 130 中乙图中巳、申、亥、寅四点。

人类生活在自然界中，自然界必定对人类产生影响。所以，《灵枢经·岁露论》说："人与天地相参也，与日月相应也。"《黄帝内经素问·宝命全形论》说："人以天地之气生，四时之法成……夫人生于地，悬命于天，天地合气，命之曰人。"因此，人体的生物钟是与宇宙生物钟、天地生物钟相应的。

"奇门遁甲"术是建立在天干、地支、星相、历法、八卦、九宫、阴阳、五行等基础理论之上的。用的是后天八卦，实际上就是将宇宙生物钟的巽、艮、乾、坤二分为八，遵循的还是宇宙生物钟节律。"奇门遁甲"历法用的就是《黄帝内经》六十甲子周期历，以每年冬至到第二年冬至为一个循环，总共是 360 日，十八局，阳遁九局，阴遁九局。阳遁次序循图 130 中乙图的天气顺时针方向排列，阴遁次序循图 130 中甲图的地气逆时针方向排列。阳遁从冬至到夏至主上半年，阴遁从夏至到冬至主下半年，遵循的就是宇宙生物钟的节律。九宫也是宇宙生物钟巽（辰巳）、艮（丑寅）、乾（戌亥）、坤（未申）二至二分点加子、卯、午、酉四立点（立春点、立夏点、立秋点、立冬点）组成的。其中的子、卯、午、酉、辰、戌、丑、未位五方正位，《黄帝内经》称岁会年。

司天主前半年，在泉主后半年。说明六气源于太阳视运动规律。古人并将朔望月视运动周期规律绘成月体纳甲图。如果把月相去了，就变成下图了（图 154）。大家看一看月体纳甲图中的天干位置是不是"五气经天图"中天干位置？这表示朔望月的运动周期，是太阴历。

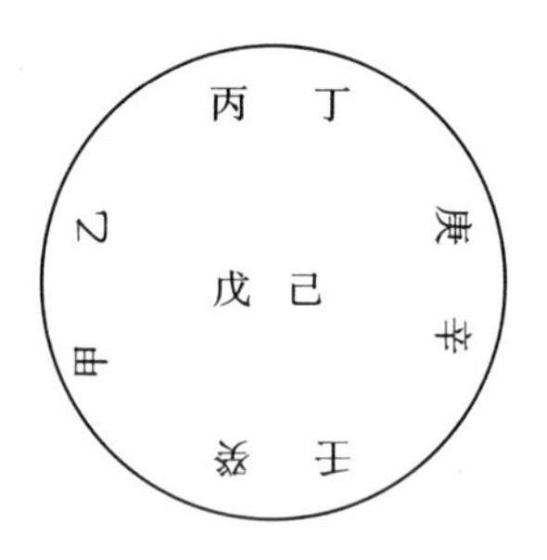

图 154　地道天干方位图

《五气经天图》的天干五运合化是古人根据天象画出来的，也可以干支数周期推算出来，天干合化五运，甲己合化其数间隔五位，乙庚合化、丙辛合化等都是间隔五数位，不是看到了天上的五种颜色。

王冰注："所谓戊己分者，奎、壁、角、轸，则天地之门户也"，谓："戊土属乾，己土属巽。《遁甲经》曰：六戊为天门，六己为地户，晨暮占雨，以西北、东南。义取此。雨为土用，湿气生之，故此占焉。"从"六戊、六己"看，是有排列顺序的。不仅有"六戊、六己"，还有"六甲"等，如《黄帝内经素问·六节藏象论》说："天有十日，日六竟而周甲，甲六复而终岁，三百六十日法也。"所谓"甲六"即"六甲"。沈括解释说："凡阴阳皆始于辰……五运起于角、轸者，亦始于辰也。甲己之岁，戊己黅天之气经于角、轸，故为土运。角属辰，轸属巳。甲己之岁，得戊辰、己巳。干皆土，故为土运。下皆同此。"沈括在这里说，奎壁（戌亥）角轸（辰巳）是天地之门户，阴阳皆起于辰位角宿。天门在戌亥之间，奎、壁之分；地户在辰、巳之间，角、轸之分。从周年规律说，地道顺时针右旋而用天干表示，天道逆时针左旋而用地支表示。凡运临角、轸，则气在奎、壁以应之。运与气常同在天、地之门户。二十八宿始于角龙头辰位，故称一年十二月、一日十二时都叫'辰'，谓十二辰，日月星谓之三辰，或谓"日月星辰"。《黄帝内经素问·八正神明论》谓："凡刺之法，必候日月星辰，四时八正之气，气定乃刺之。"《黄帝内经素问·六微旨大论》说："天气始于甲，地气始于子，子甲相合，命曰岁立。谨候其时，气可与期。"所以，这种纪历方法当以甲子年、甲子月、甲子日、甲子时为起始点。五运起于角、轸者即始于辰。

将十天干分成五组配应一日五个时间段或一年五季（表10），《黄帝内经》有记载，如《黄帝内经素问·藏气法时论》记载如下。

肝主春，足厥阴少阳主治。其日甲乙。肝病者，平旦慧，下晡甚，夜半静……

心主夏，手少阴太阳主治。其日丙丁。心病者，日中慧，夜半甚，平旦静……

脾主长夏，足太阴阳明主治。其日戊己。脾病者，日昳慧，日出甚，下晡静……

肺主秋，手太阴阳明主治。其日庚辛。肺病者，下晡慧，日中甚，夜半静……

肾主冬，足少阴太阳主治。其日壬癸。肾病者，夜半慧，四季甚，下晡静……

肝病者，愈在丙丁，丙丁不愈，加于庚辛，庚辛不死，持于壬癸，起于甲乙……

心病者，愈在戊己，戊己不愈，加于壬癸，壬癸不死，持于甲乙，起于丙丁……

脾病者，愈在庚辛，庚辛不愈，加于甲乙，甲乙不死，持于丙丁，起于戊己……

肺病者，愈在壬癸，壬癸不愈，加于丙丁，丙丁不死，持于戊己，起于庚辛……

肾病者，愈在甲乙，甲乙不愈，甚于戊己，戊己不死，持于庚辛，起于壬癸……

《灵枢经·顺气一日分为四时》记载如下。

肝为牡藏，其色青，其时春，其日甲乙，其音角，其味酸。

心为牡藏，其色赤，其时夏，其日丙丁，其音徵，其味苦。

脾为牝藏，其色黄，其时长夏，其日戊己，其音宫，其味甘。

肺为牝藏，其色白，其时秋，其日庚辛，其音商，其味辛。

肾为牝藏，其色黑，其时冬，其日壬癸，其音羽，其味咸。

这里有平旦、日中、日昳、下晡、夜半及甲乙、丙丁、戊己、庚辛、壬癸五个时间段，这种记载起源很早，马王堆出土文献就有记载。如马王堆汉墓出土帛书《出行占》："丁壬晨、癸戊晏、甲己昼、乙庚昳、丙辛夕，以行大凶。"这里说的甲己、乙庚、丙辛、丁壬、戊癸是天干合化五运，可知五运六气说在帛书《出行占》成书之前就流行了。其意思是说丁、壬日的晨时，癸、戊日的晏时，甲、己日的昼时，乙、庚日的昳时，丙、辛日的夕时，出行大凶。注释认为"昳"同"晲"，"日晲"之省，与"日失""日昳"同意。马王堆帛书《刑德甲篇·日月风雨云气占》说："朝日，甲乙发；食时，丙丁发……行中，戊己发；日晲，庚辛发；夕，壬癸发。"注释："朝日，时段名称……食时，时段名称，古书习见……行中，时段名称，相当于‘日中’。日昃，时段名称，相当于日昳。夕，时段名称，或作‘夕日’。”相同内容又见于《刑德乙篇·日月风雨云气占》。若将《出行占》和《日月风雨云气占》一对比，不难看出前者“晨、晏、昼、昽、夕”与后者“朝日、食时、行中、日昃、夕”及平旦、日中、日昳、下晡、夜半都是一样的，划分为甲乙、丙丁、戊己、庚辛、壬癸五个时间段。《黄帝内经》称甲乙属木，丙丁属火，戊己属土，庚辛属金，壬癸属水。

沈括《梦溪笔谈》记载如下。

甲己之岁，戊己黅天之气经于角、轸，天干为土运。角属辰，轸属巳。

甲己之岁，得戊辰、己巳。干皆土，故为土运。

乙庚之岁，庚辛素天之气经于角、轸，故为金运，庚辰、辛巳也。

丙辛之岁，壬癸玄天之气经于角、轸，故为水运，壬辰、癸巳也。

丁壬之岁，甲乙苍天之气经于角、轸，故为木运，甲辰、乙巳也。

戊癸之岁，丙丁丹天之气经于角、轸，故为火运，丙辰、丁巳也。

《灵枢经·九针论》也有开始戊己说，其记载如下。

左足应立春，其日戊寅己丑。

左胁应春分，其日乙卯。

左手应立夏，其日戊辰己巳。

膺喉首头应夏至，其日丙午。

右手应立秋，其日戊申己未。

右胁应秋分，其日辛酉。

右足应立冬，其日戊戌己亥。

腰尻下窍应冬至，其日壬子。

六府膈下三藏应中州，其大禁，大禁太一所在之日，及诸戊己。

立夏在地户角轸位，甲己之岁，得戊辰、己巳。这里以子午、卯酉定四方正位，中央土通四隅立春（东北丑寅位）、立夏（东南辰巳位）、立秋（西南未申位）、立冬（西北戌亥位）。

表10　60甲子表

1. 甲子	2. 乙丑	3. 丙寅	4. 丁卯	5. 戊辰
6. 己巳	7. 庚午	8. 辛未	9. 壬申	10. 癸酉
11. 甲戌	12. 乙亥	13. 丙子	14. 丁丑	15. 戊寅
16. 己卯	17. 庚辰	18. 辛巳	19. 壬午	20. 癸未
21. 甲申	22. 乙酉	23. 丙戌	24. 丁亥	25. 戊子
26. 己丑	27. 庚寅	28. 辛卯	29. 壬辰	30. 癸巳
31. 甲午	32. 乙未	33. 丙申	34. 丁酉	35. 戊戌
36. 己亥	37. 庚子	38. 辛丑	39. 壬寅	40. 癸卯
41. 甲辰	42. 乙巳	43. 丙午	44. 丁未	45. 戊申
46. 己酉	47. 庚戌	48. 辛亥	49. 壬子	50. 癸丑
51. 甲寅	52. 乙卯	53. 丙辰	54. 丁巳	55. 戊午
56. 己未	57. 庚申	58. 辛酉	59. 壬戌	60. 癸亥

凡运临角、轸，则气在奎、壁以应之。运与气常同在天地之门户。故曰："土位之下，风气承之。"甲己之岁，戊己土临角、轸，则甲乙木在奎、壁。奎属戌，壁属亥。甲己之岁，得甲戌、乙亥。谓"金位之下，火气承之"者，乙庚之岁，庚辛金临角、轸，则丙丁火在奎、壁。曰"水位之下，土气承之"者，丙辛之岁，壬癸水临角、轸，则戊己土在奎、壁。曰"风位之下，金气承之"者，丁壬之岁，甲乙木临角、轸，则庚辛金在奎、壁。曰"相火之下，水气承之"者，戊癸之岁，丙丁火临角、轸，则壬癸水在奎、壁。

《黄帝内经》只用干支纪年、纪日，不纪月、不纪时。

四、"候之所始，道之所生"说

"候之所始，道之所生"，是对日月五星视运动天象图的总括性论断。《说文解字》说："候，伺望也。"《字汇》说："候，证候。"由此而言，候是观察事物客观征象的意思。观象察候是古人研究自然、总结客观规律的根本方法，正如《黄帝内经素问・五运行大论》所说："天地阴阳者，不以数推，以象之谓也。"知此天象图是观察自然界千变万化的本源，即强调此天象是万象之本。道训规律。说明自然界的规律只能以天体之象进行推测，绝非臆测而来。老子说："道法自然。"你只有明白了自然规律，才能明道入道。《周易·系辞传》说："一阴一阳之谓道。"日为阳，月为阴，日月的运行轨迹就是道。太阳纳于地支化为六气，月亮纳于天干化为五运，五运六气来源于天体之象的运动变化，天体之象是其客观基础，"天垂象，地成形……仰观其象，虽远可知"，正反映了五运六气的科学性。

五运六气规律来源于古人的观察实践，它把岁候、气化、气候、物候、病候、自然灾害统一起来，统统归之于天体之象的变化，以简驭繁，正如《周易·系辞传》所说："天下之动，贞夫一者也。"日月五星视运动天象图的重要内涵如下。

第一，巧妙简要地将太阳视周年运动和月亮视周月运动及五星视运动规律安排在一幅图中。

第二，展示了天圆地方的宇宙观。

第三，内含北斗建月规律。

第四，标示出天地阴阳相反规律。

第五，内含地平、赤道、黄道三大坐标系。

第六，突出生命规律。

《黄帝内经》认为天地之间万象纷纭，但日月星辰对地球的作用并非千头万绪，而有着统一的环节和原理，这就是日月，月化五运，日化阴阳六气。所以，《黄帝内经》反复强调"五运、阴阳者，天地之道也，万物之纲纪，变化之父母，生杀之本始，神明之府也"，并以此为纲，阐述了天地关系、日地关系、月地关系以及五星等天文因素对地球的影响，描绘出了一个主宰生命活动的天地日月星辰巨大的宇宙系统，那就是日月五星视运动天象图。

所谓"候之所始，道之所生"，是对日月星视运动天象图的总括性论断。

（一）候之所始

这个候，包含气候、物候、病候等多种含义。首要的是《黄帝内经素问·六节藏象论》说的气候，谓："五日谓之候，三候谓之气，六气谓之时，四时谓之岁，而各从其主治焉。五运相袭，而皆治之，终期之日，周而复始；时立气布，如环无端，候亦同法。故曰：不知年之所加，气之盛衰，虚实之所起，不可以为工矣。"古人以五日为一个最小气候变化节律，三候为一个节气，两个节气六候为一个月，三个月六个节气十八候为一时——即一季，四时即四季七十二候为一年。与此同时会彰显生物的生长变化——物候及病候。这一些"候"都源于日月星天体运动，所以说此天纲图为"候之所始"。其中包含了生命生长发育过程规律。

（二）道之所生

道是什么？什么是"得道""合于道"？《灵枢经·逆顺肥瘦》说："圣人之为道也，明于日月。""人之为道者，上合于天，下合于地，中合于人事。"《管子·枢言》说："道之在天，日也。"《黄帝内经素问·生气通天论》说："天运当以日光明。"《周易·系辞传》说："一阴一阳之谓道。"又说："阴阳之义配日月。"日为阳，月为阴，日月的运行轨迹就是道。《黄帝内经素问·上古天真论》说："法则天地，象似日月。"《黄帝内经素问·气交变大论》说："夫道者，上知天文，下知地理，中知人事，可以长久。"《黄帝内经素问·阴阳应象大论》说："阴阳者，天地之道也。"《黄帝内经素问·阴阳离合论》说："天为阳，地为阴。"《灵枢经·阴阳系日月》说："天为阳，地为阴。"道就是阴阳，阴阳就是天地。所以，《黄帝内经素问·四气调神大论》说顺春夏为阳、秋冬为阴的四时阴阳为"得道"，《黄帝内经素问·上古天真论》称为"合于道"，故《周易·系辞传》说："一阴一阳之谓道。"故老子称"道生一"。《周易·说卦传》说："立天之道，曰阴曰阳。"所以，《黄帝内经素问·天元纪大论》说要"谨奉天道"。《老子》说："道法自然"，人道法于天道，你只有明白了自然规律，才能明道、入道。所以，《黄帝内经素问·气交变大论》说："夫道者，上知天文，下知地理，中知人事，可以长久，此之谓也。"《黄帝内经素问·著至教论》也说："子知医之道乎……而道，上知天文，下知地理，中知人事，可以长久，以教众庶，亦不疑殆，医道论篇，可传后世，可以为宝。”强调医道的基本原则是“上知天文，下知地理，中知人事”，即要求明白天地之气对人体生命的影响。那么，什么是天文、地理、人事呢？《黄帝内经素问·气交变大论》接着回答说：“本气位也。位天者，天文也。位地者，地理也。通于人气之变化者，人事也。故太过者先天，不及者后天，所谓治化，而人应之也。”属天文的天圆运动就是司天和在泉的客气运动，所谓“天以六六为节”也。属地理的是地方，循五方运动，就是东南西北中的主气运动，所谓“地以九九制会”（五正方位加四维）也。人在天地气交之中。本气，指风、寒、暑、湿、燥、火六气。位，就是六节和九宫之位。“六六之节”有多层次的含义，如一月中有六候六个气位；一年中有初之气、二之气、三之气、四之气、五之气、终之气六个气位，分为司天在泉及四间气；六十年中有厥阴、少阴、太阴、少阳、阳明、太阳六个司天的周期气位等。所以，《黄帝内经素问·四气调神大论》说：“故阴阳四时者，万物之终始也，死生之本也，逆之则灾害生，从之则苛疾不起，是谓得道。”如何才能得到这个“道”？即要求掌握四时之气，“气”是沟通天人之间的中介物质，所以《灵枢经·逆顺》说：“气之逆顺者，所以应天地、阴阳、四时、五行也。”四时之气分为风、热、火、湿、燥、寒六气，这六气既是人体生命不可缺少的物质，也是导致人体生病死亡的物质，所谓水能载舟，亦能覆舟，成也萧何，败也萧何是也。

从以上的分析可知，阴阳概念来源于日月运动，而月亮不会发光，所以阴阳概念真正来源于太阳运动。伏羲和女娲被尊为人类鼻祖，分别代表了太阳神和月亮神，这也就是说华夏民族从人类出现早期，就十分注重对太阳的观察。

人法于天道，就是法于阴阳。人应于治化，就是用气数。所以，《黄帝内经素问·上古天真论》说：“上古之人，其知道者，法于阴阳（一阴一阳之谓道，阴阳之义配日月），和于术数（气数者，所以纪化生之用也）。”因此，阴阳术数系统并不神秘，它以日月星象为依据，以天文历法之数为推算逻辑系统，是一门地地道道的自然科学，不是封建迷信。

（三）天度与气数

中医学就是象数医学，象数思想贯穿于《黄帝内经》之中，如《黄帝内经素问·上古天真论》说："上古之人，其知道者，法于阴阳，和于术数，食饮有节，起居有常，不妄作劳，故能形与神俱，而尽终其天年，度百岁乃去。"法，是取法、效法。和，调和、谐和。为什么要取法于阴阳呢？因为"自古通天者，生之本，本于阴阳"（《黄帝内经素问·生气通天论》《黄帝内经素问·六节藏象论》），"阴阳者，天地之道也，万物之纲纪，变化之父母，生杀之本始，神明之府也，治病必求于本"（《黄帝内经素问·阴阳应象大论》）。所以，《黄帝内经素问·四气调神大论》说："夫四时阴阳者，万物之根本也。所以圣人春夏养阳，秋冬养阴，以从其根，故与万物沉浮于生长之门。逆其根，则伐其本，坏其真矣。"《黄帝内经素问·阴阳离合论》又说："阴阳者，数之可十，推之可百；数之可千，推之可万。"说明阴阳可用"数"记。这个"数"就是孔子在《周易·系辞传》中说的天地之数——一、二、三、四、五、六、七、八、九、十，《黄帝内经素问·六元正纪大论》称此"天地之数"为五行"金木水火土，运行之数"，说是"天地之纲纪，变化之渊源"，其理论模型是河图和洛书。而"天地阴阳者，不以数推，以象之谓也"（《黄帝内经素问·五运行大论》），说明阴阳的根本在于观象。象，指自然界中的各种象。孔子在《周易·系辞传》中说："阴阳之义配日月"，"法象莫大乎天地，变通莫大乎四时，悬象著明莫大乎日月。"如何把握阴阳的变化呢？看日月星辰运动，看四时阴阳的变化。一个"上工"中医，要会"象数"，象数是中医的根本理论，而象数的根本在于日月星辰运动。天度强调的是日月星辰之象，气数强调的是六十甲子历。这些都是五运六气的基本理论。

"道"和"候"都源于日月星运动规律，那么怎么掌握日月星运动规律呢？《黄帝内经》提出了"天度"和"气数"的命题。如《黄帝内经素问·六节藏象论》记载如下。

夫六六之节、九九制会者，所以正天之度、气之数也。天度者，所以制日月之行也；气数者，所以纪化生之用也。天为阳，地为阴，日为阳，月为阴，行有分纪，周有道理，日行一度，月行十三度而有奇焉，故大小月三百六十五日而成岁，积气余而盈闰矣。立端于始，表正于中，推余于终，而天度毕矣。

气数是干什么的呢？是“纪化生之用”的。气数以“九九制会”，即用洛书九宫数来划分。这属于人道。

天度用的是一年为365日的历法，气数用的是一年为360日的六十甲子历法。这六十甲子历法就是五运六气的历法，即用十天干和十二地支表示的历法。

这“六六之节”“九九制会”在《黄帝内经素问·天元纪大论》中则简化为“天以六为节，地以五为制”，其记述如下。

天以六为节，地以五为制。周天气者，六期为一备；终地纪者，五岁为一周……五六相合，而七百二十气为一纪，凡三十岁；千四百四十气，凡六十岁而为一周，不及太过，斯皆见矣。

在这里就明确指出五运六气，用的是六十甲子历。所以，侯果注《周易·系辞传》说：“圣人法河图、洛书制历象以示天下也”，郑玄注《易纬·周易乾凿度》引孔子说此“明天地之道本此者也”。

解析日月星辰天纲图必须明白以下几点。

第一，其中有日地相互运动规律的太阳南北回归线视运动三线四特征点是永恒不变的。

第二，日月地三体系运动形成的朔望月纳甲图是永恒不变的。正是由于太阳南北回归线视运动三线四点图和朔望月纳甲图的不变，才造成了日月星辰天纲图永恒不变的天象图，也可以用天干地支数推算出来。

第三，月地相互运动的赤白交角在变，日月相互运动的黄白交角在变，五星视运动轨迹在变，有18.67年的周期。其变取决于“月行九道”的变化。

第四，日地体系视运动方向与月地体系视运动方向相反，就日周期说，太阳每日东升西落是顺时针方向旋转，月亮作为地球的卫星则伴随地球做逆时针方向旋转；就年周期说，天道太阳做逆时针方向视运动，而地球带着月亮作顺时针方向视运动。

五、生物发生场

有了天地气交则生化万物，《黄帝内经》认为，由于地理地势及其气候的不同，即时空环境的不同，就形成了不同的生物发生场。不仅有时间的差异，还有空间的差异，饮食所用的物质的差异。《黄帝内经》按“地以五为制”的原则，分为东、南、西、北、中五个大的发生场，每一个大发生场还可以再分为五个小发生场等（图155）。各种生物就会以发生场而类聚，如《黄帝内经素问·五运行大论》记载如下。

东方生风，风生木，木生酸，酸生肝，肝生筋，筋生心。其在天为玄，在人为道，在地为化，化生五味，道生智，玄生神，化生气。神在天为风，在地为木，在体为筋，在气为柔，在藏为肝。其性为暄，其德为和，其用为动，其色为苍，其化为荣，其虫毛，其政为散，其令宣发，其变摧拉，其眚为陨，其味为酸，其志为怒。怒伤肝，悲胜怒；风伤肝，燥胜风；酸伤筋，辛胜酸。

……

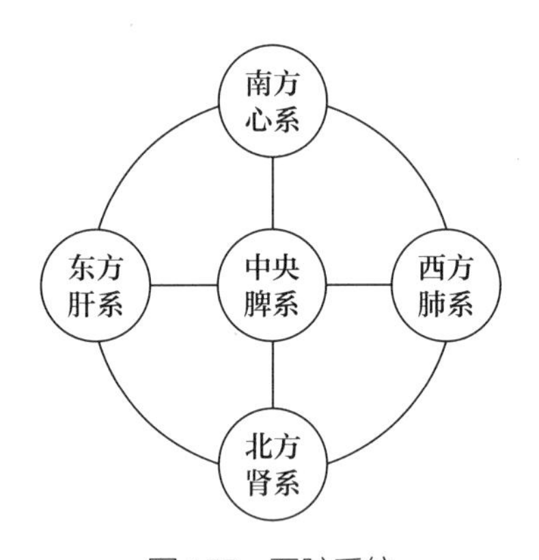

图155　五脏系统

图155中的连接线，代表气，代表道，五个生物发生场都是由一气所化生，都有它一定的“气数”，都有它的转归，不能把它们分割开孤立地看，它们既是分居的，又是一个统一体，抓住“气道”这个根本，就抓住了要害，所以学中医要以阴阳五脏系统为根本（图156），这就是《黄帝内经》所谓的“知其要者，一言而终，不知其要，流散无穷。”

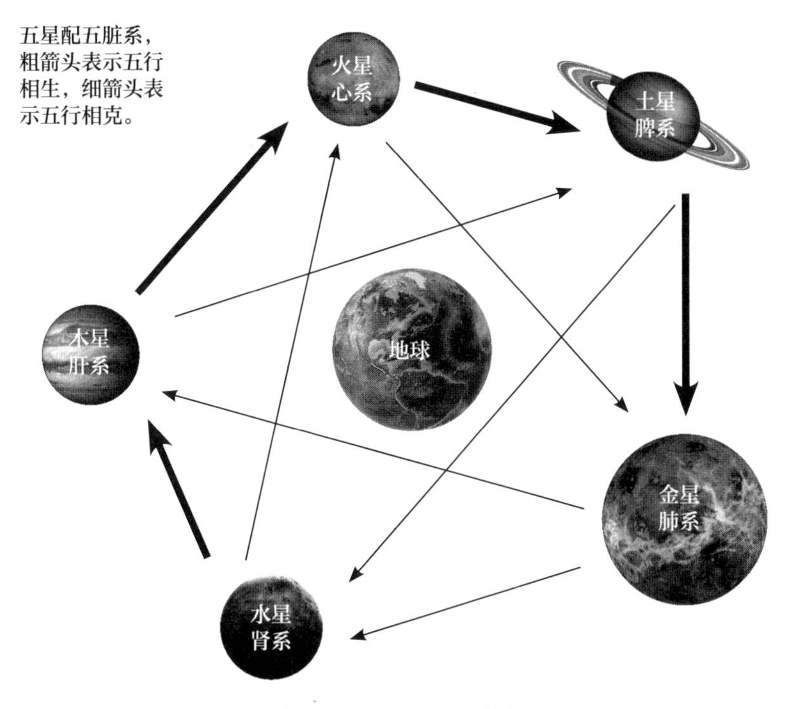

图 156　五星配五脏系

综合以上论述可知，“日月星辰天纲图”表现的是日月星辰构建的中国古天文历法共同体，不是西方公历只用太阳历。

六、天干地支的运动规律——周期

《黄帝内经素问·气交变大论》说：“五运更治，上应天期，阴阳往复，寒暑迎随，真邪相薄，内外分离，六经波荡，五气倾移，太过不及，专胜兼并……”何谓“天期”？就是天道的周期。“阴阳往复”讲“道”，因为“一阴一阳之谓道”。“寒暑迎随”讲“候”。天体运动的周期有很多，我只讲以下几种。

太阳运动有冬至、春分、夏至、秋分四个特征点，朔望月运动有朔月、上弦、望月、下弦四个特征点（图 157）。

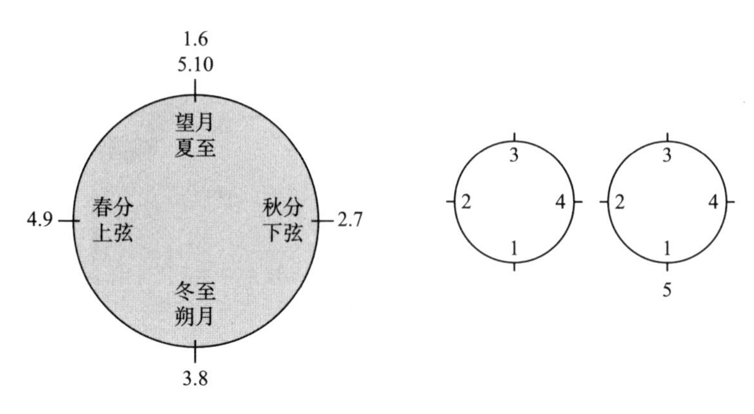

图 157　日月运动封闭 5 数周期示意图

对于日月四象特征点的运动，老子《道德经》称作风箱运动，谓："天地之间其犹橐籥乎？"朱灿生先生据此建立了"宇宙风箱模型"，朱先生分析了月、地、日的开发系统运动，揭示了一系列月、地、日运动规律，如：① 15 近点月构成月亮的一个回归周期，相应的为 14 朔望月；②月亮在近地点和远地点之间做风箱式周期运动，每一近点月包含着四个特征点（四象）：③每一特征点包含着速度 v 和加速度 a 这两个变量的极值或 0，两个变量互为消长，从而起着自调节作用；④每相邻的 4 个特征点构成一组四象，一周 15 近点月，四象经 15 次编码，即为六十卦，16 近点月构成首尾相似的封闭周期，四象经 16 次编码，即为 64 卦；⑤由此可见，四象是稳定的结构单位，八卦是四象的编码。郑军先生依次建立了四象 4 特征点结构周期和四象封闭周期的 5 特征点结构。（朱先生用近点月，我用朔望月，因为古人到汉代才知道近点月，远古人不知道近点月。）

（一）四数周期

《黄帝内经素问·六微旨大论》以 4 年为一小周，15 小周 60 年为一大周，成为著名的六十甲子历。并按此 4 年一小循环周期的特性找出 60 年中的岁气会同年，所谓岁气会同年，就是位相相同的年。岁气会同年共有 20 小组，每 4 小组为 1 大组，可分成 5 大组。每 1 小组 3 年，组成一个三合局，分别记述如下。

申子辰岁气会同年合化为水局。

巳酉丑岁气会同年合化为金局。

寅午戌岁气会同年合化为火局。

亥卯未岁气会同年合化为木局。

现列表说明于下（表 11）。

表 11　六十甲子岁气会同表

水下刻数	水下一刻	二十六刻	五十一刻	七十六刻
一	1. 甲子	2. 乙丑	3. 丙寅	4. 丁卯
大	5. 戊辰	6. 己巳	7. 庚午	8. 辛未
组	9. 壬申	10. 癸酉	11. 甲戌	12. 乙亥
二	13. 丙子	14. 丁丑	15. 戊寅	16. 己卯
大	17. 庚辰	18. 辛巳	19. 壬午	20. 癸未
组	21. 甲申	22. 乙酉	23. 丙戌	24. 丁亥
三	25. 戊子	26. 己丑	27. 庚寅	28. 辛卯
大	29. 壬辰	30. 癸巳	31. 甲午	32. 乙未
组	33. 丙申	34. 丁酉	35. 戊戌	36. 己亥
四	37. 庚子	38. 辛丑	39. 壬寅	40. 癸卯
大	41. 甲辰	42. 乙巳	43. 丙午	44. 丁未
组	45. 戊申	46. 己酉	47. 庚戌	48. 辛亥
五	49. 壬子	50. 癸丑	51. 甲寅	52. 乙卯
大	53. 丙辰	54. 丁巳	55. 戊午	56. 己未
组	57. 庚申	58. 辛酉	59. 壬戌	60. 癸亥
三合局	水局	金局	火局	木局

这个表很重要，它是古代四分历的模型。我认为，四分历不仅指一日之四分，还应包含一朔望月之四分及一年之四分。地球自转一周为一日，有 4 特征点。地球绕太阳公转一周为一年，有冬至、春分、夏至、秋分 4 特征点。月亮有朔、上弦、望、下弦 4 特征点。不过日与年的 4 特征点一般人不易直接观察到，只有朔望月的 4 特征点可以人人直接观察到。可知 60 年是日月运动的会合周期。日、月、年各周期的相同点均为 4 特征点，不同的是各自特征点时间长度不一样。

日月四年一周期有4个特征点，即划分成四象。就是说，每相邻的4个特征点构成一组四象，六十年一周15个朔望月，四象经15次编码，即为六十卦。16朔望月构成首尾相似的封闭期，四象经16次编码，即为八八六十四卦。由此可见，一周4特征点所决定的四象是稳定的结构单位。八卦是四象的编码。四年4特征点为一小周期，15小周期为六十年，知六十年是根据日、月、地三体运动建立起来的甲子六旬周期。这里组成的是三合局，是最佳搭档（图158）。

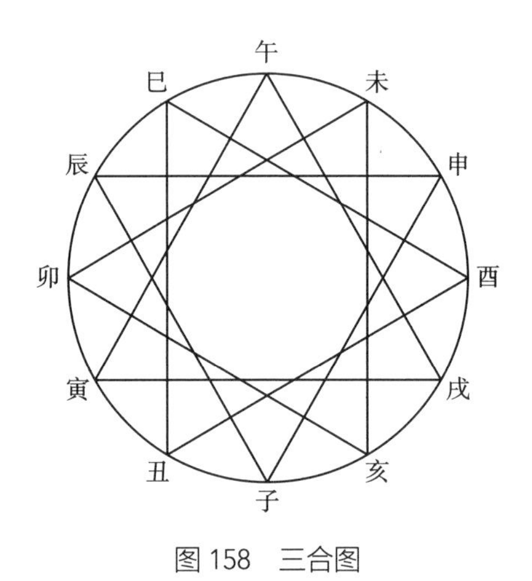

图158　三合图

子辰申组成水局。

寅午戌组成火局。

卯未亥组成木局。

酉丑巳组成金局。

（二）五数周期（表12，图159）

表12　封闭五特征点周期表

始点朔	上弦	望	下弦	终点朔
1. 甲子	2. 乙丑	3. 丙寅	4. 丁卯	5. 戊辰

续表

始点朔	上弦	望	下弦	终点朔
6. 己巳	7. 庚午	8. 辛未	9. 壬申	10. 癸酉
11. 甲戌	12. 乙亥	13. 丙子	14. 丁丑	15. 戊寅
16. 己卯	17. 庚辰	18. 辛巳	19. 壬午	20. 癸未
21. 甲申	22. 乙酉	23. 丙戌	24. 丁亥	25. 戊子
26. 己丑	27. 庚寅	28. 辛卯	29. 壬辰	30. 癸巳
31. 甲午	32. 乙未	33. 丙申	34. 丁酉	35. 戊戌
36. 己亥	37. 庚子	38. 辛丑	39. 壬寅	40. 癸卯
41. 甲辰	42. 乙巳	43. 丙午	44. 丁未	45. 戊申
46. 己酉	47. 庚戌	48. 辛亥	49. 壬子	50. 癸丑
51. 甲寅	52. 乙卯	53. 丙辰	54. 丁巳	55. 戊午
56. 己未	57. 庚申	58. 辛酉	59. 壬戌	60. 癸亥

这是十二个五数周期，是天干合化的来源。

苍天、丹天、黅天、素天、玄天是怎么来的

从图中可以清楚地看出，五运来源于日月运动周期，五天表示的是五季五行的颜色，不是呈现在天上的五种颜色，更不是什么极光。五运对应五季，丁壬木对应春季，戊癸火对应夏季，甲己土对应长夏，乙庚金对应秋季，丙辛水对应冬季。

所谓首甲定运，就是从长夏土开始，从太极开始，从一年之中开始，从殷历年首（郑慧生：建未说，大暑节）开始。

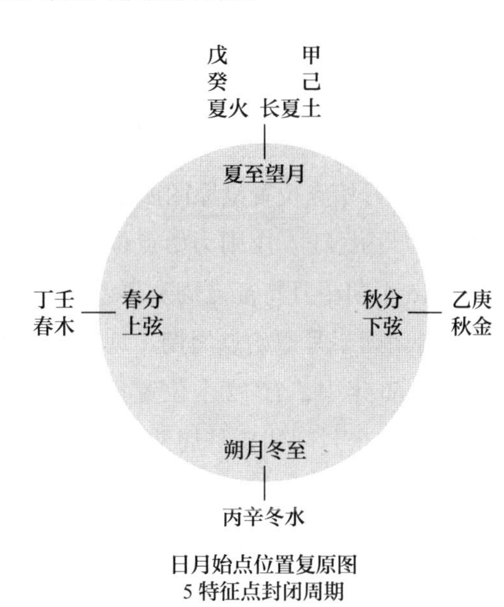

图159　5特征点封闭周期

这个五数周期是基本周期，故《灵枢经·通天》说："天地之间，六合之内，不离于五，人亦应之"。这个五数周期与五大行星有关，故《黄帝内经》说五运上应五星。

（三）六数周期（表13）

表13　六数周期

1. 甲子	2. 乙丑	3. 丙寅	4. 丁卯	5. 戊辰	6. 己巳
7. 庚午	8. 辛未	9. 壬申	10. 癸酉	11. 甲戌	12. 乙亥
13. 丙子	14. 丁丑	15. 戊寅	16. 己卯	17. 庚辰	18. 辛巳
19. 壬午	20. 癸未	21. 甲申	22. 乙酉	23. 丙戌	24. 丁亥
25. 戊子	26. 己丑	27. 庚寅	28. 辛卯	29. 壬辰	30. 癸巳
31. 甲午	32. 乙未	33. 丙申	34. 丁酉	35. 戊戌	36. 己亥
37. 庚子	38. 辛丑	39. 壬寅	40. 癸卯	41. 甲辰	42. 乙巳
43. 丙午	44. 丁未	45. 戊申	46. 己酉	47. 庚戌	48. 辛亥
49. 壬子	50. 癸丑	51. 甲寅	52. 乙卯	53. 丙辰	54. 丁巳
55. 戊午	56. 己未	57. 庚申	58. 辛酉	59. 壬戌	60. 癸亥

这是十个六数周期，这就是地支合化的来源，对应一日的十二时辰、一年的十二个月或十二年。

如日月始点位置复原图所示，甲、乙、丙、丁为相位4特征点周，而甲、乙、丙、丁、戊则为始点位置复原周。60年中有15个四象周期，即含有15个朔望月特征点周。再者，60年中有12个五运周期，即含12个首尾卦闭朔望月原始点周期（见上文表12"封闭朔望月周期表"）。就是说，在60年中，有12个位置相同周，15个相位相同周，其调谐年是60年。这12个封闭朔望月周期，我们称其为1朔望月朔点（或望点）回归周，即一年日月相会——朔合12次，所以古人称"日月之会是为辰"。12和15的谐调周期是20（4×3 = 12，5×3 = 15，4×5 = 20）。日月运动的五年一周期有五个特征点，划分成五行。就是说，每相邻的五个特征点构成一组五行，六十年一周有12个封闭朔望月，五行经过12次编码，即为六十卦。

12 个封闭朔望月周构成 6 个完整的阴阳大周期。将一年划分成六个时间段，即是六气。一个封闭朔望月为一个月，一个完整阴阳大周期是两个月。实际一个阴阳大周期是开放的螺旋运动，有 9 个特征点，6 个完整阴阳大周期有 54 个特征点，恰是朔望月一年的运动特征点。

一回归年是五运六气主运主气的五位和六位周期，一主运长 365.25 ÷ 5 = 73.05 天，一主气长 365.25 ÷ 6 = 60.875 天。若按朔望月在一回归年实际运行 48 个月相特征点的长度是 29.53 天 /4 × 49 = 361.76 天，舍去 1.76 天为 360 天，这就是《周易》和《黄帝内经》所载一年 360 天的来源，如此则一主运长 72 天，一主气长 60 天。一主气长就是一个 60 甲子周期。我认为“五”和“六”两数起源于五方观念和六合观念，于是就将一回归年分为五位周和六位周。如《黄帝内经素问 · 天元纪大论》说：“天以六为节，地以五为制。周天气者，六期为一备；终地纪者，五岁为一周……五六相合，而七百二十气为一纪，凡三十岁；千四百四十气，凡六十岁而为一周，不及太过，斯皆见矣。”

60 年 60 月相特征点，含有 15 个塑望月，而不用 15 近点月的观点。因为 15 朔望月回归周期是很重要的。它是五运六气的一个重要周期，是日、月、地三体系统的基本周期。

15 朔望月回归周是五运六气客运客气的六位和七位周期。15 朔望月长 442.95 天，除以一运长 73.05（或 72 天）得 6（取整数），除以一气长 60.875 天（或 60 天）得 7（取整数），可知 15 朔望月回归周期是客运的六位周期和客气的七位周期。这是 15 近点月回归周所没有的内涵。根本不必用地球极移的钱德勒周期解释。

60 年有 742.1 个朔望月，除去 22 个闰月是 720.1 朔望月，则 60 年有 49.5 个 15 朔望月回归周，不算闰月有 48 个 15 朔望月回归周。这 49.5 正是一回归年朔望月所行的特征点数，48 正是一年 12 个朔望月所行的特征点数。

4 个 15塑望月回归周是 60 朔望月，为一个甲子周期。这 15 和 4 两数，不就是洛书 4 个纵横 15 的数字吗？可知 15 朔望月回归周是洛书的重要内容。以一甲子60朔望月为一太极，15朔月就是太极四象之一。

60年742.1个朔望月有12.37个60朔望月甲子周，这12.37正是一回归年朔望月所行的特征点数。720个塑望月有12个甲子周，这12正是一年12朔望月之数。

15朔望月回归周有12个封闭式朔望月和10个对点朔望月，把一周天划分成12等份和10等份，我们就用十二地支标记12等份、十天干标记10等份，这就是天干地支纪年的天文背景。根本不必用古人原本不知道的近点月周期和钱德勒极移周期去解释。15朔望月回归周和12封闭朔望月的调谐周是60年。

一个封闭朔望月长29.53天×5/4＝36.912 5天，阴阳两个封闭朔望月长73.83天，为一运之长，这就是把一年划分成五季的来源。一个对点朔望月长29.53天×6/4＝44.295天，这就是把一年划分成八方八季的来源。两个对点朔望月长88.59天，这就是把一年划分成四季的来源。

七、筮数

《周易·系辞传》最早记载筮法为历法的推演。筮法是《周易》十分重要的内容，古人说筮有二义。

第一，古代计数用的工具，竹或蓍草。

第二，数也，主要指计算历数之数。

所以，筮法就是用竹或蓍草做筹码进行历数计算的方法。筮法就是推历知时。如《礼记·曲礼》说："卜筮者，先圣王之所以使民信时日。"即指推算历法，使人按"时日"做事。古代遗留下的唯一筮法内容载于《周易·系辞传》中，记载如下。

大衍之数五十，其用四十有九。分而为二以象两，挂一以象三，揲之以四以象四时，归奇于扐以象闰，五岁再闰，故再扐而后挂。

天一，地二，天三，地四，天五，地六，天七，地八，天九，地十。（班固《汉书·律历志》引文在此。）天数五，地数五，五位相得而各有合。天数二十有五，地数三十，凡天地之数五十有五，此所以成变化而行鬼神也。

《乾》之策二百一十有六，《坤》之策百四十有四，凡三百六十，当期之日。二篇之策万有一千五百二十，当万物之数也。是故四营而成《易》，十有八变而成卦，八卦而小成。引而伸之，触类而长之，天下之能事毕矣。

对于这段文字必须首先弄清如下几个基本问题：①大衍数的来源；②为什么只用四十九，舍一不用；③为什么“分二”“挂一”；④为什么揲用四象；⑤为什么五岁再闰；⑥什么是“五位相得而各有合”。

从“五岁再闰”可知筮数是讲历法的。

一回归年有 12.368 个朔望月（365.25 天 ÷ 29.53 天），约有 49.47 个特征点，取整数为 49 或 50，这就是著名的“大衍之数五十”“其用四十九”的天文背景。

一个封闭朔望月周是 5 年，5 回归年长 1826.25 天，除以一运长 73.05 天得 25，除以一气长 60.875 天得 30，这 25 和 30 就是天数和地数，合之就是“天地之数五十有五”。这就是“天地之数”的天文背景。

月亮伴随地球一回归年运行 50 特征点，而地球绕太阳公转一周也行 4 特征点，则朔望月一回归年绕太阳行 54 特征点（日月地三体系关系），4 年行 216 特征点。54 是三维结构的六个结构面之总值。每一个结构面的值是 9，与月行 9 道之数暗符。把地球看作一个六面体，则月亮绕地球只行四个结构面是 36（月地体系关系），4 年则行 144 特征点（36×4）。日为乾，地为坤，故把月绕日所行的 216 数称为乾之策，把月绕地所行的 144 数称为坤之策，合之就是一年 360 天之数。故《周易·系辞传》说：“《乾》之策二百一十有六，《坤》之策百四十有四，凡三百六十，当期之日。”一年 360 天，正是《黄帝内经》“三百六十日法也”。这正是五运六气的六十甲子历法，反映了日、月、地三体系关系。

一年 360 天，32 年是 11 520 天，这就是《周易·系辞传》说的“万有一千五百二十，当万物之数也”。《易纬·周易乾凿度》说的“法于乾坤，三十二岁……万一千五百二十析（策）”。《周易》六十四卦，从“七衡六间图”可以看出，两个综卦或错卦表示一年（一卦六爻表示上半年 6 个月，一卦六爻表示下半年 6 个月），共主 32 年。

朔望月绕太阳行 54 特征点，其实是 53（49 ＋ 4）特征点。60 年 742 朔望月除以 53得 14 朔望月，说明 14 朔望月也是一个回归周，其长度是 413.42 天，这就是近年来天文学上所发现的月亮近点周和会合周之间的平均会合周期（又称“调制月”），合 15 近点月长。

古今对于“大衍之数”的解释，据《易学大辞典》的引载就有二类十几种之多，但均非本义，通为逞其穿凿之臆说，没有科学依据，不足信。笔者从“揲之以四以象四时，归奇于扐以象闰，五岁再闰”的内容看出，此筮法是与历法有关的，符合筮法的含义。从“五岁再闰”的内容看，这里讲的置闰方法是太阴历，不是太阳历。太阳历闰日，太阴历闰月。置闰是为了调节太阳回归年与月亮周年朔望月运动的关系，知当时用的是一种阴阳合历，其天文背景是日月的周年运动规律。《尚书·尧典》说：“以闰月定四时成岁。”说明在尧帝时代对朔望月已有高深研究。十二个朔望月为 354 天，与回归年 365.25 天差 11.25 天，五年差 56.25 天，故置“五岁再闰”法。这里必须明白闰数包括“不用之一”和“挂一”两部分“积余”。筮法“分二，挂一，揲四，归奇”为四营一变，一爻三变则挂“三”数，六爻则挂“十八”，所谓“十有八变而成卦”也，再加不用之“一”数，是为十九，合十九年闰法。“五岁再闰”，二十年八闺，今不足二十年，去一为七闰可也。

又太阳和月亮都是每年积余 1 个月相特征点。太阳 4 年积余成 1 日，120 年才积余 30 日为 1 个月，所以 120 年为一个大周期。120 年两个 60 甲子周期，一个完整的阴阳大周期。而朔望月 4 年就积余 1 个月 ：30 日。其比率为：

120 ：4 ＝ 30 ：1

所以，日月运动有一个 30 年的调谐周，是 120 年调谐周的 1/4。一年 12 个月，所以 1 440 年是一个大的调谐周。

众所周知，一个朔望月有晦朔月、上弦月、望月、下弦月 4 个月相特征点（古人还不知近点月，故不取），一回归年有 12.368 个朔望月（365.25 天 ÷ 29.53 天），约共有 49.47 个月相特征点，化为整数约为 50，此 50 即是“大衍之数”。大，副词，训大约。言月亮在一回归年运动中大约运行

50 个月相特征点。其用 49 者，只取实数。一回归年用 49 个月相特征点而成四时，49“挂一”，是除去不足一个朔望月的那个月相特征点。因为所用 48 恰是 12 个朔望月的月相特征点（4×12 = 48）。12 个朔望月为 354.36 天，与一回归年 365.25 天相差 10.89 天，5 年相差 54.45 天，与 2 朔望月仅差 4.61，故置“五岁再闰”法。由此可知“大衍之数”绝对不是“五十有五”之数。此历法“五岁再闰”中的“五岁”，正是朔望月的封闭五年周期，笔者称之为五运周期或五行周期。

一年 12 个朔望月，6 个大月，每月 30 天为 180 天，6 个小月，每月 29 天为 174 天，全年 12 个月共 354 天。加上闰月 30 天，总共 384 天，与 64 卦 384 爻相符，可知卦象是来源于朔望月运动规律的。由此可知，筮数产生于朔望月运动规律。

由上述可知，“大衍之数五十”是朔望月在一回归年中运行的月相特征点数，是日月二体运动周期之调谐的基数，绝不是“天地之数五十有五”。有人认为“大衍之数五十”有阙文，应是“大衍之数五十有五”，此说为害甚大，其实他们不明白筮法的含义和来源，不明白筮法与历法的关系。其说不是定论，不是不可更易，其说是错论，不可更易的是“大衍之数五十”之说。

一个位相复原的朔望月是 4 年一周期，但一个原始点复原的朔望月是 5 年一周期，就是说一个封闭式朔望月是 5 年周期。古人非常重视五年周期。《国语·越语下》曰：“天节不远，五年复反。”韦昭注：“节。期也。五年再闰，天数一终，故复反也。”10 年两个封闭朔望月周，不就是十数河图吗？可知河图的天文背景是日月封闭周期。古人将封闭点数放置在中央，是突出其核心作用，强调五年周的重要。河图的 1、2、3、4、5、6、7、8、9、10 之数，古人称 1、3、5、7、9 单数阳数为天数，2、4、6、8、10 偶数阴数为地数。这就是《周易·系辞传》所谓的天地之数，“天数五，地数五，五位相得而各有合。天数二十有五，地数三十，凡天地之数五十有五。”由此可知，“大衍之数五十”来源于朔望月在一回归年中的月相特征点数，“天地之数”来源于朔望月的 5 年周期数，两者绝对不是一回事。所谓“五位相得”，即指 5 年周期之位。而正反阴阳两个 5 年周合其位，故曰“各有合”。

月亮伴随地球一回归年运行 50 运行特征点，而地球绕太阳公转一周也行 4 特征点，则朔望月绕太阳实际上运行 54 特征点。若以地球为参照系朔望月一回归年绕地球行 50 月相特征点，太阳一回归年绕地球行 54 月相特征点。这 54 数，郑军称作“太极太玄”立体三维结构数。

太阳一回归年绕地球行 54 月相特行点，4 年行 216 月相特征点，216 称为乾之策。为日、月、地的调谐数。54 是三维结构的六个结构面的总值，每一个结构面的值是 9。把地球看作一个六面体，则月亮绕地球只行四个结构面是 36，4 年行 144 月相特征点，144 称为坤之策。乾策 216，坤策 144，合之就是一年 360 天之数。故《周易・系辞传》说：“乾之策二百一十有六，坤之策百四十有四，凡三百六十，当期之日。”一年 360 天，32 年 11 520 天，这就是《周易・系辞传》说的“万有一千五百二十，当万物之数。”《易纬・周易乾凿度》也说“法于乾坤，三十二岁……万一千五百二十析（策）。”这就是筮法的秘密。

有了朔望月的 4 年周期和 5 年周期，及一回归年中朔望月所行的“大衍之数”、60 月相特征点的 60 年周期，还有河图洛书中的“天地之数五十有五”，就可以“成变化而行鬼神”了。其“成变化而行鬼神”的关键是 60 年周期，即 60 甲子周。

综合上述，可知《周易・系辞传》所讲筮法有四个层次，分别如下。

第一层次讲大衍之数，以朔望月的 4 年周期为基础数。

第二层次讲天地之数，以朔望月的 5 年周期为基础数，五位相合成“参天两地”，以河图为模型。

第三个层次讲筮的具体推算方法，即揲蓍求卦。蓍和卦是《周易》的基本内容，蓍用数，卦用象，数为历数，象为物象。蓍圆为天道循环规律，卦方为地道五方八方分物之象。

第四个层次讲乾坤两卦及全部 64 卦都与策数有关。乾坤两卦合一年之日数，64 卦合万物之数。

“大衍之数”就隐藏在《周髀算经》勾股定理之中。勾三股四弦五，即 $3^2 + 4^2 + 5^2 = 50$，乃“大衍之数五十”也。

由上述可知，一回归年、60回归年和15朔望月回归周是六十甲子历的三种基本周期，现用图示于下（图160）。

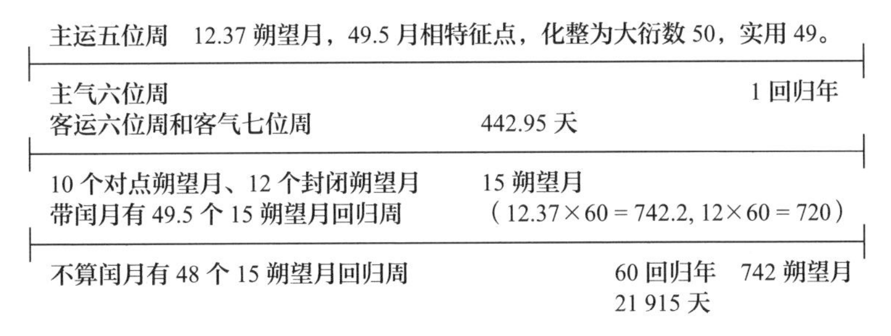

图160　六十甲子周期示意图

在60特征点15朔望月回归周期中嵌套着12个封闭式朔望月与10个对点朔望月。这就是将一周天划分成五运与六气的来源，与岁星没有任何关系。

封闭式朔望月的五年周期，就是中运的周期。12个封闭式朔望月周期，就是岁气的周期，也是六气的周期。

有人说筮数是占卜用的，那你知道占卜是什么意思吗？占字，从口、从卜。口代表四方大地，卜表示立杆测影，丨代表立杆，丶代表日影。与卦字相似，卦从圭、从卜，圭为测影尺子，卜意同。

第九章
面北夜观北斗

《黄帝内经》以面南观日月五星在黄道附近的运动规律授时为主，以面北观北斗授时为副。《黄帝内经素问·天元纪大论》说："太虚廖廓，肇基化元，万物资始，五运终天，布气真灵，总统坤元，九星悬朗，七曜周旋，曰阴曰阳，曰柔曰刚，幽显既位，寒暑弛张，生生化化，品物咸章。"这里的"九星"，指北斗九星，7 000 年之前的北斗星是九星，即现在的北斗七星再加上玄戈、招摇两颗星，由于恒星在长期时间中也有缓慢运动，于是出现了岁差，玄戈、招摇逐渐运动出了北极恒显圈后就剩下现在的七星了。

一、北斗星

北斗历在《黄帝内经》中有应用，如《黄帝内经素问·天元纪大论》说"九星悬朗，七曜周旋"，《黄帝内经素问·刺法论》说："五气护身之毕，以想头上如北斗之煌煌，然后可入于疫室。"此处所言"九星"，即北斗七星加玄戈、招摇。《淮南子·时则训》说："孟春之月……招摇指寅……仲春之月，招摇指卯……季冬之月，招摇指丑。"竺可桢说，距今 3 600 ~ 6 000 年前，在黄河流域，北斗九星可以终年出现在地平线之上。

面北观察北恒显圈内终年不落运转不息的北斗星，视其所指地平方位，来确定一年之中的十二月，北斗星的运转计算月令，斗柄所指之辰谓之"斗建"。如正月指寅，为建寅之月，二月指卯，为建卯之月等。《汉书·律历志上》说："日至其初为节，至其中斗建下为十二辰，视其建而知其次。"《史记·天官书》记载如下。

斗为帝车，运于中央，临制四乡。分阴阳，建四时，均五行，移节度，定诸纪，皆系于斗。

《鹖冠子·环流》说：斗柄东指，天下皆春；斗柄南指，天下皆夏；斗柄西指，天下皆秋；斗柄北指，天下皆冬。（图 161）

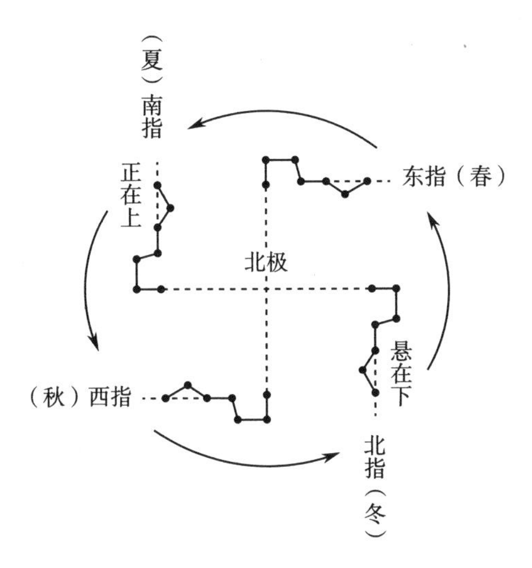

图 161　夜半斗柄四指示意图

所谓“斗柄北指”，《夏小正》称为“斗柄悬在下”；“斗柄南指”，《夏小正》称为“斗柄正在上”。所不同的是《夏小正》所载为初昏时的星象，而《鹖冠子》所记为夜半时的星象。《夏小正》载“正月，初昏参中，斗柄悬在下”，指的是立春节气的星象，按汉以前制度，立春昼夜漏刻各 50 刻，自初昏至夜半历时 25 刻，斗柄正好在夜空中旋转四分之一周天（90 度），故初昏时“斗柄悬在下”（北指），至夜半时斗柄旋转 90 度就必然指向正东方，所以《鹖冠子》说“斗柄东指，天下皆春”。如此看来，《鹖冠子》所说的斗柄四指，其最初含义并非民间用来大致判别季节的经验方法，而是当时用来制订历法的非常精确的授时方法。这种授时方法以夜半时斗柄指向四正方位为依据，把一年划分为四等分，即四季。这种四季的划分，比中星授时既简单又实用，容易被人们理解和掌握。

在月份的划分方面，斗柄授时体系也有自己的一套方法。《淮南子·天文训》记述如下。

帝张四维，运之以斗，月徙一辰，复返其所。正月指寅，十二月指丑，一岁而匝，终而复始。

这就是“十二月建”。所谓“建”就是指向的意思。“十二月建”意谓一年十二个月份中斗杓或斗衡指向十二个不同的地平方位。根据斗杓或斗衡的指向及观测时间不同，斗建又可分为斗杓建和斗衡建两种，如图 162 所示。

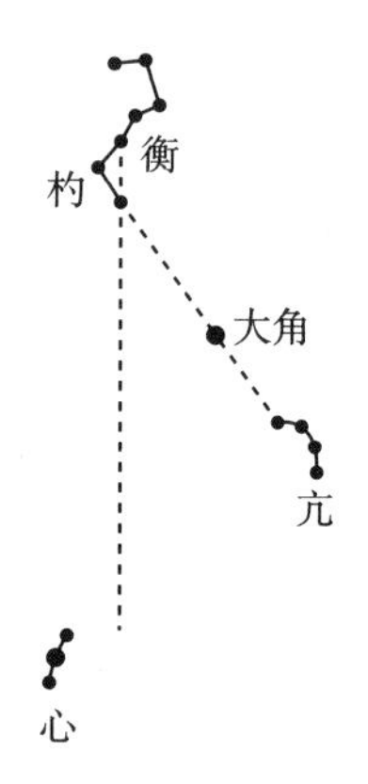

图 162　斗杓建与斗衡建示意图

如《史记・天官书》记载如下。

北斗七星，所谓旋玑玉衡以齐七政……用昏建者杓……夜半建者衡……平旦建者魁。

《史记集解》《史记索隐》并引孟康注：“假令杓昏建寅，衡夜半亦建寅。”如图 162 所示，斗杓建指向大角、亢宿，斗衡建指向心宿，两者在地平方位上相差约两次。例如初昏斗衡指子（正北），则斗杓必指寅（东偏北）；至夜半则斗衡也转到了指寅的方位。因此，不论采用杓昏建，还是采用衡夜半建，所得到的月建是一样的。在观象授时历的时代，斗建是用来划分季节和表示月份的重要方法。到了推步历法时代，月序还必须和斗建相结合才能准确地表示时间概念。这是由于一些推步历法把岁首放在不同的月建之下造成的。如夏历、颛顼历把正月放在斗建指寅的月份，称为“正月建寅”，这类历法称为“寅正”；周历、鲁历把正月放在斗建指子的月份，称为“正月建子”，这类历法称为“子正”；同样的，殷历用丑正，秦历用亥首、寅正等。这种差别，历法上称之为“建正”不同。由于建正不同，相同的月序在不同的历法中，并不能表示同一个月份，如周历的正月是殷历的十二月、夏历的十一月，而夏历的正月是殷历的二月、周历的三月等，为了弄清月份与自然季节之间的对应关系，还必须同时知道所用历法的建正，如周正建子、殷正建丑、夏正建寅等，古称“三正”。建正不同，是历法之间的重要差别。这些差别可以说是由早期斗柄授时活动所遗留下来的。

十二月建的方法被战国、秦汉时期出现的推步历法继承下来，但斗柄授时中关于确定岁首和划分季节的方法并没有被完整地继承下来。战国时期，斗柄授时方法在南方楚国地区十分盛行，成为楚国天文学的一大特色。北方中原地区则主要盛行中星授时方法。成书于战国中晚期的《夏小正》将两大授时体系的历法起算点——“初昏参中”及“斗柄悬在下”，互相对应起来，从而揭示出斗柄授时方法的精确含义。然而，自战国晚期以后，随着楚国的败亡，楚文化的影响日渐衰落，人们逐渐淡忘了斗柄授时的精确含义，中星授时体系日益占据正统地位。故稍后的《吕氏春秋·十二纪》及《礼记·月令》等皆详载昏、旦中星，而不载斗柄悬、正。西汉初期文献所载划分季节的依据也为夜半中星所取代，如《淮南子·天文训》记载如下。

日冬至则斗北中绳……日夏至则斗南中绳。

据当时的文献记载冬至日在斗（南斗），则夜半时南斗下中天，故称“斗北中绳”；夏至日在东井，夜半时南斗上中天，故称“斗南中绳”。汉以后，夜半中星遂取代斗柄授时和昏、旦中星，成为观象授时的主要方法。

中国古代的面南观日月五星和面北观北斗的两套观象授时系统，是依据日月天右旋和地左转分的。天右旋的中心轴是黄极轴，地左转的中心轴是赤极轴。而赤极轴又依23°26′的夹角围绕黄极轴在运转。所以，《黄帝内经素问·生气通天论》说：“天运当以日光明。”最终还是以太阳的黄极为主宰。这个结果极为重要，它说明以赤道地气为基础的五运，是以黄道天气为基础的六气运动为主宰，即大地上的万物——包括生物和非生物，都以运行在黄道上的日月五星为主宰。所以，《黄帝内经素问·五运行大论》引述《太始天元册》之文，说明日月运行为“候之所始，道之所生”的基础。正是黄赤交角而形成了四季变化和五季变化，这就是五运的来历。另外，北斗星的左行视运动，与二十八宿的左行视运动相一致。而日月五星的右行视运动，则与二十八宿的右向排列方向一致。所以，两套观象授时系统，又以二十八宿为中介联系在一起。但二十八宿有黄道、赤道之分。

《周髀算经》中“七衡六间图”的外衡是南回归线冬至日道，内衡是北回归线夏至日道，所以该图是面北绘制的，其内衡之内是北极恒显圈，可以观北斗星的运行。而北斗星的运行一周是360度，这也是五运六气六十甲子历法的来历，故《伤寒论·伤寒例》记载如下。

夫欲候知四时正气为病，及时行疫气之法，皆当按斗历占之。

四时八节，二十四气，七十二候决病法：

立春正月节斗指艮　　雨水正月中指寅

惊蛰二月节指甲　　春分二月中指卯

清明三月节指乙　　谷雨三月中指辰

立夏四月节指巽　　小满四月中指巳

芒种五月节指丙　　夏至五月中指午

小暑六月节指丁　　大暑六月中指未

立秋七月节指坤　　处暑七月中指申

白露八月节指庚　　秋分八月中指酉

寒露九月节指辛　　霜降九月中指戌

立冬十月节指乾　　小雪十月中指亥

大雪十一月节指壬　　冬至十一月中指子

小寒十二月节指癸　　大寒十二月中指丑

二十四气，节有十二，中气有十二，五日为一候，气亦同，合有七十二候，决病生死，此须洞解之也。（四时八节，二十四气，七十二候决病法，宋本原列于《伤寒论》之首，今据《伤寒准绳》改列于“皆当按斗历占之”之后。)

请注意，这里的年首是起于“立春”正月节，不是“大寒”十二月中气。这里用的显然是阴阳合历的五运六气理论，正月二月是初之气，两个月为一气，并且说明六气开始于农历正月初一。

二十四气包括以立春、立夏、立秋、立冬四立为主的十二“节”(立春，惊蛰，清明，立夏，芒种，小暑，立秋，白露，寒露，立冬，大雪，小寒)，与以二分、二至为主的十二“中气”(雨水，春分，谷雨，小满，夏至，大暑，处暑，秋分，霜降，小雪，冬至，大寒)。“节”在月之初，斗历指的方位用天干甲、乙、丙、丁、庚、辛、壬、癸和艮、巽、坤、乾四卦命名，分主东、南、西、北及东北、东南、西南、西北。因戊己在中而不用。“中气”在月中，斗历指的方位用十二地支命名，方位与节气同。用天干地支，即寓意五运六气的精神在内。

七十二候，是二十四节气的进一步划分，五日为一候，一气分为三候。《黄帝内经素问·六节藏象论》说：“五日谓之候，三候谓之气，六气谓之时，四时谓之岁，而各从其主治焉。”这样更有利于掌握气候变化的程度，如立春节的三候，初候五日为东风解冻，二候五日为蛰虫始振，三候五日为鱼陟负冰，就颇为生动地表明同一气中有着程度不同的三种变化。

北斗旋转一周是360度，可知斗历用的是一年360天的历法。又五日为一候，七十二候也是一年360天。这正是《黄帝内经素问·六节藏象论》说的“三百六十日法也”，这属于五运六气六十甲子历法。

从文中言“正月节”“正月中”等可知，该历法是现在说的农历，即夏历，是古代的阴阳合历。所以，张仲景按阴阳合历两个月为一气说病情，其记载如下。

从立春节后，其中无暴大寒，又不冰雪，而有人壮热为病者，此属春时阳气，发于冬时伏寒，变为温病。

从春分以后，至秋分节前，天有暴寒者，皆为时行寒疫也。

(二之气)三月四月，或有暴寒，其时阳气尚弱，为寒所折，病热犹轻。

(三之气)五月六月，阳气已盛，为寒所折，病热则重。

(四之气)七月八月，阳气已衰，为寒所折，病热亦微。

从春分以后到秋分之前的一段时间内是阳气盛而气候炎热的时候，如果在这段时间内的气候突然凉爽寒冷，如夏行冬令，人们骤然被暴寒侵袭患病，则属于时行之气为病，称之为时行寒疫，属于流行性疾病。寒疫的病情轻重取决于阳气的强弱。同样为寒邪所伤害，阳气盛则病热重，阳气弱则病热轻，故三月四月、七月八月阳气弱而病热轻微，五月六月阳气盛而病热重。寒疫病的发病季节与发热证候都与温病、暑病相似，但其病因相反，寒疫病因是夏天非时暴寒所致，温病、暑病病因是冬时感寒不即病而伏藏于肌肤之间至春夏而发病，因而治法就不同，故张仲景说："其病与温及暑病相似，但治有殊耳。"温病、暑病属于四时正气为病，寒疫属于时行之气为病。

九月霜降节后，宜渐寒，向冬大寒，至正月雨水节后，宜解也。所以，谓之雨水者，以冰雪解而为雨水故也。至惊蛰二月节后，气渐和暖，向夏大热，至秋便凉。

从霜降以后，至春分以前，凡有触冒霜露，体中寒即病者，谓之伤寒也。

（五之气）九月十月，寒气尚微，为病则轻。

（终之气）十一月十二月，寒冽已严，为病则重。

（初之气）正月二月，寒渐将解，为病亦轻。

此以冬时不调，适有伤寒之人，即为病也。

从农历九月霜降以后，到第二年的二月春分以前的半年时间内，凡是感受霜露寒邪即时发病的，为四时正气为病，名之为伤寒。寒邪有轻重之别，九月十月寒气尚轻微，其病则轻，到了十一月十二月寒气逐渐加重，其病则重，到了正月二月严寒逐渐消退，其病也就轻了。这样的患者，都是冬季不知顺时调养，正气不足，故能即时发为伤寒病。

古人用斗历来推算气候的变化认识到，秋天气候逐渐凉爽，从露水结为霜，故名为霜降。到冬季则逐渐严寒而冰封大地，直到第二年春天正月严寒逐渐解除，冰雪融化为雨水，其节气名之雨水。到二月惊蛰节后，春天气候渐渐暖和，冬眠的生物开始苏醒，故称其节气名惊蛰。到了夏季气候更为炎热，到了秋天气候便又开始凉爽。这是一年的正常气候变化，知常才能知变。

在五运六气理论中，三月四月为二之气，五月六月为三之气，七月八月为四之气，张仲景按两个月来划分，显然用的是五运六气理论。

以上六气按月份划分，并以阳气盛衰判断寒气之轻重，其理论依据如下。

《灵枢经·营卫生会》说：“日中而阳陇为重阳，夜半而阴陇为重阴。”

《黄帝内经素问·生气通天论》说：“阳气者，一日而主外，平旦人气生，日中而阳气隆，日西而阳气已虚。”

《灵枢经·顺气一日分为四时》说：“一日分为四时，朝则为春，日中为夏，日入为秋，夜半为冬。”

《黄帝内经素问·金匮真言论》说：“阴中有阴，阳中有阳。平旦至日中，天之阳，阳中之阳也；日中至黄昏，天之阳，阳中之阴也；合夜至鸡鸣，天之阴，阴中之阴也；鸡鸣至平旦，天之阴，阴中之阳也。故人亦应之。”

如图 163 所示。

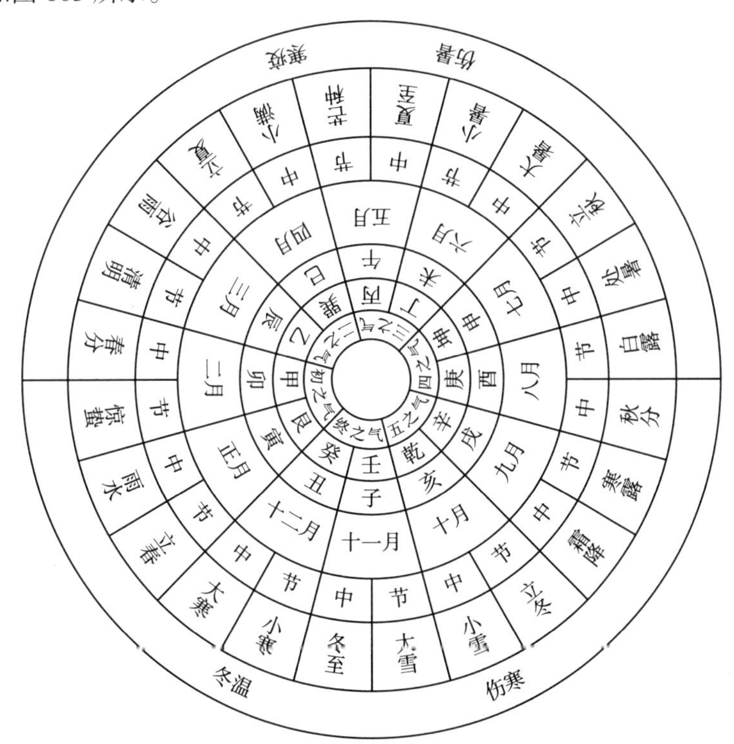

图 163　春分、秋分两分图

从上述可知，《伤寒论》对“伤寒”做了定义，谓“从霜降以后，至春分以前，凡有触冒霜露，体中寒即病者，谓之伤寒也”，即指冬伤于寒，中而即病者为伤寒。此指冬时正气为病，即运气的主气为病，是普通感冒。同时强调“伤寒为毒，最成杀历之气”，因为寒邪伤人生阳之气，故称其“最成杀历之气”。寒藏日久必成毒，故称“寒毒”。“寒毒”之名，最易深思。《黄帝内经素问 · 五常政大论》曾提出“寒毒”“湿毒”“热毒”“清毒”“燥毒”五毒概念。伤寒是病名，发病时间在冬时。寒毒讲疾病的严重程度，属于轻重浅深病势。进一步引申开讲，潜藏的寒毒，在春夏阳气生发的时候被驱逐外出，春则为温病，夏则为暑病。其变证则有后文温疟、风温、温毒、温疫之分。而非时客气为病，夏伤于寒则为“寒疫”，冬伤于火热则为“冬温”，则是流行性感冒。

五运六气认为，四时正气即四时主气，时行之气即客气。“时行之气”客气要加临四时主气之后形成一种综合杂气，然后才能伤害人体发病，故吴有性称之为杂气、戾气。

运气七篇大论论疫病的发生多在五之气到二之气之间。六气疫病发生时间段见表 14。

表 14　六气疫病发生时间段

年份	疫病发作阴历时段	加临的客气	疫情
卯酉阳明司天	终之气（11—12 月）	少阴君火	其病温
寅申少阳司天	初之气（1—2 月）	少阴君火	温病乃起
丑未太阴司天	二之气（3—4 月）	少阴君火	温历大行，远近咸若
子午少阴司天	五之气（9—10 月）	少阳相火	其病温
巳亥厥阴司天	终之气（11—12 月）	少阳相火	其病温厉
辰戌太阳司天	初之气（1—2 月）	少阳相火	温病乃作
卯酉阳明司天	二之气（3—4 月）	少阳相火	厉大行，民善暴死

由此可知，辰戌太阳寒水十年疫病多发生在初之气（阴历 1—2 月），原因是太阳寒水克少阳相火，相火郁极而发所致。卯酉阳明燥金十年疫病

多发生在二之气（阴历3—4月）和终之气（阴历11—12月），原因是，二之气的君火、相火被清凉金气所郁；终之气的少阴君火被太阳寒水所郁。寅申少阳相火十年疫病多发生在初之气（阴历1—2月），原因是厥阴风木助君相二火为害。丑为太阴湿土十年疫病多发生在二之气（阴历3—4月），原因是主客二君火被寒湿所郁。子午少阴君火十年疫病多发生在五之气（阴历9—10月），原因是少阳相火被清凉金气所郁。巳亥厥阴风木十年疫病多发生在终之气（阴历11—12月），原因是少阳相火被太阳寒水所郁。由此不难看出，疫病的发作原因，主要是少阴君火和少阳相火被太阳寒水、阳明燥金、太阴湿土的寒、凉、湿三气郁遏所致。

特别要注意的是，经文中提出的“厉大行”，一是为阳明司天的二之气的主气是少阴君火，客气是少阳相火，是臣临君位逆的异常变化；二是为太阴司天的二之气的主、客气都是少阴君火，是“一国两君”的异常变化。只有如此，才能导致严重的疫病大流行。并不是所有的“二火”相临都能发生严重的疫病大流行。如少阴司天之年的三之气是少阴君火加临少阳相火之上，君临臣位为顺，故不言“厉大行”。《黄帝内经》记载的这一规律只适用于六气主、客气的加临，若再加临岁运则会改变这一现象。如戊辰年，岁运是火太过，司天是太阳寒水，火能反克水，能使寒水不太过。《伤寒论》继承发展了《黄帝内经》疫病说，提出了春分后至秋分前的寒疫发病观点。

《伤寒论》以春分、秋分二分法辨析疫病的发生原因，得到了清代医家陈良佐的继承发挥。陈良佐则以春分后至秋分前之间为热疫论之，书名《二分析义》（二分者，春分、秋分也。析义，辨析义理也）。《二分析义》说：“久困于饥，则脾胃受伤而邪火上炎；久困于寒，则冷至彻骨而肺肾俱伤，肺伤则气衰，肾伤则水涸。饥寒伐其体，贫苦乱其心，烦恼百出，以伤其肝，是五脏之邪火而移热于六腑，一时不能畅达，凝郁蓄结，积久而成热毒，此热疫之根源也。”又说：“热疫之病，多因饥寒所致，是以岁歉则饥民多患时疫。大都起于春分后，而尤甚于四五六月间，一交秋分，天气渐凉，热疫自泯矣。”此乃属于冬伤于寒，至春夏发温病、暑病之类，与《伤寒论》所述寒疫不同，要特别注意。

刘松峰在《松峰说疫》中将疫病分为寒疫、温疫（瘟疫）、杂疫三种。刘氏所论寒疫、瘟疫都以六经传变为特点。杂疫类似内伤杂病。不过请注意，《伤寒论》所说的“寒疫”与刘松峰所说的“寒疫”内涵是不同的，《伤寒论》所说的寒疫发生在春分以后到秋分以前的时间段里，有非时之暴寒抑郁阳气——火气所致，而刘松峰所说的寒疫四时皆有，病性属寒。笔者认为，虽然刘氏这种提纲挈领地归类，有利于临床应用，但不如按寒疫、燥热疫、湿热疫、杂疫归类更明白。要特别注意的是，按照《黄帝内经》的理论，寒疫必有郁热，病性不是单纯的寒；燥热疫必有中寒，不是单纯的热。

关于疫病的分类，在中医学术界存在“伤寒与温疫”之争和“温病与温疫”之争。关于伤寒与温疫的区别，目前中医学术界已达成共识，认为是属于两类性质不同、辨证论治方法亦不同的疾病。但伤寒与寒疫的关系，目前仍无定论，涉及对《伤寒论》的认识和评价，笔者的观点倾向于《伤寒论》所论的伤寒当属于疫病，即为寒疫。虽然我们赞同《伤寒论》所论伤寒属于寒疫，但不是说与一般的伤寒外感病没有区别，寒疫传染，一般伤寒不传染。

关于温病与温疫，历史上存在两种观点，一是认为“温、瘟无别”，名异实同，如明代吴有性等；二是认为二者截然不同，传染者为温疫，不传染者为温病，如清代周扬俊、雷丰等，认为“温热本四时之常气，瘟疫乃天地之厉气，岂可同日而语哉？”（《时病论》）目前中医学术界一般认为，温疫属于温病中具有强烈传染性，并可以引起流行的一类疾病，来势猛，危害大于一般温病，将温疫隶属于温病。笔者的观点倾向于周扬俊，并建议用“瘟疫”之名，不用“温疫”之名。这样就可以建立起独立的“中医疫病学”，屹立于一般中医外感病之外，另立门户。将传染的外感病归属于中医疫病，将不传染的外感病归属于内科一般外感病。疫病主要由“非时之气”引发，即五运六气学说中的客气或胜复之气引发，而一般外感病主要是由时令之气引发，即五运六气学说中的主气引发，将它们分开是必要的。

二、三垣

我国古代天文学家把夜观天象看到的周天划分为三垣、二十八宿，三十一个大天区，把众星做了生动形象的描绘。

在我国古代，北天极的这种特殊位置被赋予非常丰富的政治、文化内涵，甚至被看成王权的象征。

古人把北极附近比较靠近头顶的天区星象划分为三个象征权威与尊贵的城区，这就是三垣，即紫微垣（图 164）、太微垣（图 165）、天市垣（图 166）。太微是上垣，是政府所在地；紫微是中垣，居北天中央位置，又称中宫，是皇宫之地；天市是下垣，是诸侯之地。太微垣在紫微垣东北方，天市垣在紫微垣东南方。

各垣都有东、西两藩的星，左右环列，其形如墙垣，故曰为“垣”。

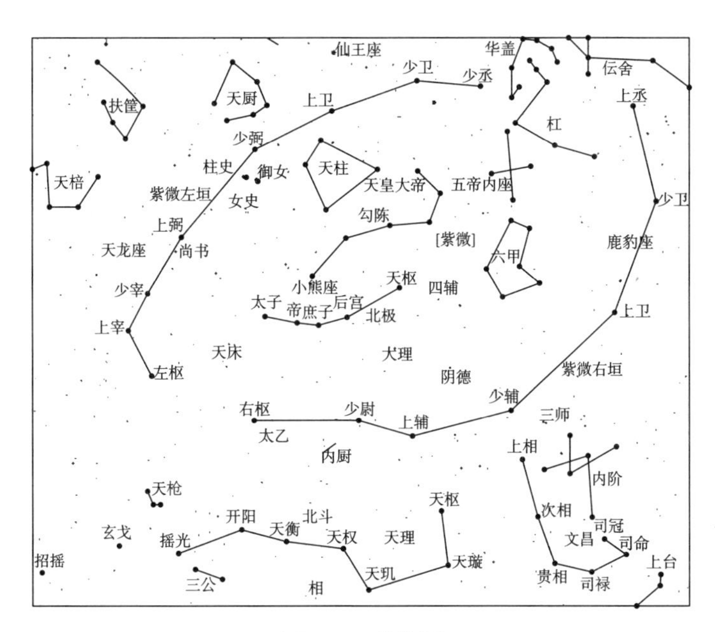

图 164　紫微垣

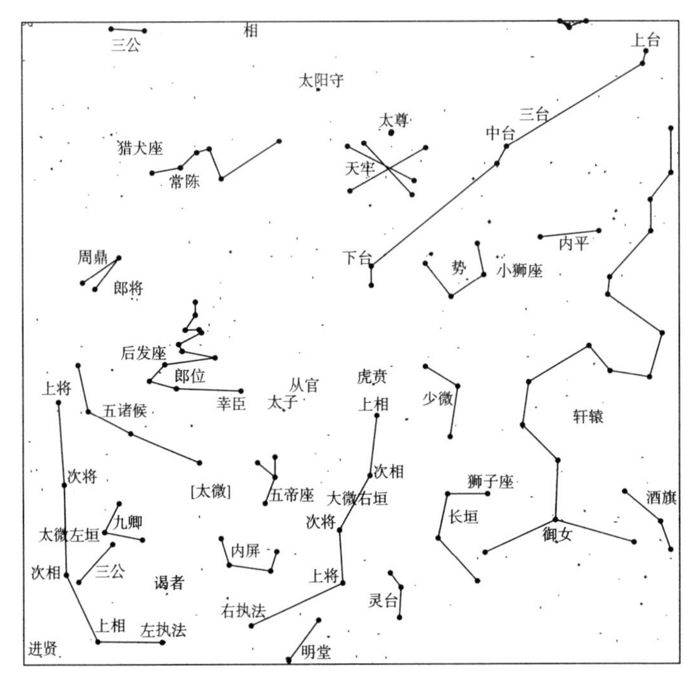

图 165　太微垣

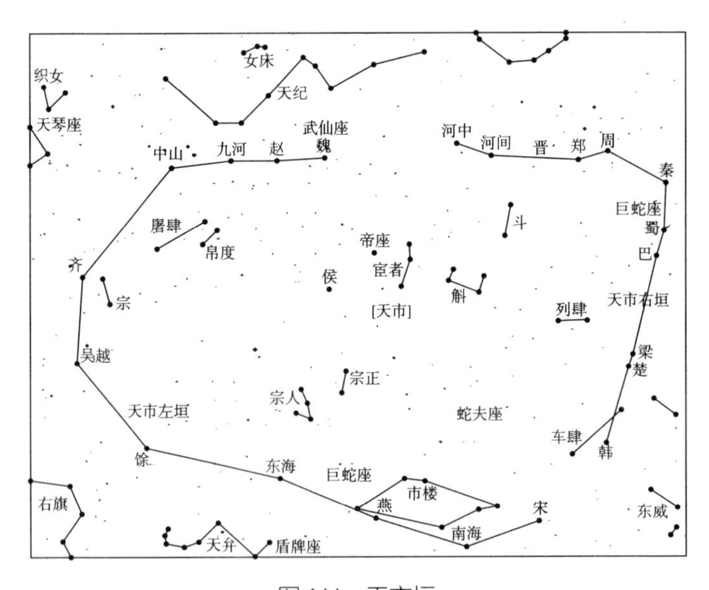

图 166　天市垣

第十章
建立数学模型

凡是科学的东西都可以用数学反映出来，《黄帝内经》是科学著作，当然能用数学表达出来。《黄帝内经》常用“天地之至数”作为天地运动规律纲纪。

《黄帝内经》中许多地方都讲到了洛书、河图中天地数的生数和成数问题。这是古人在生存斗争活动中用数字符号来对日月星辰运动规律现象所做的总结。

《黄帝内经》多论象数，还有“不以数推，以象之谓”之说。“象数”一词首见于《左传·僖公十五年》说：“龟，象也；筮，数也。物生而后有象，象而后有滋，滋而后有数。”这是明确提出象数概念和说明象与数关系的肇始。《周易·系辞传》说：在易卦中，“参伍以变，错综其数。通其变复，遂成天下之文；极其数，遂定天下之象”。所谓“定天下之象”，即用形象化、符号化的卦来象征各种事物的性质及其相互关系。万物相杂而互变，必须用“象数”来表示其中的联系。《周易·说卦传》集中论述了诸卦所象的物类，如八卦象天、地、风、雷、水、火、山、泽等，并发展成现在的“象数学”“象数易学”。但“象数”和“象数学”（象数易学）是两个既有密切关系又各有不同内涵的概念，在历史形成与发展过程中，经历了不同的阶段。

象数图——八卦图、河图、洛书、太极图、月体纳甲图等，《黄帝内经素问·五运行大论》说：“天地动静，五行迁复，虽鬼臾区其上候而已，犹不能遍明。夫变化之用，天垂象，地成形，七曜纬虚，五行丽地。地者，所以载生成之形类也。虚者，所以列应天之精气也。形精之动，犹根本之与枝叶也，仰观其象，虽远可知也。”并说：“天地阴阳者，不以数推，以象之谓也。”《周易·系辞传》说：“古者包犧氏之王天下也，仰则观象于天”，“天垂象，变化见矣”，“天垂象，见吉凶，圣人象之”。由此可知，对“象”的狭义定义是指“天象”，故《周易·系辞传》说：“是故法象莫大乎天地；变通莫大乎四时；悬象著明莫大乎日月。”并引申出“象”的广义定义指万物，《周易·系辞传》说：“俯则观法于地，观鸟兽之文，与地之宜，近取诸身，远取诸物”“是故夫象，圣人有以见天下之赜，而拟诸其形容，象其物宜，是故谓之象”。观天象的目的是什么呢？是为了掌握天地的“变化”及其“吉凶”灾害，为了“生”。“夫乾（天）……是以大生焉。夫坤（地）……是以广生焉”，“生生之谓《易》”，故云“天地之大德曰生”。如何掌握天地变化呢？通过日月运动的阴阳消长变化。所以《周易·系辞传》说：“广大配天地，变通配四时，阴阳之义配日月。”“一阴一阳之谓道……阴阳不测之谓神。”所以《汉书·艺文志》说：“阴阳家者流，盖出于羲和之官，敬顺昊天，历象日月星辰，敬授民时，此其所长也。”懂得天文历法的人，并由“四时”引出下面日月运动的四特征点“数”的概念，如冬至、春分、夏至、秋分，朔月、上弦、望月、下弦。

数，即计数的数。数的运算叫作“数术”或“术数”。

一、天地之大数

《灵枢经·九针论》说：“天地之大数也，始于一而终于九。”

《黄帝内经素问·三部九候论》说：“天地之至数，始于一，终于九焉。”

这个“天地之大数也，始于一而终于九”来源于日月运动四特征点数周期。

《周易·系辞传》说：“是故法象莫大乎天地；变通莫大乎四时；悬象著明莫大乎日月。”

天地之间运行着日月，日月运行有了四时。天象及四时运行有了数。

《黄帝内经素问·六元正纪大论》称“数”为“天地之纲纪，变化之渊源”，谓：“帝曰：太过不及，其数何如？岐伯曰：太过者其数成，不及者其数生，土常以生也。”

1、2、3、4、5 为生数，6、7、8、9、10 为成数。

《黄帝内经》用天地数之成数表示方位和五运的平年，并用取象比类的方法把自然界万物归纳在五成数之下。

二、大衍之数——月亮运动之数

天一地二，天三地四，天五地六，天七地八，天九地十。天数五，地数五，五位相得而各有合。天数二十有五，地数三十，凡天地之数五十有五。此所以成变化而行鬼神也。

大衍之数五十，其用四十有九。分而为二，以象两，挂一以象三，揲之以四以象四时。归奇于扐以象闰，五岁再闰，故再扐而后挂。

《乾》之策二百一十有六。《坤》之策百四十有四，凡三百有六十。当期之日。二篇之策，万有一千五百二十，当万物之数也。是故四营而成《易》，十有八变而成卦，八卦而小成。引而伸之，触类而长之，天下之能事毕矣。(《系辞传》)

一回归年有 365.25 天，一个朔望月有 29.53 天，故一回归年有 $365.25 \div 29.53 = 12.369$ 个朔望月，一个朔望月有朔月、上弦、望月、下弦四特征点，一年约有 $12.369 \times 4 = 49.5$ 个特征点，进位取整数为 50，即为大衍之数 50，舍位取整数为 49，即“其用四十有九”。一年 12 个朔望月为 48 特征点，49“挂一”不用即为 48 数。

三、表示五方五运之常

《黄帝内经》用天地数之成数表示方位和五运的平年，并用取象比类的方法把自然界万物归纳在五成数之下。这在《黄帝内经素问·金匮真言论》和《黄帝内经素问·五常政大论》中都有记载。

东方……其数八。

南方……其数七。

中央……其数五。

西方……其数九。

北方……其数六。(《黄帝内经素问·金匮真言论》详文见前)

敷和之纪(木运平年)……其类草木……其数八。

升明之纪(火运平年)……其类火……其数七。

备化之纪(土运平年)……其类土……其数五。

审平之纪(金运平年)……其类金……其数九。

静顺之纪(水运平年)……其类水……其数六。(《黄帝内经素问·五常政大论》)

这里用的都是成数,并与木、火、土、金、水五行相配合。这是利用河图作为人体五脏外应五方、五行、五时、五味等“五脏四时各有收受”的理论模型,阐明人体以及人体与自然界是一个统一整体的思想。

四、表示五运之变

《黄帝内经》用生数和成数表示五运的运行变化,这在运气七大论中占有突出的地位。在运气学说中,生数和成数是其纲领。正如《黄帝内经素问·六元正纪大论》说:“此天地之纲纪,变化之渊源。”相关记载如下。

天地之数,终始奈何?岐伯曰:悉乎哉问也!是明道也。数之始,起于上而终于下,岁半之前,天气主之,岁半之后,地气主之,上下交互,气交主之,岁纪毕矣。故曰:位明气月可知乎,所谓气也。帝曰:余司其事,则而行之,不合其数何也?岐伯曰:气用有多少,化治有盛衰,盛衰多少,同其化也。

帝曰:太过不及,其数何如?岐伯曰:太过者其数成,不及者其数生,土常以生也。

“数”指生数和成数,即指五行数。五行“金木水火土,运行之数。”(《黄帝内经素问·六元正纪大论》)五行数是指生数和成数相合而言。木、火、土、金、水五行的偏盛偏衰谓“太过不及”。太过是五行的气盛,用成数表示;不及是五行的气衰,用生数表示。太过、不及皆能使人发生疾病,但有轻重。

太过不及，皆曰天符。而变行有多少，病形有微甚，生死有早晏耳。（《黄帝内经素问·六元正纪大论》）

其发病也有一定的规律。

甲子　甲午岁：热化二，雨化五，燥化四。

乙丑　乙未岁：灾七宫，湿化五，清化四，寒化六。

丙寅　丙申岁：火化二，寒化六，风化三。

丁卯　丁酉岁：灾三宫，燥化九，风化三，热化七。

戊辰　戊戌岁：寒化六，热化七，湿化五。

己巳　己亥岁：灾五宫，风化三，湿化五，火化七。

庚午　庚子岁：热化七，清化九，燥化九。

辛未　辛丑岁：灾一宫，雨化五，寒化一。

壬申　壬寅岁：火化二，风化八。

癸酉　癸卯岁：灾九宫，燥化九，热化二。

甲戌　甲辰岁：寒化六，湿化五。

乙亥　乙巳岁：灾七宫，风化八，清化四，火化二。

丙子　丙午岁：热化二，寒化六，清化四。

丁丑　丁未岁：灾三宫，雨化五，风化三，寒化一。

戊寅　戊申岁：火化七，风化三。

己卯　己酉岁：灾五宫，清化九，雨化五，热化七。

庚辰　庚戌岁：寒化一，清化九，雨化五。

辛巳　辛亥岁：灾一宫，风化三，寒化一，火化七。

壬午　壬子岁：热化二，风化八，清化四。

癸未　癸丑岁；灾九宫，雨化五，火化二，寒化一。

甲申　甲寅岁：火化二，雨化五，风化八。

乙酉　乙卯岁：灾七宫，燥化四，清化四，热化二。

丙戌　丙辰岁：寒化六，雨化五。

丁亥　丁巳岁：灾三宫，风化三，火化七。

戊子　戊午岁：热化七，清化九。

己丑　己未岁：灾五宫，雨化五，寒化一。

庚寅　庚申岁：火化七，清化九，风化三。

辛卯　辛酉岁：灾一宫，清化九，寒化一，热化七。

壬辰　壬戌岁：寒化六，风化八，雨化五。

癸巳　癸亥岁：灾九宫，风化八，火化二。

《黄帝内经素问·五常政大论》也说：

委和之纪（木运不及年）……眚于三。

伏明之纪（火运不及年）……眚于九。

卑监之纪（土运不及年）……眚四维。

从革之纪（金运不及年）……眚于七。

涸流之纪（水运不及年）……眚于一。

从以上所述看，天地之至数一、二、三、四、五、六、七、八、九皆依洛书九宫位为说。其中三次陈述一、三、五、七、九等五宫受“灾”。这五宫皆是阳数，阴数二、四、六、八未言受“灾”。

这是利用洛书作为人体五脏外应五运、五时、八方等的理论模型，阐明人体以及人体与自然界是一个统一整体的思想。

按《黄帝内经》陈述五方及五行和物类是用河图方位数表示，而陈述五运的太过与不及却用洛书九宫的方位数表示，这是为什么呢？因为洛书表示的是太阳螺旋视运动的连续运动开放周期，河图表示的则是太阳螺旋视运动的两个闭合周期。

五、表示人体脏腑生理现象

“至数”分天地阴阳，《周易·系辞传》说：“天地絪缊，万物化醇。男女构精，万物化生。”天数和地数相互交感是事物变化发展的基本法则。人与天地相应，故天地之数也合于人体。《黄帝内经素问·三部九候论》记载如下。

帝曰：愿闻天地之至数，合于人形血气，通决死生，为之奈何？岐伯曰：天地之至数，始于一，终于九焉。一者天，二者地，三者人，因而三之，三三者九，以应九野。故人有三部，部有三候，以决死生，以处百病，以调虚实，而除邪疾。

……

上部天，两额之动脉；上部地，两颊主动脉；上部人，耳前之动脉；中部天，手太阴也；中部地，手阳明也；中部人，手少阴也；下部天，足厥阴也；下部地，足少阴也；下部人，足太阴也。故下部之天以候肝，地以候肾，人以候脾胃之气。……中部……天以候肺，地以候胸中之气，人以候心。……上部……天以候头角之气，地以候口齿之气，人以候耳目之气。三部者，各有天，各有地，各有人，三而成天，三而成地，三而成人，三而三之，合则为九。九分为九野，九野为九藏，故神藏五，形藏四，合为九藏。

此讲天地之至数，外合人之经脉气血，内合人之脏腑。“神藏五”，指心、肝、肺、脾、肾五脏。“形藏四”，指胃、小肠、大肠、膀胱。

女子七岁肾气盛，齿更发长。二七而天癸至，任脉通，太冲脉盛，月事以时下，故有子。三七肾气平均，故真牙生而长极。四七筋骨坚，发长极，身体盛壮。五七阳明脉衰，面始焦，发始堕。六七三阳衰于上，面皆焦，发始白。七七任脉虚，太冲脉衰少，天癸竭，地道不通，故形坏而无子也。

丈夫八岁肾气实，发长齿更。二八肾气盛，天癸至，精气溢泻，阴阳和，故能有子。三八肾气平均，筋骨劲强，故真牙生而长极。四八筋骨隆盛，肌肉满壮。五八肾气衰，发堕齿槁。六八阳气衰竭于上，面焦，发鬓颁白。七八肝气衰，筋不能动，天癸竭，精少，肾藏衰，形体皆极。八八则齿发去。（《黄帝内经素问·上古天真论》）

这一段经文，主要讨论了人体肾气对生长发育生殖的关系和七七、八八为生长发育的基数问题。七为少阳之数，女为少阴之体反合七数；八为少阴之数，男为少阳之体反合八数。何也？盖天地万物之道，唯阴阳气和乃能生成其形体。阴阳合作，原不相离，阳得阴数，阴得阳数，阴阳互根互藏，生生之颠倒，所谓“易逆数”也。

六、表示九针

天地之数还和医疗工具——九针相应。九针又与各种自然现象及人体的生理相应。《灵枢经・九针论》记载如下。

九针者，天地之大数也，始于一而终于九。故曰：一以法天，二以法地，三以法人，四以法时，五以法音，六以法律，七以法星，八以法风，九以法野……夫圣人之起天地之数也，一而九之，故以立九野，九而九之，九九八十一，以起黄钟数焉，以针应数也。

一者，天也。天者，阳也。五脏之应天者，肺也……

二者，地也。地者，土也。人之所以应土者，肉也……

三者，人也。人之所以成生者，血脉也……

四者，时也。时者，四时八风之客于经络之中，为瘤病者也……

五者，音也。音者，冬夏之分，分于子午，阴与阳别……

六者，律也。律者，调阴阳四时而合十二经脉……

七者，星也。星者，人之七窍……

八者，风也。风者，人之股肱八节也……

九者，野也。野者，人之节解皮肤之间也。

七、掌握至数之机

既然天地之至数对人类至关重要，那么，如何掌握它呢？如《黄帝内经素问・天元纪大论》记载如下。

至数之机，迫迮以微，其来可见，其往可追，敬之者昌，慢之者亡，无道行私，必得夭殃，谨奉天道，请言真要。帝曰：善言始者，必会于终；善言近者，必知其远，是则至数极而道不惑，所谓明矣。愿夫子推而次之，令有条理，简而不匮，久而不绝，易用难忘，为之纲纪，至数之要，愿尽闻之。鬼臾区曰：昭乎哉问！明乎哉道！如鼓之应桴，响之应声也。

“至数”，指主五运的天地之至数。张志聪注：“至数者，太过不及之定数也。”“机”，《说文解字》说：“主发谓之机。”引申为变动。“迫迮”，张志聪注：“迫，近也。迮，起也。言气机之动甚微，能追思以往之气，则其来者可知。”本节文字，主要是讲天地之至数的变化，其道理虽然很切近而细微，但可以由对自然界探索掌握其变化规律，从而可预测以后的自然界的气候变化。全面地了解和掌握自然界变化的规律，就能发挥人的主观能动性，造福于人民。《黄帝内经素问·本病论》记载如下。

气交有变，是谓天地机。

观察天地数之变动，可由气交得之。天地气交，万物化生，天地不交，万物不生。从“气交有变”之中，可以知道天地之数的太过与不及。

《黄帝内经素问·三部九候论》记载如下。

余闻九针于夫子……令合天道……上应天光星辰历纪，下副四时五行……此天地之至数……合于人形，血气通，决死生……始于一，终于九焉。一者天，二者地，三者人，因而三之，三三者九，以应九野。故人有三部，部有三候，以决死生，以处百病，以调虚实，而除邪疾……有下部，有中部，有上部，部各有三候，三候者，有天、有地、有人也……上部天，两额之动脉；上部地，两颊之动脉；上部人，耳前之动脉。中部天，手太阴也；中部地，手阳明也；中部人，手少阴也。下部天，足厥阴也；下部地，足少阴也；下部人，足太阴也。故下部之天以候肝，地以候肾，人以候脾胃之气。帝曰：中部之候奈何？岐伯曰：亦有天，亦有地，亦有人。天以候肺，地以候胸中之气，人以候心。帝曰：上部以何候之？岐伯曰：亦有天，亦有地，亦有人。天以候头角之气，地以候口齿之气，人以候耳目之气。三部者，各有天，各有地，各有人。三而成天，三而成地，三而成人。三而三之，合则为九，九分为九野，九野为九藏。故神藏五，形藏四，合为九藏。五藏已败，其色必夭，夭必死矣。

《黄帝内经素问·天元纪大论》说：“天有阴阳，地亦有阴阳。”《黄帝内经素问·离合真邪论》说：“地以候地，天以候天，人以候人。”因此，上下两部按照“天以候天，地以候地，人以候人”的原则，分而合之为：

天部 ┌ 上部天，足太阳，以候头角之气。
　　 └ 下部天，足厥阴，以候肝。

人部 ┌ 上部人，足少阳，以候耳目之气。
　　 └ 下部人，足太阴，以候脾胃之气。

地部 ⎧ 上部地，足阳明，以候口齿之气。
　　 ⎩ 下部地，足少阴，以候肾。

天部为阳主表（阳仪春夏），太阳厥阴主之。地部为阴主里（阴仪秋冬），阳明少阴主之。人部为黄庭太极，少阳太阴主之。阳气始于春，盛于夏，厥阴太阳应之。阴气始于秋，盛于冬，阳明少阴应之。《黄帝内经素问·阴阳别论》所谓“四经应四时”是也。可见厥阴、太阳、阳明、少阴四经与四季的时令外感病关系非常密切，故《伤寒论》外感病以此四经居多。

第十一章
太阳橐龠运动

《道德经》第五说："天地之间，其犹橐龠乎！虚而不屈，动而愈出。多言数穷，不如守中。"不屈，犹言不竆。空虚而不竆。所言"天地之间，其犹橐龠乎"，橐龠乃风箱，风箱的往返运动产生了气流，用来比喻天地之气的升降运动以生风，用风来生万物。这在《黄帝内经》里有论述，《黄帝内经素问·六微旨大论》说："岐伯曰：气之升降，天地之更用也。帝曰：愿闻其用何如？岐伯曰：升已而降，降者谓天；降已而升，升者谓地。天气下降，气流于地；地气上升，气腾于天。故高下相召，升降相因，而变作矣……岐伯曰：夫物之生从于化，物之极由乎变，变化之相薄，成败之所由也。故气有往复，用有迟速，四者之有，而化而变，风之来也。帝曰：迟速往复，风所由生，而化而变，故因盛衰之变耳……岐伯曰：出入废则神机化灭，升降息则气立孤危。故非出入，则无以生长壮老已；非升降，则无以生长化收藏。是以升降出入，无器不有。故器者生化之宇，器散则分之，生化息矣。故无不出入，无不升降。化有小大，期有近远，四者之有，而贵常守，反常则灾害至矣。"其实天地之间的风箱运动是天地相互运动造成的，天地只是定位，运动天地之间的是日月的视运动，如《周易·系辞传》说："天尊地卑，乾坤定矣。卑高以陈，贵贱位矣。动静有常，刚柔断矣。方以类聚，物以群分，吉凶生矣。在天成象，在地成形，变化见矣。是故，刚柔相摩，八卦相荡，鼓之以雷霆，润之以风雨；日月运行，一寒一暑。乾道成男，坤道成女。乾知大始，坤作成物。"又说："天地设位，而《易》行乎其中矣。""易"就是日月，《周易参同契》说："日月为易"。故《周易参同契》继之说："乾坤者，易之门户，众卦之父母，坎离匡郭，运毂正轴。牝牡四卦，以为橐籥。覆冒阴阳之道，犹工御者，准绳墨，执衔辔，正规矩，随轨辙，处中以制外，数在律历纪。月节有五六，经纬奉日使。兼并为六十，刚柔有表里。朔旦屯直事，至暮蒙当受。昼夜各一卦，用之依次序。既未至晦爽，终则复更始。日辰为期度，动静有早晚。春夏据内体，从子到辰巳。秋冬当外用，自午讫戌亥。赏罚应春秋，昏明顺寒暑。爻辞有仁义，随时发喜怒。如是应四时，五行得其理。天地设位，而易行乎其中矣。天地者，乾坤之象也；设位者，列阴阳配合之位也。《易》谓坎离。坎离者，乾坤二用。二用无爻位，周流行六虚。往来既不定，上下也无常。幽潜沦匿，变化于中，包囊万物，为道纪纲。”这里论述的显然是太阳的南北回归线往返视运动，太阳南北回归线视运动好比是风箱中往返运动的活塞。在人体则是横膈膜的上下往返运动（图167，图168）。故《扁鹊镜经·脉息》称作“肺司呼吸，气之橐籥也，朝会百脉，治节出焉”。

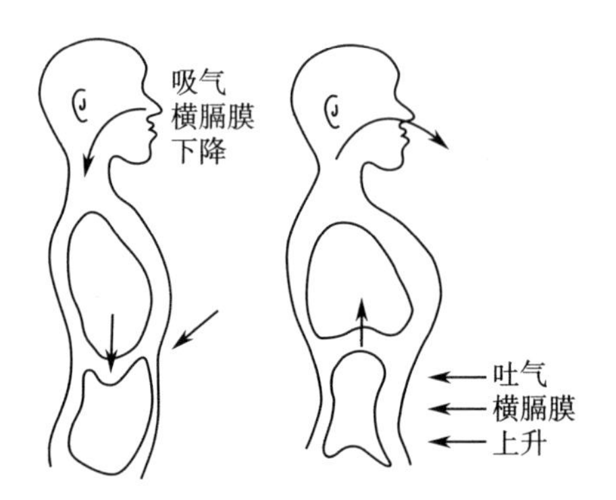

图167　横膈膜上下升降运动

我们每个人都有一个风箱。以人体言，就是肺和皮毛，其活塞就是横膈膜的上、下运动。人类的皮肤可以呼吸，但呼吸量极小，皮肤吸收的氧气量仅为肺的1/160，其意义不大，正常人每分钟约呼吸30次，每次约吸入0.4L空气，一昼夜吸入空气18 000L，合24kg，为饮食总量的10倍，其中1/5是氧气，目的在于保证食物的充分氧化而释放出足够的能量，如果停止呼吸几分钟，人就会死亡。

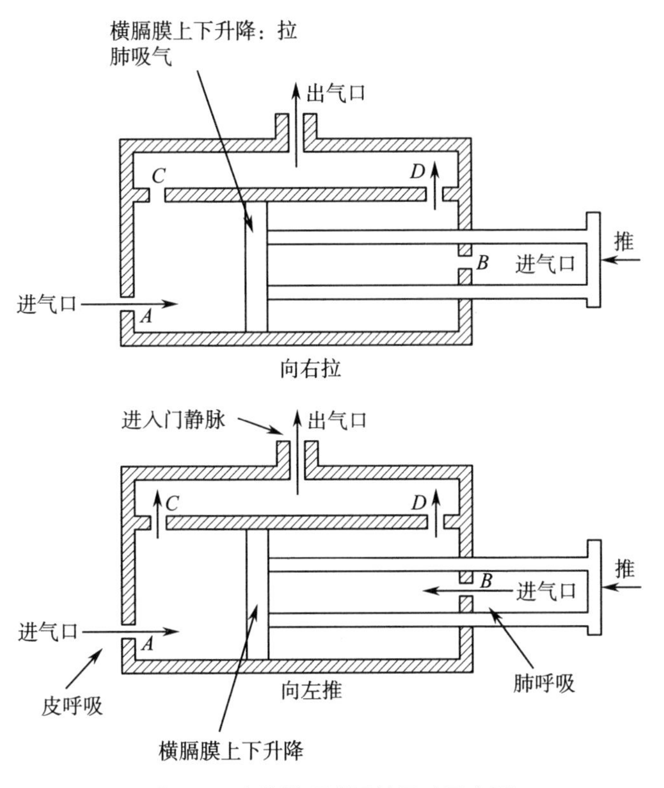

图 168　人体横膈膜风箱运动示意图

由于人摄入天地气味在肠胃间生成“神”——营卫血气而滋养形体，《道德经》称作“谷神”，故《道德经》说：“不如守中。”

以横膈膜为解剖基础，横膈膜之下脾、肝、肾三脏与腑直接相连，在地为根，结于胸项头。横膈膜之上，心、肺二脏与腑不直接相连，脏高位于横膈膜之上，而其腑小肠、大肠在横膈膜之下，故《伤寒论》第 230 条说小柴胡汤证的病机是“上焦得通，津液得下，胃气因和，身濈然汗出而解。”第 97 条说：“血弱气尽，腠理开，邪气因入，与正气相抟，结于胁下。正邪分争，往来寒热，休作有时，默默不欲饮食，藏府相连，其痛必下，邪高痛下，故使呕也，小柴胡汤主之。”

第三讲

建立历法

第十二章
历法

历法，简称“历”，是推算日月星辰运动以制定岁、月、节气的方法以授民时，如《淮南子·本经》说：“星月之行，可以历推得也。”

我国传统历法有多种名称，诸如黄历、皇历、中历、古历、旧历、阴历、阴阳历、夏历、农历等。《汉书·律历志》记载着黄帝历、颛顼历、夏历、殷历、周历、鲁历古六历，古六历的共同点是 1 回归年长度 365.25 日，朔望月长度 29.530 851 日，19 年 7 闰，称四分历；不同点是“历元”（年的起算时间点）、施行地区和所用的岁首不同。不过中国传统一直沿用的是夏历，在历元年是以立春正月初一即夏正为年首。夏历是一种阴阳合历，既含有主寒温为主的太阳历二十四节气，指导农耕及物候变化，又含有主风雨以朔望月为主的太阴历来调节气候变化。关键是正月初一为年首春节，也是五运六气历初之气的开始。

历法在中国起源很早，《周髀算经》记载“古者包牺立周天历度”，又说：“古者包牺、神农制作为历”，可知历法在伏羲时代就出现了。《革卦·象》说：“君子以治历明时。”观察天象，就是为了制定历法。制定历法是为了授民时，按时作息，是按年月日的数序编制而成的。《竹书纪年·太昊伏羲氏》说：“龙马负图出河，始作八卦——作甲历。”这应该是八卦历法。《古坟书·太古河图代姓纪》说：“伏羲氏——命臣潜龙氏作甲历。”《玉海》说：“伏羲在位，始有甲历五运。”这大概就是最早的有关五运六气六十甲子历记载。

《周易》贲卦的象辞云：“观乎天文以察时变，观乎人文以化成天下。”天文是指天道自然，人文是指文明社会人伦。治国家者必须观察天道自然的运行规律，观天授时，以明人们作息之时序；又必须把握现实社会中的人伦秩序，使人们的行为合乎文明礼仪，并由此而推及天下，以成“大化”。《左传·昭公十七年》记载太皞氏——伏羲氏用龙历，可能是六龙历。说明中国历法开始于伏羲氏时代，距今已有约10 000年的历史。《世本》说：“容成作历，大挠作甲子。”《尚书正义》解释说：“二人皆黄帝之臣，盖自黄帝以来，始用甲子纪日，每六十日而甲子一周。”隋时期《五行大义》中记载，干支是大挠创制的。大挠“采五行之情，占斗机所建，始作甲乙以名日，谓之干，作子丑以名月，谓之支。有事于天则用日，有事于地则用月。阴阳之别，故有支干名也。”在三皇时代已经有了历法，应该是可以确定的事情了。

《尚书·尧典》记载了最早的阴阳合历，是尧帝组织和、羲二氏制定的，谓：“期三百有六旬有六日，以闰月定四时，成岁。”根据一回归年366日、四时、闰月这些特征可以断定是阴阳合历。《周髀算经》的历是立杆测日影制定的，记载的也有阴阳合历，并以回归年时间长度论岁，朔望月时间长度论月。一回归年时间长度365.25日，朔望月时间长度29.53日。《周易·系辞传》记载有“五岁再闰”的“大衍之数”历。

中国传统历法的性质与功能是什么呢？请看以下古籍对此进行的论述。

盖黄帝考定星历，建立五行，起消息，正闰馀，于是有天地神祇物类之官，是谓五官，各司其序，不相乱也。民是以能有信，神是以能有明德。民神异业，敬而不渎，故神降之嘉生，民以物享，灾祸不生，所求不匮。（《史记·历书》）

尧复遂重、黎之后，不忘旧者，使复典之，而立羲和之官，明时正度，则阴阳调，风雨节，茂气至，民无夭疫。年耆禅舜，申戒文祖，云：天之历数在尔躬！舜亦以命禹。由是观之，王者所重也。（同上）

历谱者，序四时之位，正分至之节，会日月五星之辰，以考寒暑杀生之实。故圣王必正历数，以定三统服色之制，又以探知五星日月之会，凶阨之患，吉隆之喜，其术皆出焉，此圣人知命之术也。（《汉书·艺文志》数术略历谱类跋）

夫历有圣人之德六焉；以本气者尚其体，以综数者尚其文，以考类者尚其象，以作事者尚其时，以占往者尚其源，以知来者尚其流，大业载之，吉凶生焉，是以君子将有兴焉，咨焉而以从事，受命而莫之违也。（《后汉书·律历下》）

然则观象设卦，扐闰成爻，历数之原，存乎此也……至乎寒暑晦明之征，阴阳生杀之数，启闭升降之纪，消息盈虚之节，皆应躔次而无淫流，故能该浃生灵，堪舆天地。（《晋书·律历志》）

由上述可知，历法是推测“凶阨之患，吉隆之喜”的“圣人知命之术”。这里的“知命”，就是孔子在《论语·为政》中说的“五十而知天命”的意思。“天命”是自然规律，即天道自然规律，是不以人的意志所能改变的客观必然性，不是上帝的旨意。“圣人知命之术”，是说历法是圣人掌握天道规律而安排人类社会活动的技术。这与《汉书·艺文志》所说“天文者，序二十八宿，步五星日月，以纪吉凶之象，圣王所以参政也”是一个意思。《周易·系辞传》说：“天垂象，见吉凶，圣人象之”，也是这个意思。就是说，在古人看来“历法”和“天文”都是沟通天人相应之术。在古代“天文”与“历法”总是紧密结合在一起，不能分开。现代人对历法所作的定义，也没有超出这个意思。如《中国古代历法》说：“所谓历法，是顺应天行，制订年、月、日、时的配合规则，预期天象的回复，季节时令的交替，使人类社会的各类活动（如社交、耕种、渔牧、狩猎、航行、营建修缮及人们的作息制度等）有所遵循，井然有序。”由天道而安排人事，这就是制订历法的目的。

在古代，只有圣王才能掌管历法，制订历法是圣王的职责，臣民是不得过问的。伏羲观天象，神农氏“以火纪时”，黄帝“迎日推策”，帝喾“历日月而迎送之”，尧帝“钦若昊天”。尧让位于舜时说：“咨尔舜，天之历数在尔躬。”（《论语·尧曰》）之后“舜亦以命禹”。说明古代的帝王是“历数”在身者。掌管历法既是帝王的职责，也是帝王权力的基本标志。历注就是规定帝王按时行事，指导安排军国大事。

历法上通天文，下通人事，是天道和人道的中介结构，是天人相应体系的枢纽。

《黄帝内经》论天、地、人阴阳起始点——以天文历法定位。《黄帝内经》从天文历法论阴阳有天、地、人三才之别，古语云："天开于子，地辟于丑，人生于寅。"《汉书·律历志上》云："黄钟子为天正，林钟未之冲丑为地正，太族寅为人正。""天正"讲天道起于子冬至，天道最寒冷时，讲太阳在南北回归线之间的来回运动，论日运。"地正"讲地道起于丑大寒，地道最寒冷时，万物潜藏时。"人正"讲人道，冬至后45日立春，阳气微上，阴气微下。《黄帝内经素问·脉要精微论》说："是故冬至四十五日，阳气微上，阴气微下；夏至四十五日，阴气微上，阳气微下。"论物候。《类经图翼·气数统论》说："阳虽始于子，而春必起于寅。"

《黄帝内经素问·上古天真论》提出"形与神俱"是《黄帝内经》唯一的健康标准。宇宙自然的时间节律就是历法，如太阳的出入、月亮的圆缺、季节的转换，千万年来永恒地影响着我们的生理功能、病理机制、行为方式、社会构成。对于每一个人来说，都是公平无偏私的。《黄帝内经素问·宝命全形论》记载如下。

天覆地载，万物悉备，莫贵于人；人以天地之气生，四时之法成……夫人生于地，悬命于天，天地合气，命之曰人。人能应四时者，天地为之父母。

"人以天地之气生，四时之法成"，是宇宙自然养育着我们的身体。人是主体，自然是客体，人这个主体生活在大自然客体之中，必然受其影响。因此，人体生命活动需要精确的天文历法学"时"的定律。《黄帝内经》论述"时"的节律可以概括如下。

一、周日节律

周日节律主要分为以下五种。

1. **昼夜阴阳消长节律**　人体阴阳之气呈现一日"四时"消长变化的节律，见《灵枢经·营卫生会》《黄帝内经素问·生气通天论》，平旦阴尽而阳受气，日入阳尽而阴受气，日中为阳隆，夜半为阴隆。《灵枢经·顺气一日分为四时》叙述了病情"旦慧、昼安、夕加、夜甚"的规律。

《灵枢经·卫气行》说："故卫气之行，一日一夜五十周于身""常如是无已，天与地同纪……终而复始"。《灵枢经·营卫生会》说："日中而阳陇，日西而阳衰，日入阳尽而阴受气矣。夜半而大会，万民皆卧，命曰合阴，平旦阴尽而阳受气，如是无已，与天地同纪。"

2. **昼夜五脏主时节律**　一日一夜五分之，与五脏相配属。疾病表现为脏气旺时则慧，脏气不胜之时则甚，脏气所生之时则静。主要见于《黄帝内经素问·玉机真藏论》《黄帝内经素问·藏气法时论》。

3. **昼夜气机升降浮沉节律**　《黄帝内经素问·金匮真言论》说："平旦至日中，天之阳，阳中之阳也；日中至黄昏，天之阳，阳中之阴也；合夜至鸡鸣，天之阴，阴中之阴也；鸡鸣至平旦，天之阴，阴中之阳也。故人亦应之。"子后则气升，午后则气降。子后阳渐盛阴渐衰，午后阳渐衰阴渐盛。这种节律以日中和夜半为起止点，属于天道；与昼夜阴阳消长节律以平旦和黄昏为起止点的地道规律不同。

4. **昼夜营卫运行节律**　比较复杂，《灵枢经·营卫生会》言营在脉中，卫在脉外，营卫均昼夜气行五十周于身。而营气的具体循行，《灵枢经·营气》的十四经路线与《灵枢经·五十营》《灵枢经·脉度》的二十八脉路线不同。卫气的运行，昼行于阳二十五度，夜行于阴二十五度，《灵枢经·卫气行》的独立路线与《灵枢经·卫气》的"阴阳相随"也不同。

昼夜阴阳，循行有别。《灵枢经·卫气行》说："卫气之行，一日一夜五十周于身，昼日行于阳二十五周，夜行于阴二十五周，周于五藏。"《灵枢经·邪客》说："卫气者，昼日行于阳，夜行于阴，常从足少阴之分间，行于五藏六府。"卫气随日出日入有昼夜循行之分。

卫气循行有盛衰不同。《灵枢经·卫气行》说："卫气之在于身也……分有多少，日有长短，春秋冬夏，各有分理，然后常以平旦为纪，以夜尽为始……日入而止，随日之长短，各以为纪而刺之。谨候其时，病可与期，失时反候者，百病不治。故曰：刺实者，刺其来也，刺虚者，刺其去也。此言气存亡之时，以候虚实而刺之，是故谨候气之所在而刺之，是谓逢时。病在于三阳，必候其气在于阳而刺之；病在于三阴，必候其气在阴分而刺之。"卫气昼旺盛于三阳，夜旺盛于三阴，或按十二时辰兴旺刺之。

卫气与太阳同步。《黄帝内经素问·疟论》说："卫气者，昼日行于阳，夜行于阴。"《灵枢经·卫气行》说："卫气之行……昼日行于阳二十五周，夜行于阴二十五周。"《黄帝内经素问·生气通天论》说："故阳气者，一日而主外。平旦人气生，日中而阳气隆，日西而阳气已虚，气门乃闭。"《灵枢经·卫气行》说："平旦阴尽，阳气出于目，目张则气上行于头。"

卫气散行。《黄帝内经素问·痹论》说："卫者……循皮肤之中分肉之间，熏于肓膜，散于胸腹。"《灵枢经·邪客》说："卫气者，出其悍气之慓疾，而先行于四末、分肉、皮肤之间而不休者也。"《灵枢经·决气》说："上焦开发，宣五谷味，熏肤、充身、泽毛，若雾露之溉。"《灵枢经·脉度》说："气之不得无行也，如水之流，如日月之行不休，故阴脉荣其藏，阳脉荣其府，如环之无端，莫知其纪，终而复始。其流溢之气，内溉藏府，外濡腠理。"以上都论述了卫气的散行部分。

五十度日节律。《灵枢经·卫气行》说："卫气之行，一日一夜五十周于身，昼日行于阳二十五周，夜行于阴二十五周，周于五藏。"

百刻日节律。《灵枢经·卫气行》说："水下一刻，人气在太阳；水下二刻，人气在少阳；水下三刻，人气在阳明；水下四刻，人气在阴分……水下二十五刻，人气在太阳，此半日之度也……终而复始，一日一夜，水下百刻而尽矣。"

二、旬周期

《灵枢经·阴阳系日月》说："手之十指，以应十日。"

三、周月节律

人体气血盛衰随月相盈亏而变化，《黄帝内经素问·八正神明论》与《灵枢经·岁露论》均有论述。女子月经节律是周月节律的代表，另如小儿月蚀疮等，《巢氏病源》说："小儿月蚀疮候：小儿耳鼻口间生疮，世谓之月蚀疮，随月生死，因以为名也。"

《黄帝内经素问·八正神明论》说："月始生，则血气始精，卫气始行；月郭满，则血气实，肌肉坚；月郭空，则肌肉减，经络虚，卫气去，形独居。"

《灵枢经·岁露论》说："人与天地相参也，与日月相应也。故月满则海水西盛，人血气积，肌肉充，皮肤致，毛发坚，腠理郄，烟垢著，当是之时，虽遇贼风，其人浅不深。至其月郭空，则海水东盛，人气血虚，其卫气去，形独居，肌肉减，皮肤纵，腠理开，毛发残，膲理薄，烟垢落，当是之时，遇贼风则其入深，其病人也卒暴。"

《黄帝内经素问·疟论》和《灵枢经·岁露论》介绍了卫气督脉循行月节律："卫气之行风府，日下一节，二十一日下至尾骶，二十二日入脊内，注于伏膂之脉，其行九日，出于缺盆之中。"

《黄帝内经素问·缪刺论》介绍了痹证月刺法："凡痹往来，行无常处者，在分肉间痛而刺之，以月死生为数……月生一日一痏，二日二痏，渐多之，十五日十五痏，十六日，十四痏，渐少之。"

四、季周期

季周期分四季周期和五季周期。

1. **四季周期** 《黄帝内经素问·四气调神大论》说：春三月，夏三月，秋三月，冬三月。

2. **五季周期** 《黄帝内经素问·刺要论》说："脾动则七十二日四季之月，病腹胀烦，不嗜食。"《黄帝内经素问·阴阳类论》说："春甲乙青，中主肝，治七十二日，是脉之主时，臣以其藏最贵。"《黄帝内经素问·天元纪大论》说："天有五行，御五位，以生寒暑燥湿风，人有五脏，化五气，以生喜怒思忧恐，论言五运相袭而皆治之，终期之日，周而复始。"

五、周年节律

周年节律主要可分为以下四种。

1. **四时阴阳消长节律** 指一年中温度的寒热变化节律，以立春、立秋为起止点，冬至、夏至45日后阴阳微上微下的时间点，天气、地气、人气三才中人气的变化点。无论是生理方面的四时色脉变化（《黄帝内经素问·脉要精微论》），病理方面的“能冬不能夏”“能夏不能冬”（《黄帝内经素问·阴阳应象大论》），还是治则方面的“用寒远寒，用热远热”（《黄帝内经素问·六元正纪大论》），《黄帝内经素问·四气调神大论》的“春夏养阳，秋冬养阴”理论，都与这种节律有关。针灸的四时针刺深浅不同理论，均与此节律有关，详见于《灵枢经·四时气》《黄帝内经素问·四时刺逆从论》等。

2. **四时气机升降浮沉节律**　冬至一阳生，夏至一阴生。这种节律以冬至、夏至为起止点，不完全与温度变化同步，这是天道太阳回归线运动规律。

3. **五脏主时节律**　《黄帝内经》论述最多的节律，可见于多篇之中。五脏各主七十二日，亦有脾不主时、脾主长夏、脾主四季之末各说的不同。生理方面的五脏休王、色脉相应，病理方面的脏气旺季发病或不胜之季发病，均属此节律内容。

4. **经脉气血盛衰年节律**　主要有《灵枢经·阴阳系日月》和《灵枢经·五乱》的足十二经应十二月、《灵枢经·经筋》的十二经筋应十二月、《黄帝内经素问·脉解》的六经盛衰年节律、《黄帝内经素问·诊要经终论》的经脉之气流注脏腑年节律。《黄帝内经素问·气穴论》说：“气穴三百六十五，以应一岁……孙络三百六十五穴会，亦以应一岁……溪谷三百六十五穴会，亦应一岁”。

《灵枢经·卫气行》说：“卫气之在于身也……分有多少，日有长短，春秋冬夏，各有分理。”《灵枢经·脉度》说：“气之不得无行也，如水之流，如日月之行不休，故阴脉荣其藏，阳脉荣其府，如环之无端，莫知其纪，终而复始。”《灵枢经·营气》说：“谷入于胃……精专者，行于经隧，常营无已，终而复始，是谓天地之纪。”

六、超年节律

一种是运气学说所述及的五运、六气及运气相合变化节律，属于外界气候变化节律所导致的人体发病节律，见于运气七篇大论；另两种是《黄帝内经素问·上古天真论》论述的天数节律、生化节律、生殖节律和《灵枢经·天年》的人体生、长、壮、老、已节律。

脏腑形体是父母遗传的有形先天生命体，属于实体，是静态的。“时”属于宇宙自然的时间节律，是动态的，是实体生物的主宰者。自然界的生、长、化、收、藏决定着生物的生、长、壮、老、已，所以中医重视天地之变化对人体的影响。“天地合气，命之曰人”，这是后天自然遗传的无形生命体，滋养着先天有形生命体，被人们称为功能态或功能模型。

关于时，《黄帝内经》有四时说、五时说、六时说、八节说、九宫说、十二月说等，但以四时五方说为主。

《黄帝内经素问·六微旨大论》记载如下。

愿闻其岁，六气始终，早晏何如？岐伯曰：明乎哉问也！甲子之岁……所谓六四，天之数也。次戊辰岁，初之气，复始于一刻，常如是无已，周而复始……日行一周，天气始于一刻，日行再周，天气始于二十六刻，日行三周，天气始于五十一刻，日行四周，天气始于七十六刻，日行五周，天气复始于一刻，所谓一纪也。是故寅午戌岁气会同，卯未亥岁气会同，辰申子岁气会同，巳酉丑岁气会同，终而复始。

《黄帝内经素问·藏气法时论》记载如下。

黄帝问曰：合人形以法四时五行而治，何如而从？何如而逆？得失之意，愿闻其事。岐伯对曰：五行者，金木水火土也，更贵更贱，以知死生，以决成败，而定五藏之气，间甚之时，死生之期也。帝曰：愿卒闻之。岐伯曰：

肝主春，足厥阴少阳主治。其日甲乙。肝苦急，急食甘以缓之。

心主夏，手少阴太阳主治。其日丙丁。心苦缓，急食酸以收之。

脾主长夏，足太阴阳明主治。其日戊己。脾苦湿，急食苦以燥之。

肺主秋，手太阴阳明主治。其日庚辛。肺苦气上逆，急食苦以泄之。

肾主冬，足少阴太阳主治。其日壬癸。肾苦燥，急食辛以润之，开腠理，致津液，通气也。

病在肝，愈于夏，夏不愈，甚于秋，秋不死，持于冬，起于春。禁当风。肝病者，愈在丙丁，丙丁不愈，加于庚辛，庚辛不死，持于壬癸，起于甲乙。肝病者，平旦慧，下晡甚，夜半静。肝欲散，急食辛以散之，用辛补之，酸泻之。

病在心，愈在长夏，长夏不愈，甚于冬，冬不死，持于春，起于夏。禁温食热衣。心病者，愈在戊己，戊己不愈，加于壬癸，壬癸不死，持于甲乙，起于丙丁。心病者，日中慧，夜半甚，平旦静。心欲耎，急食咸以耎之；用咸补之，甘泻之。

病在脾，愈在秋，秋不愈，甚于春，春不死，持于夏，起于长夏。禁温食饱食、湿地濡衣。脾病者，愈在庚辛，庚辛不愈，加于甲乙，甲乙不死，持于丙丁，起于戊己。脾病者，日昳慧，日出甚，下晡静。脾欲缓，急食甘以缓之，用苦泻之，甘补之。

病在肺，愈于冬，冬不愈，甚于夏，夏不死，持于长夏，起于秋。禁寒饮食寒衣。肺病者，愈在壬癸，壬癸不愈，加于丙丁，丙丁不死，持于戊己，起于庚辛。肺病者，下晡慧，日中甚，夜半静。肺欲收，急食酸以收之，用酸补之，辛泻之。

病在肾，愈在春，春不愈，甚于长夏，长夏不死，持于秋，起于冬。禁犯焠㶼热食、温炙衣。肾病者，愈在甲乙，甲乙不愈，甚于戊己，戊己不死，持于庚辛，起于壬癸。肾病者，夜半慧，四季甚，下晡静。肾欲坚，急食苦以坚之，用苦补之，咸泻之。

这里既有日节律，也有年节律，合而论之。笔者用五脏节律表表示如下（表15，表16）。

表15　五脏慧甚静节律表

五脏	愈	加	持	起	慧	甚	静
肝	丙丁	庚辛	壬癸	甲乙	平旦	下晡	夜半
心	戊己	壬癸	甲乙	丙丁	日中	夜半	平旦
脾	庚辛	甲乙	丙丁	戊己	日昳	平旦[①]	日中[②]
肺	壬癸	丙丁	戊己	庚辛	下晡	日中	日昳[③]

续表

五脏	愈	加	持	起	慧	甚	静
肾	甲乙	戊己	庚辛	壬癸	夜半	日昳[4]	下晡

注：①原文为“日出”，新校正：按《针灸甲乙经》“日出”作“平旦”，虽日出与平旦等……盖日出于冬夏之期有早晚，不若平旦之为得也。《备急千金要方》卷十五上第一也作“平旦”。

②原文为“下晡”，午后申酉两个时辰为晡，“下晡”为晡末尾，将进入下一个时辰——戌时，按子午流注说，是进入心包三焦相火之时，火则生土。但这不是一个层次，故据《黄帝内经素问识》改之。

③原文为“夜半”：据生我者静改（如水生木，肝病半夜静）。可是据《黄帝内经素问·脉解》说太阴脾主于子时、十一月，也不错。

④原文为“四季”：一年为四季末的辰、戌、丑、未四个月，一日则为辰、戌、丑、未四个时辰，都是土旺时。而按一日五分说，则在未时，故改为日昳。

表16　五脏休王相死囚节律周期表

时间			五脏休王相死囚节律				
五季	昼夜	五行	肝 木	心 火	脾 土	肺 金	肾 水
春	平旦	木	王	相	死	囚	休
夏	日中	火	休	王	相	死	囚
长夏	日昃	土	囚	休	王	相	死
秋	下晡	金	死	囚	休	王	相
冬	夜半	水	相	死	囚	休	王

按古人生命理论，人类生命生旺死绝遵循十二周期律，长生、沐浴、冠带、临官、帝旺为五顺年，衰、病、死、墓、绝为五衰年，胎、养为两平年。五行十二周期流转顺序如表17。

表17　十二地支五行生旺死绝周期表

十二周期	五行类别与所经过年份			
	金	木	水、土	火
长生	巳（蛇年）	亥（猪年）	申（猴年）	寅（虎年）
沐浴	午（马年）	子（鼠年）	酉（鸡年）	卯（兔年）

续表

十二周期	五行类别与所经过年份			
	金	木	水、土	火
冠带	未(羊年)	丑(牛年)	戌(狗年)	辰(龙年)
临官	申(猴年)	寅(虎年)	亥(猪年)	巳(蛇年)
帝旺	酉(鸡年)	卯(兔年)	子(鼠年)	午(马年)
衰	戌(狗年)	辰(龙年)	丑(牛年)	未(羊年)
病	亥(猪年)	巳(蛇年)	寅(虎年)	申(猴年)
死	子(鼠年)	午(马年)	卯(兔年)	酉(鸡年)
墓	丑(牛年)	未(羊年)	辰(龙年)	戌(狗年)
绝	寅(虎年)	申(猴年)	巳(蛇年)	亥(猪年)
胎	卯(兔年)	酉(鸡年)	午(马年)	子(鼠年)
养	辰(龙年)	戌(狗年)	未(羊年)	丑(牛年)

例如，今年寅虎年五行为火，在表中“火”列便可查知今年为长生年。

表现出在这个表中的水、土是一样的，也有人认为火、土是一样的，笔者认同前者水、土是一家。

《黄帝内经素问·金匮真言论》记载如下。

东方青色，入通于肝，开窍于目，藏精于肝，其病发惊骇，其味酸，其类草木，其畜鸡，其谷麦，其应四时，上为岁星，是以春气在头也。其音角，其数八，是以知病之在筋也。其臭臊。

南方赤色，入通于心，开窍于耳，藏精于心，故病在五藏，其味苦，其类火，其畜羊，其谷黍，其应四时，上为荧惑星，是以知病之在脉也。其音徵，其数七，其臭焦。

中央黄色，入通于脾，开窍于口，藏精于脾，故病在舌本，其味甘，其类土，其畜牛，其谷稷，其应四时，上为镇星，是以知病之在肉也。其音宫，其数五，其臭香。

西方白色，入通于肺，开窍于鼻，藏精于肺，故病背，其味辛，其类金，其畜马，其谷稻，其应四时，上为太白星，是以知病之在皮毛也。其音商，其数九，其臭腥。

北方黑色，入通于肾，开窍于二阴，藏精于肾，故病在谿，其味咸，其类水，其畜彘，其谷豆，其应四时，上为辰星，是以知病之在骨也。其音羽，其数六，其臭腐。

五方的建立，是以观测者为中心，而加四方，不是源于北极星及北斗星的旋转，是建立在天圆地方说基础上的。

地支所表示的天道太阳在南回归线的一阳来复，照射到地面需要45日用天干表示，故《黄帝内经素问·脉要精微论》说："冬至四十五日，阳气微上，阴气微下。夏至四十五日，阴气微上，阳气微下。"冬至后45日是立春，在农历正月，故云："甲，东方之孟，阳气萌动"，孟者春正月也。十一月是天道"阳气动"，正月是地面"阳气萌动"。甲表示春生少阳之气，所以用十天干表示五方之五行五位：东方甲乙木，南方丙丁火，中宫戊己土，西方庚辛金，北方壬癸水。

《黄帝内经素问·六微旨大论》说："天气始于甲，地气始于子，子甲相合，命曰岁立。谨候其时，气可与期。"我们研究的是地道上生物的变化，故当以"东方之孟，阳气萌动"的正月为年首，即一年运气的开始时间，这个时间是天道一阳来复照射到地面的时间，故云："子甲相合，命曰岁立"，合于甲时，为一年之始，与地道是两个层次。地道一阳来复于丑时大寒节，天地之气相差"三十度"有奇。地道一阳来复于大寒节，地道阳气出于地面是大寒后45日的惊蛰节，冬眠动物复苏，打雷下雨了，可以农耕种庄稼了。这一事实记载于《周易·说卦传》后天八卦之中。于此可知，五运六气六十甲子历可推算天道变化对地道生物的影响。

《黄帝内经》记载，预测全年气候疾病的关键，是观测每年正月初一的气候。《灵枢经·岁露论》记载如下。

此八正之候也……候此者，常以冬至之日，太一立于叶蛰之宫，其至也，天必应之以风雨者矣。风雨从南方来者，为虚风，贼伤人者也。其以夜半至也，万民皆卧而弗犯也，故其岁民少病。其以昼至者，万民懈惰而皆中于虚风，故万民多病。虚邪入客于骨而不发于外，至其立春，阳气大发，腠理开，因立春之日，风从西方来，万民又皆中于虚风，此两邪相抟，经气结代者矣。故诸逢其风而遇其雨者，命曰遇岁露焉。因岁之和，而少贼风者，民少病而少死；岁多贼风邪气，寒温不和，则民多病而死矣。

正月朔日，太一居天留之宫，其日西北风，不雨，人多死矣。

正月朔日，平旦北风行，民病多者，十有三也。

正月朔日，日中北风，夏，民多死……

《黄帝内经》在这里提出冬至、立春、正月朔日三个关键日，冬至日是太阳运动到南回归线之日天道一阳来复之时，立春是冬至日后45日阳气微上、阴气微下之日，以正月朔日观察气候的变化，以候厥阴风来判断一年的灾异，说明这天确实是阴阳合历一年的开始。

又如《开元占经》记载如下。

正月一日，风雨，其年大恶，微风小雨，年小恶。风悲鸣，疾作灾起……米贵蚕伤……

正月一日，无风而雨，岁中下，田麦成，禾黍小贵。

正月晦日，雨风兼至，籴贵禾恶。

历法是根据太阳、月亮、地球运动的天象自然变化规律，推算各种计时单位长度及其关系，制定出时间序列方法的科学。我国的历法有三大系统，即太阳历、太阴历、阴阳合历，均见于《黄帝内经》中。

天文历法是《黄帝内经》一书的立论基础，《黄帝内经》的全部内容都是围绕这一观点进行阐述的。天人相应这个模式不仅是《黄帝内经》的模式，也是整个中医学及未来医学发展的模式，更是中国传统文化的模式。在天人相应模式整体系统中，是以天为核心的。天之规律显现于天象，反映于历法，所以，研究《黄帝内经》的理论基础应是天文历法，特别是日月五星运动的天象和六十甲子历。其日月五星天纲图就是人们所传称的《五气经天图》，我把它解读为日月五星视运动天象图，因为《黄帝内经》个体人生命科学基础理论是建立在天文历法自然科学基础上的。《黄帝内经》这一整套研究中医的科学方法在理论上自成体系，推理步骤清晰明确，即使用今天的学术标准来衡量，不但很经得起考验，也符合今天对一般理论所要求具有的学术规范。我们今天阅读《黄帝内经》之后，可以很清楚地知道五运六气的推算是怎么来的。这种结果的获得是可重复的，并不因人而异。无论谁都可以用五运六气的推算方法，得出相同的结论。正是因为五运六气在理论上的这种明确性，使得后人可以很容易地理解掌握和继承它。

《黄帝内经》认为“人与天地相参也，与日月相应也”“天地之大纪，人神之通应”“生气通天”“阴阳系日月”。所以，强调研究中医学要上知天文，下知地理，中知人事，并特别指出日月五星显出的天象，是大地上万物生、长、化、收、藏及产生灾害的根本。如《周易·贲·彖传》说：“观乎天文，以察时变”，“时变”是产生万物化生和灾害的直接原因，但产生“时变”的根源是天体运动。所以，近年来人们称中医学为天文医学，而五运六气理论是中医学的核心，天文历法知识贯穿其中。因此，要想学精、学深、学好运气理论，只有首先精通《黄帝内经》中的天文历法知识才能达到事半功倍的目的。

在学习研究《黄帝内经》历法之前，必须先了解一下古六历的知识，才能知道《黄帝内经》用的哪部历法。《汉书·律历志》记载古历有“黄帝、颛顼、夏、殷、周及鲁历”六种。笔者研究得出夏、商、周三代历法的“三正”是周正建子，取太阳在南回归线冬至节，天气最冷之时。商正建丑，取时于天地之气相差“三十度而有奇”的大寒节。夏正建寅，取时于冬至后45日的立春节，三代“三正”的确立都是有其天文背景的，即以太阳在南回归线冬至点为基准。

史书记载颛顼历为秦始皇所采用而颁发于全中国，到汉代初的百年间还继续用颛顼历，直到汉太初元年才改用太初历。

陈美东在《古历新探》中研究指出，颛顼历的历元在甲寅年正月甲寅朔旦立春，即以立春为年首，合朔时刻在朔旦。并有马王堆出土的帛书天文资料为证。陈美东说：“颛顼历每经一元，非但日月回到原来的起始状态，年月日的干支都回到甲寅，而且五星也都回到晨出的位置。即历元时，符合日月合璧、五星联珠的条件，每个元首都是上元。至此为止，我们可以有把握地说，关于颛顼历的历元问题，古人所言在甲寅年正月甲寅朔旦立春，七曜聚于营室附件，是大致符合事实的。”

那么，以立春为年首的颛顼历，其天文背景是什么呢？《黄帝内经素问·脉要精微论》说："冬至四十五日，阳气微上，阴气微下；夏至四十五日，阴气微上，阳气微下。"冬至后四十五日是立春，夏至后四十五日是立秋。故王冰注《黄帝内经素问·六节藏象论》中"求其至也，皆归始春"一句云："始春，谓立春之日也。"从朔望月的计算上说，《黄帝内经》历法与颛顼历是相同的。说明颛顼历正月年首的确立，也是以太阳在南回归线冬至点为基准的，并以气候为依据。

由上述可以看出中国古代历法的发展。颛顼历年首始于立春，是以气候为主旨。夏历年首以物候为主旨。商历年首始于大寒，是以地气阴极一阳生为主旨。周历年首以冬至为始，是以天气阴极一阳生为主旨。气候物候为末，天道为本，由末及本，由感性认识上升到理性认识，是事物发展的必然规律。这四种历法，皆以太阳在南回归线冬至点作为基准，具有天文学上的真实意义，是科学的历法。

《黄帝内经》历法制定的依据是古代天文学的观测结果和气象规律，其制定的方法如下。

其一，黄道二十八宿系统，在昏旦观测谐日出和日没的星宿，夜里观测南方中天的星宿，白天则立杆测日影。如《黄帝内经素问·六节藏象论》说："天度者，所以制日月之行……立端于始，表正于中，推余于终，而天度毕矣。"《黄帝内经素问·八正神明论》说："因天之序，盛虚之时，移光定位，正立而待之……星辰者，所以制日月之行也。"及《黄帝内经素问·五运行大论》的日月五星运行图。

其二，夜里观北斗星斗柄所指方位，白天观测风向。

《黄帝内经》历法的基本内容如下。

第一，日，指地球自转一周的时间。详见前文太阳周日视运动。

第二，月，指朔望月运动周期。朔望月分大、小月，一年有十二个朔望月，积气余而盈闰。如《灵枢经·卫气行》说："岁有十二月。"《黄帝内经素问·六节藏象论》说："大小月三百六十五日而成岁，积气余而盈闰矣。"参前文朔望月运动。另一分法是据初昏时北斗星斗柄所指的二十八宿方位，将一回归年365.25日划分为十二月，月初为节气，月中为中气，共二十四气，形成斗建历月法。见载于《灵枢经·卫气行》中。

第三，季，有四季、五季、六季之分。

A. 四季的划分法是以立春、立夏、立秋、立冬作为四季的开始，每季三个月，合 90 天。性质属四时周期。

B.《黄帝内经》五季的划分法是从历元年的立春和正月初一开始将一年划分成五季，每季 72 天。如《黄帝内经素问·阴阳类论》说："春，甲乙青，中主肝，治七十二日。"性质属五运周期。

而另外一些古籍记载的五季是从冬至开始将一年划分为五季。如《管子·五行》说："日至，睹甲子，木行御……七十二日而毕。睹丙子，火行御……七十二日而毕。睹戊子，土行御……七十二日而毕。睹庚子，金行御……七十二日而毕。睹壬子，水行御……七十二日而毕。"《春秋繁露·治水五行篇》说："日冬至，七十二日木用事……七十二日火用事……七十二日土用事……七十二日金用事……七十二日水用事……"这是以天气定五季，《黄帝内经》是以人气定五季的，相差四十五天。

C.《黄帝内经》六气六季划分法是从历元年的立春和正月初一开始将一回归年划分成六季，每季 60.875 天。每季又分为初气、中气，成为十二气月（详见《黄帝内经素问·六微旨大论》）。源于《山海经》山头历，我称其为六气周期。

第四，《黄帝内经》有岁和年之分。岁，用回归年，即地球绕太阳公转一周，长度为 365.25 日。《黄帝内经》以太阳两次连续过冬至点的时间间隔为一岁。如《灵枢经·九宫八风》太乙游就是始于冬至。如《黄帝内经素问·六节藏象论》说："大小月三百六十五日成岁，积气余而盈闰矣。"《黄帝内经素问·六微旨大论》说："日行一周（指一回归年），天气始于一刻；日行再周，天气始于二十六刻；日行三周，天气始于五十一刻；日行四周，天气始于七十六刻；日行五周，天气复始一刻。""二十四步积盈百刻而成日。"回归年的闰日每过 25 刻为一象，四年成四象，四象有 1 刻、26 刻、51 刻、76 刻四个特征点。也就是太阳周日视运动的平旦、日中、黄昏、夜半四特征点。一回归年分为六季，一季是一气，长度为 60.875 日。《黄帝内经素问·六微旨大论》说六气有早晏。

一回归年分为八节法，如《灵枢经·九宫八风》说，叶蛰节 46 日，天留节 46 日，仓门节 46 日，阴洛节 45 日，上天节 46 日，玄季节 46 日，仓果节 46 日，新洛节 45 日。八节的长度为 366 日，实际上是闰年长度。八节划分法，是以冬至、立春、春分、立夏、夏至、立秋、秋分、立冬作为八节的开始。岁首在冬至。

年，一般指从正月朔日（初一）到下一年正月朔日称一年，长度是 354 日，闰年长 384 日。但《黄帝内经》运气以 360 日为一年，用六十甲子历法。如《黄帝内经素问·六节藏象论》说："天有十日，日六竟而周甲，甲六复而终岁，三百六十日法也。"《黄帝内经素问·阴阳离合论》说："天为阳，地为阴。日为阳，月为阴。大小月三百六十日成一岁，人亦应之。"从日月五星视运动天象图得知，《黄帝内经》是以太阳两次连续过春分点的时间间隔为一岁。春分点对应立春节。所以王冰注《黄帝内经素问·六节藏象论》说："求其至也，皆归始春"，又说："始春，谓立春日也。"一年分为四时，一时分六个节气，一节气分三候，一候约五日。如《黄帝内经素问·六节藏象论》说："五日谓之候，三候谓之气，六气谓之时，四时谓之岁。"

第五，视太阳运行一度，视月亮运行十三度有奇。如《黄帝内经素问·六节藏象论》说："行有分纪，周有道理，日行一度，月行十三度而有奇焉。"

第六，以干支纪年纪日及以数字配十二支纪月。

第十三章 太阳历

古人在实际生活中发现运行于天地之间最大的象是日月，《周易·系辞传》说天地之间“悬象著明莫大于日月”，所以古人产生了对日月的崇拜，女娲是研究日月运动的创始人，人们为了纪念他们，称伏羲为“太阳神”、女娲为“月亮神”，并有出土文物为证。

图 1 中伏羲手举日为日神、女娲手举月为月神，呈现日神、月神交辉的景象。所以，太阳历起源于古人的“太阳崇拜”，阴历起源于古人的“月亮崇拜”。

天道以太阳为主，如《黄帝内经素问·生气通天论》说：“天运当以日光明”。《黄帝内经》的太阳历是创建在立杆测日影基础上的。《黄帝内经素问·六节藏象论》说：“立端于始，表正于中，推余于终，而天度毕矣。”《黄帝内经素问·八正神明论》说：“法天则地，合以天光……凡刺之法，必候日月星辰，四时八正之气，气定乃刺之……是谓得时而调之，因天之序，盛虚之时，移光定位，正立而待之。”《黄帝内经素问·六微旨大论》说：“盖南面而待也。故曰：因天之序，盛衰之时，移光定位，正立而待之。”《黄帝内经素问·著至教论》说：“愿得受树天之度，四时阴阳合之，别星辰与日月光，以彰经术，后世益明。”这里说的“表正于中”“移光定位”即指立杆测日影之事，通过立杆测日影来探索太阳的运动规律。

古人直观看到的太阳运动主要是周日视运动和周年视运动，《灵枢经·卫气行》说：“岁有十二月，日有十二辰，子午为经，卯酉为纬。”“卯酉为纬”指太阳周日视运动而“日有十二辰”，“子午为经”指太阳周年视运动而“岁有十二月”。以太阳运动规律建立起来的历法叫太阳历，也叫阳历，是以地球自转和绕太阳公转的周期为计算基础，1日就是地球自转一周，1年是太阳南北回归线运动一周（地球绕太阳公转一周）。因为1个回归年长度是365.25日，不是整数，所以历法规定通过“积气盈闰”法，每4年中有一年再另加1日为整数366日，叫闰年，实际是闰一日。现代太阳历的要点是定一阳历年——回归年为365.25日，机械地分为12个月，每月30日或31日，这种“月”与朔望月运转周期毫不相干。严格说，现代太阳历实际上只有八节历和二十四节气历，没有12月太阳历。

中国古代的太阳历是建立在太阳南北回归线基础上的视运动规律，是以南回归线、北回归线和赤道线三线四点（二至二分点）为基础的。这二至二分在《黄帝内经》里有阐述。《黄帝内经素问·至真要大论》说：“气分谓之分，气至谓之至，至则气同，分则气异。”就是对分、至含义的说明。这四点都属于中气，所以太阳历是一种中气历，一个回归年长度是365.25日。在这四点基础上将一回归年分为八节，以冬至、立春、春分、立夏、夏至、立秋、秋分、立冬为纪。立，是建立的意思，指四季的开始。分，乃半的意思，指春季秋季之半，阴阳之气各半。至，极的意思，指阴阳气至极盛，如夏至阳极而阴气来复，冬至阴极而阳气来复。这一太阳历平年是365日，闰年是366日，在《黄帝内经》中的应用有《灵枢经·九针十二原》中的365穴法，谓：“节之交，三百六十五会……所言节者，神气之所游行出入也……”；《灵枢经·九宫八风》记载1年366日法。

《伤寒论·伤寒例》以春分、秋分“二分”为界来划分疾病的发生时间段——春分后至秋分前四时正气为病与时行之气为病的区别为第一时间段，秋分后至春分前四时正气为病与时行之气为病的区别为第二时间段，详细内容见前文。《伤寒论·伤寒例》以春分、秋分二分法辨析疫病的发生原因，得到了清代医家陈良佐的继承发挥。陈良佐则以春分后至秋分前之间为热疫论之，书名《二分析义》（二分者，春分秋分也。析义，辨析义理也）。《二分析义·热疫根源》说：“久困于饥，则脾胃受伤而邪火上炎；久困于寒，则冷至彻骨而肺肾俱伤，肺伤则气衰，肾伤则水涸。饥寒伐其体，贫苦乱其心，烦恼百出，以伤其肝，是五脏之邪火而移热于六腑，一时不能畅达，凝郁蓄结，积久而成热毒，此热疫之根源也。”《二分析义·热疫症状》又说：“热疫之病，多因饥寒所致，是以岁歉则饥民多患时疫。大都起于春分后，而尤甚于四五六月间，一交秋分，天气渐凉，热疫自泯矣。”此乃属于冬伤于寒，至春夏发温病、暑病之类，与《伤寒论·伤寒例》所述寒疫不同，要特别注意。

《灵枢经·九宫八风》所载回归年长度为 366 日。这一历法是纯太阳历，太阳的南北回归线视运动确立了太阳八节历。笔者在前文已经论述过，是太阳南回归线、北回归线、赤道线三线四点（冬至、春分、夏至、秋分）视运动形成的。除冬至、春分、夏至、秋分之外，再加上冬至、夏至日出日入的四立点，就形成了太阳的八节历（图 169），即地道冬至、立春（日出寅）、春分、立夏（日出辰）、夏至、立秋（日入申）、秋分、立冬（日入戌）八节。这种二至二分的历法在《尚书·尧典》已有记载，叫“四仲”，1 年 366 日，从“四仲”看当是阴阳合历。

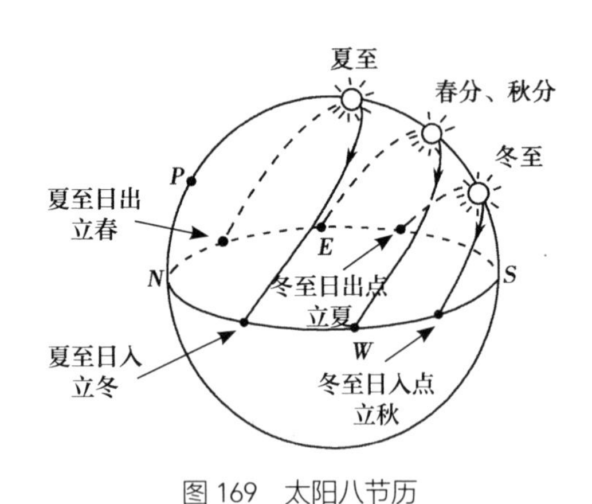

图 169　太阳八节历

那么这种八节历起源于何时呢？《尸子》记载：“伏羲始画八卦，别八节而化天下”，这和《周易·系辞传》记载的伏羲画八卦八节说法是一致的，是太阳神制定的八卦八节太阳历。也与《周髀算经》记载“包牺立周天历度”和“包牺神农制作为历”相一致，也与王冰注释“《天元册》，所以记天真元气运行之纪也。自神农之世，鬼臾区十世祖始诵而行之。此太古占候灵文。洎乎伏羲之时，已镌诸玉版，命曰《册》文。古太灵文，故曰《太史天元册》也”一致。《周髀算经》并将这三线四点固定在“七衡六间图”的内衡、中衡、外衡中。因为太阳运动永远不停，所以有其永恒性。

画成平面可以用伏羲先天八卦方位次序图表示（图 170）。

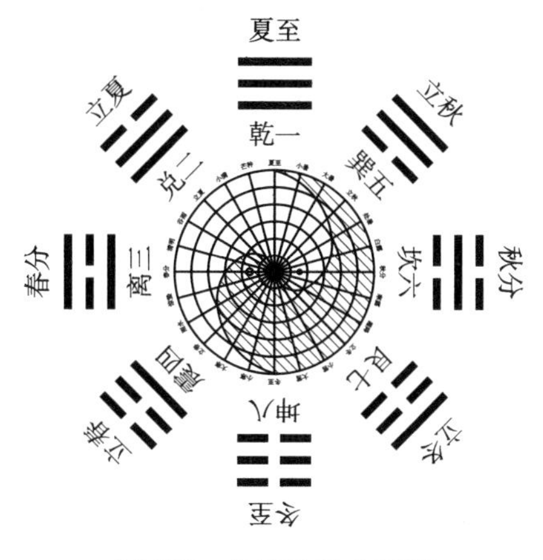

图 170　先天八卦八节图

《黄帝内经》的岁用太阳回归年，长度为 365.25 日，如《灵枢经·九宫八风》记载一周天为 366 日（《尚书·尧典》即载“期三百有六旬有六日”，《黄帝内经》的二十八宿位置也与《尚书·尧典》同），《黄帝内经素问·六节藏象论》说：“三百六十五日而成岁”，即将太阳历称为岁。

太阳历 4 年 1 闰，《黄帝内经素问·六微旨大论》记载如下。

天气始于甲，地气始于子，子甲相合，命日岁立。谨候其时，气可与期……

甲子之岁：

初之气，天数始于水下一刻，终于八十七刻半。

二之气，始于八十七刻六分，终于七十五刻。

三之气，始于七十六刻，终于六十二刻半。

四之气，始于六十二刻六分，终于五十刻。

五之气，始于五十一刻，终于三十七刻半。

六之气，始于三十七刻六分，终于二十五刻。

所谓初六，天之数也。

乙丑岁：

初之气，天数始于二十六刻，终于一十二刻半。

二之气，始于一十二刻六分，终于水下百刻。

三之气，始于一刻，终于八十七刻半。

四之气，始于八十七刻六分，终于七十五刻。

五之气，始于七十六刻，终于六十二刻半。

六之气，始于六十二刻六分，终于五十刻。

所谓六二，天之数也。

丙寅岁：

初之气，天数始于五十一刻，终于三十七刻半。

二之气，始于三十七刻六分，终于二十五刻。

三之气，始于二十六刻半，终于一十二刻半。

四之气，始于一十二刻六分，终于水下百刻。

五之气，始于一刻，终于八十七刻半。

六之气，始于八十七刻六分，终于七十五刻。

所谓六三，天之数也。

丁卯岁：

初之气，天数始于七十六刻，终于六十二刻半。

二之气，始于六十二刻六分，终于五十刻。

三之气，始于五十一刻，终于三十七刻半。

四之气，始于三十七刻六分，终于二十五刻。

五之气，始于二十六刻，终于一十二刻半。

六之气，始于一十二刻六分，终于水下百刻。

所谓六四，天之数也。

次戊辰岁，初之气复始于一刻，常如是无已，周而复始。

日行一周，天气始于一刻。

日行再周，天气始于二十六刻。

日行三周，天气始于五十一刻。

日行四周，天气始于七十六刻。

日行五周，天气复始于一刻，所谓一纪也。是故寅午戌岁气会同，卯未亥岁气会同，辰申子岁气会同，巳酉丑岁气会同，终而复始。

《灵枢经·卫气行》记载如下。

卫气之在于身也……一日一夜，水下百刻，二十五刻者，半日之度也……

水下一刻，人气在太阳。

水下二刻，人气在少阳。

水下三刻，人气在阳明。

水下四刻，人气在阴分。

水下五刻，人气在太阳。

水下六刻，人气在少阳。

水下七刻，人气在阳明。

水下八刻，人气在阴分。

水下九刻，人气在太阳。

水下十刻，人气在少阳。

水下十一刻，人气在阳明。

水下十二刻，人气在阴分。

水下十三刻，人气在太阳。

水下十四刻，人气在少阳。

水下十五刻，人气在阳明。

水下十六刻，人气在阴分。

水下十七刻，人气在太阳。

水下十八刻，人气在少阳。

水下十九刻，人气在阳明。

水下二十刻，人气在阴分。

水下二十一刻，人气在太阳。

水下二十二刻，人气在少阳。

水下二十三刻，人气在阳明。

水下二十四刻，人气在阴分。

水下二十五刻，人气在太阳，此半日之度也。

从房至毕一十四舍，水下五十刻，日行半度；从昴至心，亦十四舍，水下五十刻，终日之度也。回行一舍，水下三刻与七分刻之四……一日一夜水下百刻而尽矣。

这是古代的滴水漏壶（或叫刻漏）计时法。西方叫水钟。考古工作者在河北省保定市满城已经发现了古代漏壶实物。根据等时性原理，滴水记时有两种方法，一种是利用特殊容器记录把水漏完的时间（泄水型），另一种是底部不开口的容器，记录它用多少时间把水装满（受水型）。中国的水钟，最先是泄水型，后来泄水型与受水型同时并用或两者合一。自公元 85 年左右，浮子上装有漏箭的受水型漏壶逐渐流行，甚至到处使用（图 171）。

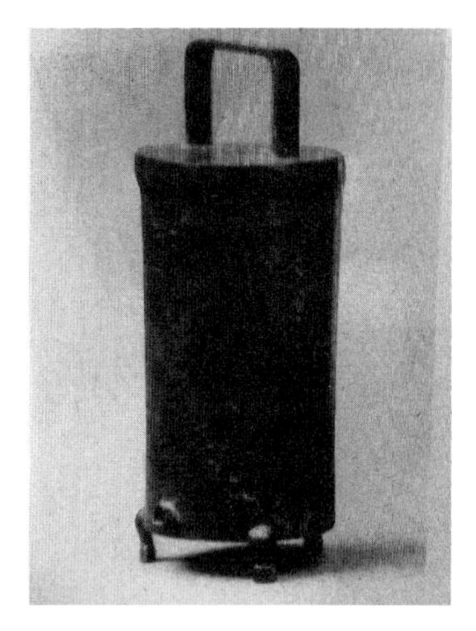

图 171　河北省保定市满城出土漏壶

古人所谓的“日行”即今天文学上所说的“太阳视运动”。日行一周，指太阳在天体的视运动轨道——黄道上循行一周，就是一岁，即太阳的周年视运动。由经文所述可知，太阳视运动是四年一小循环周期，四年积盈百刻，日数整数化为一日。十五小周期为一大周期六十年，六十年合21 915整数日。一个朔望月为29.530 589日。21 915日有742.111 84个朔望月（21 915 ÷ 29.530 589 = 742.111 85），其间地球绕太阳公转60年，月亮与日、地连线相会742次，形成742个朔望月。一年有十二个朔望月，742.111 85朔望月为60年加22闰月和3.301 5日。按“三年一闰，五年二闰，十九年七闰”法，六十年恰有22个闰月。至此可知，甲子六十年原来是朔望月与回归年的会合周期，六十年只差3.301 5日。

朔望月一回归年运行49月相特征点，比一年12朔望月48特征点超前1个特征点90°，4年超前4个特征点360°，朔望月位相复原。所以，《黄帝内经素问·六微旨大论》就以4年为一小周，15小周60年为一大周，成为著名的六十甲子历。并按此4年一小循环周期的特性找出60年中的岁气会同年，所谓岁气会同年，就是位相相同的年。岁气会同年共有20小组，每4小组为1大组，可分成5大组。每1小组3年，组成一个三合局，分别是：申子辰岁气会同年合化为水局，巳酉丑岁气会同年合化为金局，寅午戌岁气会同年合化为火局，亥卯未岁气会同年合化为木局。

表11很重要，它是古代四分历的模型。笔者认为，四分历不仅指一日之四分，还应包含一朔望月之四分及一年之四分。地球自转一周为一日有4特征点。地球绕太阳公转一周为一年有冬至、春分、夏至、秋分4特征点。月亮有朔、上弦、望、下弦4特征点。不过日与年的4特征点一般人不易直接观察到，只有朔望月的4特征点可以人人直接观察到。可知60年是日月运动的会合周期。日、月、年各周期的相同点是均为4特征点，不同的是各自特征点时间长度不一样。日周期一特征点长25刻，朔望月一特征点长29.53天 ÷ 4 = 7.382 5天，回归年周期一特征点长365.25天 ÷ 4 = 91.312 5天。

岁气会同年的三合局命名是按四正方位命名的，子位正北水位，故子辰申三合局称水局；卯位正东木位，故卯未亥三合局称木局；午位正南火位，故寅午戌三合局称火局；酉位正西金位，故丑巳酉三合局称金局。所谓三合局，就是指明位相相同点的位置所在，具有相同的岁候。

运气的五位和六位周期的调谐周是30年，《黄帝内经》称为“一纪”。两纪60年是一花甲子。运气的六位和七位周期的调谐周是42年，阴阳两周84年就是人们常说的“阎王不叫自回去”之年。

从表11（六十甲子岁气会同表）可以看出，岁气会同年，每过四年日月皆积余化整一次，四年是朔望月与回归年调谐的小周期。十五小周期六十年为一大周期。

每过四年虽然相位复原了，但并未回到初始出发点，即始位置并没有复原。就是说，相位复原是四年一周期，而始位置复原是五年一周期（即五运周期），其调谐年是20年。年、月、日虽然都有此规律，但朔望月最明显，故举朔望月说明如下。从图172可以看出，只有周期封闭出现以后才是完整的——物质运动一周又回到了原点，然后新一周期又从原点开始，再回到原点，可这已是高一级周期运动了。

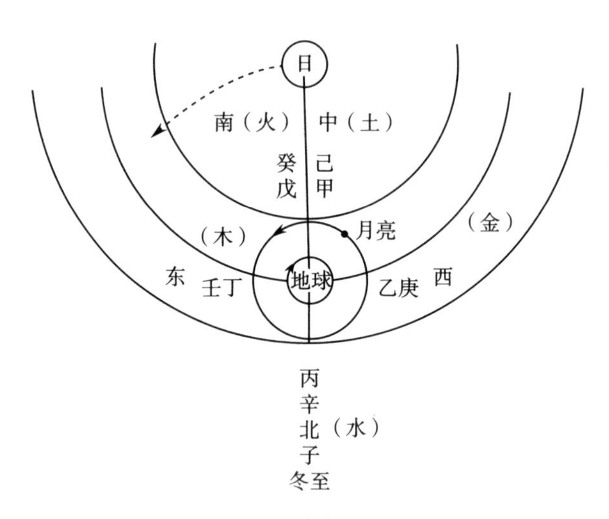

图172　日月始点位置复原图

如日月始点位置复原图所示，甲、乙、丙、丁为相位4特征点周，而甲、乙、丙、丁、戊则为始点位置复原周。60年中有15个四象周期，即含有15个朔望月特征点周。再者，60年中有12个五运周期，即含12个首尾封闭朔望月原始点周期[见表12（封闭五特征点周期表）]。就是说，在 60 年中，有 12 个位置相同周，15 个相位相同周，其调谐年是 60 年。这 12 个封闭朔望月周期，我们称其为 1 朔望月朔点（或望点）回归周，即一年日月相会——朔合 12 次，所以古人称“日月之会是为辰”。

在朔望月 60 特征点一回归周期内，朔望月在周天上留下 12 个原点位置，这 12 个原点位置将周天划分为 12 段，这就是将一年划分为十二个月或十二辰的来源。合二而一，则构成一年六气。分一为二，则分成二十四节气。

日月 4 年一周期有 4 个特征点，即划分成四象。就是说，每相邻的 4 个特征点构成一组四象，60 年一周 15 个朔望月，四象经 15 次编码，即为六十卦。16 朔望月构成首尾相似的封闭周期，四象经 16 次编码，即为八八六十四卦。由此可见，一周 4 特征点所决定的四象是稳定的结构单位。八卦是四象的编码。4 年 4 特征点为一小周期，15 小周期为 60 年，知 60 年是根据日、月、地三体运动建立起来的甲子六旬周期。

地球绕太阳一年有二至二分 4 特征点，即也有始点复原的五运周期。则 240 特征点可组成 48 个始点复原周。

总之，六十甲子有着深远的天文背景，如六甲、六乙……六癸类，二甲年是一甲年的反相年。六甲构成三对反相年。又如地支系统记述如下。

A. 子丑寅卯、辰巳午未、申酉戌亥，这是三组四象结构。从月、地、日三体系看，每年朔望月位相超前 90°，4 年位相复原；从回归年看，4 年日数基本整数化，也就是公转和自转周期基本调谐；从日、月、地三体系看，每隔 4 年月地位相同号。4 年是朔望月、回归年和地球自转的基本调谐周期。

B. 子辰申、丑巳酉、寅午戌、卯未亥，这是一种三角结构三合局。从月、地、日三体系看，每组内的三年都是朔望月位相和地球自转位相、公转位相相同之年；各组之间位相依次相差 90°。

C. 子午、丑未、寅申、卯酉、辰戌、巳亥，这是相冲之年。所谓相冲，是指朔望月位相以及地球自转位相、公转位相相反。

D. 五子、五丑……五亥，这些是位相相同之年，在二体系中，是月、地关系相似的年份。

E. 甲己、乙庚、丙辛、丁壬、戊癸，是一种五运周期，是日、月、地位相回复原始点位相的周期，即封闭周期。是自然界产生五材的基础，如生物的五种碱基，后来演化为五行。

F. 60 年一周，30 年半周，两 30 年为反相年。60 年间月、地、日位相各不相同，形成 60 种，即 60 甲子模式。

《灵枢经·九宫八风》用的当是此太阳八节历。每节三气，就形成了二十四节气，所以二十四节气属于太阳历。《黄帝内经素问·脉要精微论》说："是故冬至四十五日，阳气微上，阴气微下；夏至四十五日，阴气微上，阳气微下。"冬至后 45 日是立春，就是定八节的。由八节发展为二十四节气，记载于《周髀算经·天体测量》里。

《黄帝内经》太阳历是以太阳南北回归线圆周视运动为基础的。

一、上古太阳历

太阳在南北回归线之间的视运动是日地之间的相互运动关系，在南回归线有冬至点，北回归线有夏至点，中间经过赤道线春分、秋分点，称太阳周年三线四点视运动轨迹。太阳的三线四点视运动呈现的是二至、二分、四立八节太阳历。1 万年前北半球古人站在地球上看到的太阳周年南北回归线视运动是这样，我们今天的人看到的太阳周年南北回归线视运动还是这样，永恒不变，青春常在。这里是太阳运动的黄道轨迹（图 173）。于此可知，《黄帝内经》中"日月星辰天纲图"是以太阳南北回归线视运动为中心，将太阳 60 年重复发生的自然和人事之象加以归纳总结，说明每一个太阳年中的自然规律和人生轨迹，《黄帝内经》的研究以人为主体，自然为客体，人这个主体顺应自然客体就健康长寿，逆之则折寿。"观乎天文，以察时变；观乎人文，以化成天下"，"与天地合其德，与日月合其明，与四时合其序，与鬼神合其吉凶，先天而无弗违，后天而奉天时"（《周易》），乐天知命，不亦乐乎！

这个太阳南北回归线视运动是中国古代天文历法的核心基础。"日月星辰天纲图"是观测地面南观日月视运动的日、月、地三体系图（图 174）。

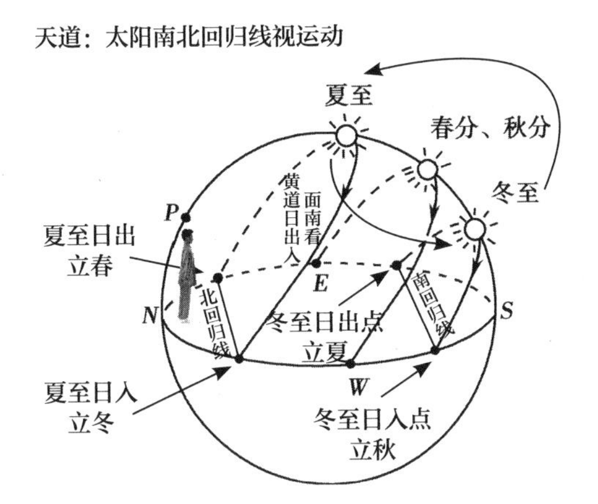

图 173　太阳三线四点四立八节视运动图

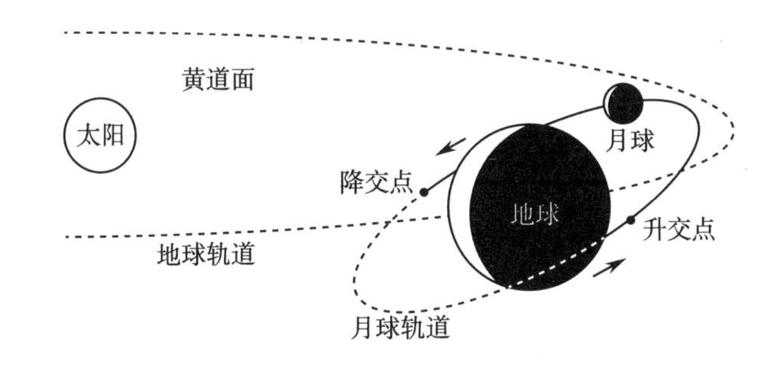

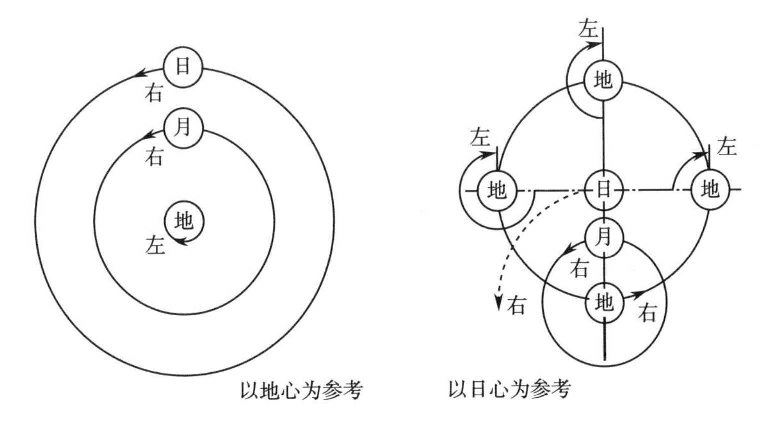

图 174　日、月、地三体系

古人观察太阳在南北回归线之间往来的视运动，记载于《周髀算经·日月历法》，谓：

冬至……日出巽而入坤，见日光少。

夏至……日出艮而入乾，见日光多。

冬至昼极短，日出辰而入申，阳照三，不覆九。

夏至昼极长，日出寅而入戌，阳照九，不覆三。

冬至日出辰巽而入申坤，说明辰申连线、巽坤连线在南回归线。夏至日出寅艮而入戌乾，说明寅戌连线、艮乾连线在北回归线。据此绘图如下（图 175）。

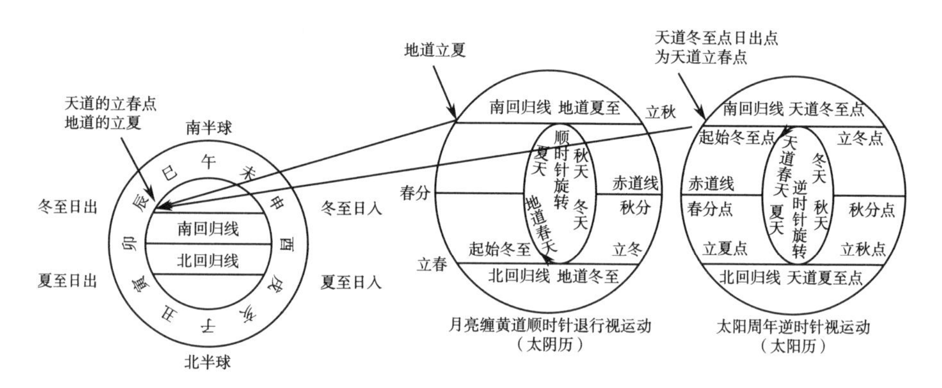

图 175 太阳周年南北回归线视运动图

古人就是依据太阳在南北回归线视运动中建立了视运动太阳历。

我国古代天文家是以冬至作为一年的起算点，只要准确地连续测定两个冬至日的时间，就可以确定出一个回归年的长度。春秋时期把冬至叫作“日南至”，因为冬至那天日中太阳的高度最低，被认为是太阳处在最南端的位置，所以叫作“日南至”，这是用立杆测定出来的。立杆测日影始于夏至日中无影时刻，立杆测日影运动是圆周 360 度，所以这样建立起来的太阳南北回归线视运动太阳历一年是 360 日。于冬至日影最长时刻调节与太阳回归年 365.25 日的差距。

1. **太阳 365.25 日回归年太阳历** 《黄帝内经素问·六节藏象论》说：“三百六十五日而成岁，积气余而盈闰”，这是太阳 365.25 日回归年太阳历。即《黄帝内经素问·六微旨大论》记载的岁气会同4年闰1日的周期，闰年是366日。《灵枢经·九宫八风》记载："太一常以冬至之日，居叶蛰之宫四十六日，明日居天留四十六日，明日居仓门四十六日，明日居阴洛四十五日，明日居上天四十六日，明日居玄委四十六日，明日居仓果四十六日，明日居新洛四十五日，明日复居叶蛰之宫，曰冬至矣。"1年366日，属于太阳回归闰年。《尚书·尧典》明确记载1太阳回归年366日谓"期三百有六旬有六日……成岁"。

《黄帝内经素问·六微旨大论》说：

甲子之岁，初之气，天数始于水下一刻……

乙丑岁，初之气，天数始于二十六刻……

丙寅岁，初之气，天数始于五十一刻……

丁卯岁，初之气，天数始于七十六刻……

次戊辰岁，初之气，复始于一刻，常如是无已，周而复始……

日行一周，天气始于一刻。

日行再周，天气始于二十六刻。

日行三周，天气始于五十一刻。

日行四周，天气始于七十六刻。

日行五周，天气复始于一刻，所谓一纪也。

是故寅午戌岁气会同，卯未亥岁气会同，辰申子岁气会同，巳酉丑岁气会同，终而复始。

这就是四年闰1日法，形成了五运六气的岁气会同年。古代称作四分历。

2. **太阳南北回归线视运动圆周360日太阳历**　太阳南北回归线视运动，用立杆测日影的方法定其周期是一圆周360日。这就是《黄帝内经素问·六节藏象论》说的"立端于始，表正于中，推余于终，而天度毕矣"，《黄帝内经素问·六微旨大论》说："盖南面而待也。故曰：因天之序，盛衰之时，移光定位，正立而待之。"《黄帝内经》再三强调立杆测日影观测太阳南北回归线视运动规律，创建了太阳南北回归线视运动圆周期1岁360日的太阳历，这1年360日的太阳历永远不变，就是五运六气历的1

年360日永远不变。

《黄帝内经素问·六节藏象论》说："五日谓之候，三候谓之气，六气谓之时，四时谓之岁。"5日一候，"三候"15日为一节气，三节气45日为八节之一长度，六节气90日为四时之一长度，"四时"360日为一岁。

《黄帝内经素问·六节藏象论》谓"天有十日，日六竟而周甲，甲六复而终岁，三百六十日法也"的五运六气历法，属于五运六气太阳历。用十天干代表10日，6个十天干是60日，称作1个周甲，6个周甲360日为1岁，这就是1年360日的计算方法。《黄帝内经素问·阴阳离合论》说："日为阳，月为阴，大小月三百六十日成一岁"。

《黄帝内经素问·阴阳类论》说："春甲乙青，中主肝，治七十二日。"《黄帝内经素问·刺要论》说："刺皮无伤肉，肉伤则内动脾，脾动则七十二日四季之月。"《黄帝内经素问·太阴阳明论》说："脾者土也，治中央，常以四时长四脏，各十八日寄治，不得独主于时也。"肝主72日，脾主72日，五脏各主72日，一年360日，此乃五脏五行历法，不是十月太阳历。《黄帝内经素问·六节藏象论》谓此是"五运相袭，而皆治之，终期之日，周而复始"。

由上述可知，这是属于太阳南北回归线视运动圆周太阳历，一岁360日。其一，内含五运五行五季太阳历，五运每行每季72日；其二，内含六甲周太阳历，每甲周60日，六甲周360日为一岁。因为太阳南北回归线视运动是永恒不变的，故这种历法可以称作五运六气太阳历，所以五运六气太阳历永恒不变，不会因时代的变迁而报废。若以五运属月亮，六气属太阳，则五运六气历又是五运和六气阴阳合历，简称五运六气历两含之。

《黄帝内经素问·六微旨大论》说："天气下降，气流于地；地气上升，气腾于天。"太阳在天上，天气下降。月亮是地球的卫星属地，地气上升。至此，日月星辰天纲图理论告诉我们，太阳永恒不变的南北回归线逆时针视运动是日月星辰天纲图的核心基础，分主一岁六气，用十二地支标记，从天气下降于地气，静而守位。月亮永恒不变的朔望月顺时针视运动躔黄道，变动不休，分主一岁五运，用十天干标记，从地气上升为天气，变动不居。不能只知月运，不知日道，颠倒主次。

《黄帝内经素问·天元纪大论》说：“所以欲知天地之阴阳者，应天之气，动而不息，故五岁而右迁。应地之气，静而守位，故六期而环会。动静相召，上下相临，阴阳相错，而变由生也。”月亮躔黄道顺时针运动，故云“右迁”。太阳冬至点在南回归线上为一岁的开始，左东右西。五运五气升天，“上者右行”是顺时针方向；六气降地守位，“下者左行”是逆时针方向，“左右周天，余而复会也”。

《黄帝内经素问·天元纪大论》说：“上下周纪……天以六为节，地以五为制。周天气者，六期为一备；终地纪者，五岁为一周……五六相合而七百二十气为一纪，凡三十岁，千四百四十气；凡六十岁，而为一周，不及太过斯皆见矣。”太阳南北回归线视运动六气司天，需要六岁才能循环一周。月亮行五运，需要五岁才能循环一周。五运与六气相合，计 30 年中共有 720 个节气，称为一纪。经过 1 440 个节气，计 60 年成为五运六气甲子历一周期，于是不及与太过都可以知道了。

一个太阳回归年是 365.25 日，比一岁 360 日多出来 5.25 日怎么办呢？聪明的古人通过冬至日放假过年来调整这种历法，古籍多有记载。《周易·复卦·象传》说：“以至日闭关，商旅不行，后不省方。”《尔雅》说：“后者，君也。”当时的帝王称“后”，发号施令以告四方。《尔雅》说：“省者，察也。”帝王也不去各地视察工作。对这个岁首，庆贺新年是次要的，其重要的目的，是在冬至测日影定时辰的同时，预测吉凶。《纬书·通卦验》记载如下。

以日冬至日始，人主不出宫，商贾人众不行者五日，兵革伏匿不起。人主与群臣左右从乐五日，天下人众亦在家从乐五日，以迎日至之大礼。人主致八能之士，或调黄钟，或调六律，或调五音，或调五声，或调五行，或调律历，或调阴阳，政德所行，八能以备，人主乃纵八能之士击黄钟之钟，人敬称善言以相之。乃权水轻重，释黄钟之公，称黄钟之重，击黄钟之磬。公卿大夫列士乃使八能之士击黄钟之鼓，鼓用革焉……天地以扣（声）应黄钟之音，得蕤宾之律应，则公卿大夫列士以德贺于主人。因诸政所请行五官之府，各受其当声调者，诸气和，则人主以礼赐公卿大夫列士。五日仪定，地之气和，人主公卿大夫列士之意得，则阴阳之晷如度数。夏日至之礼，如冬日至之礼，舞八乐，皆以肃敬为戒。黄钟之音调，诸气和，人主之意慎（得），则蕤宾之律应；磬声和，则公卿大夫列士诚信，林钟之律应。此谓冬日至成天文，夏日至成地理。鼓用黄牛皮，鼓圆径五尺七寸。瑟用桑木，瑟长五尺七寸。间音以箫，长尺四寸。故曰：冬至之日，立八神树八尺之表，日中规其晷之如度者，则岁美，人民和顺；晷不如度者，则其岁恶……晷进则水，晷退则旱，进尺二寸则月食，退迟则日食……晷进为嬴，晷退为缩……是故邪气数致，度数不得，日月薄食，列星失其次，而水旱代昌。

晷，指日影。由此可知，古人调历注重冬至日影。一岁 360 天，余 5.25 天为“八能之士”调历日，故史称黄帝制定的历法为“调历”。君臣与民众从乐五日，为过年日。当“八能之士”将“五日仪定，地之气和，人主公卿大夫之意得，则阴阳之晷如度数”。虽从八个方面调制历法，最终则独重立杆测日影之法。所谓“冬至之日……晷不如度者，则其岁恶……晷进则水，晷退则旱”，是就天地阴阳相应讲的。

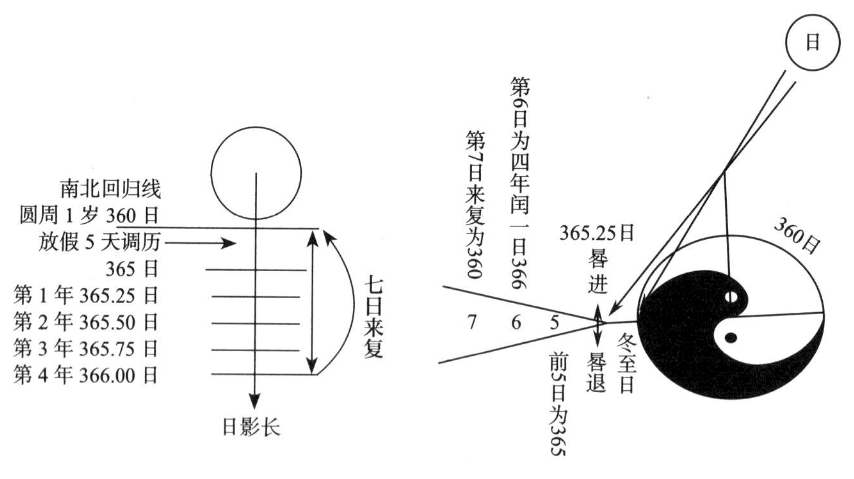

图 176　冬至日调整历法示意图

古人在立杆测日影观察太阳运行到 360 日时等于圆周半径，到 365 日时日影最长超出了半径，然后第二天日影开始变短，并发现 4 个 365 日中，就有1个是366日，在第366日时4年闰1日，于此可知远古人知道1回归年365.25日的长度也是通过立杆测日影得来的。

这就是太阳历有个4岁闰1日的情况，故《黄帝内经素问·六微旨大论》说：

日行一周，天气始于一刻。（365.25日）

日行再周，天气始于二十六刻。（365.50日）

日行三周，天气始于五十一刻。（365.75日）

日行四周，天气始于七十六刻。（366.00日）

日行五周，天气复始于一刻，所谓一纪也。（365.25日）

所以，冬至日正中午时的影长，或在午时前多些，或在午时后多些，故云："晷进则水，晷退则旱，进迟二寸则月食，退迟则日食……晷进为赢，晷退为缩"。

立杆测日影一圆周是360日，冬至日到了，日影满了圆周半径，可是太阳回归年365.25日还没有到，等到365.25日日影长会超出半径，见图176所示。君主就会下命令，全国民众放假过年，让八能之士调整历法，等到日影缩回半径时才是新一年的开始，而一阳来复，日影逐日缩短。所谓"冬至之日，立八神树八尺之表；日中规其晷之如度者，则岁美，人民和顺，晷不如度，则岁恶""晷进则水，晷退则旱"。第6日为4岁1闰的调整日（四分历），第7日又回到圆周360日，故《周易》复卦彖传记载："反复其道，七日来复，天行也"（图176），所谓"天行"，即指太阳的运行规律。这一365.25日的太阳回归年太阳历，有四岁整数化的调整变化，古称"四分历"。于此可知，冬至日虽然是固定的，但冬至点是不固定的，有4岁闰1日的变化，即岁气会同年之变，5日加1闰日为6日，7日返回，故云："反复其道，七日来复，天行也"，古今注家没有一个人从上古历法来解释《周易》这一句话。古今历法研究者都没有解释清楚1岁360日太阳历和1回归年365.25日太阳历是怎么用肉眼观察得出来的，其实这是古人观察太阳南北回归线圆周运动立杆测日影得出来的，这就是上古时代大智慧科学仪器，简单精准。《周易》"七日来复"的历法，在《黄帝内经》称作"天以六为节"的太阳历，第七节返回。

这种五运六气太阳历，后世不再用冬至日测日影来调节 5.25 日，所以觉得五运六气历不灵了、过时了，其实是人们没有按五运六气历操作造成的，不是五运六气太阳历过时了。

二、彝族十月太阳历

刘尧汉等人在《彝族天文学史》中介绍彝族十月太阳历的主要内容如下。

1. 一年分为上下两个半年，每隔半年过一次新年。一年十个月，每月 36 天，一年共 360 天，其余 5～6 天为过年日，不计在月内。

2. 十月太阳历的新年有两种体系，一种在夏至和冬至过新年，一种在火把节和星回节过新年（按：其实只有夏至、冬至为十月太阳历的新年，火把节和星回节实际上是火历的新年。）新年分为大年和小年。夏至过大年，冬至过小年。大年日为 3 天；小年日为 2 天，闰年为 3 天。四年一闰。

3. 12 天为 1 个节气，用十二生肖纪日，每月 36 天有 3 个节气，一年 360 天恰为 30 个节气。谓：寒至、大寒、大寒终、地气发、小卯、天气下、义气至、清明、始卯、中卯、下卯、小郢、绝气下、中郢、中绝、大暑至、中暑、小暑终、期风至、小卯、白露下、复理、始节、始卯、中卯、下卯、始寒、小榆、中寒、中榆。

4. 一年分为土、铜、水、木、火五季，每季 2 个月共 72 天。土季为首。

在伏羲六十四卦圆图中，除去乾、坤、离、坎四卦构成宇宙时空框架不用外，其余 60 卦，每卦 6 爻，2 卦 12 爻代表十月太阳历 1 个节气的 12 天。6 卦 36 爻代表每月 36 天，为 3 个节气。60 卦 360 爻代表 1 年 10 个月 360 天，为 30 个节气。这就是说，每月用 6 卦，半年 5 个月用 30 卦，10 个月正好用完 60 卦。如邵雍说："卦有六十四，而用止于六十者，何也？六十卦者，三百六十爻也。" 1 节气 12 天用坤策得"十二"数，1 月 36 天用乾策得"三十六"数。既为"运行之数"，又为"生物之数"。所以，笔者认为，伏羲六十四卦方位圆图是十月太阳历的图式。现绘图说明于下（图 177）。

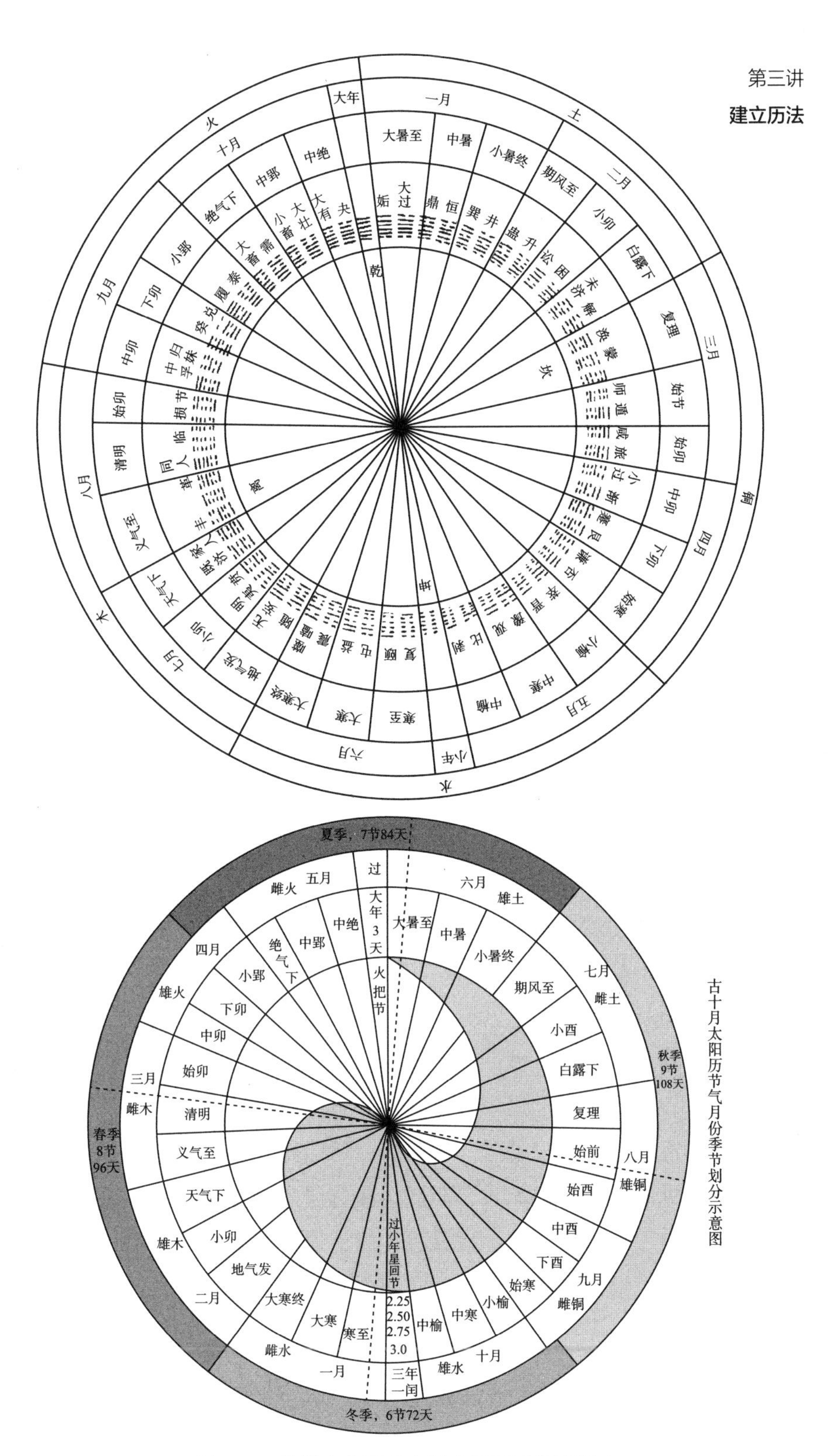

古十月太阳历节气月份季节划分示意图

图 177　伏羲六十四卦十月太阳历（曹书敏）

这里值得注意的是关于十月太阳历过年法的规定，人们只知其然，不知其所以然。如新年为什么分成夏至和冬至两次过？为什么在夏至过大年，冬至过小年？而这只有了解清楚十月太阳历的来源之后才能明白。

上古太阳历是根据太阳南北回归线周年视运动制定的历法，它的最原始制定方法是用立杆测日影。太阳南北回归线周年视运动的规律模型是太极图，远古时代的人立杆测日影，多在夏至日开始进行，就以夏至为岁首。因为我们居住在北半球，夏至这天太阳运行到北回归线，这一天在北回归线上立杆无影，便于人们掌握起始时刻。《淮南子·地形训》记载如下。

建木在都广……日中无影……盖天地之中也。

注意此“天地之中”，正与《周礼·地官·大司徒》所说“以土圭之法，测土深，正日景，以求地中”相符合。何新指出，所谓“建木”，即最早的圭表，《周礼》记作“土圭”。土圭的作用是用来测日影的。若在黄河流域夏至测日影，所立八尺之表竿，影长一尺五寸，与在北回归线上所立表竿无影是同一时刻，故《周礼》也称作“天地之中”。

而彝族十月太阳历不是在北回归线夏至日中无影开始测日影，而是在北回归线以北北纬度中夏至日中有日影情况下测日影的，故夏至有日影，要调节日影。《汉书·天文志》说：“夏至至于东井，北近极，故晷短；立八尺之表，而晷景长尺五寸八分。冬至至于牵牛，远极，故晷长；立八尺之表，而晷景长丈三尺一寸四分。春秋分日至娄、角，去极中，而晷中；立八尺之表，而晷景长七尺三寸六分。此日去极远近之差，晷景长短之制也。去极远近难知，要以晷景。晷景者，所以知日之南北也。日，阳也。阳用事则日进而北，昼进而长，阳胜，故为温暑；阴用事则日退而南，昼退而短，阴胜，故为凉寒也。故日进为暑，退为寒。若日之南北失节，晷过而长为常寒，退而短为常燠。此寒燠之表也，故曰为寒暑。一曰，晷长为潦，短为旱……”（班固.汉书〔M〕.长沙：岳麓书社，1994：583.）冬至、夏至都调节日影，所以有冬至、夏至大小年之分。

古人在夏至作为一年测日影之始，其过年日为3天，故定夏至为大年。古人用圆盘测日影，圆盘周长360度，太阳日行1度，圆盘就转1度。

圆盘转完360度为360天，定作十月太阳历的一岁。但是，太阳的回归年长度为365.25天，当太阳由北回归线往南运动，圆盘旋转到180度时，太阳还没有运行到南回归线上，即没有行完回归年长度365.25天的一半——182.625天，没有到达冬至日的时刻，日影长度还不足圆盘半径（圆盘半径等于冬至日日影长度），还须要等待2.625天日影才能达到冬至日的日影长度，所以古人就把这等待的2天（2.625天去小数，只取整数）作为冬至的过年日，叫作小年（图178）。同样的道理，当太阳由南回归线往北运动时，圆盘旋转到180度时，也须要等待夏至“日中无影”的时刻，即太阳到达北回归线上。冬至日影长超出圆半径，要等影长缩回圆周；夏至日影长要等到日中无影。在5.25天的过年日中，小年用去2天，余3.25天，古人也取整数3天作为夏至的过大年日。所余0.25天，四年后赶为1天，故规定四年一闰，小年过年日四年加1天为3天。

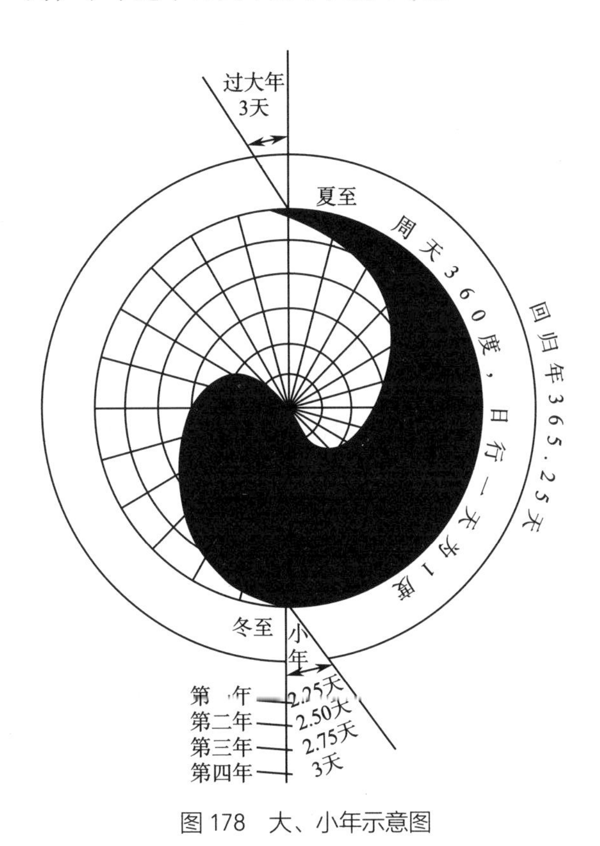

图178　大、小年示意图

另外，太阳处于地球椭圆公转轨道的焦点上。地球每年 6 月份运动到远日点附近，速度较慢，即夏至时日行最缓，故过年用 3 天。地球每年 1 月份左右在近日点附近运行，速度较快，即冬至时日行最急用时少，故过年用 2 天。在古代，冬至过年祭天（冬至一阳来复为天根，故祭天），夏至过年祭地（夏至一阴来复，地为阴，故祭地）。

由上述可知，彝族十月太阳历取一年 360 天和以夏至、冬至为大、小过年日的规定，是来源于古人用圆盘测日影的科学实践。这证明在历史上确实存在过用圆盘测日影的史实。

《管子》《淮南子·天文》和银雀山汉简《三十时》都讲到了十月太阳历节气。李零据《管子·幼官》绘一幅上北下南的天道“四时之序”运行图，又据《管子·幼官图》绘一幅上南下北的地道“四方之位”运行图，由上述可知，十月太阳历与月地形成的《黄帝内经》十天干五运历没有关系，《黄帝内经》没有十月太阳历。

立杆测日影夏至日中无影测量法（冬至“七日来复”），笔者名之北回归线测量法。彝族十月太阳历夏至、冬至过年立杆测日影法，笔者名之纬度测量法，如河南省郑州市登封市告成镇测量法。彝族十月太阳历要比《周易》《黄帝内经》“七日来复”的历法晚很多年。

三、山头历

笔者认为，最早的太阳历是山头历。住在大海边的古人看到日出大海和日入大海，住在高原的古人看到日出东山和日入西山，于是世代传下了“山头历”。

《山海经》记述了华夏原始人类用山头定位观测太阳东升西落、南北往来的周年运动规律。《山海经·大荒东经》记载如下。

东海之外，大荒之中，有山名大言，日月所出。

大荒之中，有山名曰合虚，日月所出。

大荒之中，有山名曰明星，日月所出。

大荒之中，有山名曰鞠陵于天，日月所出。

大荒之中，有山名猗天苏门，日月所出。

东荒之中，有山名曰壑明俊疾，日月所出。

以上是六座日月所出之山，均在东方。还有六座日月所入之山而在西方。《山海经·大荒西经》记载如下。

大荒之中，有山名曰丰沮玉门，日月所入。

大荒之中，有龙山，日月所入。

大荒之中，有山名曰月山，天枢也。吴姖天门，日月所入。

大荒之中，有山名曰鏖鏊钜，日月所入者。

大荒之中，有山名曰常阳之山，日月所入。

大荒之中，有山名曰大荒之山，日月所入。

如果我们将《山海经·大荒东经》六座日出之山摆在东面，自东北至东南；将《山海经·大荒西经》六座日入之山摆在西面，自西北至西南。从冬至日算起，太阳出入于最南的一对山，依次往北数，太阳一月行一座山，六个月后太阳将出入于最北面的一对山，即夏至日太阳所出入的一对山。夏至后太阳又由最北一对山出入，依次往南数，到冬至日又到达最南的一对山。这样，六对太阳出入的山，实际上反映了一年内十二个月太阳出入于不同的方位，古人并据此判断出月份来。原始先民，最初的历象观测，还没有二至二分的明确观念，他们只是看到一年之中，太阳先从东边山岭的南端升起，天气渐渐地从寒冷转到温热，白天一天天地变长，太阳升起的位置，一天天地移向北方；当太阳从东边山岭的最北端升起时，天气便从热转到寒冷，白天一天天地变短，太阳升起的位置又一天天地移向南方。这样年复一年地周而复始，古人便习惯于从观察太阳出入山的位置来判断日月寒暑的推移，安排一年中的劳作，久而久之，就自然地形成了二分二至观念，使历法由粗疏发展到准确。我们现在将《山海经》描述太阳出入六对山的周年视运动绘图说明于下（图 179）。

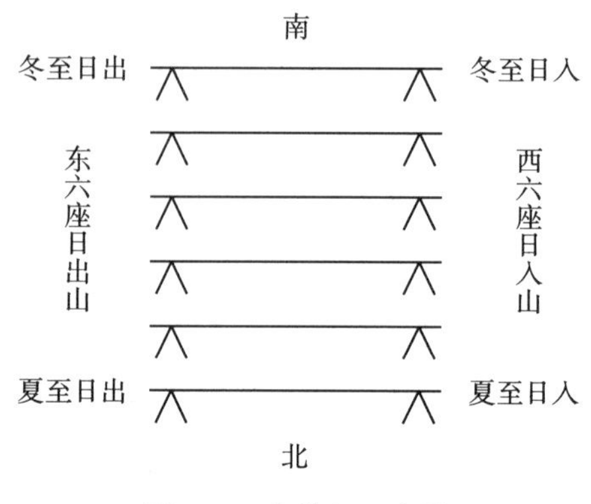

图 179　山头历示意图

彝族也有山头历，彝族的“历”字就写作：

⊙

△△

上边是个太阳：⊙；下边是两个山头：△△。

由上面山头历示意图可一目了然看出，爻象便起源于此。以太阳的东升西入轨迹线“—”为阳爻，以山形“∧”为阴爻。这一结论得到考古文物的证实，江陵王家台出土的秦简《归藏》及两座西汉时的古墓——阜阳双古堆竹简《易》和长沙马王堆帛书《易》就保存了这种原始成系统的卦爻画，阳爻作“—”，阴爻作“∧”形，如临卦，阜阳竹简作“䷒”，马王堆帛书作䷒，“∧”像一座山，“∧”（或作 ┛┗ ）分开则象东西两座山，后成平画— —，并没有失去东西两座山之意，似与东西地平线有关。太阳一年出入六对山头，故用六爻表示作䷀，《周易·彖传》作者深知其源，故云：“大明终始，六位时成，时乘六龙以御天。”

大明，即太阳。六对山将太阳周年视运动划分为六个连续的时空单位，故曰：“六位时成”。太阳行在天空，故曰乾为天。《初学记》卷一引《淮南子·天文训》曰：“爰止羲和，爰息六螭”，注：“日乘车，驾以六龙，羲和御之。”六对山附于地，故云坤为地。《周易·彖传》云：“至哉坤元，万物资生，乃顺承天”。《文言传》云：“坤道其顺乎，承天而时行”。太阳是天的实质，乾天为阳，坤地为阴，故名“—”为阳爻，“∧”

为阴爻。因为地上的六对山是用来为太阳运动定时位的，故云：“承天而时行”。可知卦象也起源于此。朱骏声《说文通训定声》说：“坤字亦作巛，即卦画竖作。”《龙龛手鑑·巛部》说：“巛，古文，音坤。”也证明“[illegible]”“[illegible]”为坤卦之象。更早的则见于甲骨文的“上甲田[illegible]”和“[illegible]父戊”，或作“[illegible][illegible]”。

山东莒县凌阳河小山岗考古遗址属于大汶口文化，其出土文物上有[illegible]图，直观地描绘了太阳运行于山头的情况，秦广忱先生认为这是“五峰纪历”图，属于“五横四间”图，即四季八节划分图（图180）。

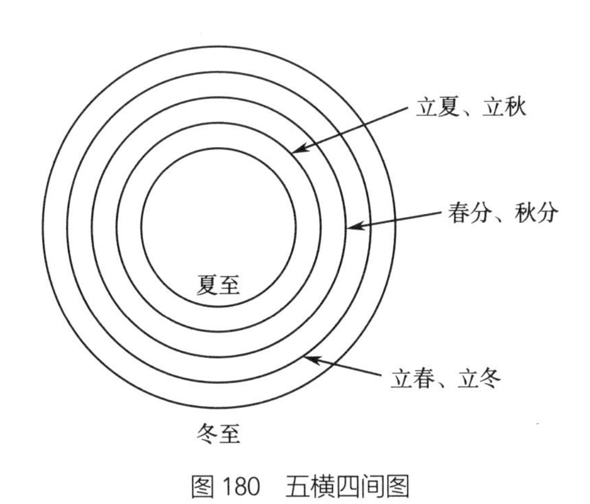

图180　五横四间图

爻象起源于《山海经》山头历的现象，在《周易·系辞传》有较多论述，记载如下。

天地之道，贞观者也。日月之道，贞明者也。天下之动，贞夫一者也。夫乾，确然示人易矣。夫坤，隤然示人简矣。爻也者，效此者也。象也者，像此者也。

道有变动，故曰爻。

爻也者，效天下之动者也。

爻者，言乎变者也。

变通者，趣时者也。

《易》之为书也不可远，为道也屡迁。变动不居，周流六虚。上下无常，刚柔相易。不可为典要，唯变所适。

所谓“天地之道”，就是乾坤之道。“日月之道”，专指乾道。确，训坚定、准确。所谓“乾确然，示人易”，是说太阳准确无误地运行，示人以变化。隤，形容山势中间高隆。简训竿，《说文通训定声》曰：“竿，假借为简。”竿就是测日影的立杆。说明山不仅可观日出，还可用以测日影，记历数。爻象就是效此太阳和山之像的。故曰：“道有变动，故曰爻”“爻者言乎变者也”“变通者，趣时者也”。《周易略例·明卦适变通爻》曰：“爻者，适时之变者也。”虽变不出六对山之时位，周而复始，故曰：“《易》之为书也不可远，为道也屡迁。变动不居，周流六虚。”《说文解字》曰：“虚，大丘也。昆仑丘谓之昆仑虚。丘谓之虚。”又曰：“丘，土之高也。非人所为也。”王筠《句读》曰：“丘，本大丘之通名也。”《周易·升》曰：“升虚邑”，陆德明《释文》引马云：“虚，丘也。”《史记·吕太后本纪》曰：“封齐悼惠王子章为朱虚侯”，张守节《尚书正义》曰：“虚，犹丘也”。《说文解字·丘部》段玉裁注：“丘、虚语之转。”大丘，即山、土山。《周易·颐》曰：“拂经于丘。”李鼎祚《周易集解》引王肃曰：“丘，小山。”《史记·司马相如列传》曰：“以登介丘。”裴骃《史记集解》引《汉书音义》、《汉书·司马相如传》颜师古注引服虔皆曰：“丘，山也。”甲骨文丘作[illegible]、[illegible]，像一对山形。六虚，就是六对山。又阴阳都从阜，阜为山。山向阳为阳，山背阳为阴。阳为太阳，阴为日影。说明阴阳与山和太阳有关，那么阴爻、阳爻也应与山和太阳有关。

又《管子·轻重戊》曰：“伏羲作、造六峜，以迎阴阳，作九九之数，以合天道，而天下化之。”关于“峜”字，一说读计，义为计数法；一说读法。关于“六峜”的意义，一说认为六峜是六气，如何如璋说：“六峜者，六气，即阴阳风雨晦明也，故云以迎阴阳”；一说认为六峜就是八卦。郭沫若先生则认为“六”为“大”字之误，“峜”为“垒”字之误，“六峜”就是“大垒”。窃以为上说都不当。峜字由山、止、八组成，据《周易·说卦传》艮为山为止，知山、止为二山也，而八则为山形，所以“六峜”应解为六对山。《说文解字》曰：“垒，土块垒垒也。”《广韵·屋韵》曰：“垒，大块。”知大垒为大土块，即大丘意。如此说，伏羲时代已有人造山头历了。从而法天道，察阴阳，以治理天下。

四、创建乾卦六季龙历

在《周易》乾卦中详细记载了远古时代的六季龙历，记载如下。

乾：元亨，利贞。

初九：潜龙，勿用。

九二：见龙在田，利见大人。

九三：君子终日乾乾，夕惕若，厉，无咎。

九四：或跃在渊，无咎。

九五：飞龙在天，利见大人。

上九：亢龙，有悔。

用九：见群龙无首，吉。

乾卦六爻将一个太阳回归年均分成六个时间段，如《周易·乾·彖传》说："大明终始，六位时成，时乘六龙以御天。"大明，即太阳。"大明终始"，指太阳在天空的周年运动。有人称此"六位"为六龙季。汉唐的易学家论述乾卦六爻位与六季的配应关系，见于唐代李鼎祚所撰《周易集解》的集注中，现引录于下，可见其大致情况。

潜龙勿用，阳气潜藏："何妥曰：此第三章以天道明之，当十一月（夏历），阳气虽动，犹在地中，故曰潜龙也。"

见龙在田，天下文明："按阳气上达于地，故曰见龙在田；百草萌芽、孕甲，故曰文明。"孔颖达曰："先儒以为九二当太簇之月，阳气见地，则九三为建辰之月，九四为建午之月，九五为建申之月，上九为建戌之月……"（按：太簇为建寅之月）

终日乾乾，与时偕行："何妥曰：此当三月，阳气浸长、万物将盛，与天之运俱行不息也。"

或跃在渊，乾道乃革："何妥曰：此当五月，微阴初起，阳将改变，故云乃革也。"

飞龙在天，乃位乎天德："何妥曰：此当七月，万物盛长，天功大成，故云天德也。"

亢龙有悔，与时偕极：“何妥曰：此当九月，阳气大衰，向将极尽，故云偕极也。”

这里所记月份均用所谓的夏历。从《周易集解》的注文来看，它认为每一个季节在时间上，均占有两个月，是均衡的。其月份的分配记述如下。

潜龙勿用：为十一和十二月。

见龙在田：为一月和二月。

终日乾乾：为三月和四月。

或跃在渊：为五月和六月。

飞龙在天：为七月和八月。

亢龙有悔：为九月和十月。

这里虽然用的是夏历十二月，但依二十四节气来说，这种划分法是基本正确的，遗憾的是没有明确指出“潜龙勿用”时间段落开始的节气。今人秦广忱先生在前人研究成果基础上，称此为乾卦的“六龙季”，反映的是“六龙季”太阳历，并明确指出，应以冬至为“六龙季”的岁首，京房解乾卦时曾说：“建子起潜龙。”这是个极其重要的问题，它明确了“六龙季”与二十四节气的配应关系（表18）。

表18　六龙历二十四节气

潜龙勿用	见龙在田	终日乾乾	或跃在渊	飞龙在天	亢龙有悔
冬小大立 至寒寒春	雨惊春清 水蛰分明	谷立小芒 雨夏满种	夏小大立 至暑暑秋	处白秋寒 暑露分露	霜立小大 降冬雪雪

这一配应关系很重要，它是阐述十二月太阳历的基础。

乾卦的六季，在中医学典籍中则用少阳、阳明、太阳、太阴、少阴、厥阴三阴三阳纪之。至于其对应关系，限于篇幅，就不在这里谈了。

天上最大的、最显著的天象是日月，所以古人最先了解的天象也是日月，古人最早建立起来的历法应该是太阳历。最早的太阳历应该是《山海经》记载的山头历，以及卦历。其次是恒星历（如火历、参历），阴阳合历应在此后。

古人发明了乾卦六龙历，为其后创建十二月太阳历打下了基础。

《周易》卦爻辞曾多处讲到日月运动，如小畜、归妹、中孚三卦都提到“月几望”，帛书作“日月既望”，丰卦、离卦提到“日”，还曾多次提到“年”的概念，而年、月、日是制定历法的三大要素。革卦讲“巳日乃革”，《周易·象传》解释为“君子以治历明时”。

乾卦六季龙历的发明者，是伏羲太昊氏，《左传》说：“太昊氏以龙纪”。

五、二十四节气太阳历

在《黄帝内经》中记载有二十四节气。《黄帝内经素问·六节藏象论》说：“五日谓之候，三候谓之气，六气谓之时，四时谓之岁，而各从其主治焉。”5日1候，3候15日是一个节气，6个节气90日是一时——一季，四时360日是一岁。于此可知，《黄帝内经》记载的二十四节气历是太阳南北回归线圆周视运动360日的太阳历，一个节气15日，不是太阳回归年365.25日太阳历，不是现在人们理解的二十四节气平分太阳回归年365.25日为一个节气——15.218 75日。二十四节气太阳历一岁360日，另有5.25日在冬至放假过年，不分在节气里，所以，二十四节气不能按太阳回归年365.25日平均分开。为了调节二十四节气太阳历与太阳回归年太阳历的关系，那时候的天文学家在年底设置了闰月，称为“十三月”（《黄帝内经素问·六节藏象论》说：“积气余而盈闰矣……推余于终……”），“五年再闰法”（《系辞传·筮法》），不同于后世19年7闰及没有中气月置闰法。这种二十四节气太阳历以冬至为开始点，太阳运行开始于冬至，再回到冬至为一个太阳回归年，不同于现代太阳历是开始于春分，再回到春分为一个太阳回归年。最初二十四节气来源于立杆测日影，所以，古人称日影最长的冬至为“日长至”“日至”“长至”，称日影最短的夏至为“日短至”“短至”。

二十四节气太阳历是天道历法开始于冬至，并以冬至为始点，还制定出地道和人道历法的开始点，地道历法开始于冬至后二个节气后的大寒

（天地之气相差“三十度而有奇”），人道历法开始于冬至后“四十五日”阳气微上、阴气微下的立春。

二十四节气太阳历，首先由太阳南北回归线三线四点视运动决定出二至二分（冬至、春分、夏至、秋分）四节气。《黄帝内经素问·至真要大论》说：“帝曰：分至何如？岐伯曰：气至之谓至，气分之谓分，至则气同，分则气异，所谓天地之正纪也。”所谓“分至”，分指春分、秋分，至指冬至、夏至。春分、秋分太阳在赤道线上，赤道线南北气温气候不同，故云“分则气异”。对北半球来说，夏至太阳在北回归线天气热，冬至太阳在南回归线天气寒，故云“至则气同”。此处分为分开、分别、一半三意。至者，到也，极也。对北半球来说，太阳运行到北回归线为热极，太阳运行到南回归线为寒极。《灵枢经·九宫八风》记载有二至二分四节气，谓：“太一在冬至之日有变，占在君；太一在春分之日有变，占在相；太一在中宫之日有变，占在吏；太一在秋分之日有变，占在将；太一在夏至之日有变，占在百姓。”

《灵枢经·九针论》明确记载二十四节气的八节，谓：“黄帝曰：愿闻身形应九野奈何？岐伯曰：请言身形之应九野也，左足应立春，其日戊寅己丑；左胁应春分，其日乙卯；左手应立夏，其日戊辰己巳；膺喉首头应夏至，其日丙午；右手应立秋，其日戊申己未；右胁应秋分，其日辛酉；右足应立冬，其日戊戌己亥；腰尻下窍应冬至，其日壬子。”除了二至二分外，还有四立——立春、立夏、立秋、立冬。《灵枢经·九宫八风》记载八节对应八宫八卦。四立节气是由冬至、夏至来确定的，《黄帝内经素问·脉要精微论》说：“冬至四十五日，阳气微上，阴气微下；夏至四十五日，阴气微上，阳气微下。”冬至后45日是立春则冬至前45日是立冬，实际这是冬至太阳平旦日出点和夕时日落点；夏至后45日是立秋则夏至前45日是立夏，实际这是夏至太阳平旦日出点和夕时日落点。《周髀算经》记载谓冬至“日出辰（立夏）而入申（立秋）”、夏至“日出寅（立春）而入戌（立冬）”。然后按15日一个节气，将八节分为二十四节气太阳历。到《吕氏春秋·十二纪》《淮南子·天文训》就有完整的二十四节气名称了，《太初历》正式将二十四节气纳入历法中。立春到立夏是太阳历的春天春季，立夏到立秋是太阳历的夏天夏季，立秋到立冬是太阳历的秋天秋季，立冬到立春是太阳历的冬天冬季。

二十四节气中，二至二分四立八节是记载寒暑往来太阳视运动变化的，二至二分是从天文角度反映太阳视运动变化的转折点，四立反映太阳历四季的开始，小暑、大暑、处暑、小寒、大寒五个节气表示气候温度的变化，雨水、谷雨、白露、寒露、霜降、小雪、大雪七个节气表示降水量的变化，即湿度的变化，惊蛰、清明、小满、芒种四个节气则反映物候和农耕。

《黄帝内经》是最早记载二十四节气历的书。这得从《黄帝内经》的创作年代看。

关于《黄帝内经》的创作年代，《扁鹊镜经》的问世明确告诉我们，《黄帝内经》不是秦汉时代的著作，春秋时代的扁鹊已经熟读《黄帝内经》了。判断《黄帝内经》的著作时代，不能以文字定，只能从天文定。因为文字在不断变化，大家公认商代有了甲骨文，而且是完整的甲骨文，出土的甲骨文仅仅是冰山一角，还被误当成龙骨毁坏很多，还有的没有识别出来。商代的甲骨文不会一蹴而就，于此推知夏代也应该有文字，不过夏代文字到了商代变为甲骨文了，商代的甲骨文到了周代变为隶书、篆文、金文，到了秦朝统一六国统一文字，才有了统一的《黄帝内经》文字定本，所以只能说现今看到的《黄帝内经》统一文字成书于秦汉时期，而非创作于秦汉时期。

《黄帝内经》有明确的28宿记载，那是《尧典》时代的天象，于此可知《黄帝内经》最迟创作于《尧典》时代（《尧典》记载太阳回归年长度是366日。考古已经发现尧帝都城山西陶寺的天文台），是黄帝坐明堂“始正天纲”的内容。由此推断，《黄帝内经》当创作于黄帝到尧帝时代，是黄帝师徒集体讨论创作的，观点属于黄帝师徒一派，其中一些观点是在讨论时提出来的，如《黄帝内经素问·五藏别论》说：“余闻方士，或以脑髓为脏，或以肠胃为脏，或以为腑，敢问更相反，皆自谓是，不知其道，愿闻其说”。

黄帝坐明堂“始正天纲”主要观什么天象呢？《黄帝内经素问·天元

纪大论》说："臣积考《太始天元册》文曰：太虚廖廓，肇基化元，万物资始，五运终天，布气真灵，总统坤元，九星悬朗，七曜周旋，曰阴曰阳，曰柔曰刚，幽显既位，寒暑弛张，生生化化，品物咸章。臣斯十世，此之谓也。"《黄帝内经素问・五运行大论》说："臣览《太始天元册》文，丹天之气经于牛女戊分，黅天之气经于心尾己分，苍天之气经于危室柳鬼，素天之气经于亢氐昴毕，玄天之气经于张翼娄胃。所谓戊己分者，奎壁角轸，则天地之门户也。夫候之所始，道之所生，不可不通也。"又说："夫变化之用，天垂象，地成形，七曜纬虚，五行丽地。地者，所以载生成之形类也。虚者，所以列应天之精气也。形精之动，犹根本之与枝叶也，仰观其象，虽远可知也。"及"天地阴阳者，不以数推，以象之谓也。"这就是黄帝始正天纲的"日月星辰天纲图"（俗称"五气经天图"）。《黄帝内经素问・八正神明论》明确记载是观"日月、星辰、四时、八正之气"，并说"星辰者，所以制日月之行也。八正者，所以候八风之虚邪以时至者也。四时者，所以分春秋冬夏之气所在，以时调之也，"，这里的"星辰"指 28 宿，指出 28 宿是记录日月行程的。日主寒温，月主虚实风雨，故云："先知日之寒温，月之虚盛，以候气之浮沉，而调之于身，观其立有验也……以日之寒温，月之虚盛，四时气之浮沉，参伍相合而调之"。

如何候"日之寒温"呢？立杆测日影。《黄帝内经素问・八正神明论》说："法天则地，合以天光……必候日月星辰，四时八正之气，气定乃刺之……是谓得时而调之，因天之序，盛衰之时，移光定位，正立而待之。"《黄帝内经素问・六微旨大论第六十八》说："盖南面而待也。故曰：因天之序，盛衰之时，移光定位，正立而待之。"《黄帝内经素问・六节藏象论》说："立端于始，表正于中，推余于终，而天度毕矣。"《黄帝内经素问・著至教论》说："黄帝坐明堂……树天之度，四时阴阳合之，别星辰与日月光，以彰经术……而道上知天文，下知地理，中知人事。"（高士宗注："上古树八尺之臬，参日影之斜正长短，以定四时，故愿得受树天之度，以定四时之阴阳，即以四时阴阳，合之星辰日月，分别明辨，以彰玑衡之经术。"）古人用肉眼观天象，用立杆测日影定历法，都在"日月星辰天纲图”中，“日月星辰天纲图”的天文 28 宿决定了《黄帝内经》的著作时代。《周髀算经》说是“古者包牺（又叫伏羲、庖牺）立周天历度”，可知黄帝继承了伏羲的衣钵。

第十四章
太阴历

太阴历，也叫阴历，是以朔望月运动周期为计算基础的，要求历法月同朔望月基本符合，因此其天文背景是太阳、月亮、地球三体系相互视运动规律，《周髀算经·日月历法》说："月与日合，为一月。"即日月每会合一次为一朔望月。太阳与地球的相互运动——南北回归线运动极点决定了冬至、夏至及阴阳盛极和寒暑，而太阳、月亮和地球三体系的运动决定了朔望月的初一和十五。太阳—月亮—地球连成一线，月亮在太阳和地球之间形成了初一朔月，太阳—地球—月亮连成一线，地球在太阳和月亮之间形成了十五望月。

朔望月的长度是 29.530 587 日，所以阴历规定一个大月 30 日，一个小月 29 日，12 个月共 354 日，称作一年。故《黄帝内经素问·五藏生成论》说："小溪三百五十四名"，即有 354 个穴位。太阴历以朔望月的"月相"周期变化为基础，"年"和"日"以太阳的周日和周年为基础，一回归年内有 12 个"月相"变化周期。由于它的一年只有 354 日或 355 日，比回归年长度少 11 日或 10 日多，所以阴历的新年，有时是冰天雪地的寒冬，有时是烈日炎炎的盛夏。现今一些伊斯兰国家用的就是这种阴历。阴历每三年 19 个大月、17 个小月，共 1 063 日，同 36 个朔望月的 1 063.100 8 日只相差约 2 小时 25 分 9.1 秒。

《黄帝内经》的月用朔望月，并有大小之分，虽没有一个朔望月为 29.53 日的精确记载，但可以从《黄帝内经素问·缪刺论》记载十五日为半月的望月推知，大月为 30 日，小月为 29 日，一年十二个月为 354.368 日。这一阴历年长度，《黄帝内经》没有明确记载，但从《黄帝内经》月有大小之分的记载，历月显然是以朔望月为准的。

阴历在《黄帝内经》里有广泛应用，如《黄帝内经素问·缪刺论》以“月生”“月死”为刺法“痏数”；《黄帝内经素问·上古天真论》的“月事以时下”，《黄帝内经素问·阴阳别论》的“女子不月”，《黄帝内经素问·腹中论》的“月事衰少不来”，以及《黄帝内经素问·八正神明论》说：“月始生，则血气始精，卫气始行；月郭满，则血气实，肌肉坚；月郭空，则肌肉减，经络虚，卫气去，形独居。是以因天时而调血气也。是以天寒无刺，天温无疑。月生无泻，月满无补，月郭空无治，是谓得时而调之。因天之序，盛虚之时，移光定位，正立而待之。故日月生而泻，是谓藏虚；月满而补，血气扬溢，络有留血，命曰重实；月郭空而治，是谓乱经。”

阴历在天文学中主要指按月亮的月相周期来安排的历法，以太阳为参照物月，球绕行地球 1 周为 1 月，以朔望月作为确定阴历月的基础，1 岁为 12 个阴历月——朔望月的一种历法，这一朔望月太阴历也是永远不变的。

《黄帝内经》对朔望月有明确记载。《黄帝内经素问·八正神明论》说：“月始生，则血气始精，卫气始行；月郭满，则血气实，肌肉坚；月郭空，则肌肉减，经络虚，卫气去，形独居。”月始生为朔日，月郭满为望月，月郭空为晦月。《黄帝内经素问·缪刺论》记载：“凡痹往来，行无常处者，在分肉间痛而刺之，以月死生为数……月生一日一痏，二日二痏，渐多之；十五日十五痏，十六日十四痏，渐少之。”1 到 15 日为前半个朔望月，16 日以后为后半个朔望月，一个月 30 日或 29 日。朔望月开始于朔日，如《灵枢经·岁露论》记载如下。

正月朔日，太一居天留之宫，其日西北风，不雨，人多死矣。

正月朔日，平旦北风，春，民多死。

正月朔日，平旦北风行，民病多者，十有三也。

正月朔日，日中北风，夏，民多死。

正月朔日，夕时北风，秋，民多死。终日北风，大病死者十有六。

正月朔日，风从南方来，命曰旱乡；从西方来，命曰白骨，将国有殃，人多死亡。

正月朔日，风从东方来，发屋，扬沙石，国有大灾也。

正月朔日，风从东南方行，春有死亡。

正月朔日，天和温不风，籴贱，民不病；天寒而风，籴贵，民多病。

古人在长期观察月亮运动中，发现了朔望月及朔月、上弦月、望月、下弦月、晦月等，并依据月相特定日子在天空的视位置绘制出月体纳甲图。

朔望月循环 1 周有朔月、上弦月、望月、下弦月四相四特征点，若回到原位晦月 1 个封闭周期则有五个特征点（图 181）。

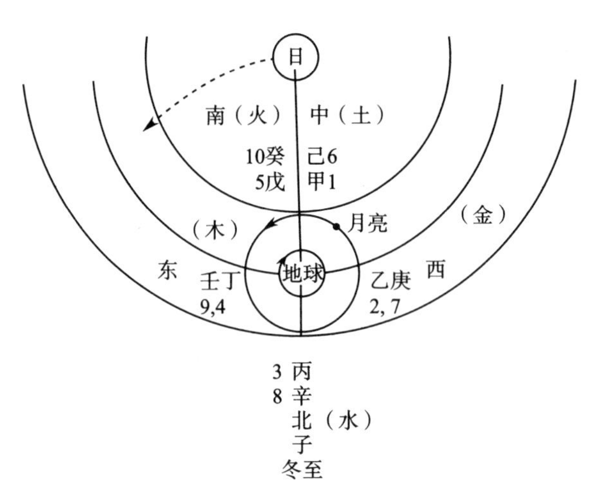

图 181　朔望月四相四特征点和封闭五特征点示意图

朔望月的运行有四相四特征点和封闭五特征点的规律。设甲为望月，乙为下弦，丙为朔月，丁为上弦，以次为朔望月运行之四相，运行到戊则为封闭五特征点。再一周又是五特征点，而合为中央甲己土、西方乙庚金、北方丙辛水、东方丁壬木、南方戊癸火，即是所谓十天干化五运。《黄帝内经素问·五运行大论》说：“土主甲己，金主乙庚，水主丙辛，木主丁壬，火主戊癸。”以此图与前面月体纳甲五方十天干图合看，就知道“日月星辰天纲图”中十天干如何化五运五行五季历了。

第十五章 阴阳合历

阴阳合历，是调和太阳、地球、月亮运转周期的历法。它既要求历法月同朔望月基本相符，又要求历法年同回归年基本相符，是一种综合阴、阳历优点，调合阴、阳历矛盾的历法，所以叫阴阳合历。我国古代的各种历法和今天使用的农历，都是这种阴阳合历。

一、阴阳合历

将永远不变的360日太阳历和永远不变的朔望月太阴历二者配合起来的历法叫作“阴阳合历”，亦称农历。阴阳合历，就是既要考虑月相的符合，即新月在初一，满月在十五，又要让一岁的平均长度仍然为太阳回归年365日多一点。阴阳合历就必然会同时容纳太阴历和太阳历两种成分，并且要将它们调和起来，所以古籍记载这种历法是阴阳合历。

因为月亮是地球的卫星，所以月亮运动属于地道。虽然朔望月是永恒不变的，但月亮在黄道上的运动是不停的，永远变动不居，且有太阳回归年365.25日的四分历反复其道，故阴阳合历是永远变化的历法。

《周髀算经》原名《周髀》，卷上开篇即说明本书是周公传承讲述伏羲“周天历度”学问的书。髀是圭表、立杆。周是周天、环周，不是周代名。周髀，指用立杆测日影计算周天历度。第一部分周公商高对话，第二部分陈子模型，第三部分七衡六间、勾股，等等，都是在传承讲述中的举例说明而已。《周髀算经》记载着太阳周日东升西落和周年南北回归线视运动的“七衡六间图”，从图中有北极看，这是面北看到的图，是日、月、地三体系运动关系图。《周髀算经》说：“凡为日、月运行之圆周，七衡周而六间，以当六月节。”这是指太阳周年南北回归线运动在做不间断的螺旋往返视运动，以 360 日圆周太阳历为基础，以反复其道 7 日来复的 365.25 日作为太阳回归年，而“七衡”是太阳螺旋视运动在不同朔望月月份视运动的七个同心圆轨道，是假设立体的说理宇宙模型，相邻两圆间有一道间隔，称作“六间”。这七个同心圆的划分是由朔望月决定的，在每个朔望月周期处画一个圆，六个朔望月画七个同心圆，这是典型的十二月阴阳合历（图 182）。

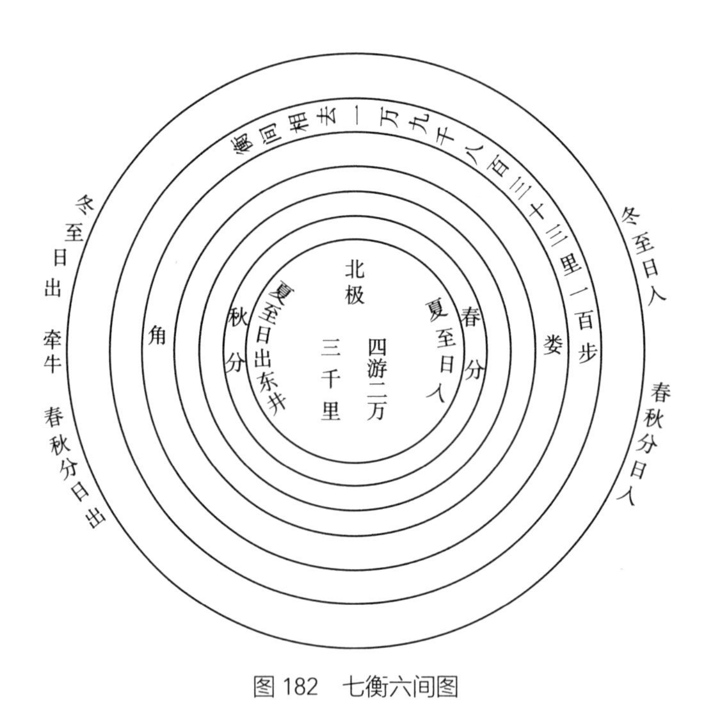

图 182　七衡六间图

“七衡六间图”中心有北极，表示此图是面北观天画的，记载了面南观太阳东升西落周日顺时针视运动规律和太阳南北回归线周年逆时针视运动规律，太阳南北回归线视运动规律是万万年永恒不变的规律。证明天道与地道反方向视运动规律，所谓天左旋地右旋也，而“七衡六间图”却将二者融合在一起了，用青图和黄图表示。

对北半球来说，将“七衡六间图”中分，则太阳由南回归线往北回归线运行有6个朔望月，由北回归线往南回归线运行也有6个朔望月，则用12地支标记，12地支同时代表1岁360日太阳历，见图183。

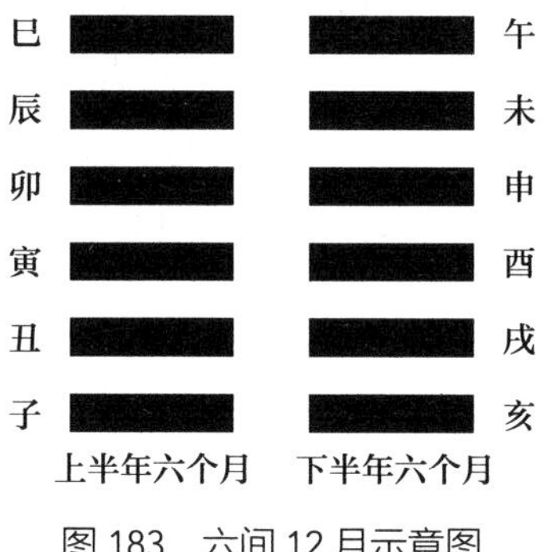

图183　六间12月示意图

上半年“六间”6个朔望月用子、丑、寅、卯、辰、巳6地支标纪，下半年“六间”6个朔望月则用午、未、申、酉、戌、亥6地支标记，用12地支标记12个朔望月，这就是所谓的“天以六为节”（《黄帝内经素问·天元纪大论》）、“天以六六为节”（《黄帝内经素问·六节藏象论》）。这种太阳南北回归线运动回归年和12个朔望月组成的历法是阴阳合历。《黄帝内经素问·六节藏象论》记载：“日行一度，月行十三度而有奇焉，故大小月三百六十五日而成岁，积气余而盈闰矣”，就是阴阳合历。

《黄帝内经素问·六微旨大论》说：“日行一周，天气始于一刻，日行再周，天气始于二十六刻，日行三周，天气始于五十一刻，日行四周，天气始于七十六刻，日行五周，天气复始于一刻，所谓一纪也。是故寅午戌岁气会同，卯未亥岁气会同，辰申子岁气会同，巳酉丑岁气会同，终而复始。”太阳一回归年365.25日，0.25日4岁整数化成1日，《黄帝内经素问·六微旨大论》就以4岁为一小周，15小周60年为一大周，成为著名的六十甲子历周期。并按此4岁一小循环周期的特性找出60岁中的岁气会同年，所谓岁气会同年，就是位相相同的年。

众所周知，太阳1个回归年有365.25日，12个朔望月只有354天，所以有5年2闰、19年7闰法来调整朔望月和回归年的60年周期。虽然插入了变化的闰月，但12地支标记12个月不变，只在某月插入一个闰朔望月就行了。闰岁是 384 日。如此看来，所谓阴阳合历，其实每年过的是 12 个朔望月太阴历年，其中 19 年中有 7 年是 13 月太阴历年。

古人在立杆测日影科学实验过程中发现太阳运行 76 周天的时间内，月亮从同一地点开始运行 1 016 周天后，两者又周而复会。1 016 除以 76 约等于 13.368，即月亮 1 日内运行的“日行一度，月行十三度而有奇焉”。太阳 76 年有 27 759 日除以朔望月 29.53 日得 940 个朔望月，940 除以 76 得 1 岁有 12.368 4 朔望月。

这种阴阳合历 1 年分为四时四季，《黄帝内经》称为春三月、夏三月、秋三月、冬三月。这种阴阳合历起于正月朔日，记载于《灵枢经・岁露论》《灵枢经・九宫八风》等，《黄帝内经素问・六微旨大论》记载正月朔日是五运六气每年六气的起始时间。正月朔日是阴阳合历的过年日，其调节与太阳回归年的周期用闰月。阴阳合历不同于五运六气历的冬至日过年日，五运六气历是在冬至日过年时调节与太阳回归年相差的 5.25 日。

《黄帝内经素问・诊要经终论》则将两个月划分为 1 个时间段，将 1 岁分为 6 个时间段，谓：

正月二月，天气始方，地气始发，人气在肝。

三月四月，天气正方，地气定发，人气在脾。

五月六月，天气盛，地气高，人气在头。

七月八月，阴气始杀，人气在肺。

九月十月，阴气始冰，地气始闭，人气在心。

十一月十二月，冰复，地气合，人气在肾。

这就是五运六气历中的六气时间段，正月二月为初之气，三月四月为二之气，五月六月为三之气，七月八月为四之气，九月十月为五之气，十一月十二月为终之气。

古人知道月亮在黄道上与太阳运动方向的反向移动，就用“上者右行，下者左行，左右周天，余而复会……天地动静，五行迁复……天垂象，地成形，七曜纬虚，五行丽地……仰观其象，虽远可知也”的天象描绘之（《黄帝内经素问・五运行大论》）。

那么日月分道运行的始点在哪里呢？当然是太阳视运动到南回归线天

道的冬至点，月亮也在冬至点附近合朔，不可能在地道的北方冬至子位。太阳冬至日出点只能在南回归线的东方地平线上。从南回归线冬至点开始，月亮顺时针方向移动是右行，太阳周年逆时针方向视运动是左行。这就是所谓的“天左旋地右迁”，天下降于地，地上升天，故云：“上者右行，下者左行，左右周天”。从这里可以看出，我们的古人已经发现了月亮在黄道上的西移退行现象，其周期是 5 年 2 闰、19（18.61）年 7 闰。

《黄帝内经素问·天元纪大论》说：“天以六为节，地以五为制。周天气者，六期为一备；终地纪者，五岁为一周……五六相合而七百二十气为一纪，凡三十岁，千四百四十气，凡六十岁，而为一周，不及太过，斯皆见矣。”这就是日月运行差距比较小的 60 年准周期（图 184）。

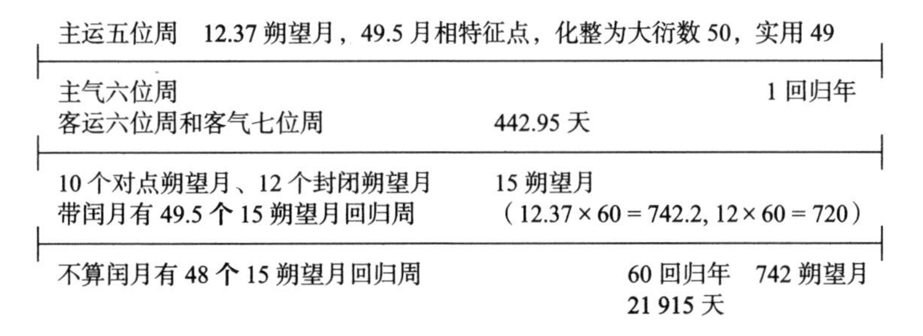

图 184　日月运行 60 年准周期

《灵枢经·九宫八风》记载：“太一常以冬至之日，居叶蛰之宫四十六日，明日居天留四十六日，明日居仓门四十六日，明日居阴洛四十五日，明日居上天四十六日，明日居玄委四十六日，明日居仓果四十六日，明日居新洛四十五日，明日复居叶蛰之宫，曰冬至矣。”1 岁 366 日，属于太阳回归年闰年。

《灵枢经·岁露论》依据“太一居天留之宫”候“正月朔日”之风看，《灵枢经·九宫八风》用的是阴阳合历，不是北斗历，北斗旋转一周是 360 度的历法，可以用于 1 岁 360 日的五运六气历法，如《伤寒论·伤寒例》讲五运六气就用北斗历。太阳历是面南，北斗历是面北，有个方向的差异。北斗指的是赤道 28 宿，不是黄道 28 宿。

二、卦历

日月星辰天纲图中有巽、坤、艮、乾四卦，标识太阳在南北回归线的出入点，即四立点。

1. **后天八经卦卦历** 日月星辰天纲图有冬至日出点巽卦夏历立夏节（天道立春点）和日入点坤卦夏历立秋节（天道立冬点），以及夏至日出点艮卦立春节（天道立夏点）和夏至日入点乾卦夏历立冬节（天道立秋点），这四卦属于后天八卦，标识四正四立八节气，每卦三爻，三八二十四爻，标识太阳历二十四节气。

2. **六十四卦卦历** 太阳南北回归线视运动一周 360 日，合于 60 卦 360 爻。这就是《周易》筮法说的“乾之策二百一十有六，坤之策百四十有四，凡三百六十，当期之日”。阴阳合历闰年 13 个朔望月 384 日，合于 64 卦 384 爻。384 日乘以 30 年得 11 520 日（合 1 岁 360 日，32 岁 11 520 日之数），《周易筮法》称作：“二篇之策万有一千五百二十，当万物之数也”。64 卦卦历含有以上两种历法。《黄帝内经素问・天元纪大论》说：“太虚廖廓，肇基化元，万物资始，五运终天，布气真灵，总统坤元。”《周易》说：“大哉乾元，万物之始……至哉坤元，万物资生。”以乾坤喻阴阳。《黄帝内经素问・脉要精微论》说：“冬至四十五日，阳气微上，阴气微下；夏至四十五日，阴气微上，阳气微下。”《伤寒论》引为：“冬至之后，一阳爻升，一阴爻降也。夏至之后，一阳气下，一阴气上也。斯则冬夏二至，阴阳合也；春秋二分，阴阳离也。阴阳交易，人变病焉”。

《周易》对这种卦历有明确记载。《周易・彖传》对天道规律的论述是完备的，如《周易・乾・彖传》说：“大哉乾元，万物资始，乃统天……大明终始，六位时成，时乘六龙以御天。”《周易・坤・彖传》说：“至哉坤元，万物资生，乃顺承天。坤厚载物，德合无疆。”此言乾天坤地天地定位，天地之间“日月运行，一寒一暑”。《周易・姤・彖传》说：“天地相遇，品物咸章也。刚遇中正，天下大行也。”在夏至日中无影时开始测日影，故不言“七日来复”，故用姤卦来表示夏至一阴来复。《周易・复・彖传》说：“反复其道，七日来复，天行也。复，其见天地之心乎。”冬至日影最长，要调节南北回归线圆周 1 岁 360 日与 1 回归年

365.25日的差异，故言“七日来复”，故用复卦表示冬至一阳来复。其他天道规律的论述如下。

《周易·观·彖传》说：“观天之神道，而四时不忒。”

《周易·贲·彖传》说：“观乎天文，以察时变。”

《周易·离·彖传》说：“日月丽乎天。”

《周易·豫·彖传》说：“天地以顺动，故日月不过，而四时不忒。”

《周易·临·彖传》说：“大亨以正，天之道也。”

《周易·节·彖传》说：“天地节，而四时成。”

《周易·革·彖传》说：“天地革，而四时成。”

《周易·剥·彖传》说：“消息盈虚，天行也。”

《周易·丰·彖传》说：“日中则昃，月盈则食，天地盈虚，与时消息。”

《周易·损·彖传》说：“损益盈虚，与时偕行。”

《周易·艮·彖传》说：“时止则止，时行则行，动静不失其时，其道光明。”

《周易·恒·彖传》说：“天地之道恒久而不已也。利有攸往，终则有始也。日月得天而能久照，四时变化而能久成。”

《周易·咸·彖传》说：“天地咸，而万物化生……观其所感，而天地万物之情可见矣。”

《周易·益·彖传》说：“天施地生，其益无方。凡益之道，与时偕行。”

《周易·颐·彖传》说：“天地养万物。”

《周易·谦·彖传》说：“天道下济而光明，地道卑而上行。天道亏盈而益谦，地道变盈而流谦。”上《周易·蛊·彖传》说：“终则有始，天行也。”

《周易·泰·彖传》说：“天地交而万物通也。”

《周易·否·彖传》说：“天地不交而万物不通也。”

《周易·归妹·彖传》说：“归妹，天地之大义也。天地不交，而万物不兴。”

《周易·睽·彖传》说：“天地睽而其事同也。”

《周易·解·彖传》说：“天地解而雷雨作。雷雨作，而百果草木皆甲拆。”

从以上摘录的《彖传》记载可以看出，《彖传》用了很大的篇幅来解说 64 卦的天道涵义。而且所讲的天道规律，虽日月同讲，实际上讲的却是太阳的运行规律，古人认为日月同躔黄道，是在一条道上运行的。所谓“观天之神道”，“神”指太阳神，“神道”即指太阳运行的轨道。

《周易·彖传》既讲了太阳反复循环的回归年运动，如谓“终则有始”“反复其道”；也讲到了四时、月、日等时间概念。这些都是历法的基本内容。并进一步阐述了日地体系的伟大功能，即主宰万物的生死存亡。所以，孔子说：“天何言哉，四时行焉，万物生焉。”于是，我们的祖先就据此进一步引深，得出人道必须遵循天道（因人为万物之一）的结论，以天道来说明人道，将人道与天道紧密结合在一起，以天道自然规律推附于人事。

伏羲创制六十四卦历的目的是为了“观象授时”，即“敬授人时”，使“四时大顺”。关于“敬授人时”使“四时大顺”的材料记载，可见于《礼记·月令》中逐月记载的，有关天子在一年之中应该按时施政的活动安排。此类内容也见于《吕氏春秋》十二纪以及《淮南子·时则训》等古籍中。为省篇幅，笔者在这里就不引载了，读者可找原书观看自明。

《周易·彖传》依据“观象授时”“敬授人时”的思想，在解说伏羲六十四卦先天圆图的天道自然规律时，特别突出“时、中”的思想。清代易学家惠栋曾对此做过深入研究，并著《〈易〉尚时、中说》一文加以研究，记载如下。

《易》道深矣，一言一蔽之曰：“时、中”。孔子作《彖传》言“时”者二十卦，言“中”者三十三卦；《象传》言中者三十卦。其言“时”也，有所谓时者，时行者，时成者，时变者，时用者，时义者。其言“中”也，有所谓中者，正中者，中正者，大中者，中道者，中行者，行中者，刚中柔中者……盖时者，举一卦所取之义而言之也；中者，举一爻所适之位而言之也。时无定，而位有定，故《象》言中，不言时。然六位又谓之六虚，唯爻适变，则爻之中，亦无定也。位之中者，惟二与五，汉儒谓之“中和”，扬子《法言》曰：“立政鼓众，莫尚于中和。”《太玄》曰：“中和，莫尚于五。故《彖传》，凡言中者，皆指二、五，二尚柔中，五尚刚中……二与四同功而二多誉，三与五同功而五多功，以其中也……愚谓孔子晚而好《易》；读之韦编三绝而为之《传》，盖深有味于六十四卦、三百八十四爻'时中'之义，故于《彖》《象》二传言之重，词之复。子思作《中庸》述孔子之意：'君子而时中。'孟子亦曰：'孔子圣之时，夫执中之训，肇于中天。''时中'之义，明于孔子，乃尧舜以来相传之心法也……知'时中'之义，基于《易》也思过半矣。"

"时"是《周易·彖传》解说伏羲64卦先天圆图天道自然规律的核心思想。下面首先将《周易·彖传》"时"论列次如下。

《周易·乾·彖传》说："大明终始，六位时成，时乘六龙以御天。"

《周易·蒙·彖传》说："以亨行，时中也。"

《周易·观·彖传》说："观天之神道，而四时不忒。"

《周易·大有·彖传》说："应乎天而时行。"

《周易·豫·彖传》说："豫之时义大矣哉！"

《周易·随·彖传》说："天下随时，随之时义大矣哉！"

《周易·贲·彖传》说："观乎天文，以察时变。"

《周易·颐·彖传》说："颐之时义大矣哉！"

《周易·大过·彖传》说："大过之时大矣哉！"

《周易·坎·彖传》说："险之时用大矣哉！"

《周易·恒·彖传》说："四时变化而能久成。"

《周易·遁·彖传》说："刚当位而应，与时行也……遁之时义大矣哉！"

《周易·睽·彖传》说："睽之时用大矣哉！"

《周易·蹇·彖传》说："蹇之时用大矣哉！"

《周易·解·彖传》说："解之时大矣哉！"

《周易·损·彖传》说："二簋应有时，损刚益柔有时；损益盈虚，与时偕行。"

《周易·益·彖传》说："凡益之道，与时偕时。"

《周易·姤·彖传》说："姤之时义大矣哉！"

《周易·升·彖传》说："柔以时升。"

《周易·革·彖传》说："天地革而四时成……革之时大矣哉！"

《周易·艮·彖传》说："时止则止，时行则行，动静不失其时。"

《周易·丰·彖传》说："天地盈虚，与时消息。"

《周易·旅·彖传》说："旅之时义大矣哉！"

《周易·节·彖传》说："天地节而四时成。"

《周易·小过·彖传》说："过以利贞，与时行也。"

阴阳合历的起始时间，《黄帝内经素问·六元正纪大论》说："夫六气者，行有次，止有位，故常以正月朔日平旦视之，睹其位而知其所在矣。运有余，其至先；运不及，其至后。此天之道，气之常也。运非有余，非不足，是谓正岁，其至当其时也。"经文明确指出，六气的次序和气位要以"正月朔日"为始点，以正月朔日为气运的起始时刻，是《黄帝内经》原文给出的标准答案。《灵枢经·阴阳系日月》记载如下。

寅者，正月之生阳也，主左足之少阳。

卯者，二月，主左足之太阳。

辰者，三月，主左足之阳明。

巳者，四月，主右足之阳明，此两阳合于前，故曰阳明。

午者，五月，主右足之太阳。

未者，六月，主右足之少阳。

申者，七月之生阴也，主右足之少阴。

酉者，八月，主右足之太阴。

戌者，九月，主右足之厥阴。

亥者，十月，主左足之厥阴，此两阴交尽，故曰厥阴。

子者，十一月，主左足之太阴。

丑者，十二月，主左足之少阴。

《黄帝内经》寅时立春正月为阴阳合历开始。寅、卯、辰三个月为春三月，巳、午、未为夏三月，申、酉、戌为秋三月，亥、子、丑为冬三月，如《黄帝内经素问·四气调神大论》记载如下。

春三月，此谓发陈，天地俱生，万物以荣，夜卧早起，广步于庭，被发缓形，以使志生，生而勿杀，予而勿夺，赏而勿罚，此春气之应，养生之道也。逆之则伤肝，夏为寒变，奉长者少。

夏三月，此谓蕃秀，天地气交，万物华实，夜卧早起，无厌于日，使志无怒，使华英成秀，使气得泄，若所爱在外，此夏气之应，养长之道也。逆之则伤心，秋为痎疟，奉收者少，冬至重病。

秋三月，此谓容平，天气以急，地气以明，早卧早起，与鸡俱兴，使志安宁，以缓秋刑，收敛神气，使秋气平，无外其志，使肺气清，此秋气之应，养收之道也。逆之则伤肺，冬为飧泄，奉藏者少。

冬三月，此谓闭藏，水冰地坼，无扰乎阳，早卧晚起，必待日光，使志若伏若匿，若有私意，若已有得，去寒就温，无泄皮肤，使气亟夺，此冬气之应，养藏之道也。逆之则伤肾，春为痿厥，奉生者少。

《黄帝内经素问·阴阳类论》记载如下。

冬三月之病，病合于阳者，至春正月脉有死征，皆归出春。

冬三月之病，在理已尽，草与柳叶皆杀，春阴阳皆绝，期在孟春。

春三月之病，曰阳杀，阴阳皆绝，期在草干。

夏三月之病，至阴不过十日，阴阳交，期在溓水。

秋三月之病，三阳俱起，不治自已。

两个月为一气，一年十二个月分为六气。《黄帝内经素问·诊要经终论》记载如下。

（初之气）正月二月，天气始方，地气始发，人气在肝。

（二之气）三月四月，天气正方，地气定发，人气在脾。

（三之气）五月六月，天气盛，地气高，人气在头。

（四之气）七月八月，阴气始杀，人气在肺。

（五之气）九月十月，阴气始冰，地气始闭，人气在心。

（终之气）十一月十二月，冰复，地气合，人气在肾。

《伤寒论·伤寒例》继承此说，依此进行了疾病分类，记述如下。

（二之气）三月四月，或有暴寒，其时阳气尚弱，为寒所折，病热犹轻。

（三之气）五月六月，阳气已盛，为寒所折，病热则重。

（四之气）七月八月，阳气已衰，为寒所折，病热亦微。

（五之气）九月十月，寒气尚微，为病则轻。

（终之气）十一月十二月，寒冽已严，为病则重。

（初之气）正月二月，寒渐将解，为病亦轻。

这种以建寅为年首的历法，有汉代的太初历、三统历等。

古历从19年7闰日月合一处为一章，19年太阳行6 939.75日，月行6 939.749 9日，相差是很微小的，可以不计。每年有12个朔望月，19年有228个朔望月，加上7个闰月，19年共有235个朔望月，叫作1章月。即太阳经过19年周期后回到冬至原点，而朔望月要经过235个周期才能与太阳同时回到冬至原点。即日行1度，则月日行12又7/19度，再加上1度为13又7/19度，故《黄帝内经素问·六节藏象论》和《黄帝内经素问·天元纪大论》说："日行一度，月行十三度有奇"。

阴阳合历，冬至是太阳历1章的岁首，朔旦是朔望月的开始，如果今年冬至合朔旦，则第二年冬至不合朔旦，要经过19年冬至才能同日合朔旦，古人将这一19年周期叫作章。1章虽然冬至合朔旦于同一天，而19年的日数仍有小余，不能合于同时，要经过4章940朔望月，27 759日，才能日数没有余数，太阳合朔旦于半夜，古人称其为1蔀。

4章 = 76年 = 940朔望月 = 27 759日 = 1蔀

虽然1蔀太阳冬至合朔旦于半夜为1周期，但不在甲子日那一天。1蔀（27 759日）不是60甲子的整数倍，20蔀（1 520年，即555 180日）才能被60整除，太阳冬至合朔旦半夜于甲子日，古人将这个周期叫作1纪。

20蔀 = 1 520年 = 555 180日 = 1纪

那么甲子何日才能回复原点太阳冬至合朔旦半夜于甲子日呢？要3纪（4 560年），即76×60 = 4 560，古人称此为"历元"，是60甲子的倍数。

3纪 = 76年 ×60 = 4 560年 = 1 665 540日 = 1元

若按筮法历术中"揲之以四"的4年周期法，今以4章、76年（19×4 = 76）、1蔀为1月相特征点，则4蔀4特征点304年（76×4 = 304），其蔀月相复原。虽然部月相位复原，但并没有回归原点，回归原点是五年周期。四年周期和五年周期的最小公倍数是 20，所以就以 20 蔀（4×5 = 20）、1 520 年（76×20 = 1 520）为一纪，则日月合朔点回复原点，在一纪终结时为合朔、冬至、夜半，日干支重复出现。

再若以 304 年为一月相特征点，为对应五行木、火、土、金、水之一，其五年周期 1 520 年（304×5 = 1 520）则对应五行，这就是五行五德终始说的来源。如《周髀算经》记载如下。

《乾凿度》曰：五德之数，先立金、木、水、火、土五。凡各三百四岁，五德运行，日月开辟。甲子为蔀首，七十六岁；次得癸卯蔀，七十六岁；次壬午蔀，七十六岁；次辛酉蔀，七十六岁；凡三百四岁，木德也，主春生。

次庚子蔀，七十六岁；次己卯蔀，七十六岁；次戊午蔀，七十六岁；次丁酉蔀，七十六岁；凡三百四岁，金德也，主秋成。

次丙子蔀，七十六岁；次乙卯蔀，七十六岁；次甲午蔀，七十六岁；次癸酉蔀，七十六岁；凡三百四岁，火德也，主夏长。

次壬子蔀，七十六岁；次辛卯蔀，七十六岁；次庚午蔀，七十六岁；次己酉蔀，七十六岁；凡三百四岁，水德也，主冬藏。

次戊子蔀，七十六岁；次丁卯蔀，七十六岁；次丙午蔀，七十六岁；次乙酉蔀，七十六岁；凡三百四岁，土德也，主致养。

其德四正子、午、卯、酉而朝四时焉。凡一千五百二十岁终一纪，复甲子。

这里以日月四象的四年周期和五年周期规律为理论基础，类比之，初以一章比拟一月相特征点，再以四蔀比拟一月相特征点，而贯之以四年周和五年周。四年周以地支表示为三合局，是岁气会周年。五年周以天干表示为天干合化。故邹衍称为“终始五德之运”。“其德四正子、午、卯、酉而朝四时”很重要，“朝四时”对应月相四定点——特征点，是四象周。

宇宙自然界不仅有“四”的周期规律，更主要是有“五”的周期规律。“四”周规律反映于四季，人多知道，而“五”周规律反映于五季，人多不知，见载于《黄帝内经》运气篇、《管子·幼官》及彝族的十月历中。“五”周规律的春生、夏长、秋收、冬藏，顺气化生五类物质，以木、火、土、金、水标示之，反映了五行相生的规律。但秋凉扼杀了春生之物，冬寒清除了夏热，反映了五行相克的规律。

汉代刘歆《三统历》就是用卦历阐述其原理的。

《周易》六十四卦是周代的历法，两两相偶，一阳一阴，共主一年，阴阳两卦的十二爻配子丑寅卯辰巳午未申酉戌亥十二辰各主一月，64卦计主32年，11 520策则为日数。如《周易·系辞传》记载如下。

乾之策二百一十有六；坤之策百四十有四：凡三百有六十，当期之日。二篇之策，万有一千五百二十，当万物之数也。

期者，年也。一年360日，32年有11 520日。这一历法记载于《易纬·周易乾凿度》中。《易纬·周易乾凿度》对“乾凿度”的解释如下。

乾凿度，圣人颐乾道浩大，以天门为名也。乾者，天也，川也，先也。川者，倚竖天者也。乾者，乾天也。又天也，乾先也。乾训健，壮健不息，日行一度。凿者，开也。圣人开作度者，度路，又道。圣人凿开天路，显彰化源。

可知所谓“乾凿度”，即讲测算计量太阳的运行规律，及太阳对万物生长的影响。万物生长靠太阳，故曰：“显彰化源”。说明《易纬·周易乾凿度》讲的是太阳历。《易纬·周易乾凿度》记载如下。

八卦之生物也，画六爻之移气，周而从卦。八卦数二十四以生阴阳，衍之皆合之于度量。阳析九，阴析六，阴阳之析各百九十二，以四时乘之，八而周，三十二而大周，三百八十四爻，万一千五百二十析也。故卦当岁，爻当月，析当日。大衍之数必五十，以成变化而行鬼神也……凡五十，所以大阂物而出之者，故六十四卦三百八十四爻，戒各有所系焉。故阳唱而阴和，男行而女随。天道左旋，地道右迁。二卦十二爻而期一岁。乾，阳也，坤，阴也，并治而交错行。乾贞于十一月子，左行，阳时六。坤贞于六月未，右行，阴时六，以奉顺成其岁。岁终次从于屯、蒙。屯、蒙主岁，屯为阳，贞于十二月丑，其爻左行，以间治时而治六辰。蒙为阴，贞于正月寅，其爻右行，亦间辰而治六辰。岁终则从其次卦，阳卦以其辰为贞，其爻左行，间辰而治六辰。阴卦与阳卦同位者，退一辰以为贞，其爻右行，间辰而时六辰。泰、否之卦，独各贞其辰，共北辰左行相随也。中孚为阳，贞于十一月子，小过为阴，贞于六月未，法于乾、坤，三十二岁期而周。六十四卦，三百八十四爻，万一千五百二十析，复从于贞。历以三百六十五日分度之一为一岁，易以三百六十析，当期之日。此律历数也。五岁再闰，故再扐而后卦，以应律历之数。

“析”即为《周易·系辞传》中的“策”。贞，训正。这就是说，以乾、坤二卦为初主岁卦，乾之初爻贞于十一月子，坤之初爻贞于六月未。次年屯、蒙当岁，则屯之初爻贞于十二月丑，蒙之初爻贞于正月寅，以下各对阴阳卦主岁，皆按屯、蒙之法“间时而治”。在此“贞”“治”程序中，如果阴卦初爻与阳卦之爻同在一月之中（同位），则其初爻退一辰而贞。泰、否两卦顺治而不间治，即泰之六爻从正月主至六月，否之六爻从七月主至十二月。中孚、小过两卦的贞法同于乾、坤。

《周易·系辞传》筮法历术，为了调谐日月合朔而设“五岁再闰”法，后来历法有了很大发展，调闰法渐趋精密，设置了 19 年 7 闰法，并以冬至日月合朔之时为历法中的初年、初月，冬至日子时为“太初”，称作历元点。《史记·历书》所载《历术甲子篇》称此历元为甲寅年、甲子月、甲子日、甲子时冬至合朔时。岁实太阳回归年长 365 又 1/4 日，月实（朔策）朔望月回归周长 29 又 499/940，一般一年 12 个朔望月，闰年 13 个朔望月。《黄帝内经素问·六节藏象论》说：“日行一度，月行十三度而有奇焉（13 又 7/19 度），故大小月三百六十五日而成岁，积气余而盈闰矣。”《黄帝内经素问·天元纪大论》也说：“日行一度，月行十三度而有奇”。

若取 5 年周期法，以 5 章 95 年（19×5）日月合朔回归原点，则一纪内有 16 个（1 520÷95 = 16）回归原点周，一历元内有 48 个（4 560÷95 = 48 或 16×3 = 48）回归原点周。这 48 数，不正是筮法中所用 49“挂一”之后的数吗？可知章、纪、蔀、元皆为调谐日月朔闰周期而设，所用原理是大衍筮法历术。只不过这里用的是以日月合朔的一章为基础，《周易·系辞传》大衍筮法历术以月相为基础而已。《易纬》就是据此设置“求卦主岁术”和“求轨术”的。

三、求卦主岁术

《易纬·周易乾凿度》记载如下。

元历无名，推先纪曰甲寅。求卦主岁术曰：常以太岁纪岁，七十六为一纪，二十纪为一部首。（按："部首"即蔀，现写作部。《易纬》中纪与部的概念与《后汉四分历》相反，这可能受《淮南子·天文》的影响，《天文》说："天一以始建七十六岁，日月复以正月入营室五度无余分，名为一纪。凡二十纪，一千五百二十岁大终，日月星辰复始甲寅元。"）即积置部首岁数，加所入纪岁数，以三十二除之（按：64 卦主岁，两卦主一岁，共主 32 岁为一周，余不足者，以乾坤始数，二卦而得一岁，末算即主岁之卦。）（《稽览图》说："推之术，置天元甲寅以来至受命，以三十二除之，余不足者，从乾坤始数算。"）

从章、纪、蔀、元的内容看，这里用的当是四分历或古六历。如何把卦与历配合起来呢？以 32 年的卦主岁周期与历年发生联系，从而求得卦主岁、爻主月、析主日。《易纬·周易乾凿度》论历法纪、蔀与岁、月、日的换算具体方法如下。

即置一岁积日法（按：岁实为 365.25 日），二十九日与八十一分日四十二（按：四十二当为四十三。此为朔望月的月实 29 又 43/81），除之得一命日月，得积月十二与十九分之七一岁，以七十六乘之，得积月九百四十，积日二万七千七百五十九，此一纪也。以二十乘之，得积岁千五百二十，积月万八千八百，积日五十五万五千一百八十，此一部首。

从章、纪、蔀看，这里用的是四分历或古六历，其一朔望月长为 29 又 499/940 日，但这里用的是 29 又 43/81 日，是太初历的月实，不是一个系统，显然有误。一纪终结时，合朔、冬至正好发生在夜半，但重新开始的纪的干支与上纪首日干支不相同。所以设置二十纪为一蔀，则一蔀终结时，合朔、冬至、夜半、日干支又重复出现（555 180 ÷ 60 ＝ 9 253 周），回复原点。设置纪、蔀、元的原则，是以 60 甲子周为准则。将纪、蔀换成年、月、日，是为了与卦、爻、策相配。所以，《易纬·周易乾凿度》接着说：

更置一纪，以六十四乘之，得积日百七十七万六千五百七十六（按：一纪积日 27 759 日，乘以 64 卦，得 1 776 576 日。），又以六十乘之，得积部首百九十二，得积纪三千八百四十纪（按：1 776 576 日 ×60 甲子/

一蔀日数：555 180 = 192 蔀，一蔀 20 纪，所以，20 纪 ×192 = 3 840 纪），得积岁二十九万一千八百四十（按：76 年 ×3 840 纪 = 291 840 年），以三十二除之，得九千一百二十周，此谓卦当岁者。得积月三百六十万九千六百月，其十万七千五百二十月者闰也（按：291 840 年合 3 502 080 月，而 291 840 年中有 107 520 个闰月，合计 3 609 600 月）。即三百八十四爻除之，得九千四百日之二十周（按：此必有差错，或得 9 400 周，或得 9 120 周。因 3 609 600 ÷ 384 = 9 400，二卦主一岁，则爻主一月，不数闰月，积月减闰月，3 502 080 ÷ 384 = 9 120），此谓爻当月者。得积日万六百五十九万四千五百六十八，万一千五百二十析除之，得九千二百五十三周，此所谓析当日者。而易一大周律历相得焉。

《周髀算经》也记载："阴阳之数，日月之法，十九岁为一章；四章为一蔀，七十六岁；二十蔀为一遂，遂千五百二十岁；三遂为一首，首四千五百六十岁；七首为一极，极三万一千九百二十岁，生数皆终，万物复始，天以更元，作纪历。"整理如下。

1 章 = 19 年 = 235 月（19 年有 228 个朔望月，加 7 个闰月，叫作章）

1 蔀 = 4 章 = 76 年 = 27 759 日

1 纪（遂）= 20 蔀 = 80 章 = 1 520 年 = 27 759 × 20 日

1 元（首）= 3 纪 = 60 蔀 = 240 章 = 4 560 年（76 × 60 = 4 560）

1 极 = 7 元 = 21 纪 = 420 蔀 = 1 680 章 = 31 920 年 = 11 658 780 日（27 759 × 60 × 7 = 11 658 780）

前言以 19 年日月合朔为一章，如朔望月之朔日，4 章为 1 纪（76 年）日月合朔之相得以复原，合朔、冬至正好发生在夜半，如朔望月 4 月相 4 年复原一样。众已知晓，朔望月四相特征点 4 年一小周，15 小周 60 特征点为一大周，这 60 特征点即是一个 60 甲子周。16 小周 64 特征点为一封闭大周期，即是 64 卦周。所以，这里设置一纪乘以 64，得出一封闭大周期的积日数为 27 759 × 64 = 1 776 576 日，又以 60 特征点乘之，得出积部、积纪、积岁数。依爻辰说卦历法，二卦主一岁，一爻主一月，故用 32 除积岁数 291 840，得 9 120 周，"此谓卦当岁"。又用 384 爻除积月数 3 502 080（29 184 × 12）得 9 120，"此谓爻当月"。又用 11 520 策除积日数 106 594 568得 9 253 周，“此所谓析当日”。至此才使“易一大周律历相得焉”。可简解如下。

1 章（19 年）日月合朔（相当于朔望月 1 月相特征点）。

1 纪（4 章、76 年）日月合朔，冬至正好发生在夜半（相当于朔望月的 4 特征点，见图 185）。

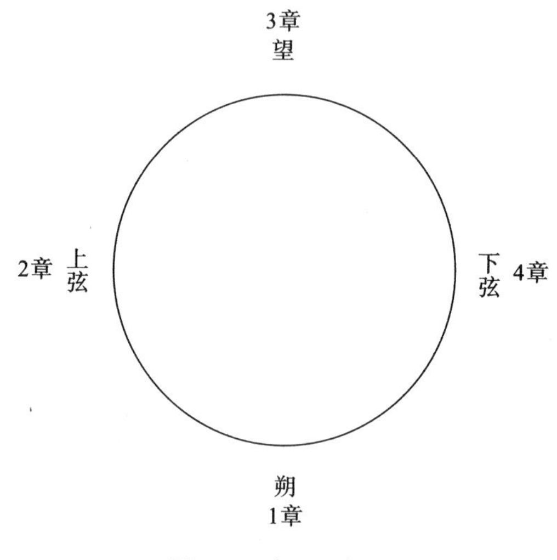

图 185　章配月相图

16 小周 64 特征点有 19 × 4 × 64 ＝ 4 864 年。

15 小周 60 特征点有 19 × 4 × 60 ＝ 4 560 年（历元）。

64 × 60 ＝ 3 840 纪（最大公约数）。

4 864 年 × 60 ＝ 291 840 年（《周易》卦历一大周期，有 64 历元。）

由上述可知，卦与历有不可分割的内在联系，绝非比附，只是人们不了解罢了！

前言月相的 4 特征点周和封闭的 5 特征点周的最小公倍数是 20 纪（1 纪 × 4 × 5）1 520 年，而月相的 60 特征点周和封闭的 64 特征点周的最大公约数是 3 840 纪（1 纪 × 64 × 60）291 840 年，最大公约数是最小公倍数的 192 倍。（按：1 520 年和 291 840 年都能被 4 和 5 除尽）用 32 除之，就是分成了阴阳两部分，可图示如下（图 186）。

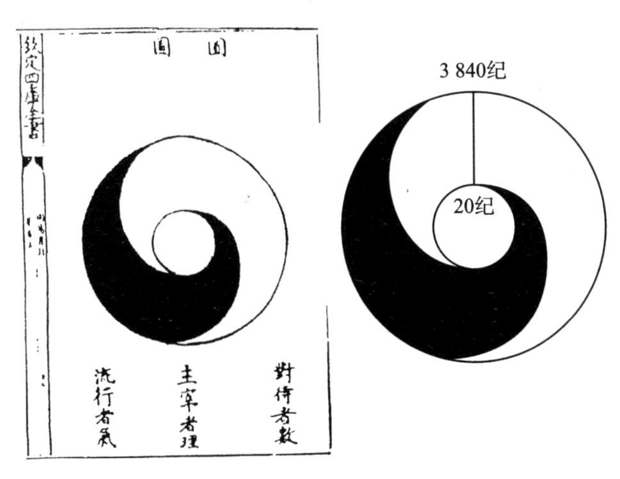

图 186　纪配太极图

这不就是明代易学大师来知德创制的太极图吗？胡煦在《周易函书约存》中称此图为循环太极图，一语道出了此图的天机。但这个太极图并不能代替阴阳鱼天地自然太极图。（按：不只是古六历和四分历按章、纪、蔀分有月相的 4 特征点规律，汉代的《三统历》也有此规律。三统历也沿袭用 19 年 7 闰法，称为 1 章。）

1 统 = 18 章 = 1 539 年 = 19 035 月 = 562 120 日，在这周期，朔旦、冬至回复同一天的夜半。

1 元 = 3 统 = 4 617 年 = 1 686 360 日

在这周期，朔旦、冬至回复到甲子那天夜半。因为 1 元为 1 686 360 日，以 60 除之恰尽。1 统为 5 620 120 日，以 60 除之余 40；故 1 统甲子为始元点，由甲子顺数 40 后得 2 统甲辰，由甲辰顺数 40 得 3 统甲申；再顺数循环复得甲子为 4 统；经 3 统的 3 个 40 为 120，是 2 个 60 甲子周。由地支看，子辰申为 4 特征点周期的三合局，属岁气会同年。若以每统 4 特征点周为 1 月相点，则 4 统就得 4 月相点矣，不是与前 1 纪 4 章之理相同吗？

三统历又定五星会终年为 138 240 年。19 年为 1 章而日月会，则 138 240 × 19 = 2 626 560 为天元，有 138 240 章，是为五星与日月会。

1 539 年为 1 统，2 626 560 × 3 = 7 879 680，为五星与日月三统会，

有 5 120 统。

7 879 680×3 = 23 639 040，为太极上元，除以历元 4 617 年得 5 120 元。

由其 1 统和 5 120 统及 1 元和 5 120 元，同样可得到一个来知德太极图。

另外，《周髀算经》卷下说："阴阳之数，日月之法。十九岁为一章，四章为一部，七十六岁。二十部为一遂，遂千五百二十岁。三遂为一首，首四千五百六十岁。七首为一极，极三万一千九百二十岁。生数皆终，万物复始。天以更元，作纪历。"这也是以一蔀 76 年为一特征点，60 特征点为 4 560 年（76×60 = 4 560）。再乘以来复之 7 数，就得更大周期数 31 920 年。

按"求卦主岁术"法则，"积置部首岁数，加所入纪岁数，以三十二除之"，因前引《易纬·周易乾凿度》言，1 纪乘以 64，再乘以 60，得积岁 291 840 岁，除以 32 得 9 120 周。

四、求卦轨术

《稽览图》记载"六十四卦策术"如下。

阳爻九（郑玄注：以四时乘之，得三十六），阴爻六（郑玄注：以四时乘之，得二十四）。轨术曰：阳爻九七 [郑玄：各以四时乘之，而并倍之，得一百二十八。按：《乾凿度》说："阳得位以九七，九七者，四九、四七者也。" 9×4 = 36，7×4 = 28，（36 + 28）×2 = 128]，阴爻六八 [郑玄注：各以四时乘之，而并倍之，得一百一十二。按：（6×4）+（8×4）×2 = 112]。假令乾六位，老阳爻九 [郑玄注：以四时乘之，得三十六]，以三十六乘六爻得二百一十六。少阳爻七 [郑玄注：以四时乘之，得二十八]，以二十八乘之六爻得一百六十八。已上二数合得三百八十四，因而倍之，有七百六十八。假令坤六爻，老阴爻六 [郑玄注：以四时乘之，得二十四]，以二十四乘六爻得一百四十四。少阴爻八 [郑玄注：以四时乘之，得三十二]，以三十二乘之六爻得一百九十二。已上二数合得三百三十六，因而倍之；有六百七十二。乾坤二轨数合有一千四百四十 [郑玄注：它卦随阴阳爻倍之]。凡阳爻用六十四 [按：老阳爻 36，少阳爻 28，36 + 28 = 64] 为法乘得倍之，凡阴爻用五十六 [按：老阴爻 24，少阴爻

32，24 + 32 = 56] 为法乘得数倍之。

按此法，乾六阳爻轨数如下。

[（9×4）×6] + [（7×4）×6]×2 = 768

坤六阴爻轨数如下。

[（6×4）×6] + [（8×4）×6]×2 = 672

乾坤合轨数如下。

768 + 672 = 1 440

余卦皆以此法推之。《稽览图》均载之。

按：六、七、八、九，皆《周易·系辞传》筮法历术所得之数，知此用的是大衍数历法。所谓乘“四时”者，即取“揲之以四，以象四时”之意，实用 4 数周期也。这就是古代的“四分历”。阴阳合历以日月运动为基础。太阳回归年 4 年闰一次。求朔望月长度，是设某年冬至日恰逢合朔，连续观测 76 年太阳与月亮复会合于出发时的建星。

总之，古代阴阳合历的基本历法参数如下。

《黄帝内经素问·六节藏象论》说：“日行一度，月行十三度而有奇焉（13 又 7/19 度），故大小月三百六十五日而成岁，积气余而盈闰矣。”《黄帝内经素问·天元纪大论》也说：“日行一度，月行十三度而有奇”。

一回归年长：365.25 日。

一朔望月长：29 又 499/940 ≈ 29.53 日。

一章 = 19 年 7 闰月 = 235 朔望月 = 6 939.75 日。

五、岁首、年首

（一）岁首

◇岁周期：冬至时节点（包括八正时节点）

所有的历法制定都是以太阳回归年运动规律为基础的，并称太阳历的开始为“岁首”，《黄帝内经素问·六节藏象论》说：“六气谓之时，四时谓之岁。”

中国古代太阳历的开始叫岁首，太阳历以“移光定位”为基础，开始时以二至为岁首，后改为定岁首于冬至，是太阳运行到南回归线的时间点。《后汉书·律历下》说："日影长则日远，天度之端也。日发其端，周而成岁。"即说一年开始于日影最长的冬至日，再回到冬至日就是1岁。《周髀算经·日月历法》称二至是一寒一暑的开始，谓冬至"曰寒"、夏至"曰暑"。

古人通过立杆测日影观察冬至日中时日影的长短判断寒热水旱，并观察冬至日风向风力的大小以确定是否发生灾害。

太阳南北回归线运动一周的周期，称作太阳回归年，中国古代称作岁，岁繁体作歲，甲骨文写作，小篆写作，从戊、从步。甲骨文岁字像古代的戉、鉞，最早是古代帝王权威的象征，帝王的权威是对天文历法的垄断，命羲和呈报对日月星辰观察的结果。《说文解字》说：步，行也。可借指太阳的运行。在冬至观察的是太阳回归运动周期，称作岁。古代发动战争规定在冬天，战争就是斩首，有鉞斩首之象，或冬月狩猎杀兽，故用鉞代表冬天。

我国古代多以冬至作为太阳回归年一个天文年度的起算点，冬至时刻点确定的正确与否，关系到全年自然灾害的预报。《黄帝内经》谨遵古代这一规定，以冬至作为预测气候变化及自然灾害发生的始点。太阳的回归年周期运动永远不变。

现在用的阳历——公历，是西方传入的历法，是很不科学的历法，其年首叫元旦。

（二）年首

◇年周期：立春时节点

冬至45日后的立春是阴阳合历——农历的始点，再到下一个立春的一个周期，古代称作年，表示农耕的过程。年的甲骨文写作，金文写作，像一个人背着稼禾。其本义是年成，五谷成熟，即《说文解字》说："年，谷熟也。"

由上述可知，岁是太阳南北回归运动的一周期，属于天道太阳历，主寒热，起始、终止于冬至。年是日、月、地三体运动一周的阴阳合历，属于地道，主万物的生、长、壮、老、已，历元年起始、终止于立春，亦是正月朔日。《周易》称艮卦为成终、成始。

农历年周期以太阳回归年为基础，在太阳19回归年中有7闰年。

中国古代阴阳合历的开始叫年首，俗称春节。阴阳合历的年首也以太阳运行到南回归线冬至点为基础，定点于冬至后45日阳气微上、阴气微下立春时为始点，在历元年，太阳历的立春节与阴阳合历正月初一相合，过了历元年则以阴阳合历的正月初一为年首。阴阳合历年，每年有一个生肖，12年配用12个生肖，即12年一个生肖周期，每年的生肖年都是从正月初一算起，从来不从立春算起，只有历元年是在立春，并且与太阳历没有任何关系。

中国古代绝大多数时间以旧历“正月”为年首，现在称正月初一为“春节”过大年。这所行的其实是传说中的夏历。根据《史记》记载，殷代以夏历十二月为年首，周代以夏历十一月为年首，此称为三代“建正”（表19），至秦代则以夏历十月为年首，这一历法一直沿用到汉武帝太初元年（公元前104年），此年武帝颁布新历——太初历，以夏历正月为年首，太初改历直接决定了此后2 000年的历法。

表19　建正

各代建正	夏建寅	11	12	正	2	3	4	5	6	7	8	9	10
	商建丑	12	正	2	3	4	5	6	7	8	9	10	11
	周建子	正	2	3	4	5	6	7	8	9	10	11	12
	秦建亥	2	3	4	5	6	7	8	9	10	11	12	正
	汉建寅	11	12	正	2	3	4	5	6	7	8	9	10
现行公历月份		12	1	2	3	4	5	6	7	8	9	10	11

《史记》记载：夏正以正月，殷正以十二月，周正以十一月。表中“正”表示“正月”。

中国传统历法，日、地是一对相互运动体系，以地球为参照物，太阳的南北回归线视运动是永恒不变的，以冬至为原点岁首，一回归年长度是

365.25 日。最早探讨日、地相互运动关系掌握太阳视运动规律是在夏至日立杆测日影，夏至无影时开始，以夏至日为岁首，日影转一周是 360 度——360 日，但发现日影转 180 度到达冬至时日影不是最长，要等 2 ~ 3 日日影才能最长，而且从冬至运动到夏至时也发现日影转 180 度时日中不是无影，要等 2 ~ 3 日才能日中无影，于是古人发现太阳回归年视运动不是圆运动 360 日长度，是椭圆运动 365.25 日的长度（黄道），于是定为四年闰一日。如彝族十月太阳历，即以夏至、冬至为两个过年日，实际是为了协调圆运动和椭圆运动长度，也证明彝族十月太阳历是立杆测日影得来的历法，可称为立杆测日影历法。

夏历是以冬至为原点岁首，以冬至后四十五日立春阳气大发为历元年首。夏历是阴阳合历，是协调朔望月和回归年长度的历法，所以，正月初一会在立春前后徘徊。

中国古历研究的是太阳黄道、地球赤道、月亮白道、黑道及其相互关系。《汉书·天文志》等史料所说的："日有中道，月有九行。光道中道者，黄道"，以及"月有九行者：黑道二，出黄道北；赤道二，出黄道南；白道二，出黄道西；青道二，出黄道东。"

六、置闰

最早的置闰是在年末置闰，随着古人观测的精确度提高，置闰法就更合理了。

太阳的回归年长度是 365.25 日，取整数 1 年为 365 日，4 年的 0.25 日积为 1 日，故 4 年闰 1 日为 366 日。

中国古代制定的阴阳合历是太阴历和太阳历调和的历法，因为太阳历一回归年长 365.25 日，而 12 个朔望月长度是 354 日，约相差 11.25 日，5 年相差 56.25 日，将近 2 个朔望月，所以，《周易·系辞传》筮法记载"五岁再闰"法。19 年相差 213.75 日，有 7.238 4 个朔望月，故设置了 19 年 7 闰法。阴阳合历一般 12 个朔望月是 354 日，闰年 13 个朔望月是 384 日。

太阳历二十四节气又可分为"节气"和"中气"二组：古人从小寒起每隔黄经 30 度定为 1"节气"；从冬至起每隔黄经 30 度定为 1"中气"，1

年有12个“节气”，12个“中气”。12“节气”把1年分为12个节月，每个节月各有1个“节气”和1个“中气”。“节气”是节月的起点，“中气”是节月的中点。中国古代阴阳合历——农历历法对于日序和月序以及大月、小月、平年和闰年，不像一般历法那样采用长期安排的方法，而是强调逐年逐月的推算，国家设有专门的机构从事历法的推算。

1. 以月相定日序。它逐一推算日月合朔的日期和时刻，每月的初一就是合朔的日期；根据先后二次合朔包含的日数，确定前月的大小。如果从这一合朔到下一次合朔的间隔是30天，那么当月便是大月；如果只隔29天，便为小月。

2. 以中气定月序。以历月中有无“中气”区分朔望月历月和闰月，我们知道一个回归年有12个“中气”，但却包含365.242 2÷29.530 6 = 12.368 2个朔望月，经过几番朔望月历月轮转之后，必有一个朔望月历月没有“中气”。《汉书·律历表》记载：“朔不得中，谓之闰月。”这个没有“中气”的月份便是闰月，它前一朔望月历月为几月即为闰几月。例如，1984年的那次闰月出现在农历十月之后，因而叫它“闰十月”。闰月是推算出来的，在一年的月序中不固定，19年7闰（表20）。总之，置闰法是为了调谐太阳历和太阴历的和谐周期。

表20　19年7闰月表

年	1949	1952	1955	1957	1960	1963	1966	1968
闰月	7月	5月	3月	8月	6月	4月	3月	7月
年	1971	1974	1976	1979	1982	1984	1987	1990
闰月	5月	4月	8月	6月	4月	10月	6月	5月
年	1993	1995	1998	2001	2004	2006	2009	2012
闰月	3月	8月	5月	4月	2月	7月	5月	4月
年	2014	2017	2020	2023	2025	2028	2031	2033
闰月	12月	6月	4月	2月	6月	5月	3月	12月

太阳主寒温，日、地相互运动，太阳三线四点视运动规律是永恒不变

的。所以，六气的划分以太阳历二十四节气为准是固定不变的。月主风雨盈虚，朔望月在日、地之间位置不停地变化而引起日、地影响力的变化，所以，变化必须以朔望月为主，由于朔望月的闰月时间不同，就有了气候变化的不同，从而产生了物候的不同变化，是故《黄帝内经》预测灾害都从正月初一开始。大家看看伊斯兰国家用阴历朔望月，其新年有时是在冰天雪地的寒冬，有时是在烈日炎炎的盛夏。正是因为有如此大的变化，中国的阴阳合历，就用闰月来调整朔望月与太阳回归年的关系，19 年 7 闰一个小协调周期。到明代，祖冲之认为 19 年 7 闰的闰数过多，则提出了 391 年 144 闰月的新闰法。祖冲之的闰周精密程度极高，但没有推广实行。

所谓月亮在日、地连线上，只有在朔望点与升降交点重合时才是正确的。通常说月亮在日、地连线上（朔点），是指月亮与太阳处于同一黄经。交点月与朔望月调谐（346.6 天），就可能出现日、月食。

白道与黄道的交点在黄道面上是西退的（与黄道方向相反），每一交点月退行 1.442°，约 250 个交点月退行一周天，时间为 18.67 天象年。发生于朔月和望月的特殊日子是日食、月食。由于黄白交点有 18.67 年的移行周期，取整数为 19 年，故有 19 年 7 闰。这种 18.67 年的周期变化，还引起黄赤交点和黄白交点周期性地交错，从而引起赤白交角的大小变化也有 18.67 年周期的变化，所以朔望月在黄道及二十八宿之间的变化是复杂多变的，而月主风雨，从而引起了气候的复杂多变。

朔望月周期和太阳回归年周期不同，需要协调两个周期起始运行的相互吻合问题；就朔望月周期来说，处理方法是首先确定朔望月起始的“正月朔日”在夏历用地支表达十二宫坐标的宫位位置——立春寅月（太一在天留宫）。而让“闰月”位置根据校正需要而变化，这种历法一直延续至今。虽然汉代太初历的正月宫位与夏历相同，但两种历法的运作管理是不同的。

《黄帝内经》所谓的“正天之度、气之数”就是要不断进行校正“天度”，从而保证“气数”的准确。其方法是“积气余而盈闰”及“立端于始，表正于中，推余于终，而天度毕矣”。所谓“立端于始，表正于中”，是为了“正天之度”而校正节气。所谓“积气余而盈闰”，是为了协调朔望月与回归年的会合周期。《黄帝内经素问·至真要大论》记载如下。

岐伯曰：夫气之生，与其化，衰盛异也。寒暑温凉盛衰之用，其在四维，故阳之动，始于温，盛于暑；阴之动，始于清，盛于寒，春夏秋冬，各差其分。故大要曰：彼春之暖，为夏之暑，彼秋之忿，为冬之怒。谨按四维，斥候皆归，其终可见，其始可知，此之谓也。帝曰：差有数乎？岐伯曰：又凡三十度也。

春温、夏暑、秋凉、冬寒的四季分界线在四维，四维者，四立，即立春、立夏、立秋、立冬四节气。寒、暑、温、凉为什么候在“四维”？因为“四维”是黄道上的冬至点、春分点、夏至点、秋分点。一年十二个月分成春、夏、秋、冬四季，每季三个月。那么，春、夏、秋、冬为什么有时会差“三十度”呢？笔者认为，这是积余气而闰造成的。凡有闰月的一季，则多出一个闰月“三十度”。故其时则“动不当，或后时而至”。

60 年有 22 个闰月。有人计算了以冬至点为参考系的日、月、地三体运动最小相似周期为 742.1 个朔望月，即 60 年约零 3 天，认为这就是甲子年准周期产生的机制。

在历元年，年首始于立春节，由于余气渐积之故，以后年首就逐渐离开了立春日，或在立春日之前，或在立春日之后，最长约可相差半月之久，前后就相差一个月“三十度”了。所以，有的年份有两个立春日，有的年份没有立春日，这也是天之常。每过 19 年，则年首就又合于立春日了。

《黄帝内经》日月星辰天纲图在天文背景中隐含着中国古代以下几种历法。这种古老历法以太阳南北回归线视运动为基础。

第一，太阳回归年 365.25 日的历法。

第二，太阳南北回归线运动一圆周 360 日的五运六气太阳历，来源于立杆测日影，在冬至日用过年观察日影来调节与太阳回归年相差的 5.25 日。

第三，太阴历是以朔望月圆缺 1 周为 1 个月，12 个朔望月为 1 岁，1 岁 354 日。

第四，阴阳合历是把太阳历和太阴历结合起来的历法，1 岁 12 个朔望月分为四时四季，每季 3 个朔望月，以正月朔日为过年日，以闰月调节太阳历和太阴历的周期，19 年 7 闰，闰年是 13 个朔望月 384 日。

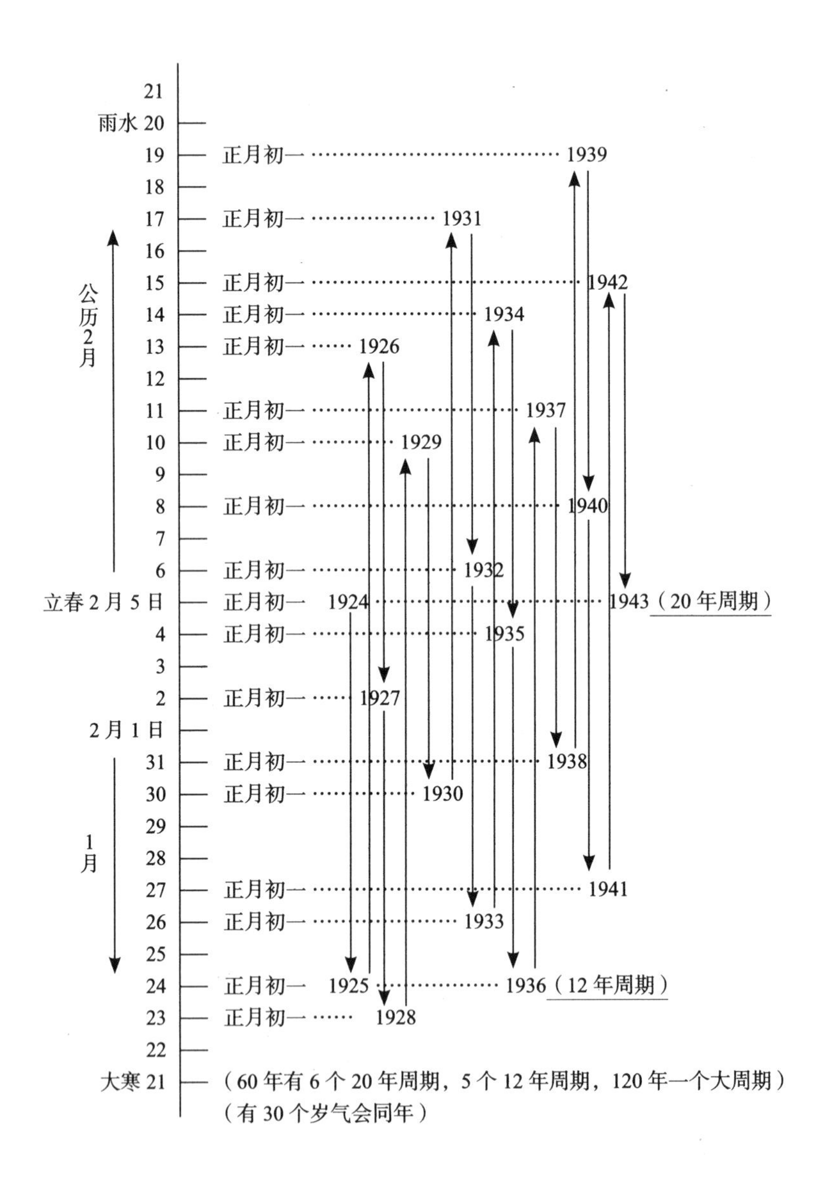
21
雨水 20
19 正月初一 1939
18
17 正月初一 1931
16
15 正月初一 1942
14 正月初一 1934
13 正月初一 1926
12
11 正月初一 1937
10 正月初一 1929
9
8 正月初一 1940
7
6 正月初一 1932
立春 2 月 5 日 正月初一 1924 1943（20 年周期）
4 正月初一 1935
3
2 正月初一 1927
2 月 1 日
31 正月初一 1938
30 正月初一 1930
29
28
27 正月初一 1941
26 正月初一 1933
25
24 正月初一 1925 1936（12 年周期）
23 正月初一 1928
22
大寒 21
公历2月
1月
（60 年有 6 个 20 年周期，5 个 12 年周期，120 年一个大周期）
（有 30 个岁气会同年）

第五，太阳南北回归线三线四点（二至二分）视运动，和太阳冬至日夏至日出入点为四立点，形成了太阳视运动的八节，用后天八经卦标识。太阳在南回归线视运动一周360日，合于60卦360爻。阴阳合历闰年13个朔望月384日，合于64卦384爻。64卦卦历含有以上两种历法。

中国上古历法，是以立杆测日影为基础建立起来的太阳历，南北回归线圆周360日太阳历永远不变，365.25日回归年太阳历有反复其道7日来复的5.25日变化，朔望月太阴历永远不变，阴阳合历有月亮在黄道上行九道的永远变动不居。并用28宿记录日月运动的行程。10天干代表五运太阴历，12地支代表六气1岁360日太阳历，五运六气是阴阳合历。60年是阴阳合历差距比较接近的准周期。后天八经卦八节卦历属于太阳历，64卦卦历属于太阴历。不懂《周易》“反复其道，七日来复，天行也”及筮法，难得中国上古历法。研究中国古代历法的专家很多没有注意到这一奥秘。

七、月令——仪式历

叶舒宪称“月令”为“仪式历”。天文历法以授民时，最典型的是“明堂制”，其法记载于《礼记·月令》之中，记述如下。

孟春之月，日在营室，昏参中，旦尾中。其日甲乙。其帝大皞，其神句芒。其虫鳞。其音角，律中大蔟。其数八。其味酸，其臭膻。其祀户，祭先脾。

东风解冻，蛰虫始振，鱼上冰，獭祭鱼，鸿雁来。天子居青阳左个。乘鸾路，驾仓龙，载青旗，衣青衣，服仓玉，食麦与羊，其器疏以达。

是月也，以立春。先立春三日，大史谒之天子曰：某日立春，盛德在木。天子乃齐。立春之日，天子亲率三公、九卿、诸侯、大夫，以迎春于东郊。还反，赏公卿、诸侯、大夫于朝。命相布德和令，行庆施惠，下及兆民。庆赐遂行，毋有不当。乃命大史守典奉法，司天日月星辰之行，宿离不贷，毋失经纪，以初为常。

是月也，天子乃以元日祈谷于上帝。乃择元辰，天子亲载耒耜，措之参保介之御间，率三公、九卿、诸侯、大夫，躬耕帝藉。天子三推，公五推，卿诸侯九推。反，执爵于大寝，三公、九卿、诸侯、大夫皆御，命曰：劳酒。

是月也，天气下降，地气上腾，天地和同，草木萌动。王命布农事，命田舍东郊，皆修封疆，审端径术。善相丘陵、阪险、原隰，土地所宜，五谷所殖，以教道民，必躬亲之。田事既饬，先定准直，农乃不惑。

是月也，命乐正入学习舞。乃修祭典。命祀山林川泽，牺牲毋用牝。禁止伐木。毋覆巢，毋杀孩虫、胎、夭、飞鸟。毋麛，毋卵。毋聚大众，毋置城郭。掩骼埋胔。

是月也，不可以称兵，称兵必天殃。兵戎不起，不可从我始。毋变天之道，毋绝地之理，毋乱人之纪。

孟春行夏令，则风雨不时，草木蚤落，国时有恐。行秋令，则其民大疫，猋风暴雨总至，藜、莠、蓬、蒿并兴。行冬令，则水潦为败，雪霜大挚，首种不入。

仲春之月，日在奎，昏弧中，旦建星中。其日甲乙，其帝大皞，其神句芒。其虫鳞。其音角，律中夹钟。其数八。其味酸，其臭膻，其祀户，祭先脾。始雨水，桃始华，仓庚鸣，鹰化为鸠。天子居青阳大庙，乘鸾路，驾仓龙，载青旗，衣青衣，服仓玉，食麦与羊，其器疏以达。

是月也，安萌牙，养幼少，存诸孤。择元日，命民社。命有司省囹圄，去桎梏，毋肆掠，止狱讼。是月也，玄鸟至。至之日，以大牢祠于高禖。天子亲往，后妃率九嫔御。乃礼天子所御，带以弓韣，授以弓矢，于高禖之前。

是月也，日夜分。雷乃发声，始电，蛰虫咸动，启户始出。先雷三日，奋木铎以令兆民曰：雷将发声，有不戒其容止者，生子不备，必有凶灾。日夜分，则同度量，钧衡石，角斗甬，正权概。是月也，耕者少舍。乃修阖扇，寝庙毕备。毋作大事，以妨农之事。

是月也，毋竭川泽，毋漉陂池，毋焚山林。天子乃鲜羔开冰，先荐寝庙。上丁，命乐正习舞，释菜。天子乃率三公、九卿、诸侯、大夫亲往视之。仲丁，又命乐正入学习乐。是月也，祀不用牺牲，用圭璧，更皮币。

仲春行秋令，则其国大水，寒气总至，寇戎来征。行冬令，则阳气不胜，麦乃不熟，民多相掠。行夏令，则国乃大旱，暖气早来，虫螟为害。

田按：这就是古代的明堂制，黄帝坐明堂的施政制度，以天道明人事。其排列顺序是先天文历法，其二是气象，其三是物象，其四是政事、农事等安排。以仲春为例说明于下。

其一，天文历法。太阳在奎、昏弧中、旦建星。朔望月在春分。“其日甲乙”。

其二，气象特征。春分则昼夜时间长度、阴阳平均两分，天开始下雨，开始打雷闪电。

其三，物象特征。桃树开花，冬眠动物全部开始活动，黄莺鸣叫。

春分行春令，属于正常。春分行夏令、行秋令、行冬令，则属于异常现象。

春分行夏令之自然灾害有三：一是大旱，二是暖气早来，三是虫螟成灾。

春分行秋令之自然灾害有二：一是大水灾，二是寒气至。

春分行冬令之自然灾害有二：一是阳气不足阴气过重，二是小麦不结籽。

这部分内容属于五运六气理论。

其四，政事、人事。春分开始农耕、育子等。

其他月份都守此规律，不再作注。

八、太阳历与五音

《周髀算经·陈子模型》记载：“冬至夏至，观律之数，听钟之音。”说明古人从冬至、夏至时的天籁之声中分清了十二律中两个基本音调——黄钟、大吕之声，然后以“冬至夏至，为损益之始”（《周髀算经·天体测量》）来定十二律历。可知五运六气理论的五音建运说有了源头。

九、自然天灾

阴阳合历，关系到日月运动规律，日月运行的正常与否是发生天灾的根本原因，古籍多有记载。《周髀算经·日月历法》记载：“日月失度而寒暑相奸。”奸，指失常。相奸，指失常而乱序。关于天文失常导致的天灾，简述如下。

（一）日影失常的天灾

《周礼·地官·大司徒》说："日至之景（影），尺有五寸，谓之地中，天地之所合也，四时之所交也，风雨之所会也。"候阴阳当于冬夏二至测影之事。《周易参同契》说："二至改度，乖错委曲，隆冬大暑，盛夏霜雪。二分纵横，不应漏刻，风雨不节，水旱相伐，蝗虫涌沸，山崩地裂，天见其怪，群异旁出。"《易纬·通卦验》记载如下。

冬至之日立八神树八尺之表，日中规其晷之如度者，则岁美，人民和顺；晷不如度者，则其岁恶，人民为讹讹言，政令为之不平。晷进则水，晷退则旱。进尺二寸则月食，退尺则日食……晷不如度数，则阴阳不和……晷为之进退，风雨寒暑为之不时，晷进为赢，晷退为缩……是故邪气数至，度数不得。日月薄食，列星失其次，而水旱代昌。

并详纪二十四节气晷进退变化情况。《灵枢经·九宫八风》也说："太乙移日，天必应之以风雨。以其日风雨则吉，岁美民安少病矣；先之则多雨，后之则多旱。""太乙移日"即冬至日。"先之"为"晷进"，"后之"为"晷退"。《汉书·天文志》对此也有论述，记载如下。

若日之南北失节，晷过而长为常寒，退而短为常燠……晷长为潦，短为旱。

月失节度而妄行，出阳道则旱风，出阴道则阴雨。

青赤出阳道，白黑出阴道。

月为风雨，日为寒温。

月出房北，为雨为阴，为乱为兵；出房南，为旱为夭丧。水旱至冲而应，及五星之变，必然之效也。

请注意"水旱至冲而应及五星之变"之语，说明水旱灾害不会当时发生，而是有滞后现象，阳时失度，阴时发灾，阴时失度，阳时发灾。五星应五行，"五星之变"以五行推之。即推算灾害发生的时间，要用五行来分析。五行有相生的顺传次序及相克的逆传次序。顺传合时者吉，逆传失时者凶。因此，要将"一日一夜五分之"（《黄帝内经素问·玉机真藏论》），将一年分五季，将一大周六十年按五运分之。进赢为太过，退缩为不及。《黄帝内经素问·六节藏象论》说："未至而至，此谓太过，则薄所不胜，而乘所胜也，命曰气淫；至而不至，此谓不及，则所胜妄行，而所生受病，所不胜薄之也，命曰气迫。”前文《礼记·月令》对此也有记载。

（二）月主风雨

《诗经·渐渐之石》说：“月离于毕，俾滂沱矣。”离，附丽、靠近。当月亮运行到毕宿附近时，其对应区就会下滂沱大雨。《三国演义》里诸葛亮和司马懿都用这一方法预报“月内必有大雨”。

《尚书·洪范》说：“星有好风，星有好雨。日月之行，则有冬有夏。月之从星，则以风雨。”好风之星指二十八宿的箕星，好雨之星指二十八宿的毕星。汉马融注：“箕星好风，毕星好雨。”

《礼纬含文嘉》说：“月至箕，则风扬。”

《春秋考异邮》说：“月失行，离于箕者，风。”

石氏说：“月晕房箕，风地动。”“月晕箕，五谷以风伤。”

《荆州占》说：“月晕箕，大风发屋。有坐口舌死者。北夷谷贵，燕赵大饥。”

郗说：“月蚀于箕，为风；一曰车骑发。”

《孙子兵法·火攻》说：“发火有时，起火有日。时者，天之燥也。日者，月在箕、壁、翼、轸也。凡此四宿者，风起之日也。”即月在箕、壁、翼、轸四宿附近时是发火攻的时间窗口。

以上是月亮、恒星与地球对应关系预报法。

人们看到的月相晦朔弦望循环运动，就是朔望月周期。如《黄帝内经素问·八正神明论》记载：“月始生则血气始精……月郭满则血气实……月郭空则肌肉减……”《灵枢经·岁露论》说：“月满则海水西盛……月郭空则海水东盛。”这里的“月始生”“月郭满”“月郭空”，就是指月相的变化。当月球运行到太阳与地球之间，表现为与太阳同起落时，地球上见不到月光，为一月之始，称朔。当月球与地球的连线和太阳与地球的连线成直角时，地球上见到半月，称弦。当地球运行到太阳月球之间，地球上的人见到满月时，称望。回复到周期的最后一天称晦。月相由朔而弦、而望、而弦、而晦的整个周期，称太阴月。

《黄帝内经》阐述朔望月，只重视“月有大小”（《黄帝内经素问·宝命全形论》）的月相变化，而无精确的阴历日期。不过在针刺疗法时用到了较精确的朔望月阴历日期。如《黄帝内经素问·缪刺论》说："邪客于臂掌之间，不可得屈，刺其踝后，先以指按之痛，乃刺之，以月死生为数（按：望日以后，月亮向缺为月死，朔日以后，月向圆为生），胜一日一痏，二日二痏，十五日十五痏，十六日十四痏。""胜一日一痏，二日二痏，渐多之，十五日十五痏，十六日十四痏，渐少之"。

一个朔望月长约29.530 5天。《黄帝内经》还提到了月分大小，积气余而盈闰与日月食的问题（见《灵枢经·痈疽》《黄帝内经素问·六节藏象论》）。

另外，《灵枢经·岁露论》《灵枢经·九针论》《黄帝内经素问·六元正纪大论》等篇还多次提出朔日的问题。朔日指朔望月的初一日。正月朔日一般在立春节前后（《灵枢经·岁露论》《黄帝内经素问·六元正经大论》《灵枢经·阴阳系日月》《黄帝内经素问·脉解》）。古人为什么重视朔日呢？这可能是因为"一个历法什么时候测制，并不是利用节气，而是利用月朔的差别"。看来重"朔"的目的是重视历法。

朔望月的盈亏周期对地球生态万物的生长发育影响巨大，特别是在朔月、上弦月、满月、下弦月四特征位相时候，生物体往往与之有共振现象发生。如《黄帝内经》记载如下。

人与天地相参也，与日月相应也。故月满则**海水西盛**，人血气积，肌肉充，皮肤致，腠理郄（闭），烟垢著。当是之时，虽遇贼风，其入浅不深。至其月郭空则**海水东盛**，人气血虚，其卫气去，形独居，肌内减，皮肤纵，腠理开，毛发残，膲理薄，烟垢落。当是之时，遇贼风则入深，其病入也卒暴（《灵枢经·岁露论》）。

月始生则血气始精，卫气始行。月郭满则血气实，肌肉坚。月郭空则肌肉减，经络虚，卫气去，形独居。（《黄帝内经素问·八正神明论》）。

人与月相应也，月满血气过实，则血气扬溢，络有留血而成"血气积"之病。月空血气虚，容易受邪得急暴之病。这说明在朔月和望月之时，易给地球上的生物带来灾难。如海水的潮汐现象和妇女月经变化就是典型的实例，行经期多在朔月前后。就动物来说，如望月蟹黄丰满，朔月反之，所以《本草纲目》说："腹中之黄，应月盈亏。"牡蛎（蚌蛤）的活动、迁移、附着及开合，都按照月相的规律进行。乌龟、老鼠的新陈代谢，也受朔望月周期的影响。植物中的胡萝卜也受月相盈亏的影响。

潮汐有两种周期，一是一日两度潮，每天推迟50分钟发生，恰恰是月亮两次上中天的时间。二是朔望月潮汐周期，包括了太阳的引潮力。太阳、月亮对地球都有一定的引力，而发生潮汐，称作太阳潮或太阴潮。太阳或月亮对地球上同一点所产生的引潮力，与太阳或月亮的质量成正比，而与它们同地球之间的距离的立方成反比。因此，太阳的质量虽然是月亮质量的2 600多万倍，但月亮同地球的距离只有太阳同地球距离的1/390，所以，月亮的引潮力为太阳引潮力的2.25倍。当朔月与望月时，日、地、月三体一线，日、月对地球的引力合在一起时引潮力最大，发生的潮汐最大，称之“大潮”，对生物影响最大。在上弦月与下弦月时，日、月引潮力有相抵消的因素，合力最小，潮汐为“小潮”，对生物影响相对较小。对生物影响大的灾害就大。

朔月发生于月亮运行到日地连线上，望月发生于月亮运行到日地连线的延长线上（图187）。

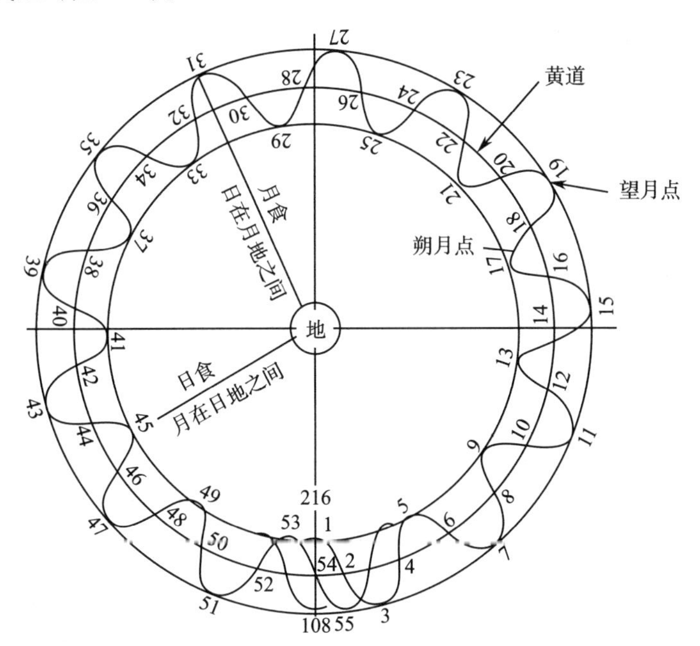

图187　月亮运行轨迹在黄道面上的投影

所谓月亮在日、地连线上，只有在朔望点与升降交点重合时才是正确的。通常说月亮在日、地连线上（朔点），是指月亮与太阳处于同一黄经。交点月与朔望月调谐（346.6 天），就可能出现日食、月食。

白道与黄道的交点在黄道面上是西退的（与黄道方向相反），每一交点月退行 1.442°，约 250 交点月退行一周天，时间为 18.67 天象年。发生于朔月和望月的特殊日子是日食、月食。

日食只发生在朔，月食只发生在望。日食、月食发生时，日、月、地三者恰好或几乎在一条直线上，这时日、月对地球的引力影响最大，所以自古以来，人们对日食、月食这种天象反应最大。两者相比，发生在朔月时的日食，因月亮离地球近，且日、月、地在一直线上，对地球的引力是最大的日子，故古人最怕日食。日食既然是容易发生灾害的凶险不祥的征兆，所以，古人特别重视对日食提前作出预报。《尚书·夏书·胤征》记载古代天文学家羲和因酗酒误事，没有及时预报一次日食，而遭杀身之祸。

日全食平均每 18 个月就会发生一次，但不是每个地区的人都能看到。只有看到日全食的地区，日、月、地才在一直线上，那个地区才会发生灾害。

“海水东盛”“海水西盛”之说，使我想起了钱塘江一带的观潮之事。太平洋的“海水东盛”和“海水西盛”，与带有破坏性天气现象的厄尔尼诺和拉尼娜有关。厄尔尼诺现象发生，使太平洋西部发生严重旱灾和太平洋东海岸发生水灾。拉尼娜现象则与之相反，使太平洋西海岸发生水灾和太平洋东海岸发生旱灾。

澳大利亚国立大学高级研究所的环境历史学家理查德·格罗夫博士研究厄尔尼诺时发现，厄尔尼诺与重大历史事件息息相关，通过造成旱灾粮食欠收的饥荒，引发社会暴乱，促成了法国大革命；引发了 14 世纪 40 年代末期的黑死病（腺鼠疫）；还有爱尔兰的马铃薯饥荒。由此可知中国历代统治者都十分重视日食的原因了。说明日食有“亡国”之灾的记载，也是有一定历史根据的，这比格罗夫的发现要早得多。

另外，《汉书·天文志》载“月有九行”，记载如下。

月有九行者：黑道二，出黄道北；赤道二，出黄道南；白道二，出黄道西；青道二，出黄道东。立春、春分，月东从青道；立秋、秋分，西从白道；立冬、冬至，北从黑道；立夏、夏至，南从赤道。然用之，一决房中道。青赤出阳道，白黑出阴道。若月失节度而妄行，出阳道则旱风，出阴道则阴雨……月为风雨……月出房北为雨为阴……出房南为旱……

古人认为，朔望月黑道是凶险不吉利的日子，对地球生物有巨大影响。月行九道用纳甲图中天干所在方位记之，则青道二用甲乙记之，赤道二用丙丁记之，白道二用庚辛记之，黑道二用壬癸记之，中道用戊己记之。而十五望月纳甲壬，三十朔月纳乙癸，于是知月亮在朔、望之际为黑道。尤其是日食月食时。

月亮的运动行程由二十八宿标记之。壬癸黑道配北方的七宿斗牛女虚危室壁。

在唐代历注中有《杨公忌日》之注，谓农历的正月十三、二月十一、三月初九、四月初七、五月初五、六月初三、七月初一和二十九、八月二十七、九月二十五、十月二十三、十一月二十一、十二月十九日为忌日（图 188）。张巨湘在《三象年历》中对此绘制了一幅天象图。

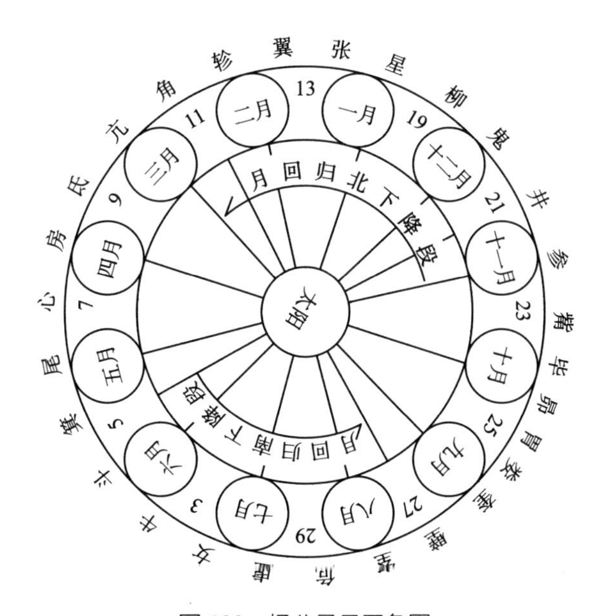

图 188　杨公忌日天象图

注：①杨公忌日均在单日；② 1—6 月忌日均在望月之前，7—12 月忌日均在望月之后。望前为阳，望后来阴。即 1—6 月忌日在阳，7—12 月忌日在阴。

由此图可以看出，黑道凶日所在的井——轸和斗——壁诸宿是在朔月和望月左右，证明不用回归月而用朔望月也可得到黑道凶日与二十八宿对应的结果。古人是以朔望月为主的。

为什么以晦朔月和望月为黑道凶日而容易出事故呢？因人与月球的关系十分密切。精神病学家指出，人体约有80%是液体，月球引力也能像引起海洋潮汐般对人体中的液体发生作用，形成人体的“生物高潮”和“生物低潮”。满月的时候，生物潮处于高峰，月亮对人体的行为的影响比较强烈。这时人的头部和胸部的电位差比较大，人容易激动，情绪最不稳定，最易出事。美国伊利诺斯州立大学教授毛雷斯甚至指出，人类的谋杀、毒害、抑郁和心脏病等与月亮的盈亏有一定的关系。他认为，由月亮产生的阳离子能诱发人们的反常行为。

再比如众所周知的地震，也多发生在农历的“朔日”和“望日”前后，如1976年7月28日的唐山大地震是农历七月初二，1993年9月30日印度地震是农历八月十五，1995年日本神户地震是农历十七……进一步研究还发现，地震多发生在夜里。有人统计，全球1950—1980年240次7级地震中夜震比率接近48%，1894—1980年全球大于7.5级地震中夜震比率占44%。中国1303—1985年大地震统计，夜震比率高达67.5%，另据20世纪80年代中后期中国地震统计分析证明，发生在夜间的地震比率达80%。

若以朔日对应冬至，望日对应夏至，则地震多见于冬至——大寒（最冷时间）和夏至——大暑（最热时间）时的黑夜。栾巨庆先生据《气象与地震》所载梅世蓉统计的我国约1 000个历史强震例的发震月份统计曲线指出，我国的强地震主要发生在夏至后的7、8月份和冬至后的12月份至次年3月份。

又如旱涝之灾，栾巨庆指出特大暴风雨多发生在朔望前后，充分肯定了月球对旱涝灾情的影响。近年来科学家们指出，鲜为人知的是，月亮有影响大气潮的能力。大气潮是大气中类似海洋潮汐的运动，它由万有引力或一日间的温度变化所引起。科学家说，大气潮在某种程度上与月相惊人地同步影响着云层的厚薄、下雨与否，甚至与飓风的形成有关。科学家认为，月亮可调节地球大气层的温度。满月晚上向地球反射阳光最多，晦月晚上没有，所以晦朔日和望日前后影响大气潮的能力最大。

（三）《灵枢经·九宫八风》论天灾

《灵枢经·九宫八风》的“九宫八风”模式与1977年安徽阜阳双古堆西汉汝阴侯墓出土的漆木太一九宫式盘相一致，说明这一模式是古代盛行的预测模型。笔者现在分析《灵枢经·九宫八风》于下。

太一常以冬至之日，居叶蛰之宫四十六日，明日居天留四十六日，明日居仓门四十六日，明日居阴洛四十五日，明日居上天四十六日，明日居玄委四十六日，明日居仓果四十六日，明日居新洛四十五日，明日复居叶蛰之宫，曰冬至矣。

这一段讲太一游八方八卦八宫用了366日的太阳回归年闰年长度大周期。“阴洛四十五日”是《五气经天图》中的“地户”，是冬至太阳日出的方位。“新洛四十五日”是《五气经天图》中的“天门”，是夏至太阳日入的方位。

太一日游，以冬至之日，居叶蛰之宫，数所在日，从一处至九日，复反于一，常如是无已，终而复始。

这一段讲太一按洛书九宫从一至九的次序游行。这是一至九的“天地之至数”的小周期，即《灵枢经·阴阳二十五人》所说“人之大忌，常加九岁”之“九”（图189）。

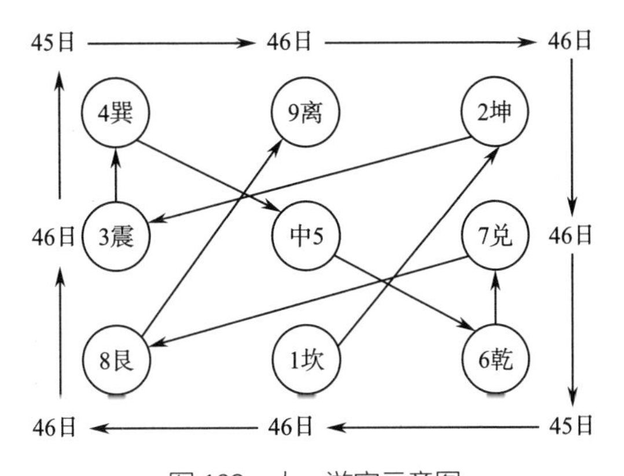

图189　太一游宫示意图

（外圈是太一游八卦八宫366日大周期，内部是太一游洛书九宫小周期）

小周期讨论太一从冬至日起居于叶蛰坎宫46日，但每日又有迁移运动，而且其运动按照九宫一至九的次序，第二日游玄委坤宫，第三日游仓门震宫，第四日游阴络巽宫，第五日游中宫，第六日游新络乾宫，第七日游仓果兑宫，第八日游天留艮宫，第九日游上天离宫，第十日又返回叶蛰宫开始第二轮游行。如此经过五个小周期用时45日（9×5），第46日再回到叶蛰宫（1日、10日、19日、28日、37日、46日都在叶蛰宫）。故又记述如下。

太一日游，以冬至之日，居叶蛰之宫，数所在日，从一处，至九日，复反于一，常如是无已，终而复始。

然后从第47日开始移居天留宫46日，按照这种方法迁移完八宫，合计366天。

从小周期看，太一不可能是北极星。应是“一阴一阳之谓道”的道，即太阳。司马迁《史记·乐书》记载汉朝在祭祀“太一”时常唱：春歌《青阳》，夏歌《朱明》，秋歌《西皞》，冬歌《玄冥》。即唱四季歌，反映的是太阳周年运动规律。《史记·封禅书》则记载汉武帝在冬至日礼祠“太一”。叶舒宪经过考察说：“太一祭仪的本来面目似应追溯到史前时代的太阳神崇拜仪式活动，其本义是借助于人类自身的象征性模拟帮助、促进太阳神的正常运行，确保其应有的光度和热力，从而保证自然过程和社会活动的正常秩序。”屈原《九歌》称作“东皇太一”。总之，“太一”都是指太阳，并加以神格化。

如何观察气候的变化呢？《灵枢经·九宫八风》记载如下。

太一在冬至之日有变，占在君；太一在春分之日有变，占在相；太一在中宫之日有变，占在吏；太一在秋分之日有变，占在将；太一在夏至之日有变，占在百姓。所谓有变者，太一居五宫之日，病风折树木，扬沙石。各以其所主占贵贱。

据此可知变日当属于小周期之变，因为这里出现了“中宫”。也就是说五日一变，即《黄帝内经素问·六节藏象论》所说：“五日谓之候，三候谓之气”。一个宫45日为一个半月，有九候三气。二至二分指四正方位的宫，再加上中宫便是原文所说的“五宫”。这五方正宫应五脏。

根据奇门遁甲知道，《灵枢经·九宫八风》既可以用60甲子的干支纪日，如《黄帝内经素问·藏气法时论》《灵枢经·九针论》，也可以纪年，如五运六气。

《灵枢经·九针论》记述如下。

请言身形之应九野也。

左足应立春，其日戊寅己丑。

左胁应春分，其日乙卯。

左手应立夏，其日戊辰己巳。

膺喉首头应夏至，其日丙午。

右手应立秋，其日戊申己未。

右胁应秋分，其日辛酉。

右足应立冬，其日戊戌己亥。

腰尻下窍应冬至，其日壬子。

六腑及膈下三藏应中州，其大禁，大禁太一所在之日，及诸戊己。

凡此九者，善候八正所在之处。所主左右上下身体有痈肿者，欲治之，无以其所直之日溃治之，是谓天忌日也。

《黄帝内经素问·藏气法时论》记载如下。

肝病者愈在丙丁，丙丁不愈，加于庚辛，庚辛不死，持于壬癸，起于甲乙……

心病者，愈在戊己，戊己不愈，加于壬癸，壬癸不死，持于甲乙，起于丙丁……

脾病者，愈在庚辛，庚辛不愈，加于甲乙，甲乙不死，持于丙丁，起于戊己……

肺病者，愈在壬癸，壬癸不愈，加于丙丁，丙丁不死，持于戊己，起于庚辛……

肾病者，愈在甲乙，甲乙不愈，甚于戊己，戊己不死，持于庚辛，起于壬癸。

干支纪日的背景是表达赤道坐标和黄道坐标的相对应位置，并用于校正调整历法和指导农时，如“天以六为节，地以五为制”。举例说明，中国历法规定的报知梅雨时间对防灾有重要意义。

入梅时间：芒种节气后的第一个“丙”日（即干支纪日含有“丙”的那一天）。

出梅时间：小暑节气后的第一个“未”日（即干支纪日含有“未”的那一天）。

公历2018年，夏历戊戌年，芒种节气后第一个“丙”日为丙寅日，对应夏历四月20日，为当年入梅时刻；小暑节气后第一个“未”日为乙未日，对应夏历五月19日，出梅时刻。

公历2019年，夏历己亥年，芒种节气后第一个“丙”日为丙子日，对应夏历五月初六，为今年入梅时刻；小暑节气后第一个“未”日为丁未日，对应夏历六月初七日，出梅时刻。

入梅出梅的各年干支纪日不同，主要缘故：赤道坐标理论是360度正圆，实际是偏心椭圆，且地球公转自转并非匀速。进一步说，入梅时刻用天干（丙），是先确定该时节开始的地道赤道坐标位置；然后，用地支来确定该时节结束的天道黄道坐标位置。

那么如何观察八风呢？《灵枢经·九宫八风》记载如下。

是故太一入徙，立（移居）于中宫，乃朝八风（田按：立杆于中宫，杆上可能用旗观察风向）以占吉凶也。

从中宫来观察八风风向以定吉凶，八风则应八脏腑。九宫即《黄帝内经素问·六节藏象论》所说的“九九制会”，从中宫来观察八风风向以定吉凶，即《黄帝内经素问·六节藏象论》所说“立端于始，表正于中”。端指岁首，即冬至节。立端，即定岁首。所以，《说文解字》曰：“中，内也。从口、丨，上下通。[illegible]，古文中。[illegible]，籀文中。”“口”像大地，“丨”像一根立杆，下面的“≈”像具有方向性变化移动的日影，故“中”有插杆在地以测日影之象，根据日影长短定吉凶。上面的“≈”是飘带以候风向，根据风向定吉凶。

一个岁首，一个年首，是历法的必备内容，岁首定日影，年首定虚风。所以，《灵枢经·岁露论》就依据岁首和年首判断气候变化与发病情况，记载如下。

此八正之候也……候之奈何？……常以冬至之日，太一立于叶蛰之宫，其至也，天必应之以风雨者矣。……（如《易纬·通卦验》详细记载了古人考察测定冬至、夏至两个回归点的科学态度，谓："冬至之日立八神树、八尺之表，日中规其晷之如度者，则岁美、人民和顺；晷不如度者，则其岁恶、人民为讹言、政令为之不平；晷进则水，晷退则旱，进尺二寸则月食，退尺则日食；……晷不如度数则阴阳不和，举错不得发号出令、置官立吏，使民不得其时；则晷为之进退，风雨寒暑为之不时。"）

虚邪入客于骨而不发于外，至其立春，阳气大发，腠理开，因立春之日，风从西方来，万民又皆中于虚风，此两邪相抟，经气结代者矣。故诸逢其风而遇其雨者，命曰遇岁露焉，因岁之和，而少贼风者，民少病而少死。岁多贼风邪气，寒温不和，则民多病而死矣……

虚邪之风……候之奈何？……

正月朔日，太一居天留之宫，其日西北风，不雨，人多死矣。

正月朔日，平旦北风，春，民多死。

正月朔日，平旦北风行，民病多者，十有三也。

正月朔日，日中北风，夏，民多死。

正月朔日，夕时北风，秋，民多死。终日北风，大病死者十有六。

正月朔日，风从南方来，命曰旱乡；从西方来，命曰白骨，将国有殃，人多死亡。

正月朔日，风从东方来，发屋，扬沙石，国有大灾也。

正月朔日，风从东南方行，春有死亡。

正月朔日，天和温不风粜贱，民不病；天寒而风，粜贵，民多病。

此所谓候岁之风，戗伤人者也。

二月丑不风，民多心腹病。

三月戌不温，民多寒热。

四月巳不暑，民多瘅病。

十月申不寒，民多暴死。

诸所谓风者，皆发屋，折树木，扬沙石起毫毛，发腠理者也。

太一居"天留宫"立春日的"正月朔日"指年首，而且是平气年。

岁首测日影，重日、地二体关系，候气。

年首候八风，重日、月、地三体关系，察气的流动方向，候风。

一年四分为五方正位，重五行。

一年六分通六律，重阴阳。

一年八分为八节，重风。

《灵枢经·九宫八风》从八风八节论天灾民病，记载如下。

太一移日，天必应之以风雨，以其日风雨则吉，岁美民安少病矣。先之则多雨，后之则多旱。

太一在冬至之日有变……太一在春分之日有变……太一在中宫之日有变……太一在秋分之日有变……太一在夏至之日有变……所谓有变者，太一居五宫之日，病风折树木，扬沙石，各以其所主，占贵贱。因视风所从来而占之。风从其所居之乡来为实风，主生长养万物；从其冲后来为虚风，伤人者也，主杀，主害者。谨候虚风而避之，故圣人日避虚邪之道，如避矢石然，邪弗能害，此之谓也。

太一入徙立于中宫，乃朝八风，以占吉凶也。

风从南方来，名曰大弱风，其伤人也，内舍于心，外在于脉，其气主为热。

风从西南方来，名曰谋风，其伤人也，内舍于脾，外在于肌，其气主为弱。

风从西方来，名曰刚风，其伤人也，内舍于肺，外在于皮肤，其气主为燥。

风从西北方来，名曰折风，其伤人也，内舍于小肠，外在于手太阳脉，脉绝则溢，脉闭则结不通，善暴死。

风从北方来，名曰大刚风，其伤人也，内舍于肾，外在于骨与肩背之膂筋，其气主为寒也。

风从东北方来，名曰凶风，其伤人也，内舍于大肠，外在于两胁腋骨下及肢节。

风从东方来，名曰婴儿风，其伤人也，内舍于肝，外在于筋纽，其气主为身湿。

风从东南方来，名曰弱风，其伤人也，内舍于胃，外在肌肉，其气主体重。

此八风皆从其虚之乡来，乃能病人，三虚相抟，则为暴病卒死。两实一虚，病则为淋露寒热。犯其雨湿之地，则为痿。故圣人避风，如避矢石焉。其有三虚而偏中于邪风，则为击仆偏枯矣。

八风之风，有正风，有邪风，正风者长养万物，邪风者害万物，如《金匮要略·藏府经络先后病脉证第一》所说："夫人禀五常，因风气而生长，风气虽能生万物，亦能害万物，如水能浮舟，亦能覆舟。"

春、夏、秋刮北风，乃是行冬令，故"民多死"。《礼记·月令》说："孟春行冬令则水潦为败，雪霜大挚，首种不入""仲春行冬令，则阳气不胜，麦乃不熟，民多相掠""季春行冬令，则寒气时发，草木皆肃，国有大恐"。"孟夏行冬令，则草木蚤枯，后乃大水，败其城郭""仲夏行冬令，则雹冻伤谷，道路不通，暴兵来至""季夏行冬令，则风寒不时，鹰隼蚤鸷，四鄙入保"。"孟秋行冬令，则阴气大胜，介虫败谷，戎兵乃来""仲秋行冬令，则风灾数起，收雷先行，草木蚤死""季秋行冬令，则国多盗贼，边境不宁，土地分裂"。"二月"在初之气而逆肝木之气则"民多心腹病"——脾胃病也；"三月四月"在二之气逆春夏阳气则"民多寒热""民多瘅病"。"十月"在五之气而肺热则"民多暴死"。

以上是太阳、月亮、地球、恒星、八节交接点预报法，比较复杂。

《灵枢经·九宫八风》论述了八节的正风与邪风判断标准，从八节本节合时的来风就为正风。《灵枢经·九宫八风》说："风从其所居之乡来为实风，主生长养万物。"《黄帝内经素问·八正神明论》说："凡刺之法，必候日月星辰四时八正之气……八正者，所以候八风之虚邪以时至者也"，这"八正"有八方正风。

冬至，北方来风为正风。

立春，东北来风为正风。

春分，东方来风为正风。

立夏，东南来风为正风。

夏至，南方来风为正风。

立秋，西南来风为正风。

秋分，西方来风为正风。

立冬，西北来风为正风。

从八节对方——冲方来风为邪风。《灵枢经·九宫八风》说："从其冲后来为虚风，伤人者也，主杀，主害者。谨候虚风而避之，故圣人日避虚邪之道，如避矢石然，邪弗能害，此之谓也。"《黄帝内经素问·八正神明论》说："凡刺之法，必候日月星辰四时八正之气……八正者，所以候八风之虚邪以时至者也……八正之虚邪，而避之勿犯也。"

冬至，南方来风为邪风。

立春，西南来风为邪风。

春分，西方来风为邪风。

立夏，西北来风为邪风。

夏至，北方来风为邪风。

立秋，东北来风为邪风。

秋分，东方来风为邪风。

立冬，东南来风为邪风。

邪风，又称虚风，虚邪，贼风，恶风，伤害万物的风，发病的风。《灵枢经·九针论》说："八者，风也。风者，人之股肱八节也。八正之虚风，八风伤人，内舍于骨解腰脊节腠理之间，为深痹也。"《灵枢经·岁露论》说："太一立于叶蛰之宫，其至也，天必应之以风雨者矣。风雨从南方来者，为虚风，贼伤人者也。其以夜半至也，万民皆卧而弗犯也，故其岁民少病。其以昼至者，万民懈惰而皆中于虚风，故万民多病。虚邪入客于骨而不发于外，至其立春，阳气大发，腠理开，因立春之日，风从西方来，万民又皆中于虚风，此两邪相抟，经气结代者矣。故诸逢其风而遇其雨者，命曰遇岁露焉。因岁之和，而少贼风者，民少病而少死；岁多贼风邪气，寒温不和，则民多病而多死矣。"叶蛰宫居北方，时在冬至，而"风雨从南方来"是虚风，伤害人也。

八节八正方，故有《黄帝内经素问·八正神明论》。八风虚邪伤人，故《灵枢经·刺节真邪》记述如下。

黄帝曰：有一脉生数十病者，或痛、或痈、或热、或寒、或痒、或痹、或不仁，变化无穷，其故何也？岐伯曰：此皆邪气之所生也。黄帝曰：余闻气者，有真气，有正气，有邪气，何谓真气？岐伯曰：真气者，所受于天，与谷气并而充身者也。正气者，正风也，从一方来，非虚风也。邪气者，虚风也，虚风之贼伤人也，其中人也深，不能自去。正风者，其中人也浅，合而自去，其气来柔弱，不能胜真气，故自去。

虚邪之中人也，洒淅动形，起毫毛而发腠理。其入深，内抟于骨，则为骨痹。抟于筋，则为筋挛。抟于脉中，则为血闭不通，则为痈。抟于肉，与卫气相抟，阳胜者则为热，阴胜者则为寒，寒则真气去，去则虚，虚则寒。抟于皮肤之间，其气外发，腠理开，毫毛摇，气往来行，则为痒。留而不去，则痹。卫气不行，则为不仁。

虚邪偏客于身半，其入深，内居荣卫，荣卫稍衰，则真气去，邪气独留，发为偏枯。其邪气浅者，脉偏痛……

虚邪之入于身也深，寒与热相抟，久留而内著，寒胜其热，则骨疼肉枯，热胜其寒，则烂肉腐肌为脓，内伤骨，内伤骨为骨蚀。

有所结，中于筋，筋屈不得伸，邪气居其间而不反，发为筋瘤。

有所结，气归之，卫气留之，不得复反，津液久留，合而为肠瘤，久者数岁乃成，以手按之柔。

有所结，气归之，津液留之，邪气中之，凝结日以易甚，连以聚居，为昔瘤，以手按之坚。

有所结，深中骨，气因于骨，骨与气并，日以益大，则为骨瘤。

有所结，中于肉，宗气归之，邪留而不去，有热则化而为脓，无热则为肉瘤。

凡此数气者，其发无常处，而有常名也。

什么是“虚邪”呢？《黄帝内经素问·八正神明论》说：“虚邪者，八正之虚邪气也。”指从八正方向相反冲方刮来大风，反季节的不当令邪气。王冰说：“八正之虚邪，谓八节之虚邪。以从虚之乡来，袭虚而入为病，故谓之八正虚邪。”《灵枢经·九针论》说：“八正之虚，八风伤人，内舍于骨解腰脊节腠理之间，为深痹也……淫邪流溢于身，如风水之状，而溜不能过于机关大节者也。”《灵枢经·岁露论》说：“黄帝曰：愿闻岁之所以皆同病者，何因而然？少师曰：此八正之候也。黄帝曰：候之奈何？少师曰：候此者，常以冬至之日，太一立于叶蛰之宫，其至也，天必应之以风雨者矣。风雨从南方来者，为虚风，贼伤人者也。其以夜半至也，万民皆卧而弗犯也，故其岁民少病。其以昼至者，万民懈惰而皆中于虚风，故万民多病。虚邪入客于骨而不发于外，至其立春，阳气大发，腠理开，因立春之日，风从西方来，万民又皆中于虚风，此两邪相抟，经气结代者矣。”所谓“经气”者，真气也。《黄帝内经素问·离合真邪论》说：“真气者，经气也。”所谓“经气结代”，即指《灵枢经·刺节真邪》所说“有所结”，或指四时不正之气。因体虚而侵入发病，故名。《黄帝内经素问·上古天真论》说：“虚邪贼风，避之有时。”或泛指外邪，《黄帝内经素问·移精变气论》说：“贼风数至，虚邪朝夕，内至五藏骨髓，外伤空窍。”

（四）灾发四维

《黄帝内经素问·气交变大论》说：“土不及”“水不及”，可以导致气候、物候的同时变化，谓“土不及，四维有埃、云、润、泽之化，则春有鸣、条、鼓、拆之政。四维发振、拉、飘、腾之变，则秋有肃、杀、霖、霪之复。其眚四维，其脏脾，其病内舍心腹，外在肌肉四肢……水不及，四维有湍、润、埃、云之化，则不時有和、风、生、发之应。四维发埃、昏、骤、注之变，则不時有飘、荡、振、拉之复。其眚北，其脏肾，其病内舍腰脊骨髓，外在溪谷踹膝”，《黄帝内经素问·生气通天论》称此为“四维相代，阳气乃竭”，《黄帝内经素问·至真要大论》说：“夫气之生与其化衰盛异也。寒暑温凉盛衰之用，其在四维”，故要“谨按四维”，《九宫八风》的“四维”就是脾、胃、小肠、大肠土类。所谓水土、水湿一家也。“土不及”是丑未年，如2021癸丑年全年气候、物候的变化同于经文所说。

（五）灾发于冲

《灵枢·九宫八风》说：“风从其所居之乡来为实风，主生长养万物；从其冲后来为虚风，伤人者也，主杀，主害者。”灾病起于冲方，为什么？天地之道不同也。天道冬至点在南回归线，而地道冬至点在北回归线，可知灾病发于冲，是天道之道相冲造成的。

《易纬·通卦验》记载如下。

夫八卦验，常在不（否）望，以今八月八日，不（否）尽、八日候诸卦气，各以用事时，气著明而见（郑玄注：八日者，月弦日也。弦者阴气得正而平，此候气在地属阴。故八日弦时用事者，若乾立冬、坎主冬至之谓也。”）。冬至四十五日以次周天三百六十五日复。当卦之气，进则先时，退则后时，皆八卦之效也。夫卦之效也，皆指时卦当应，他卦气及至，其灾各以其冲应之，此天所以示告于人者也。

灾异规律总结如表 21 ~ 23。

表 21　八卦灾异表

八卦	方位	所主节气	卦气色彩	出值时辰	灾异				
					气出右（后时）	气出左（先时）	卦气不至（不及）	卦气进	卦气退
乾	西北	立冬	白气	人定	气出右，万物半死	气出左，万物伤	乾气不至，则立夏有寒，伤禾稼，万物多死，人民疾疫，应在其冲	乾气见于冬至之分，见阳气火盛，当藏不藏，蛰虫东行。乾为君父、为寒、为冰、为金、为玉。于是岁，是立夏早蛰，夏至寒。乾得坎之蹇，则夏雨雪水冰	乾气退（郑玄注：谓见于秋分之分也），伤万物
坎	北	冬至	黑气	夜半	气出右，天下旱	气出左，涌水出	坎气不至，则夏至大寒、雨雪、涌泉出。岁多大水，应在其冲	坎气见立春之分，则水气乘出。坎为沟渎。于是岁，多水灾，江河决，山水涌出	坎气退，则天下旱
艮	东北	立春	黄气	鸡鸣	气出右，万物霜	气出左，山崩，涌水出	艮气不至，则立秋山陵多崩，万物华实不成，五谷不入，应在其冲	艮气见于春分之分，则万物不成。艮为山、为止、不止，则气过山崩	艮气退，则数有云雾霜
震	东	春分	青气	日出	气出右，万物半死	气出左，蛟龙出	震气不出，则岁中少雷，万物不实，人民疾热，应在其冲	震气见立夏之分，雷气盛，万物蒙而死不实，龙蛇数见，不云而雷，冬至乃止	震气退，岁中少雷，万物不茂
巽	东南	立夏	青气	食时	气出右，风橛木	气出左，万物伤，人民疾湿	巽气不至，则岁中多大风，发气扬沙，禾稼尽	巽气见夏至之分，则风，气过折木	巽气退，是盲风至，万物不成，湿伤人民

续表

八卦	方位	所主节气	卦气色彩	出值时辰	灾异				
					气出右(后时)	气出左(先时)	卦气不至(不及)	卦气进	卦气退
离	南	夏至	赤气	日中	气出右,万物半死	气出左,赤地千里	离气不至,见无日光,五谷不荣,人民病目痛。冬无冰,应在其冲	离见于立秋之分,大热(依《古微书》补)	离气退,则其岁日无光,阴必害之
坤	西南	立秋	黄气	晡时	气出右,万物半死	气出左,地动	坤气不至,则万物不茂,地数震,牛羊多死,应在其冲	坤气见于秋分之分,则其岁地动摇,江河水,乍存乍亡	坤气退,则地分裂,水泉不泯
兑	西	秋分	白气	日入	气出右,万无不生	气出左,则虎害人	兑气不至,则岁中多霜,草木枯落,人民疥瘙,应在其冲	兑气见于立冬之分,则万物不成,虎狼为灾,在泽中	兑气退,则泽枯,万物不成

表 22　二十四节气灾异表

二十四节气	晷长	如期而至(平年)	当至不至(退)	未当至而至(进)	灾应所在
冬至	一丈三尺	广莫风至,兰射干生,麋解,曷旦不鸣。阴气去,阳云出箕,茎末如树木之状	万物大旱大豆不为。人足太阴脉虚,多病、振寒	人足太阴脉盛,多病暴逆胪胀、心痛,大旱	应在夏至
小寒	一丈二尺四分	合冻,虎始定,祭虵垂首,曷旦入空。仓阳云出氐,南仓北黑	先小旱,后小水。人手太阴脉虚,人多病喉痹	人手太阴脉盛,人多热,来年麻不为	小暑

续表

二十四节气	晷长	如期而至(平年)	当至不至(退)	未当至而至(进)	灾应所在
大寒	一丈二尺八分	雪降,草木多生心,鹊始巢。黑,阳云出心,南黑北黄	则旱,后水。麦不成。人足少阴脉虚,多病蹶逆,惕善惊	人足少阴脉盛,人多病上气嗌肿	大暑
立春	一丈一尺二分	雨水降,冬风至,雉雊乳,冰解,杨柳柿。青,阳云出房,如积水	兵起。来年麦不成。人足少阳脉虚,良病疫疟	人足少阳脉盛,人多病粟,疾疫	立秋
雨水	九尺一寸六分	冻冰释,猛风至,獭祭鱼,鸧鹒鸣,蝙蝠出。黄,阳云出亢,南黄北黑	则旱,麦不为。人手少阳脉虚,多病心痛	人手少阳脉盛,人多病目	处暑
惊蛰	八尺二寸	雷候应北。赤,阳云虫翼,南赤北白	则雾,稚禾不为。人足太阳脉虚,人多疫病疟	人足太阳脉盛,多病痈疽胫肿	白露
春分	七尺二寸四分	明庶风至,雷雨行,桃始花,日月同道。正,阳云出张,如积鹄	先旱后水,岁恶,重来不为。人手太阳脉虚,人多病痺痛	人手太阳脉盛,人多病疠疥身痒	秋分
清明	六尺二寸八分	雷鸣雨下,清明风至。元鸟来。白,阳云出,南白北黄	菽豆不为。人足阳明脉虚,人多病疥,虚振寒,洞泄	人足阳明脉盛,人多病温,暴死	寒露
谷雨	五尺三寸二分	田鼠化为鴽。太,阳云出张,上如车盖,不如薄	水物稻等不为。人足阳明脉虚,人多病痈疽疟,振寒,霍乱	人足阳明脉盛,人多温黑肿	霜降
立夏	四尺三寸六分	清明风至,而暑鹄声蜚,电见早出,龙升天。当阳云出咀,紫赤如珠	则旱,五谷大伤。牛畜病。人手阳明脉虚,多病寒热齿龋	人手阳明脉盛,多病头肿嗌喉痺	立冬
小满	三尺四寸	雀子蜚,蝼蛄鸣。阳云出七星,赤而饶	多凶,言有大丧。先水后旱。人足太阳脉虚,人多病满筋急痺痛	人足太阳脉盛,人多病冲气、肿	小雪

续表

二十四节气	晷长	如期而至(平年)	当至不至(退)	未当至而至(进)	灾应所在
芒种	二尺四分	蚯蚓发。长阳云集,赤如曼曼	多凶,言国有狂令。人足太阳脉虚,多病血痺	人足太阳脉盛,多蹶眩头痛痺	大雪
夏至	四寸八分	暑风至,暑且湿,蝉鸣,螳螂生,鹿解角,木茎荣。少,阴云出,如水波崇崇	邦有大殃,阴阳并伤,口干嗌痛	人手阳脉盛,多病肩痛	冬至
小暑	二尺四寸四分	云五色出,伯劳鸣,虾蟆无声,黑,阴云出,南黄北黑	前小水后小旱,有兵。人足阳明脉虚,多病泄注腹痛	人足阳明脉盛,多病胪肿	小寒
大暑	三尺四寸	雨湿,半夏生。阴云出,南赤北仓	外兵作。来年饥。人手少阳脉虚,多病筋痺胸痛	人手少阳脉盛,多病筋痺胸痛,恶气	大寒
立秋	三尺三寸六分	凉风至,白露下,虎啸,腐草为嗌,蜻蚓鸣,阴云出,上如赤缯列,下黄弊	暴风为灾,年岁不入。人足少阳脉虚,多病疠,少阳气中寒,白芒芒	人足少阳脉盛,多病咳嗽上气,咽喉肿	立春
处暑	五尺三寸二分	雨水,寒蝉鸣,赤,阴云出,南黄北黑	国有滛令,四方兵起。人手太阴脉虚,多病胀,身热。来年表不为	人手太阴脉盛,多病胀身热,不汗出	雨水
白露	六尺二寸八分	云气五色,蜻蚓上堂,鹰祭鸟,燕子去,室鸟雌雄别,黄,阴云出,南黑北黄	六畜多伤。人足太阴脉虚,人多病痤疽泄	人足太阴脉盛,多病心胀,闭癥瘕	惊蛰
秋分	七尺二寸四分	风凉惨,雷始收。鸷鸟击,元鸟归,昌盍风至。白云出,南黄北白	草木复荣。人手少阳脉虚,多病温,悲心痛	人手少阳脉盛,多病胸胁膈痛	春分
寒露	八尺二寸	霜小下,秋草死,众鸟去。正阴云出,如冠缨	来年谷不成。六畜鸟兽被殃。人足厥阴脉虚,多病疵痛、腰痛	人足厥阴脉盛,多病痛,胸中热	清明

续表

二十四节气	晷长	如期而至(平年)	当至不至(退)	未当至而至(进)	灾应所在
霜降	九尺一寸六分	候雁南向,豺祭兽,霜天下,草禾死。太阳云出,上如羊,下如磻石	万物大耗,来年多大风。人足厥阴脉虚,多病腰痛	人足厥阴脉盛,多病喉风肿	谷雨
立冬	一丈一寸二分	不周风至,如冰,荠麦生,賔爵人,水为蛤。阴云出接	地气不藏,立夏反寒,早旱晚水,万物不成。人手少阳脉虚,多痛温,心烦	人手少阳脉盛,多病臂掌痛	立夏
小雪	一丈一尺八分	阴寒,熊罴人穴,雉入水为蜃。阴云出而黑	来年五谷伤。蚕表不为。人心主脉虚,多病肘脏痛	人心主脉盛,人多病腹耳痛	小满
大雪	一丈二尺四分	鱼负水,雨雪。长云出,黑如芥	温气泄,夏蝗黑,大水。人手心主脉虚,多病少气,五疸,水肿	人心主脉盛,多病痈疽肿痛	芒种

表 23　四季灾异表

四季十二月	候卦气不至之灾	辟卦卦气不至	灾异
春三月	日食无光,君失政,臣有谋,期在其冲,白气应之期,百日二旬,臣有诛者,则多阳	一卦不至(泰)	秋早霜
		二卦不至(大壮)	雷不发蛰
		三卦不至(夬)	三公有忧,在八月
夏三月	大风折木发屋,期百日二旬。多死臣,黑气应之(此句《通卦验》中错简,本文改正之),地动应之,期在其冲	一卦不至(乾)	秋草木早死
		二卦不至(姤)	冬无冰,人民病
		三卦不至(遁)	臣内杀,三公有缞经之服,崩

续表

四季十二月	候卦气不至之灾	辟卦卦气不至	灾异
秋三月	君私外家,中不慎刑,臣不尽职,大旱而荒,期在其冲,青气应之,期百有二旬	一卦不至(否)	中臣有用事者,春下霜
		二卦不至(观)	霜著木,在二月
		三卦不至(剥)	臣专政,草木春落,臣有免者则已
冬三月	赤气应之,期准百二十日,内有兵、日食之灾。期三百六旬,三公有免者,期在其冲,则已无兵	一卦不至(坤)	夏雨雪
		二卦不至(复)	水
		三卦不至(临)	涌水出,人君之政所致之

第十六章
火历

《黄帝内经》明确记载二十八宿的有两处：一是《灵枢经·卫气行》说："子午为经，卯酉为纬，天周二十八宿，而一面七星，四七二十八星，房昴为纬，虚张为经。是故房至毕为阳，昴至心为阴，阳主昼，阴主夜"。二是"日月星辰天纲图"（图 190）。

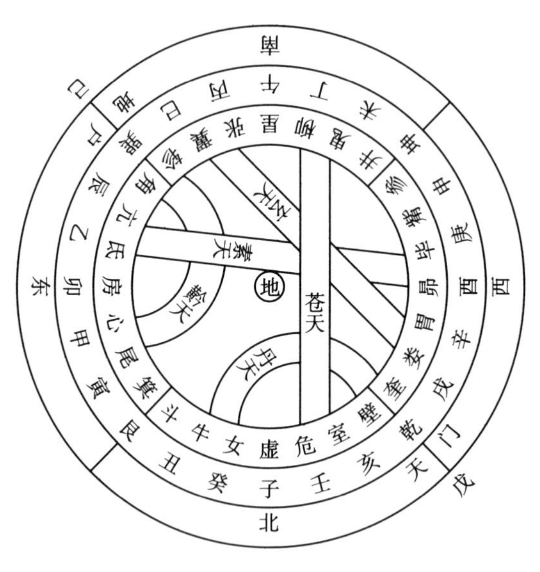

图 190　日月星辰天纲图

《尧典》为尧帝时代的火历（图 191）。冯时认为，张宿和危宿于二分日位于南中天的时间约为公元前 4 000 年，距今约 6 000 年。《运气论奥谚解》说："本图源出《太始天元册》，亦载《五运行大论》。相传《太始天元册》，在伏羲氏的时代始述于玉版，鬼臾区的十世高祖曾经诵读，从此传于后世。”

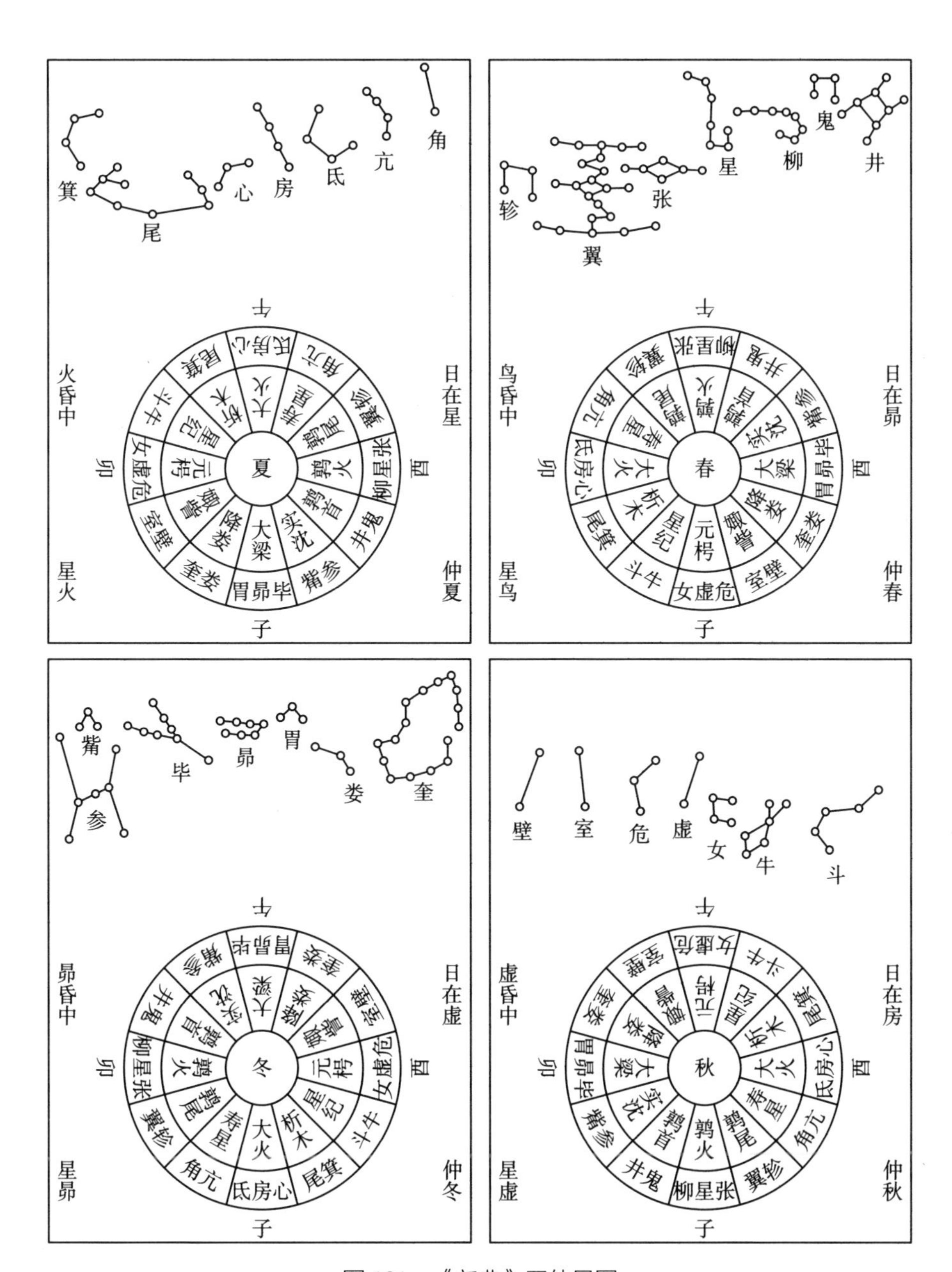

图 191　《尧典》四仲星图

《尚书·尧典》记载如下。

乃命羲和钦若昊天，历象日月星辰，敬授人时。

分命羲仲，宅嵎夷，曰旸谷，寅宾出日，平秩东作，日中星鸟，以殷仲春，厥民析，鸟兽孳尾。

申命羲叔，宅南交，平秩南讹，日永星火，以正仲夏，厥民因，鸟兽希革。

分命和仲，宅西，曰昧谷，寅饯纳日，平秩西成，宵中星虚，以殷仲秋，厥民夷，鸟兽毛毨。

申命和叔，宅朔方，曰幽都，平在朔易，日短星昴，以正仲冬，厥民隩，鸟兽氄毛。

在这里比较详细地记叙了帝尧观天象、物候，测日月运行规律，推算历法，定四时变化，不但有对冬至、夏至日的观测，也有对春分、秋分日的观测，说明至迟在帝尧时已有了日月星辰视运动天象图。

请注意，这是个日月星辰"视"运动天象图，以冬至日出点和夏至日入点为天地之门户，终而复始，千古不变，是所谓的"不易"。

我国古人观象制历有两个重要方法，一是立杆测日影，二是观察偕日出、日入的恒星，反映在"日月星辰天纲图"和《尧典》四仲星图中。

一、古代火历

《尧典》是尧帝时代的恒星星图，史载尧帝是古代的火历官。《左传·襄公九年》这样记载。

陶唐氏之火正阏伯居商丘，祀大火，而火纪时焉。相土因之，故商主大火。商人阅其祸败之衅，必始于火，是以日知其有天道也。

商代用火历，故大火星又叫商星。《汉书·五行志上》记载如下。

古之火正，谓火官也，掌祭火星，行火政。

又记述如下。

帝喾则有祝融，尧时有阏伯，民赖其德，死则以为火祖（传说中最早的火神），配祭火星。

陶唐氏就是尧帝，尧帝时代以"火纪时"，即行火历，"大火"指心宿二，古代名“大火星”。“火纪”即以大火星为纪年标准星。这种火历，属于星历，肇始于燧人氏，《尚书大传》说：“燧人以火纪。”《尸子》说：“燧人上观辰星（即心宿大火星），下察五木以为火也。”（《火历初探》）可知火历创始于伏羲时代，神农氏继承了伏羲创建的火历。《左传·昭十七年》说：“炎帝氏以火纪，故为火师而火名。”注：“炎帝是神农氏亦有火瑞，以火纪事名百官。《国语·晋语四》说：“吾闻晋之始封也，岁在大火，阏伯之星也，实纪商人。”尧帝及商代继承了这种火历。神农火帝“火师”之官名，到颛顼帝时代就改为“火正”了。火正的职责主要有三项：一是研究大火星历，观象授时；二是守燎祭火；三是放火烧荒，组织耕耘，不违农时。烧荒是古人杀毒灭虫害的科学实践活动，现在人们抛弃这一科学活动很遗憾。

考古学家于20世纪50年代在山西陶寺发现了尧帝帝都遗址，并发现了世界上最古老的观象台、最早的测日影天文观测系统。（图192）

这种火历开始于太阳运行到南回归线平旦日出点的角宿（图193）。《国语·周语中》说：“火之初见，斯于司里。”韦昭注：“火，心宿也……朝见，谓夏正十月，晨见于辰也。”看“日月星辰天纲图”知道，辰在南回归线东方地平线冬至点平旦日出角宿位置。《左传·庄公二十九年》说：“火见而致用。”杜预《集解》说：“大火，心星，次角、亢见者。”孔颖达《正义》说：“十月之初，心星次角、亢之后而晨见东方也。”这是讲大火星偕日出于逆时针运行的黄道上，故《左传·襄九年》说：“其有天道也”。

太阳在南回归线平旦日出冬至点见角宿当是天道火历的岁首。

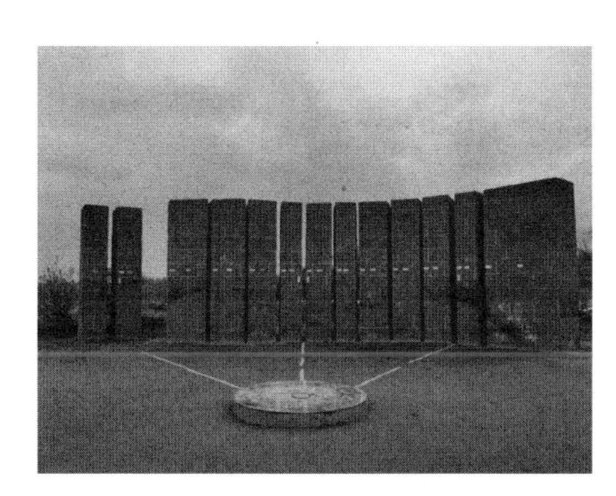
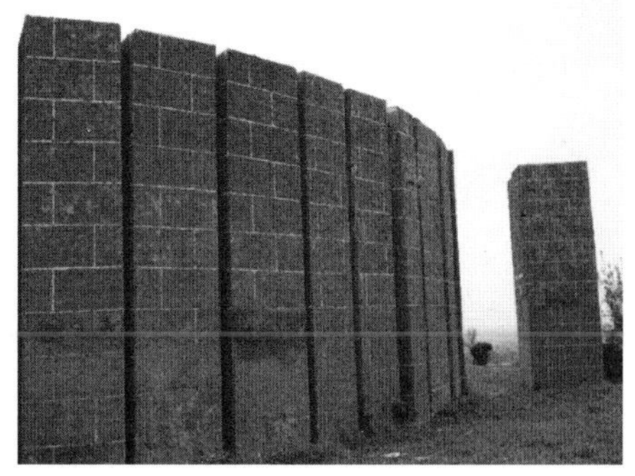

图192　陶寺遗址出土尧帝时代观象台测日影系统及平面示意图

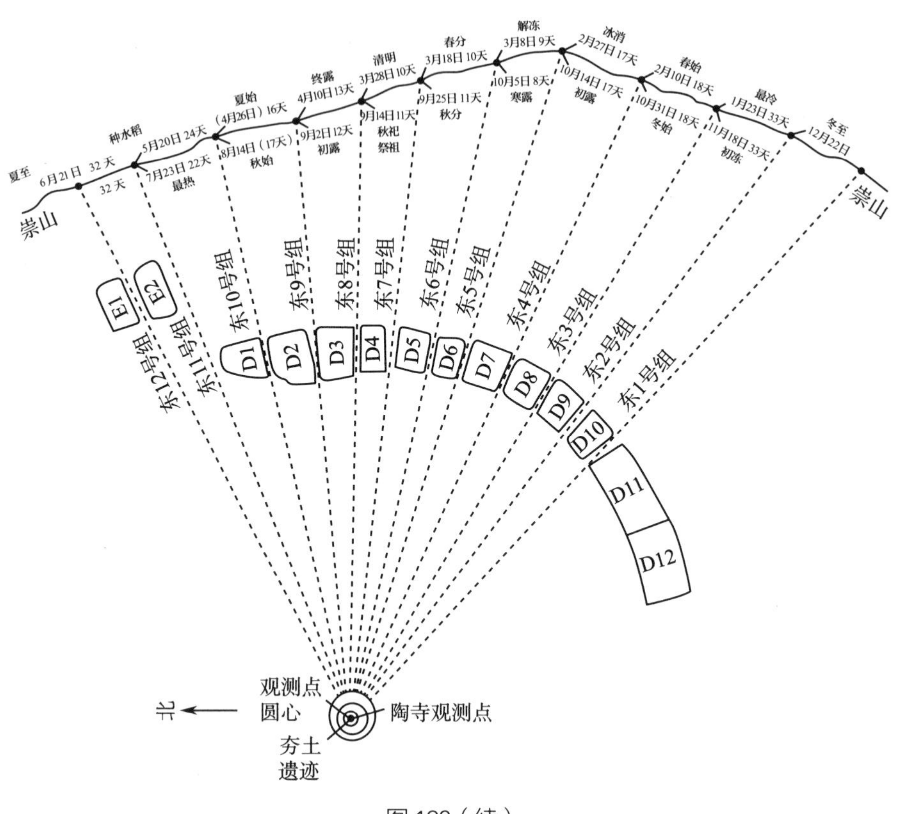

图 192（续）

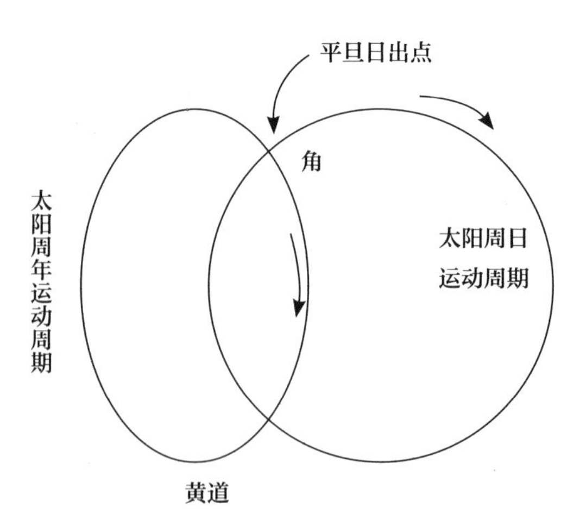

图 193　角宿平旦偕日出于东方地平线示意图

二、地户、天门

火历岁首在辰，是“日月星辰天纲图”的地户；辰的冲位是戌，是“日月星辰天纲图”的天门。

从《黄帝内经素问·六微旨大论》岁气会同年地支三合局理论体系说：申子辰三合水局，寅午戌三合火局。

水，生于申，旺于子，死于辰。

火，生于寅，旺于午，死于戌。

太阳在辰农历三月日出冬至点，从南回归线往北回归线运行是天道的春夏，所以是寒水运之终而开始火运之旺。这是火历的上半年。

太阳在戌农历九月日入夏至点，从北回归线往南回归线运行是天道的秋冬，所以是热火运之终而开始寒水运之旺。这是火历的下半年。

水阴，火阳。因而，农历辰三月是由寒水入火热的大节点，名地户；而农历戌九月是由火热入寒水的大节点，名天门。

辰为火历天道年首，戌为火历天道年半。古人以此安排政事。《左传·昭三年》说：“火中，寒暑乃退。”注：“心以季夏昏中而暑退，季冬旦中而寒退。”《周礼·夏官·司爟》记载如下。

司爟掌行火之政令……季春出火，民咸从之。季秋内火，民亦如之。时则施火令。凡祭祀，则祭爟。汉郑玄注：“三月本时昏，心星见于辰上，使民出火。九月本黄昏，心星伏在戌上，使民内火。”

《郊特牲》云：“季春出火，为焚也。”“时昏”即昏时。农历季春日落时见心宿出于辰位，使民众“出火”。农历季秋日落时见心宿出于戌位，使民众“内火”。《伤寒论·辨脉法》说：“五月之时，阳气在表，胃中虚冷，以阳气内微，不能胜冷，故欲著复衣；十一月之时，阳气在里，胃中烦热，以阴气内弱，不能胜热，故欲裸其身。又阴脉迟涩，故知血亡也。”春夏阳气在外，故云“出火”，秋冬阳气在里，故云“内火”，顺天时也。《左传·襄公九年》记载如下。

古之火正或食于心，或食于咮，以出内火，是故咮为鹑火，心为大火。

晋杜预注解如下。

谓火正之官配食于火星。

建辰之月，鹑火星昏在南方，则令民放火。

建戌之月，大火星伏在日下，夜不得见，则令民内火，禁放火。

地户辰月“放火”，即“出火”。天门戌月“禁放火”，即“内火”。分上、下半年。

“日月星辰天纲图”天门地户内藏着古代的火历。

以农历辰三月、戌九月为中轴，大火宿昏见半年，晨见半年，晨昏交替，周而复始。于是，按大火宿昏见、晨见之不同，将全年划为两个半年。昏见为阳半年，太阳从南回归线运行到北回归线昏见火星为暖半年。晨见为阴半年，太阳从北回归线运行到南回归线辰见火星为寒半年。当大火星于农历季春三月即建辰之月昏见东方，则昭示春已深矣，农时启动。于农历季秋九月即建戌之月昏伏西方，则昭示秋已极也，农时结束。因此，大火星祀典成为春秋两季郊祀的王朝礼制。

由于天门、地户上下半年之不同，古人曾用两个人分别管理。《左传·昭公元年》记载如下。

昔高辛氏有二子，伯曰阏伯，季曰实沈，居于旷林，不相能也。日寻干戈，以相征讨。后帝不藏，迁阏伯于商丘，主辰。商人是因，故辰为商星。迁实沈于大夏，主参。唐人是因，以服事夏、商。

这记载说明，商族注重对大火星的观测，制有火历；夏族注重对参星的观测，制有参历。阏伯是主管大火历的官员，实沈是主管参历的官员。他俩从此再也不能见面了，死后成为参、商二神。大火星与参星在黄道上差不多正好处于相对的位置上，古人将这一天象形象地表示在四幅图中，即是陈久金、卢央、刘尧汉合著《彝族天文学史》所载虎踩天球四幅图（图 194）。

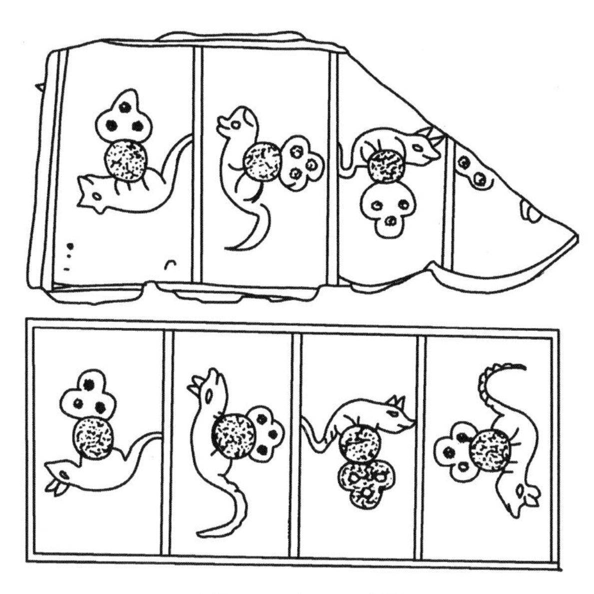

图 194　虎踩天球图

上图为原件，下图为复制件。布点表示红色。此图实为火历 - 参历图。图中红色三星是大火——心宿，或房心尾三宿，或大火代表东方苍龙，虎代表西方白虎，它们表示一年四季的变化。《国语 · 晋语四》说："大火，阏伯之星也，是谓大辰……且以辰出而以参入……而天之大纪也。韦昭注："所以大纪天时。" 与上说正相吻合。

《黄帝内经》除"日月星辰天纲图"有天门、地户外，《灵枢经 · 九宫八风》的"阴洛（宫）四十五日"在地户，"新洛（宫）四十五日"在天门。

三、火历明堂制

《黄帝内经素问 · 六微旨大论》说天地之道相差"三十度而有奇"，可知地道当在卯位房、心二宿，火历天道地道两分。《国语 · 楚语》记载如下。

颛顼受之，乃命南正重司天以属神，命火正黎司地以属民，使复旧常，无相侵渎，是谓绝地天通。

天道观星授民时，地道君王布政。《春秋汉含孳》说："房、心为明堂，天王布政之宫。""心三星五度，有天子明堂，布政之政。""明堂者，八窗四达，窗通八卦之气，布政之宫。"《尚书 · 考灵耀》说："心火星，天王也。”房心二宿，古均称大火。大火昏见东方地平线，时在春分，新一年的开始，君王要在这时布置安排一年的农事和政事，这是火历的明堂制。如《国语·周语中》记载如下。

夫辰角见而雨毕，天根见而水涸，本见而草木节解，驷见而陨霜，火见而清风戒寒。

故先王之教曰：雨毕而除道，水涸而成梁，草木节解而备藏，陨霜而冬裘具，清风至而修城郭宫室。故《夏令》曰：九月除道，十月成梁。其时儆曰：收而场功，偫而畚梮，营室之中，土功其始，火之初见，期于司里。此先王所以不用财贿，而广施德于天下者也。今陈国火朝觌矣，而道路若塞，野场若弃，泽不陂障，川无舟梁，是废先王之教也。

角宿早晨偕日出现在东方时是农历九月表示雨季结束，农历十一月一阳来复（天根）角宿早晨偕日出现在东方时表示河流将干枯，氐宿（驷）在早晨偕日出现在东方时表示草木将凋落，房宿早晨偕日出现在东方时便要降霜了，大火宿早晨偕日出现在东方时表示天气已冷，该准备过冬了。所以，先王的教诲说：“雨季结束便修整道路，河流干枯便修造桥梁，草木凋谢便储藏谷物，霜降来临使备好冬衣，寒风吹起就修整城郭宫室。”所以《夏令》说：“九月修路，十月架桥。”届时又提醒人们说：“结束场院的农活，备好土箕和扁担，当营室宿见于中天时，营造工作就要开始。在大火宿刚出现时，到司里（掌管客馆的官）那儿去集合。”这正是先王能够不费钱财而向民众广施恩惠的原因啊。现今陈国早晨已能见到大火宿了，但是道路已被杂草堵塞，农村的谷场已被废弃，湖泊不筑堤坝，河流不备舟桥，这是荒废了先王的遗教。

《黄帝内经素问·六微旨大论》说：“愿闻地理之应六节气位何如……显明之右，君火之位也；君火之右，退行一步，相火治之；复行一步，土气治之；复行一步，金气治之；复行一步，水气治之；复行一步，木气治之；复行一步，君火治之。”显明即平旦日出时。君火即心火，相火代君火——心火见中天。

神农氏创制火历，规定一年为八节。如《晋书·律历志》说：“逮乎炎帝，分八节以始农功。”八节称八个月，配以八卦。《易纬·周易乾凿度》记载如下。

孔子曰：岁三百六十日而天气周，八卦用事各四十五日方备岁焉。

这就是说火历 1 年 360 天，最初一年分四时（四季），每季 90 天，每季 2 个月，1年分二至二分四立八节 8 个月，每月 45 天。为了调节与太阳回归年的 6 天差异，除了天门新洛宫月、地户阴洛宫月日期不变外，其余各月加 1 个闰日，详见《灵枢经·九宫八风》。

大火昏见于东方地平线时，为火历正月，为春分时的天象，以春分为地道开始点。

大火昏见于东方半空时，为火历二月，为立夏时的天象。

大火昏见于南中天时，为火历三月，为夏至时的天象。

大火昏见于西方半空时，为火历四月，为立秋时的天象。

大火昏见于西方地平线时，为火历五月，为秋分时的天象。

大火晨见于东方半空时，为火历六月，为立冬时的天象。

大火晨见于南中天时，为火历七月，为冬至时的天象。

大火晨见于西方半空时，为火历八月，为立春时的天象。（图 195）

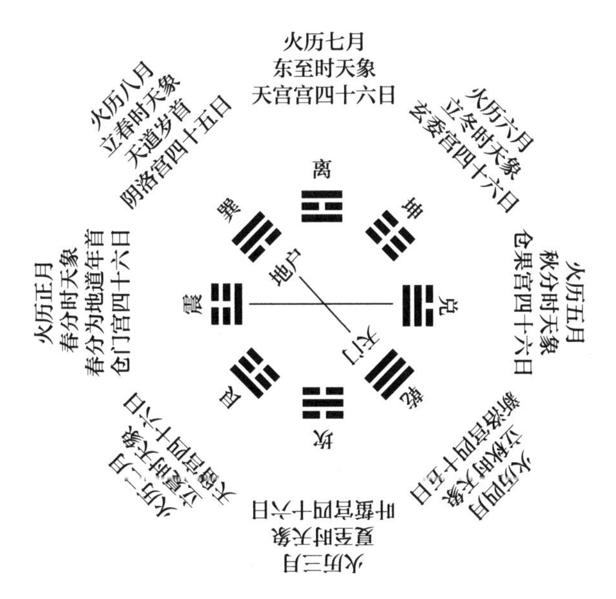

图 195　火历四时四季八月示意图

这是一种早期后天八卦结构的八卦八节火历，到了殷商时代改为 1 年 12 个月，闰年加在年尾，甲骨文称作“十三月”（年终放假过年调历）。天道四季：从南回归线冬至点到春分点为春季，从春分点到北回归线夏至点为夏季，从北回归线夏至点到秋分点为秋季，从秋分点到南回归线冬至点为冬季，天道以子午分，冬至点到夏至点为春夏阳半年，夏至点到冬至点为秋冬阴半年。天地之道相差 30 日，地道四季：从春分到北回归线夏至为春季，从北回归线夏至到秋分为夏季，从秋分到南回归线冬至为秋季，从南回归线冬至到春分为冬季，地道以卯酉分，春分到秋分为春夏阳半年，秋分到春分为秋冬阴半年。

最初火历将一年分为上、下两个半年，每隔半年过一次节日或称过年。新年分为大年和小年，春分年首过大年，秋分大火西伏过小年。大年过年日为 3 天，小年过年日为 2 天，闰年为 3 天，四年一闰（参彝族十月太阳历过年法，即在年首、年中过节）。

火历在春分、秋分过年的一项重要活动就是“出火”与“内火”，即祭火、烧火、迎火和送火。

四、天道上巳节、重阳节

地户在二十八宿龙头太阳冬至日出点角宿辰位，天门在太阳夏至日入点奎宿戌位。辰在夏历季春三月三上巳节，戌在夏历季秋九月九重阳节。太阳从南回归线冬至点往北回归线夏至点运行是春夏温热阳仪系统，太阳从北回归线夏至点往南回归线冬至点运行是秋冬凉寒阴仪系统。辰在东南方地底离天远为地户，戌在西北方地高离天近为天门。辰位东南地底，故有戏水之礼。戌位西北地高，故有重阳节登高之礼。

夏历三月三上巳节是汉民族传统节日，该节日在汉代以前定为三月上旬的巳日，后来固定在夏历三月初三。上古时代以“干支”纪日，三月上旬的第一个巳日，谓之“上巳”。《周礼》郑玄注：“岁时祓除，如今三月，上巳如水上之类。”魏晋以后，上巳节的节期改为农历三月初三，故又称“重三”，与“重阳节”相对。上巳节是古代举行“祓除畔浴”活动中最重要的节日，人们结伴去水边沐浴“出火”，称为“祓禊”，此后又增加了祭祀宴饮、曲水流觞、郊外游春等内容。总的来说，春天来了阳气出外，祈雨农耕。

戌在西北方地高离天近为天门，戌位西北地高，故有重阳节登高之礼。

重阳节是古代祭祀大火星的仪式。古代季节星宿标志的“大火”，在夏历季秋九月隐退，《夏小正》称“九月内火”，大火星的退隐，不仅使一向以大火星为季节生产与季节生活标识的古人失去了时间的坐标，同时使将大火奉若神明的古人产生莫名的恐惧，火神的休眠意味着漫漫长冬的到来，因此，在“内火”时节，一如其出现时要有迎火仪式那样，人们要举行相应的送行祭仪。在江南部分地区有重阳祭灶的习俗，是家居的火神，由此可见古代九月祭祀“大火”的蛛丝马迹。

再者，地高比喻年龄大，秋冬万物凋谢，年龄衰老，“九月九”谐音“久久”，祝老年人长寿。汉代，《西京杂记》中记西汉时的宫人贾佩兰称：“九月九日，佩茱萸，食蓬饵，饮菊花酒，云令人长寿。”《荆楚岁时记》说：“九月九日，四民并籍野饮宴。”隋杜公瞻注云：“九月九日宴会，未知起于何代，然自驻至宋未改。”求长寿及饮宴，构成了重阳节的基础。诗《与杨府山涂村众老人宴会代祝词》记载：“重九江村午宴开，奉觞祝寿菊花醅。明年更比今年健，共把青春倒挽回。”铺叙了老人节宴会、饮菊花酒、祝健等活动场景。

古人常将辰月大火星平旦晨出东方和戌月大火星昏没西方作为上、下半年开始的标志。所以，古人常将上巳、三月三、寒食节与重阳节、九月九对应“大火星”出没为依据作为春秋大节气。汉刘歆《西京杂记》说：“三月上巳，九月重阳，使此女（汝）游戏，就此祓禊登高。”

五、地道耕种节、秋分八月十五

地道春月开始农耕，秋月庆丰收。《礼记·月令》记载：“仲春之月，日在奎……是月也，玄鸟至。至之日，以大牢祠于高禖。天子亲是月也，玄鸟至。至之日，以大牢祠于高禖。天子亲往，后妃率九嫔御。乃礼天子所御，带以弓韣，授以弓矢，于高禖之前……是月也，耕者少舍。乃修阖扇，寝庙毕备。毋作大事，以妨农之事……天子乃鲜羔开冰，先荐寝庙，上丁，命乐正习舞，释菜。天子乃率三公、九卿、诸侯、大夫亲往视之。”《周礼·地官》说：“仲春之月，令会男女。于是时也，奔者不禁，若无故而不用令者，罚之。司男女之无夫家者而会之。”知卯月是婚配的佳时，在仲春之月，天子率后妃、九嫔亲往，“以大牢祠于高禖”，祈求婚姻生育。郑氏注：“玄鸟，燕也，燕以施生时来巢人堂宇而孚乳，嫁娶之象也，禖氏之官以为侯。”《诗经·大雅·生民》孔疏：“燕至在春分二月之中，燕以此时感阳气来集人堂宇，其来主为产乳蕃滋，故王者重其初至之日，用牛羊豕之太牢祀于郊禖之神。即是说，在春分时节，燕子归来，产卵孵化，因而也被作为婚姻生育之象征。再者，天子乃率三公、九卿、诸侯、大夫亲往耕田。

秋分大丰收，也要庆宴。《吕氏春秋》之中《季秋纪》载：“（九月）命家宰，农事备收，举五种之要。藏帝籍之收于神仓，祗敬必饬。”“是月也，大飨帝，尝牺牲，告备于天子。”可见当时已有在秋九月农作物丰收之时祭飨天帝、祭祖，以谢天帝、祖先恩德的活动。

通过以上考释得知，天道火历岁首在角宿，半年之时在奎。地道年首在房心，半年之时在昴毕。

按照中国太阳历规定，太阳冬至点在南回归线，而冬至日在北回归线（图 196），则火历太阳冬至点在南回归线日出点角宿为岁首，那么冬至年首当在北回归线，故冯时认为，寒露、霜降为年首是对的。（图 197）

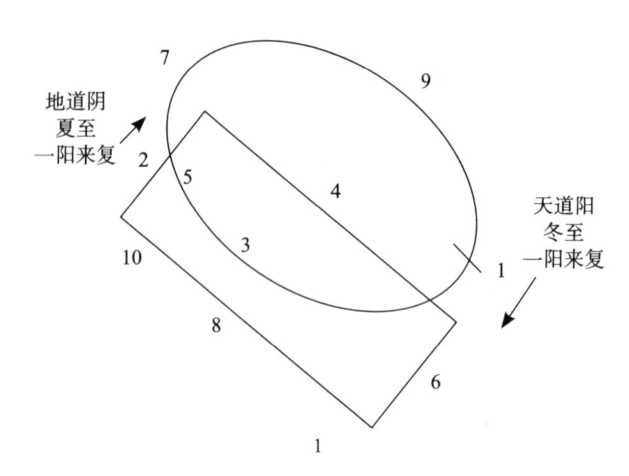

图 196　太阳历岁首、地道开始示意图

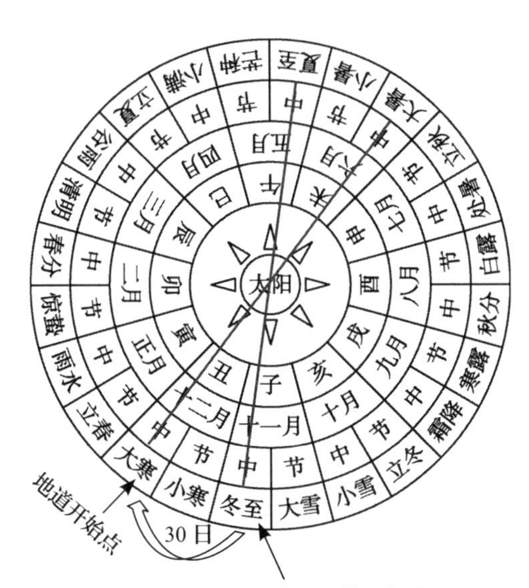

天道太阳在南回归线冬至点北回归线是冬至，
天地之道相差 30 天，地道开始于大寒
太阳历

2

图 196（续）

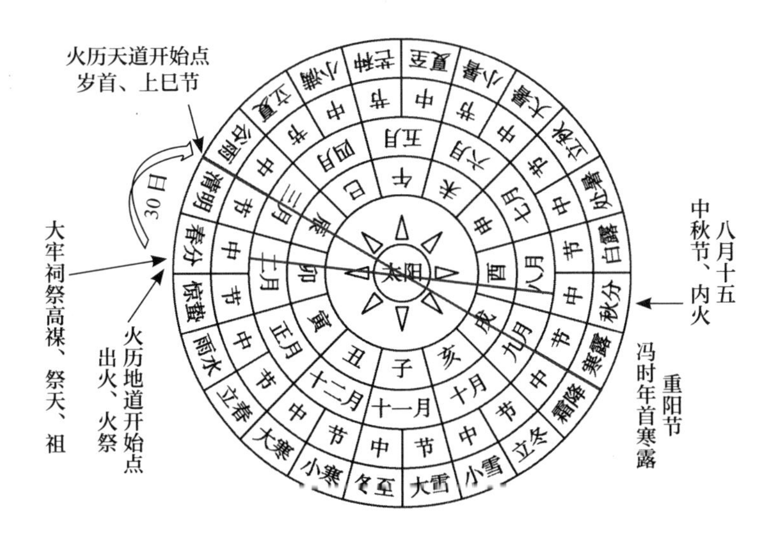

图 197　早期火历岁首、年首节日图

六、火祭

火历在春分、秋分过节的一项重要活动就是“出火”与“内火”（见前文《左传·襄九年》《周礼·夏官》），即祭火、烧火、迎火和送火。火祭，甲骨文或称火燎，本作“尞”。《说文解字·火部》说：“尞，柴祭天也。”段玉裁注：“《示部》祡下曰：‘烧柴尞祭天也。’”《周礼·春官·大宗伯》说：“以实柴祀日月星辰。”《礼记·郊特牲》说：“季春出火，为焚也。”火祭记载燎祭大火星。

古人在火历过节日举行“出火”“内火”活动，有两种意义。

第一，祭火，即祭祀大火星。《礼经会元·火禁》记载如下。

季秋内火，非令民内火也。火星昏伏，司爟乃以礼而内之，犹和叔寅饯纳日也。(《火历初探》注)

这就是说，在春分大火昏见时要举行隆重的迎火祭祀仪式，秋分大火伏时要举行隆重的送火祭祀仪式。

第二，放火烧田，安排农事，《孟子·滕文公上》说：“舜使益（即阏伯）掌火，益烈山泽而焚之。”即指此言。燧人氏发明火历，就是以大火昏见于东方时为一年的开始，这时农民忙于放火烧田，着手播种。所谓燎、焚，有烧火种田之意。《礼记·月令》说：季夏之月“毋发令而待，以妨神农之事也。水潦盛昌，神农将持功，举大事见有天殃。是月也，土润溽暑，大雨时行，烧薙行水，利水杀草，如以热汤。”疏：“六月主未，未有东井，东井是水，故六月而水潦盛昌也。神农将持功者，神农犹土神也。土地本受天雨泽，水潦以为生养之功。此月多水，故土神方得将持功也……烧薙，谓迫地芟除草名也……五月夏至芟杀暴之，至六月合烧之，故云烧薙也。行水者，其时也大雨时行，行于所烧田中，仍壅遏蓄之以渍烧薙，故云行水也。利以薙草者，利益也。先芟后烧，又蓄水渍之，即草根烂死。是利益得杀田中之草也。如以热汤者，曝水于烂草，田中水热而沫沸，如热汤渍之也。”此言六月放火烧田，与彝族六月过火把节的时间相符合。此事《史记》称作“火耕水耨”。《史记·货殖列传》说：“楚越之地，地广人稀，饭稻羹鱼，或火耕而水耨。”泷川龟太郎《考证》引中井积德语：“盖苗初生，与草俱生烧之以火，则苗与草毕烬，乃灌之以水，则草死苗长以肥，此之谓火耕水耨。”按语：“先以火焚草，然后耕之，植以苗，灌以水，则土肥而苗长，以杂草生，轨除去也。”《史记·平准书》说：“江南火耕水耨。”集解引应邵语：“烧草下水种稻，草与稻并生，高七八寸，因悉芟去，复下水灌之，草死，独稻长，所谓火耕水耨也。”楚国为颛顼的后裔，其火正为黎的后裔。楚行火历，故有放火烧田的风俗。

七、结语

通过以上论述，可以得出以下认识。

第一，笔者认为，《黄帝内经》的28宿位置同于《尚书·尧典》28宿位置，《尚书·尧典》28宿是火正官尧帝的火历，所以《黄帝内经》里的28宿属于火历。

第二，“日月星辰天纲图”的天门、地户是天道火历的岁首、岁中，从地户逆时针到天门为火历的春夏阳半年，从天门逆时针到地户为火历的秋冬阴半年。

第三，《灵枢经·九宫八风》的辰巽位阴洛宫是地户，戌乾位新洛宫是天门。最早的火历1年360日，1年分四时四季，每季2个月，全年8个月，每个月45日。为了调和与太阳回归年365.25日的差异，除地户阴洛宫和天门新洛宫两个月仍为45日不变外，其余每月加1个闰日为46日。

第四，祭祀大火星，春祭为“出火”，秋祭为“内火”。祭火日过节。

第五，天地之道相差30日，火历地道开始时间在春分，根据太阳历冬至点在南回归线而地道冬至在北回归线的规律，则地道火历年首在秋分，为火历的正月。因岁差、时代的关系，在殷商时代改为12月火历，年可能从卯酉变迁为丑未。《黄帝内经素问·六微旨大论》记载了春分为火的史实。

第六，火历的发现，证明古人观测恒星是以简单的偕日出法为主，以后才发明冲日法观测恒星。

第四讲

五运六气历

五运六气是中医的重要内容，“天以六为节”为六气，“六气”属于天道而降于地，用十二地支表示。“地以五为制”为五运，“五运”属于地道而升于天，用十天干表示。六气是日地关系，五运是月地关系。《黄帝内经素问·天元纪大论》说：“木火土金水火，地之阴阳也”。地道或“地以五为制”，或“地以九九制会”，可知五方河图和九方洛书都属于五运范畴。故五运有太过、不及，太过用河图洛书成数表示，不及用河图洛书生数表示，则河图洛书数成了五运六气历的内容。既然河图洛书表示五运的太过与不及的变化，开始是不固定的，就不可能为开始固定不变的十月太阳历，所以，不能把具有一季 72 天的五季十月太阳历与河图洛书绑在一起。《黄帝内经素问·六节藏象论》说：“求其至也，皆归始春……所谓求其至者，气至之时也。”《黄帝内经素问·阴阳类论》说：“冬三月之病，病合于阳者，至春正月脉有死征，皆归出春。”一个“皆”字，非单一也，乃指运和气都开始于初春，运和气不可能不是一个起跑线。而“春”有两个含义，一是太阳历的立春至立夏为春天，一是夏历的正月、二月、三月为春天。如果是说两种历法都始于春，当指历元年时的立春日，若是指运和气都始于春，当指夏历的正月初一朔日。故《灵枢经·岁露论》提出以“冬至”为太阳回归运动的基点，以冬至后 45 日阳气微上、阴气微下的立春“阳气大发”为发病始点，并特别指出定在“正月朔日”的发病点。

五运六气历法是以太阳历为基础的，参以朔望月的太阴历和北斗历，并创建了特殊的 1 年 360 日的五运六气六十甲子阴阳合历。

五运六气的推演是以天文确定历法和值年干支，以天干推五运、地支推六气。然后根据五运和六气的天文气候特点，进一步确定出各个季节的疾病流行和防治原则。

第十七章
六十甲子历

从《黄帝内经》运气七篇看，五运六气历用的是六十甲子历。如《黄帝内经素问·六元纪大论》记载如下。

甲子　甲午岁

上少阴火，中太宫土运，下阳明金，热化二，雨化五，燥化四，所谓正化日也。其化上咸寒，中苦热，下酸热，所谓药食宜也。

乙丑　乙未岁

上太阴土，中少商金运，下太阳水，热化寒化胜复同，所谓邪气化日也。灾七宫。湿化五，清化四，寒化六，所谓正化日也。其化上苦热，中酸和，下甘热，所谓药食宜也。

丙寅　丙申岁

上少阳相火，中太羽水运，下厥阴木，火化二，寒化六，风化三，所谓正化日也。其化上咸寒，中咸温，下辛温，所谓药食宜也。

丁卯（岁会）　丁酉岁

上阳明金，中少角木运，下少阴火，清化热化胜复同，所谓邪气化日也。灾三宫。燥化九，风化三，热化七，所谓正化日也。其化上苦小温，中辛和，下咸寒，所谓药食宜也。

戊辰　戊戌岁

上太阳水，中太徵火运，下太阴土，寒化六，热化七，湿化五，所谓正化日也。其化上苦温，中甘和，下甘温，所谓药食宜也。

己巳　己亥岁

上厥阴木，中少宫土运，下少阳相火，风化清化胜复同，所谓邪气化日也。灾五宫。风化三，湿化五，火化七，所谓正化日也。其化上辛凉，中甘和，下咸寒，所谓药食宜也。

庚午（同天符） 庚子岁（同天符）

上少阴火，中太商金运，下阳明金，热化七，清化九，燥化九，所谓正化日也。其化上咸寒，中辛温，下酸温，所谓药食宜也。

辛未（同岁会） 辛丑岁（同岁会）

上太阴土，中少羽水运，下太阳水，雨化风化胜复同，所谓邪气化日也。灾一宫。雨化五，寒化一，所谓正化日也。其化上苦热，中苦和，下苦热，所谓药食宜也。

壬申（同天符） 壬寅岁（同天符）

上少阳相火，中太角木运，下厥阴木，火化二，风化八，所谓正化日也。其化上咸寒，中酸和，下辛凉，所谓药食宜也。

癸酉（同岁会） 癸卯岁（同岁会）

上阳明金，中少徵火运，下少阴火，寒化雨化胜复同，所谓邪气化日也。灾九宫。燥化九，热化二，所谓正化日也。其化上苦小温，中咸温，下咸寒，所谓药食宜也。

甲戌（岁会 同天符） 甲辰岁（岁会 同天符）

上太阳水，中太宫土运，下太阴土。寒化六，湿化五，正化日也。其化上苦热，中苦温，下苦温，药食宜也。

乙亥 乙巳岁

上厥阴木，中少商金运，下少阳相火，热化寒化胜复同，邪气化日也。灾七宫。风化八，清化四，火化二，正化度也。其化上辛凉，中酸和，下咸寒，药食宜也。

丙子（岁会） 丙午岁

上少阴火，中太羽水运，下阳明金，热化二，寒化六，清化四，正化度也。其化上咸寒，中咸热，下酸温，药食宜也。

丁丑 丁未岁

上太阴土，中少角木运，下太阳水，清化热化胜复同，邪气化度也。灾三宫。雨化五，风化三，寒化一，正化度也。其化上苦温，中辛温，下甘热，药食宜也。

戊寅　戊申岁（天符）

上少阳相火，中太徵火运，下厥阴木，火化七，风化三，正化度也。其化上咸寒，中甘和，下辛凉，药食宜也。

己卯　己酉岁

上阳明金，中少宫土运，下少阴火，风化清化胜复同，邪气化度也。灾五宫。清化九，雨化五，热化七，正化度也。其化上苦小温，中甘和，下咸寒，药食宜也。

庚辰　庚戌岁

上太阳水，中太商金运，下太阴土，寒化一，清化九，雨化五，正化度也。其化上苦热，中辛温，下甘热，药食宜也。

辛巳　辛亥岁

上厥阴木，中少羽水运，下少阳相火，雨化风化胜复同，邪气化度也。灾一宫。风化三，寒化一，火化七，正化度也。其化上辛凉，中苦和，下咸寒，药食宜也。

壬午　壬子岁

上少阴火，中太角木运，下阳明金，热化二，风化八，清化四，正化度也。其化上咸寒，中酸凉，下酸温，药食宜也。

癸未　癸丑岁

上太阴土，中少徵火运，下太阳水，寒化雨化胜复同，邪气化度也。灾九宫。雨化五，火化二，寒化一，正化度也。其化上苦温，中咸温，下甘热，药食宜也。

甲申　甲寅岁

上少阳相火，中太宫土运，下厥阴木，火化二，雨化五，风化八，正化度也。其化上咸寒，中咸和，下辛凉，药食宜也。

乙酉（太一天符）　乙卯岁（天符）

上阳明金，中少商金运，下少阴火，热化寒化胜复同，邪气化度也。灾七宫。燥化四，清化四，热化二，正化度也。其化上苦小温，中苦和，下咸寒，药食宜也。

丙戌（天符） 丙辰岁（天符）

上太阳水，中太羽水运，下太阴土，寒化六，雨化五，正化度也。其化上苦热，中咸温，下甘热，药食宜也。

丁亥（天符） 丁巳岁（天符）

上厥阴木，中少角木运，下少阳相火，清化热化胜复同，邪气化度也。灾三宫。风化三，火化七，正化度也。其化上辛凉，中辛和，下咸寒，药食宜也。

戊子（天符） 戊午岁（太一天符）

上少阴火，中太徵火运，下阳明金，热化七，清化九，正化度也。其化上咸寒，中甘寒，下酸温，药食宜也。

己丑（太一天符） 己未岁（太一天符）

上太阴土，中少宫土运，下太阳水，风化清化胜复同，邪气化度也。灾五宫。雨化五，寒化一，正化度也。其化上苦热，中甘和，下甘热，药食宜也。

庚寅 庚申岁

上少阳相火，中太商金运，下厥阴木，火化七，清化九，风化三，正化度也。其化上咸寒，中辛温，下辛凉，药食宜也。

辛卯 辛酉岁

上阳明金，中少羽水运，下少阴火，雨化风化胜复同，邪气化度也。灾一宫。清化九，寒化一，热化七，正化度也。其化上苦小温，中苦和，下咸寒，药食宜也。

壬辰 壬戌岁

上太阳水，中太角木运，下太阴土，寒化六，风化八，雨化五，正化度也。其化上苦温，中酸和，下甘温，药食宜也。

癸巳（同岁会） 癸亥（同岁会）

上厥阴木，中少徵火运，下少阳相火，寒化雨化胜复同，邪气化度也。灾九宫。风化八，火化二，正化度也。其化上辛凉，中咸和，下咸寒，药食宜也。

《黄帝内经素问·天元纪大论》说：“天以六为节，地以五为制。周天气者，六期为一备；终地纪者，五岁为一周……五六相合而七百二十气为一纪，凡三十岁，千四百四十气，凡六十岁，而为一周，不及太过，斯皆见矣。”《黄帝内经素问·六节藏象论》说：“夫六六之节，九九制会者，所以正天之度，气之数也。天度者，所以制日月之行也，气数者，所以纪化生之用也。天为阳，地为阴。日为阳，月为阴。行有分纪，周有道理。日行一度，月行十三度而有奇焉，故大小月三百六十五日而成岁，积气余而盈闰矣。立端于始，表正于中，推余于终，而天度毕矣……五日谓之候，三候谓之气，六气谓之时，四时谓之岁，而各从其主治焉。五运相袭，而皆治之，终期之日，周而复始，时立气布，如环无端，候亦同法。”这是说六十甲子历的天文背景。“天度”是“制日月之行”的坐标系，即甲子60年日月的会合周期，所谓“日为阳，月为阴。行有分纪，周有道理。日行一度，月行十三度而有奇焉，故大小月三百六十五日而成岁，积气余而盈闰矣”。积气置闰，3年1闰，5年2闰，19年7闰。60年加22个闰月，达到朔望月与回归年的协调周期。在日、月、地三体系中，天地定位，日月运行其间，以地球为参照物，则日月缠绕黄道在南北回归线之间作周年视运动。这就是五运六气的六十甲子历。天气司天在泉以六气为周期，地气的五运以五为周期，因此六气周天需要6年，五运周期需要5年，二者的调谐周期是30年，这30年叫作一纪，每年24个节气，30年一共有720个节气。60年两纪，有1 440个节气，叫作一周期，如此循环不已。这种六十甲子历设置的是“日月合璧，五星连珠，七曜齐元”的大周期，要求年、月、日、时合于夜半冬至点。从而出现像《皇极经世书》《三统历》等更大的周期，可能与太阳绕银河系大四季有关系，如白垩纪、寒武纪等。

干支作历起源很早。《史记》说：“黄帝命大挠作甲子”，大挠“始作甲乙以名日，谓之干；作子丑以名月，谓之支。有事于天则用日，有事于地则用月，阴阳之别，故有支干名也。”说明干支的起源非常古老，殷墟出土的甲骨文中出现最频繁的字就是干支，最古的甲骨文约为公元前1 400年，干支至少距今3 400年就出来了。最早用于历法。

《竹书纪年·太昊伏羲氏》说：伏羲氏“始作八卦……作甲历。”《竹书纪年》是战国中叶魏国人编的史书。

《古坟书·太古河图代姓纪》说："伏羲氏……命臣潜龙氏作甲历。"

《路史·后纪一》罗苹注引《历书序》说："伏羲推策作甲子。"

《世本·作篇》说："大挠作甲子。"据宋衷注，大挠是黄帝的史官，所以，《世本·作篇》认为干支纪年始于黄帝时代。《史记·索隐》记载："《世本》及《律历志》：黄帝使羲和占日，常仪占月，臾区占星气，伶伦造律吕，大挠作甲子，隶首作算数；容成综此六术，而著《调历》。"又称："唯黄帝及殷、周、鲁并建子为正"。而《后汉书》记载："黄帝造历，元起辛卯。"元代释念常《佛祖历代通载》记载："太史公史记称，黄帝三十八年，命风后定甲子。"而宋代刘恕《资治通鉴外纪》称"黄帝元年丁亥"。这说明黄帝即位于丁亥年，37年后（甲子年）定甲子、作《调历》，也就是黄帝作《调历》时为甲子年。这一年是公元前4377年。

有人说《黄帝内经素问》不是黄帝作品，是秦汉时期作品。而秦汉间用颛顼历，据《晋书·历律志》记载，魏文帝黄初年间（即公元220—226年）的董巴说："颛顼以今之孟春正月为元，其时正月朔旦立春，五星会于天庙，营室也。"这说明，颛顼的历法起始日（即该年的正月初一）满足以下四个条件：①朔日；②立春；③五星会聚；④五星会聚于天庙，即营室。赵永恒说是"公元前2807年2月26日"。

根据骆宾基在《金文新考》（上册）中的考证，中国在帝喾时期就已经开始有了甲子纪年历法，并在《庚申角》铭文中发现帝喾二十年以"庚申"纪年的金文记载。帝喾在帝尧之前。大家知道，五运六气的大纲是"日月星辰视运动图"，即所谓的五气经天图。这个图中的二十八宿排列次序中的四仲中星与《尚书·尧典》的四仲中星相同，据赵永恒等的推算，其年代在公元前2314年至公元前2176年之间。其实《灵枢经·卫气行》提到的"房昴为纬，虚张为经"位置与《尚书·尧典》的四仲中星相同，年代也应相同。晋·皇甫谧《帝王世纪》记载帝尧是"甲辰即帝位"。这说明《黄帝内经》成书的年代至少可上溯到尧帝时代，可知五运六气六十甲子历是一种非常古老的历法。

有人说，伏羲、黄帝、颛顼不可信。那么《隋书·律志历》引《竹书纪年》说："尧元年景子。"《竹书纪年》书中原文是："尧元年丙子"，因为唐高祖的父亲名昞，凡昞音的字皆改为景，以此避讳。这是战国时已有干支纪年的证据。《竹书纪年》是战国中叶魏国人编的史书。不过由于《竹书纪年》久已失散，这条证据曾受到学者的怀疑。而近期出土的文物，消除了这种怀疑。这就是说干支纪年法最迟从战国时期开始，而不是始于西汉。所以，有学者因为西汉太初元年有三种不同的纪年干支记载，而对五运六气理论科学性的质疑是没有道理的。

太阳南北回归线视运动圆周太阳历，1 岁 360 日。其一，内含五运五行五季太阳历，五运每行每季 72 日；其二，内含六甲周太阳历，每甲周 60 日，六甲周 360 日为 1 岁。因为太阳南北回归线视运动是永恒不变的，故这种历法可以称作五运六气太阳历，所以五运六气太阳历永恒不变，不会因时代的变迁而报废。若以五运属月亮，六气属太阳，则五运六气历又是五运和六气阴阳合历，简称五运六气历两含之。

第十八章
五运六气历的时间长度

《黄帝内经素问·六节藏象论》所说：“五日谓之候，三候谓之气，六气谓之时，四时谓之岁。”5日一候，“三候”15日为1节气，3节气45日为八节之一长度，6节气90日为四时之一长度，“四时”360日为一岁。这一360日长度的历法实际是五运六气历。《黄帝内经素问·六节藏象论》说：“天以六六为节，地以九九制会，天有十日，日六竟而周甲，甲六复而终岁，三百六十日法也。”《黄帝内经素问·阴阳离合论》说：“日为阳，月为阴，大小月三百六十日成一岁，人亦应之。”从分“大小月”看，这属于阴阳合历。

因为五运六气历一年是360日法，是用北斗旋转360度法或立杆测日影旋转360度法，其与太阳回归年时间长度的调整多在冬至、夏至时间调谐，如彝族十月历就是在冬至、夏至过年来协调历法，汉族多在冬至协调。《易纬·通卦验》记载如下。

正此之道，以日冬至日始，人主不出宫，商贾人众不行者五日，兵革伏匿不起。人主与群臣左右从乐五日，天下人众亦在家从乐五日，以迎日至之大礼。人主致八能之士，或调黄钟，或调六律，或调五音，或调五声，或调五行，或调律历，或调阴阳，政德所行，八能以备，人主乃纵八能之士击黄钟之钟，人敬称善言以相之。乃权水轻重，释黄钟之公，称黄钟之重，击黄钟之磬。公卿大夫列士乃使八能之士击黄钟之鼓，鼓用革焉……天地以扣（声）应黄钟之音，得蕤宾之律应，则公卿大夫列士以德贺于主人。因诸政所请行五官之府，各受其当声调者，诸气和，则人主以礼赐公卿大夫列士。五日仪定，地之气和，人主公卿大夫列士之意得，则阴阳之晷如度数。夏日至之礼，如冬日至之礼，舞八乐，皆以肃敬为戒。黄钟之音调，诸气和，人主之意慎（得），则蕤宾之律应；磬声和，则公卿大夫列士诚信，林钟之律应。此谓冬日至成天文，夏日至成地理。鼓用黄牛皮，鼓圆径五尺七寸。瑟用桑木，瑟长五尺七寸。间音以箫，长尺四寸。故曰：冬至之日，立八神，树八尺之表，日中规其晷之如度者，则岁美，人民和顺；晷不如度者，则其岁恶，人民为讹言，政令为之不平。晷进则水，晷退则旱，进尺二寸则月食，退尺则日食。月食，粜贵，臣下不忠；日食，则害王命，道倾侧。故月食则正臣之行，日食则正人主之道。晷不如度数则阴阳不和，举错不得发号出令置官立吏，使民不得其时则晷为之进退，风雨寒暑为之不时。晷进为赢，晷退为缩，稽为扶。赢者尝，无功富民，重有余。缩者罚，无罪贫民，重不足。扶者，谀臣进，忠臣退。是故邪气数致，度数不得，日月薄食，列星失其次，而水旱代昌，谗谀日进，忠臣日亡，万物不成，诸神不享，终不变之则殃祸日章。谨候日冬至之日，见云送迎从下乡来，岁美，人民和，不疾疫；无云送迎德薄，岁恶。故其云，青者饥，赤者旱，黑者水，白者为兵，黄者有土功，诸从日气送迎，此其徵也。是故人主动而得天地之道，则万物之精尽矣。

其言“青者、赤者、黑者、白者、黄者”，乃言月行九道。由此可知，古人调历注重冬至、夏至。一年 360 天，余 5 天为“八能之士”调历日，而君臣与民众则从乐五日，为过年日。当“八能之士”将“五日议定，地之气和，人主公卿大夫之意得，则阴阳之晷如度数”，虽从八方面调制历法，最终则独重立杆测日影之法，故云：“阴阳之晷如度数”。所谓“冬日至成天文，夏日至成地理”，是就天地阴阳相应讲的。天道的冬至点，对应地道的夏至日，即天阴对地阳也。

“八能之士”古籍多有记载，《后汉书·仪礼志中》说：“故使八能之士八人，或吹黄钟之律间竽；或撞黄钟之钟；或度晷景。”《乐府诗集·郊庙歌辞三·高明乐》说：“士备八能，乐合八变。”唐·王勃《乾元殿颂并序》说：“八能亨运，抗鹓邸而杖朱髦。”宋·苏轼《贺年启》说：“备八能而合乐，益验人和。”宋·王应麟《小学绀珠·律历·八能》谓：“调黄钟，调六律，调五音，调五声，调五行，调律历，调阴阳，调正德所行。”律历，指乐律和历法。《大戴礼记·曾子天圆》说：“圣人慎守日月之数，以察星辰之行，以序四时之顺逆，谓之历；截十二管，以宗八音之上下清浊，谓之律也。律居阴而治阳，历居阳而治阴，律历迭相治也。”卢辩注：“历以治时，律以候气，其致一也。”北齐颜之推《颜氏家训·杂艺》说：“算术亦是六艺要事，自古儒士论天道，定律历者，皆学通之。”不是吹灰候气一法能定的。八能士之一是管“候气”的。根据史料记载，律管吹灰叫“候气”（或称“候风”），是用声学原理和技术来观测风向风力和观测地震的，张衡的“候风地动仪”就是个代表作。候气的工作原理是在空旷之地安置组合律管；有风吹过，那些律管发声（与箫发声原理一样），乐师判断音高音量，以此观测风力。为了排除风雨等影响，或在密封之室安置另一律管组合并安置芦灰，若有发声，则根据音声和芦灰状态来观察判断是否发生地震及其发生方向和强度。东汉晋隋之后，由于战争动乱等缘故，“候气”方法失传，加上一批文官望文生义，“候气”面目全非，所以有人说是把芦灰塞进律管并放到密室内，时令到某月，与该月相应的律管中的灰就会飞出，云云，就是东汉晋隋及后来的文人以讹传讹。

乐律和历法组合，简称“律历”（表 24）。律历包括十二音和地支十二宫的对应，还包括“宫、商、角、徵、羽”五音和天干五行的对应。譬如，“宫”音对五行之“土”、商音对“金”，等等；譬如，按阴阳分，“太宫”对天干的“甲”，“少宫”对天干的“己”，等等。五音与五行和天干的对应、加上河洛之数，是观测、记录、校正和调整历法的“定局”工具，简称“五运”和“定五行局”，工具方法俗称为“纳音”。举例：五运交司时刻。

公历 2018 戊戌年，五运之客运为：太徵（戊）、少宫、太商（庚）、少羽、太角（壬）。

公历 2019 己亥年，五运之客运为：少宫（己）、太商、少羽（辛）、太角、太宫（甲）。

表 24 乐律对应表

<table>
<tr><td rowspan="5">乐律对应</td><td>十二宫</td><td>子</td><td>丑</td><td>寅</td><td>卯</td><td>辰</td><td>巳</td><td>午</td><td>未</td><td>申</td><td>酉</td><td>戌</td><td>亥</td></tr>
<tr><td rowspan="3">七律</td><td>宫</td><td></td><td>商</td><td></td><td>角</td><td></td><td>变徵</td><td>徵</td><td></td><td>羽</td><td></td><td>变宫</td></tr>
<tr><td>土</td><td></td><td>金</td><td></td><td>木</td><td></td><td></td><td>火</td><td></td><td>水</td><td></td><td></td></tr>
<tr><td>太 少
宫 宫
甲 己</td><td></td><td>太 少
商 商
庚 乙</td><td></td><td>太 少
角 角
壬 丁</td><td></td><td></td><td>太 少
徵 徵
戊 癸</td><td></td><td>太 少
羽 羽
丙 辛</td><td></td><td></td></tr>
<tr><td>12 律</td><td>黄钟</td><td>大吕</td><td>太蔟</td><td>夹钟</td><td>姑洗</td><td>仲吕</td><td>蕤宾</td><td>林钟</td><td>夷则</td><td>南吕</td><td>无射</td><td>应钟</td></tr>
</table>

这个不同，反映的是通过立杆测日影在冬至、夏至校对日影发现太阳视运动并非匀速正圆，而是不等速的偏心椭圆。就此自然天文现象而言，到目前，有文字文物可考的历史记录说明，中国历法最早相当完整地展现了黄道为偏心椭圆，且把这个现象的自然规律付诸历法校对调整和推导实际应用。

五音和十二律组合，对应天干地支，组成“五运六气”的律历系统，这是中国历法的一大特征，这一科学发现影响了中国数千年的历史发展。

第十九章
北斗历和《灵枢经·九宫八风》历

《黄帝内经》所载一年“三百六十日法”的历法，含有两种情况，一是立杆测日影旋转一周360度的一年“三百六十日法”，二是北斗星旋转一周360度的一年“三百六十日法”。故《伤寒论·伤寒例》记述如下。

夫欲候知四时正气为病，及时行疫气之法，皆当按斗历占之。

人们都将《灵枢经·九宫八风》作为“北斗历”的典型代表，其实这种认识不恰当。因为《灵枢经·九宫八风》记载的历法是1年366日，《尚书·尧典》记载的也是这种1年366日的历法，是太阳回归年闰年日期，那是地球绕太阳所作的椭圆运动。而北斗星绕北极星是在作以北极星为中心的圆周运动，旋转一周是360度，为360日，所谓“三百六十日法也”，不可能是回归年1年366日。北斗星在不停地旋转，不可能旋转一节是46日，而有的一节是45日。《灵枢经·九宫八风》所记45日的两个节气，正是《黄帝内经素问·五运行大论》所载“五气经天图”的天门、地户位置（图198）。

太一常以冬至之日：

居叶蛰之宫四十六日（冬至，叶蛰，北方，一，坎）。

明日居天留四十六日（立春，天留，东北，八，艮）。

明日居仓门四十六日（春分，仓门，东方，三，震）。

明日居阴洛四十五日（立夏，阴洛，东南，四，巽）。

明日居上天四十六日（夏至，上天，南方，九，离）。

明日居玄委四十六日（立秋，玄委，西南，二，坤）。

明日居仓果四十六日（秋分，仓果，西方，七，兑）。

明日居新洛四十五日（立冬，新洛，西北，六，乾）。

明日复居叶蛰之宫，曰冬至矣（冬至，叶蛰，北方，一，坎）。

天门是夏至点（夏至日入点），地户是冬至点（冬至日出点）。《黄帝内经素问·脉要精微论》说："是故冬至四十五日，阳气微上，阴气微下；夏至四十五日，阴气微上，阳气微下。"冬至后45日是立春，就是定八节的。这一360日的历法实际是五运六气历。如《黄帝内经素问·六节藏象论》所说的"天以六六为节，地以九九制会，天有十日，日六竟而周甲，甲六复而终岁，三百六十日法也"。《黄帝内经素问·阴阳离合论》说："日为阳，月为阴，大小月三百六十日成一岁，人亦应之"，从分"大小月"看，当属阴阳合历。《黄帝内经素问·天元纪大论》说："天以六为节，地以五为制。周天气者，六期为一备；终地纪者，五岁为一周。君火以明，相火以位。五六相合而七百二十气为一纪，凡三十岁，千四百四十气，凡六十岁，而为一周，不及太过，斯皆见矣。"这说明五运六气理论有天地之分，天阳六气，地阴五运。故《黄帝内经素问·天元纪大论》说："寒暑燥湿风火，天之阴阳也，三阴三阳，上奉之。木火土金水火，地之阴阳也，生长化收藏，下应之。天以阳生阴长，地以阳杀阴藏。天有阴阳，地亦有阴阳。木火土金水火，地之阴阳也，生长化收藏。故阳中有阴，阴中有阳。所以欲知天地之阴阳者，应天之气，动而不息，故五岁而右迁。应地之气，静而守位，故六期而环会。动静相召，上下相临，阴阳相错，而变由生也。"

立夏，阴洛，东南，四，巽45日	夏至，上天，南方，九，离46日	立秋，玄委，西南，二，坤46日
春分，仓门，东方，三，震46日	太一居五宫	秋分，仓果，西方，七，兑46日
立春，天留，东北，八，艮46日	冬至，叶蛰，北方，一，坎46日	立冬，新洛，西北，六，乾45日

图198　九宫八风

《灵枢经·九宫八风》所载45日的乾巽两宫，与《五气经天图》中的乾天门巽地户一致，于是知道，乾巽乃天道太阳逆时针的视运行轨道，其云46日、45日也是言太阳运行，那么这个“太一”应是指太阳。屈原的“东皇太一”即指太阳。

第二十章
六气开始时间

大凡推演理论，必须首先建立一个始点，始点的正确与否决定了推演的成败。就五运六气推演的始点，目前广为热议的学术观点主要有《黄帝内经》的正月朔日说和后世的大寒说、立春说三种，本文将逐一剖析这些观点的理论源流，综观而论，《黄帝内经》正月朔日说是正确的六气开始时间。

一、《黄帝内经》正月朔日说

《黄帝内经》从五个方面论述了六气开始于正月朔旦时刻。

（一）“正月朔日说”源出

《黄帝内经》明确提出六气始于农历每年的正月初一。

《黄帝内经素问·六元正纪大论》说：“夫六气者，行有次，止有位，故常以正月朔日平旦视之，睹其位而知其所在矣。运有余，其至先；运不及，其至后。此天之道，气之常也。运非有余，非不足，是谓正岁，其至当其时也。”

经文明确指出，六气的次序和气位要以“正月朔日”为始点，以正月朔日为正岁的起始时刻，是《黄帝内经》原文给出的标准答案。

（二）一年之六气论

五运六气基本理论的要点是推算五运和六气，其基本条件是明确设立一个推演始点，因六气必须是在一年之中的六气，故其始点必须符合既是年首又是春季之首的条件。《黄帝内经素问·至真要大论》说："初气终三气，天气主之；四气尽终气，地气主之。"《黄帝内经素问·六元正纪大论》又说："岁半以前，天气主之；岁半以后，地气主之。"说明六气必须是在一年之中的。

六气的始点具有天文背景，应从一年的"正月朔日"开始，不可能跨越年度到大寒节，这是"天之道，气之常"。

（三）子甲相合，命曰岁立

五运六气纪时以六十甲子历，用天干地支表示，而天干地支具有天时阴阳之义，如《说文解字》有明确阐释。

子：十一月阳气动，万物滋，人以为偁。象形。古文子从巛，象发也，籀文子囟有发，臂胫在几上也。

丑：纽也。十二月，万物动，用事。时加丑，亦举手时也。

寅：髌也。正月阳气动，去黄泉欲上出，阴尚强。象宀不达髌，寅于下也。

卯：冒也，二月万物冒地而出。象开门之形，故二月为天门。

辰：震也。三月阳气动，雷电振，民农时也。物皆生。从乙、匕，象芒达；厂，声也；辰，房星，天时也；从二，二，古文上字。

巳：已也。四月阳气已出，阴气已藏，万物见，成文章。故巳为蛇，象形。

午：牾也。五月阴气午逆阳，冒地而出。此与矢同意。

未：味也，六月滋味也。五行，木老于未，象木重枝叶也。

申：神也。七月，阴气成，体自申束。从臼，自持也。吏以铺时听事，申（辅）旦政也。

酉：就也。八月黍成，可为（酉寸）酒。象古文酉之形。

戌：灭也。九月阳气微，万物毕成，阳下入地也。五行，土生于戊，盛于戌。从戊含一。

亥：荄也。十月微阳起，接盛阴。从二，二古文上字；一人男，一人女也。从乙，象怀子咳咳之形。古文为豕，与豕同。亥而生子，复从一起。

十二地支表示的是天道太阳视运动的阴阳变化之相位状态，这里用的是阴阳合历——农历，是面南观日月授时的，与北斗没有关系。十一月子月冬至太阳运动到南回归线是天道最冷之时，成终成始，也是太阳返回北回归线的开始而一阳来复，故云“阳气动，万物滋”，即阳气来复藏于下而万物开始萌蘖于下。

甲：东方之孟，阳气萌动。从木，戴孚甲之象。一曰人头宜为甲，甲象人头。

乙：象春草木冤曲而出，阴气尚强，其出乙乙也。与丨同意。承甲，象人颈。

丙：位南方，万物成，炳然。阴气初起，阳气将亏，从一入冂，一者，阳也。承乙，象人肩。

丁：夏时万物皆丁实。象形。承丙，象人心。

戊：中宫也。象六甲五龙相拘绞也。承丁，象人胁。

己：中宫也。象万物辟藏诎之形也。承戊，象人腹。

庚：位西方。象秋时万物庚庚有实也。承己，象人脐。

辛：秋时万物成而熟。金刚味辛，辛痛即泣出。从一，从辛；辛罪也。承庚，象人股。

壬：位北方也。阴极阳生，故《易》曰“龙战于野”；战者，接也。象人怀妊之形。承亥壬以子，生之叙也。与巫同意。承辛，象人胫；胫，任体也。

癸：冬时水地平，可揆度也。象水从四方流入地中之形。承壬，象人足。

地支所表示的天道太阳在南回归线的一阳来复，照射到地面需要45日，用天干表示，故《黄帝内经素问·脉要精微论》说：“冬至四十五日，阳气微上，阴气微下。夏至四十五日，阴气微上，阳气微下。”冬至后45日是立春，在农历正月，故云“甲：东方之孟，阳气萌动”，孟者春正月也。十一月是天道“阳气动”，正月是地面“阳气萌动”。甲表示春生少阳之气，所以用十天干表示五方之五行五位：东方甲乙木，南方丙丁火，中宫戊己土，西方庚辛金，北方壬癸水。《灵枢经·阴阳系日月》说：“五行以东方甲乙木王春，春者，苍色，主肝，肝者足厥阴也。今乃以甲为左手之少阳，不合于数，何也？岐伯曰：此天地之阴阳也，非四时五行之以次行也。”《黄帝内经素问·阴阳类论》说：“雷公对曰：春甲乙青，中主肝，治七十二日，是脉之主时，臣以其藏最贵。帝曰：却念《上下经》，阴阳从容，子所言贵，最其下也。雷公致斋七日，旦复侍坐。帝曰：三阳为经，二阳为维，一阳为游部，此知五藏终始。三阳为表，二阴为里，一阴至绝，作朔晦却具合以正其理。”这都强调了“以甲为左手之少阳”的重要性，及厥阴始于春“甲”的明确阐释。故《黄帝内经素问·六微旨大论》说：“天气始于甲，地气始于子，子甲相合，命曰岁立。谨候其时，气可与期。”《运气论奥谚解》注：“天气始于甲干，地气始于子支者，乃圣人究乎阴阳重轻之用也。著名以彰其德，立号以表其事。由是甲子相合，然后成其纪。远可步于岁，而统六十年；近可推于日，而明十二时。岁运之盈虚，气令之早晏，万物生死，将今验古，咸得而知之。”为什么说“天气始于甲”？因为天气是地气上形成的，故用地道“甲”表示。为什么“地气始于子”？因为地气是天气下降于地形成的，故用天道“子”表示。《灵枢经·岁露论》对此做了阐释，以“子”“冬至”时太阳视运动在南回归线为永恒的基点，以冬至后45日“立春”“阳气大发”时为甲春，并以“正月朔日”为新年之始。春风拂煦，春雨滋物，阳生阴长，故云：“诸逢其风而遇其雨者，命曰遇岁露”。

我们研究的是地道上生物的变化，故当以“东方之孟，阳气萌动”的正月为年首，即一年运气的开始时间，这个时间是天道一阳来复照射到地面的时间，故云：“子甲相合，命曰岁立”，合于甲时，为一年之始，与地道是两个层次。地道一阳来复于丑时大寒节，天地之气相差“三十度”有奇。地道一阳来复于大寒节，地道阳气出于地面是大寒后45日的惊蛰节，冬眠动物复苏，打雷下雨了，可以农耕稼穑了。这一事实记载于《周易·说卦传》后天八卦之中。于此可知，五运六气六十甲子历可推算天道变化对地道生物的影响。

其中既有天道阴阳五行规律信息，也有地道阴阳五行规律信息，以及人道阴阳五行规律信息，可以用时间把天、地、人三才信息融合嵌套在一起，形成一个完整的生物信息，其贯通线就是太阳南回归线和北回归线之间的运动距离线段（图 199）。

于此可以看出，所有的一切生生化化都是围绕太阳运动展开的。

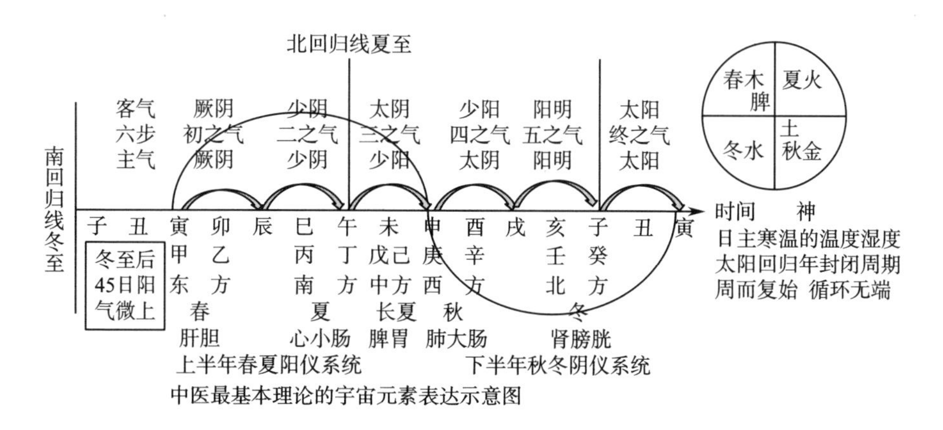

图 199 中医基础理论太阳回归运动线示意图

（四）测病灾实例

《黄帝内经》记载，预测全年气候疾病的关键是观测每年正月初一的气候。如《灵枢经·岁露论》记述如下。

此八正之候也……候此者，常以冬至之日，太一立于叶蛰之宫，其至也，天必应之以风雨者矣。风雨从南方来者，为虚风，贼伤人者也。其以夜半至也，万民皆卧而弗犯也，故其岁民少病。其以昼至者，万民懈惰而皆中于虚风，故万民多病。虚邪入客于骨而不发于外，至其立春，阳气大发，腠理开，因立春之日，风从西方来，万民又皆中于虚风，此两邪相抟，经气结代者矣。故诸逢其风而遇其雨者，命曰遇岁露焉。因岁之和，而少贼风者，民少病而少死；岁多贼风邪气，寒温不和，则民多病而死矣……

正月朔日，太一居天留之宫，其日西北风，不雨，人多死矣。

正月朔日，平旦北风行，民病多者，十有三也。

正月朔日，日中北风，夏，民多死。

…………

《黄帝内经》在这里提出冬至、立春、正月朔日三个关键日，冬至日是太阳运动到南回归线之日天道一阳来复之时，立春是冬至日后45日阳气微上、阴气微下之日，以正月朔日观察气候的变化，以候厥阴风来判断一年的灾异，强调正月朔日是一年的开始。

《灵枢经·九宫八风》也有类似记载，“正月朔日，太一居天留之宫，其日西北风，不雨，人多死矣。”“正月朔日，平旦北风，春，民多死。”这里的“天留宫”位于东北“艮卦”位，“正月朔日”当在“艮之南”的立春前后，不可能在艮之北的大寒前后。

又如《开元占经》载：“正月一日，风雨，其年大恶，微风小雨，年小恶。风悲鸣，疾作灾起。……米贵蚕伤……”“正月一日，无风而雨，岁中下，田麦成，禾黍小贵。”“正月晦日，雨风兼至，粂贵禾恶。”

（五）从运说

五运主要是月地关系，其次是五星地关系。五运的太过、不及是朔望月一年354日与六十甲子历一年360日之间谐调形成的。六十甲子历用的是360日为一年，而太阳运行一年实际是365.25日，要比六十甲子历多出5.25日，于是形成岁差成闰，也是形成“太过、不及”的原因。太过年又是五星近地球，不及年又是五星远地球。

《黄帝内经素问·脉要精微论》说：“是故冬至四十五日，阳气微上，阴气微下；夏至四十五日，阴气微上，阳气微下。”《黄帝内经素问·六微旨大论》说：“帝曰：善。愿闻其步何如？岐伯曰：所谓步者，六十度而有奇。故二十四步积盈百刻而成日也……岐伯曰：位有终始，气有初中，上下不同，求之亦异也……帝曰：愿闻其用也。岐伯曰：言天者求之本，言地者求之位，言人者求之气交……帝曰：何谓气交？岐伯曰：上下之位，气交之中，人之居也。故曰：天枢之上，天气主之；天枢之下，地气主之；气交之分，人气从之，万物由之，此之谓也。帝曰：何谓初中？岐伯曰：初凡三十度而有奇？中气同法。帝曰：初中何也？岐伯曰：所以分天地也。帝曰：愿卒闻之？岐伯曰：初者地气也，中者天气也。帝曰：其升降何如？岐伯曰：气之升降，天地之更用也。帝曰：愿闻其用何如？

岐伯曰：升已而降，降者谓天；降已而升，升者谓地。天气下降，气流于地；地气上升，气腾于天。故高下相召，升降相因，而变作矣。”王冰注：“气之初，天用事，天用事则地气上腾于太虚之内。气之中，地气主之，地气主则天气下降于有质之中。”

一个太阳回归年分为六步六气，每气为 60.875 日，每气两个月分为初、中两段，每一气开始的一个月为“初”，后一个月为“中”，每个月 30.437 5 日。划分初、中两段，是为了区分天地之气。岁从冬至子时开始为天道最寒冷的时候，至地道最寒冷的时候在丑时大寒节，即气温相同的天地之气相差“三十度而有奇”，所以称子丑为天地同温度六合中的一合，谓“天地合气”。天地“气交之分，人气从之，万物由之”，乃言天地气交于大寒后地道阳气微升于冬至 45 日后的寅时立春则为“人气”，所以古人说：“天开于子，地辟于丑，人生于寅”。只有“阳气微上”的时候才是一年春天的开始，地气上升为天，故用天干“甲”代表“阳气微上”。冬至天用事乃地气上升所致，故用地支“子”代表天气一阳来复。故《黄帝内经素问·六微旨大论》说：“天气始于甲，地气始于子，子甲相合，命曰岁立，谨候其时，气可与期。”由此可知，“子甲相合”即是“天地合气”于“气交之分，人气从之，万物由之”的时候，而“人生于寅”，可知六气始于寅，不始于大寒。“天地合气”于“气交之分”的“人气”时段，《黄帝内经素问·至真要大论》说“天地合气，六节分”，所以六气当开始于“人气”阶段，即“人生于寅”的用天干甲表示的阶段。从冬至天气到地气大寒后阳生阴长的人气升是立春雨水节，则是冬至后 60 日，所谓“六十日而有奇”。地气最寒冷始于大寒，大寒 45 日后地气阳气上升是惊蛰节，蛰虫出洞矣。从天气“阳气微上”的立春节到地气“阳气微上”的惊蛰节是“三十度而有奇”。这样就组成了天气、地气、人气的不同六步六气（表 25），其中只有“人气”六气才能“万物由之”，即阳生阴长而生化万物。夏代天地阴阳合历之年首立春才是六气的开始时刻。

表 25　天气、地气、人气六步表

六气	初之气	二之气	三之气	四之气	五之气	终之气
天气	冬至至雨水	雨水至谷雨	谷雨至夏至	夏至至处暑	处暑至霜降	霜降至冬至
地气	大寒至春分	春分至小满	小满至大暑	大暑至秋分	秋分至小雪	小雪至大寒
人气	立春至清明	清明至芒种	芒种至立秋	立秋至寒露	寒露至大雪	大雪至立春

每年主运的五运相生次序及其五音的关系如表 26。

表 26　主运及五音表

初运木运	二运火运	三运土运	四运金运	五运水运
角	徵	宫	商	羽

主运始于木角而终于水羽的次序，年年不变，但初运是太角还是少角，却要按当年客运年干是属于阳干太、阴干少而定。根据五音太少建运理论，依据客运太过、不及确定的主运太过、不及是以木气太少定位，壬太角统五太过，丁少角统五不及，丁壬各统五年（表 27）。

表 27　主运五步太少相生表

年干	初运　二运　三运　四运　终运
丁	木→少生太→火　太生少→土→少生太→金→太生少→水
戊	木→少生太→火　太生少→土→少生太→金→太生少→水
己	木→少生太→火　太生少→土→少生太→金→太生少→水
庚	木→少生太→火　太生少→土→少生太→金→太生少→水
辛	木→少生太→火　太生少→土→少生太→金→太生少→水
壬	木→太生少→火　少生太→土→太生少→金→少生太→水
癸	木→太生少→火　少生太→土→太生少→金→少生太→水
甲	木→太生少→火　少生太→土→太生少→金→少生太→水

续表

年干	初运	二运	三运	四运	终运
乙	木→太生少→	火 少生太→	土→太生少→	金→少生太→	水
丙	木→太生少→	火 少生太→	土→太生少→	金→少生太→	水

主气、客气、主运、客运都起始于年首的同一日，不应该有日错移，只有一日之内的时刻差异，四年闰一日。运有五年太过和五年不及的规律。木运太过则暖，木运不及则凉，其与厄尔尼诺和拉尼娜现象5年左右的周期有何关系，值得深入研究。厄尔尼诺和拉尼娜现象是赤道中、东太平洋海温冷暖交替变化的异常表现，这种海温的冷暖变化过程构成一种循环，在厄尔尼诺之后接着发生拉尼娜并非稀罕之事。同样拉尼娜后也会接着发生厄尔尼诺。

二、王冰三说

王冰次注《黄帝内经素问》，其注文中涉及运气推演的三个观点。

（一）艮南说

《黄帝内经素问·六微旨大论》记载如下。

甲子之岁，初之气，天数始于水下一刻，终于八十七刻半。二之气，始于八十七刻六分，终于七十五刻。三之气，始于七十六刻，终于六十二刻半。四之气，始于六十二刻六分，终于五十刻。五之气，始于五十一刻，终于三十七刻半。六之气，始于三十七刻六分，终于二十五刻。所谓初六天之数也。

王冰注："常起于平明寅初一刻，艮中之南也"。平明，即平旦。寅是在艮之南（图148），丑大寒在艮中之北。这一现象在《周易·说卦传》中记述如下。

帝出乎震，齐乎巽，相见乎离，致役乎坤，说言乎兑，战乎乾，劳乎坎，成言于艮。

万物出乎震，震，东方也。

齐乎巽，巽，东南也；齐也者，言万物之絜齐也。

离也者，明也，万物皆相见，南方之卦也。圣人南面而听天下，向明而治，盖取诸此也。

坤也者，地也，万物皆致养焉，故曰：致役乎坤。

兑，正秋也，万物之所说也，故曰：说言乎兑。

战乎乾，乾，西北之卦也，言阴阳相薄也。

坎者，水也，正北方之卦也，劳卦也，万物之所归也，故曰：劳乎坎。

艮，东北之卦也，万物之所成终而所成始也，故曰：成言乎艮。

一年“成始”于“艮中之南”的立春，“成终”于“艮中之北”的大寒，所以一年之首不在大寒，而在立春。《灵枢经·岁露论》说太一居“天留宫”立春日为“正月朔日”即指年首，而且是平气年。

《黄帝内经素问·六微旨大论》称此为“位有终始”，王冰注：“位，地位也。”大寒节为地道之终，冬至为天道之终，天地相差“凡三十度矣”。

又王冰注《黄帝内经素问·六微旨大论》说：“天之六气也，初之气，起于立春前十五日，余二、三、四、五、终气次至，而分治六十日余八十七刻半。”这里王冰定六气的条件是“天之六气”，天气一阳来复始于冬至，天地之气相差30日，故地气一阳来复“初之气，起于立春前十五日”的大寒，不是说一年的六气始于大寒。

（二）立春说

王冰注经有立春说，可惜他的立春说没有被后世人重视。

王冰对《黄帝内经素问·六节藏象论》中“立端于始，表正于中，推余于终，而天度毕矣”，注说：“言立首气于初节之日，示斗建于月半之辰，退余闰于相望之后。”初节为立春日，以立春为一岁之首。

又《黄帝内经素问·六元正纪大论》云：“岁半以前，天气主之。”“岁半之后，地气主之。”王冰注：“岁半，谓立秋之日也。”以立秋日推算，岁首始于立春。

《黄帝内经素问·六节藏象论》说：“求其至也，皆归始春。”王冰注曰："始春，谓立春之日也。"又注："候其年，则始于立春之日。"

（三）大寒说

一般认为，唐代王冰注经，提出初之气始于大寒节的说法，根据以下注文。

《黄帝内经素问·六节藏象论》说："皆归始春"，王冰注说："始春，谓立春之日也。春为四时之长，故候气皆归于立春前之日也。"又注："凡气之至，皆谓立春前十五日，乃候之初也。"立春前十五日，即是"大寒"节。

王冰注《黄帝内经素问·六微旨大论》"天之六气"一节："初之气，起于立春前十五日，余二、三、四、五、终气次至，而分为六十日余八十七刻半。"又注："风之分也，即春分前六十日有奇，自斗建丑正至卯之中，初之气也。"春分前六十日，即"大寒"节。

《黄帝内经素问·至真要大论》说："帝曰：分至何如？岐伯曰：气至之谓至，气分之谓分。至则气同，分则气异，所谓天地之正纪也。帝曰：夫子言春秋气始于前，冬夏气始于后，余已知之矣。"王冰注："言冬夏二至，是天地气主岁至其所在也。春秋二分，是间气初、二、四、五，四气各分其政于主岁左右也。故曰至则气同，分则气异也。所言二至二分之气配者，此所谓是天地气之正纪也。以分、至明六气分位，则初气、四气，始于立春、立秋前各一十五日为纪法；三气、六气，始于立夏、立冬后各一十五日为纪法；由是四气前后之纪，则三气、六气之中，正当二至日也。故曰，春秋气始于前，冬夏气始于后也。"立春前15日，即大寒节。

王冰为什么要提出大寒为气之始呢？《黄帝内经素问·六节藏象论》说："求其至也，皆归始春。"王冰注曰："始春，谓立春之日也。春为四时之长，故候气皆归于立春前之日也。"又注："凡气之至，皆谓立春前十五日，乃候之初也。""候其气，则始于四气定期；候其日，则随于候日，故曰谨候其时，气可与期也。"又王冰注：四时谓岁，"各从主治，谓一岁之日，各归从五行之一气而主以王也。""时，谓立春之前当至时也。气，谓当王之脉气也。春前气至，脉气亦至，故曰时立气布也。”可知王冰说的是“脉气”，这个“脉气”反映的是地道大寒节来复一阳之气，但这个一阳来复之气尚处于潜藏阶段，属于前文说的地道回归日期，不可能是一年六气之始，六气始于大寒是后人的错误理解。

由经文可知，判断五运的太过、不及、平气的关键在于“始春”。清·陆儋辰《运气辨》说：“‘始春’者，或指立春，或指立春前大寒，或指正月朔旦，未有定解。”《黄帝内经》对春天的解释只有两种：一是从立春到立夏为春天，如王冰注“始春”，谓春始于立春日。这是以太阳运动规律所划分的节气，使用的是太阳历。二是以农历正月二月三月为春天，称为“春三月”，此始于正月朔日，这是以朔望月运动规律所划分的月份，使用的是阴阳合历。在传世农历的历元年，这两种春天的始点皆在立春日，即正月初一合于立春日，没有大寒说。其后则在立春日前后徘徊，过60年周期就又重合于始点。这两种春天时段的调谐，就是日月运动周期的调谐，也就是五运与六气的调谐。据此才能真正解释清楚“求其至也，皆归始春”的意思，“皆”字概括春的两种含义。就是说，五运与六气都要以“始春”为基准日（在历元年，主运与主气“皆”始于立春），才能衡量太过、平气、不及，即早至或迟至。**可知“始春”和“立春”不是一回事，这也在《黄帝内经》中有明确的阐述。**

三、气候变化说

众所周知，五运六气是讲常变的，知常才能达变。大寒、立春属于太阳历，太阳历节气是固定不变的，是常，而一年的五运六气有太过、不及变化的，“正月朔日”的不定变化正符合这一点。日、地关系的太阳历只主一年寒热温度的变化，不能主风雨气候变化，只有日、月、地关系形成的朔望月所主风雨才是气候、物候变化的主角。《尚书·洪范》说：“月之从星，则以风雨。”“星有好风，星有好雨。”孔传：“箕星好风，毕星好雨，亦民所好。”箕是东方青龙的木宿，毕是西方白虎的金宿。古人认为月亮在箕星就会大风，在毕星就会下雨。孔子曾有：“月离于毕，俾滂沱矣。”孙武子曾说：“月于箕、壁、翼、轸，风起之日也。”

还要依据五大行星的定位，才能定风雨。大寒是地道一阳来复时，一阳来复必然会在脉象上有反应，王冰称此为“脉气”，但此时的来复之阳尚处于潜藏阶段，没有出地面，不可能形成一年初之气的开始，只有到了立春时才会阳气微上出地面而阴气微下。

古人聪慧，于是把立春之常定为参照基准日，将变化的正月朔日合于立春日的那天定为历元年，将立春和正月朔日统一起来，就是说在历元年，正月朔日合于立春日，而且六气的始点与五运的始点重合，在历元年之外则正月朔日在立春有前后徘徊，因此说，只有《黄帝内经》初之气始于正月朔日说是正确的。所以《灵枢经·岁露论》《灵枢经·九宫八风》《开元占经》等古籍推测天灾都是从正月朔日开始，没有从大寒、立春开始的。《伤寒论·伤寒例》也是以阴阳合历“正月二月”为初之气，即以正月朔日为六气始点，不是大寒、立春为始点。

徐振林用立春日作为初气之始，是以太阳历二十四节气定的，强调的是日地关系，日主寒温以温度为主，忽视了月地关系，月主风雨以湿度为主。《黄帝内经素问·八正神明论》说：“月始生则血气始精，卫气始行；月郭满则血气实，肌肉坚；月郭空，则肌肉减，经络虚，卫气去，形独居，是以因天时而调血气也。”《灵枢经·岁露论》说：“人与天地相参也，与日月相应也，故月满则海水西盛，人血气积，肌肉充，皮肤致，毛发坚，腠理郄，烟垢著，当是之时，虽遇贼风，其入浅不深；至其月郭空，则海水东盛，人气血虚，其卫气去，形独居，肌肉减，皮肤纵，腠理开，毛发残，膲理薄，烟垢落，当是之时，遇贼风则其入深，其病人也卒暴。”气候物候的变化是受日、月、地一起影响的，所以要用阴阳合历最好，因此《黄帝内经》以阴阳合历的年首正月朔日为初气之始。

从气候温度说，太阳运行到南回归线，是天道最寒冷的冬至日，即黄道上的冬至，其阳气内藏不出。然天地之气相差“三十度有奇”，地道最寒冷的日子不在冬至日，而在大寒日，也是地道阳气内藏不出的时间，天寒地冻，冰封万里。大寒是地道最寒时，在三九、四九天，不可能是春季的开始。天道一阳生于冬至，地道一阳生于大寒，尚属于潜藏期。春天必须是阳气上升的时候，开始于立春时间。如《黄帝内经素问·脉要精微论》说："冬至四十五日，阳气微上，阴气微下；夏至四十五日，阴气微上，阳气微下。"《黄帝内经》还指出，农历的正月在寅不在丑，丑月的二个节气是小寒、大寒，寅月的二个节气是立春、雨水（最早为惊蛰），所以一年的六气开始之时绝对不在大寒。《灵枢经·岁露论》说："正月朔日，太一居天留之宫"，天留宫起于立春，不在大寒。

第二十一章
司天在泉分上、下半年

《周髀算经》记载外衡、中衡、内衡，分别对应冬至、春分、夏至、秋分四点，并对应牵牛、娄、角、东井四宿四立点。此外衡——南回归线、中衡——赤道线、内衡——北回归线之三线，和冬至、春分、夏至、秋分四点视运动是永恒不变的。这些都是以太阳视运动冬至点——子位为基础，以地道三气节45日阳气微上为春天的开始，故《黄帝内经素问·六微旨大论》说："天气始于甲（地气上为天气而用天干），地气始于子（天气降为地气而用地支），子甲相合，命曰岁立。谨候其时，气可与期。"为什么云"子甲"，不云"甲子"呢？因为是以太阳视运动到冬至子时为基点也。天气下降于地谓之地气，用十二地支标记，故云"地气始于子"；地气上升于天谓之天气，用十天干标记，故云"天气始于甲"，天地合气，故云"子甲相合，命曰岁立"。太阳历之岁首定在冬至，是制定一切历法的基础，又称"周正"。冬至后45日立春日是制定夏历——农历——阴阳合历的年首，在孟春寅月，谓之"夏正"。冬至后30日大寒日是制定殷历的年首，谓之"殷正"，合称"置正"术。只有夏历——阴阳合历沿用至今不废，因为它符合天地自然规律，故《礼记·月令》谓东方春三月"其日甲乙"，《黄帝内经素问·藏气法时论》也说东方肝"其日甲乙"。于此可知，五运六气历用的是六十甲子历，属于阴阳合历，故《黄帝内经素问·阴阳离合论》说："大小月三百六十日成一岁"，太阳南北回归线视运动圆周期360日。而彝族所用的"十月太阳历"是纯太阳历，其年首在冬至、夏至，不属于《黄帝内经素问·四气调神大论》所说的四季范围。彝族历法还以寅虎为年首，则合于汉族的阴阳合历的年首。

值得注意是，《周髀算经》“七衡六间图”的“七衡六间”是北半球人“面南”得到的日月视运动规律图，而其内衡中间的“北极”却又是“面北”看到的。这与《黄帝内经素问·天元纪大论》所说“《太始天元册》文曰：太虚廖廓，肇基化元，万物资始，五运终天，布气真灵，总统坤元，九星悬朗，七曜周旋”是一致的，“七曜周旋”是“面南”看到的，北斗“九星悬朗”是“面北”看到的。故有《黄帝内经素问·阴阳离合论》“面南”说“大小月三百六十日成一岁”和《黄帝内经素问·六节藏象论》所说的不是大小月的“三百六十日法也”之不同。“面北”是看天上北斗星和北极星的，“面南”是看地上日月运动东升西落的。这种“面南”“面北”之不同也载于《黄帝内经素问·五运行大论》，并将“面南”“面北”合起来讲，记述如下。

论言天地者，万物之上下，左右者，阴阳之道路，未知其所谓也。岐伯曰：所谓上下者，岁上下见阴阳之所在也。

左右者，诸上见厥阴，左少阴右太阳；见少阴，左太阴右厥阴；见太阴，左少阳右少阴；见少阳，左阳明右太阴；见阳明，左太阳右少阳；见太阳，左厥阴右阳明。所谓面北而命其位，言其见也。

帝曰：何谓下？岐伯曰：厥阴在上则少阳在下，左阳明右太阴；少阴在上则阳明在下，左太阳右少阳；太阴在上则太阳在下，左厥阴右阳明；少阳在上则厥阴在下，左少阴右太阳；阳明在上则少阴在下，左太阴右厥阴；太阳在上则太阴在下，左少阳右少阴。所谓面南而命其位，言其见也。

在北半球观察坐标系公理制度下，“面北”坐南是头南脚北位于司天位置看天而“言其见”，“面南”坐北是头北脚南位于在泉位置看地而“言其见”。“面南”坐北以施政是南政，“面北”坐南以施政是北政。南北子午为经，东西卯酉为纬；面南，子丑顺时针方向顺行为太阳周日视运动方向，子亥逆时针方向逆行为地球旋转方向，面北则相反，子丑逆时针方向逆行为地球旋转方向，子亥顺时针方向顺行为太阳周日视运动方向。绘图如下（图 200）。

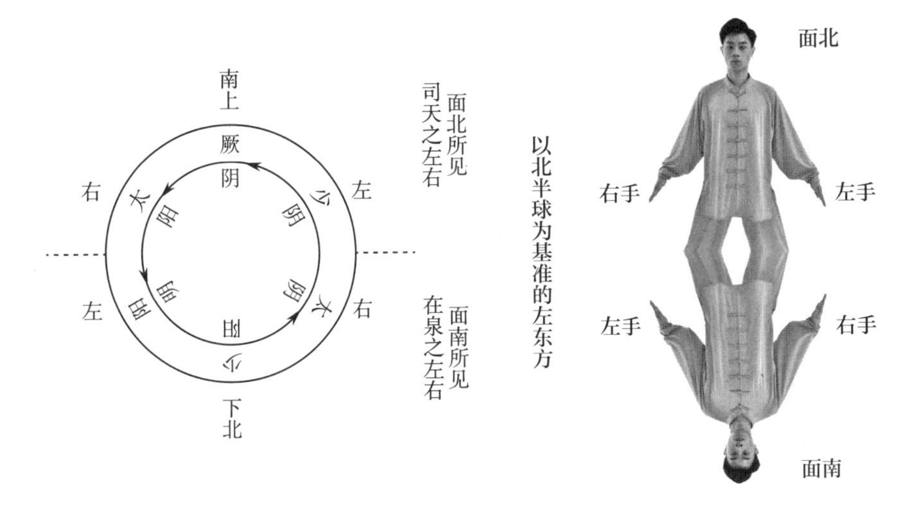

图 200　面北司天面南在泉施政示意图

实际上这是讲以北半球为基准公理的观察坐标，太阳从左侧东方升起来定左右间气及人身左右手，这也是对南北半球差异的标识，也是天道与地道的差异，天阳对地阴，天阴对地阳。《黄帝内经素问·宝命全形论》说："人生于地"，即人属于地道，《道德经》说："人法地"也。天圆地方。故有"天以六为节，地以五为制。周天气者，六期为一备；终地纪者，五岁为一周"之说。看天北斗历起于冬至子时，看地春天起于东方甲，故《黄帝内经素问·六微旨大论》说："天气始于甲，地气始于子，子甲相合，命曰岁立。谨候其时，气可与期。"

《黄帝内经素问·六微旨大论》说："帝曰：善。愿闻其步何如？岐伯曰：所谓步者，六十度而有奇。故二十四步积盈百刻而成日也……岐伯曰：位有终始，气有初中，上下不同，求之亦异也……帝曰：愿闻其用也。岐伯曰：言天者求之本，言地者求之位，言人者求之气交……帝曰：何谓气交？岐伯曰：上下之位，气交之中，人之居也。故曰：天枢之上，天气主之；天枢之下，地气主之；气交之分，人气从之，万物由之，此之谓也。帝曰：何谓初中？岐伯曰：初凡三十度而有奇？中气同法。帝曰：初中何也？岐伯曰：所以分天地也。帝曰：愿卒闻之？岐伯曰：初者地气也，中者天气也。帝曰：其升降何如？岐伯曰：气之升降，天地之更用也。帝曰：愿闻其用何如？岐伯曰：升已而降，降者谓天；降已而升，升者谓地。天气下降，气流于地；地气上升，气腾于天。故高下相召，升降相因，而变作矣。”王冰注：“气之初，天用事，天用事则地气上腾于太虚之内。气之中，地气主之，地气主则天气下降于有质之中。”天用事，一个太阳回归年分为六步六气，每气为 60.875 日，每气两个月分为初、中两段，每一气开始的一个月为“初”，后一个月为“中”，每个月 30.437 5 日。为什么要分为初、中两段呢？为了区分天地之气。岁从冬至子时开始为天道最寒冷的时候，至地道最寒冷的时候在丑时大寒节，即气温相同的天地之气相差“三十度而有奇”，所以称子、丑为天地同温度六合中的一合，谓“天地合气”。天地“气交之分，人气从之，万物由之”，乃言天地气交于大寒后地道阳气微升于冬至 45 日后的寅时立春则为“人气”，所以古人说：“天开于子，地辟于丑，人生于寅”。只有“阳气微上”的时候才是一年春天的开始，地气上升为天，故用天干“甲”代表“阳气微上”。冬至天用事乃天气下降于地，故用地支“子”代表天气一阳来复。故《黄帝内经素问·六微旨大论》说：“天气始于甲，地气始于子，子甲相合，命曰岁立，谨候其时，气可与期。”由上述可知，“子甲相合”即是“天地合气”于“气交之分，人气从之，万物由之”的时候，而“人生于寅”，可知人道六气始于寅，不始于大寒。“天地合气”于“气交之分”的“人气”时段，而《黄帝内经素问·至真要大论》说：“天地合气，六节分”，所以，生化万物的六气当开始于“人气”阶段，即“人生于寅”的用天干甲表示的阶段。从冬至天气到地气大寒后阳生阴长的人气升是雨水节，则是冬至后 60 日，所谓“六十日而有奇”。地气最寒冷始于大寒，大寒 45 日后地气阳气上升是惊蛰节，蛰虫出洞矣。从天气“阳气微上”的立春节到地气“阳气微上”的惊蛰节是“三十度而有奇”。这样就组成了天气、地气、人气的不同六步六气。其中只有“人气”六气才能“万物由之”，即阳生阴长而生化万物。夏代天地阴阳合之历元年首立春才是生化万物六气的开始时刻。《黄帝内经》从五个方面论述了生化万物六气开始于正月朔旦时刻（图 201 ~ 图 204）。

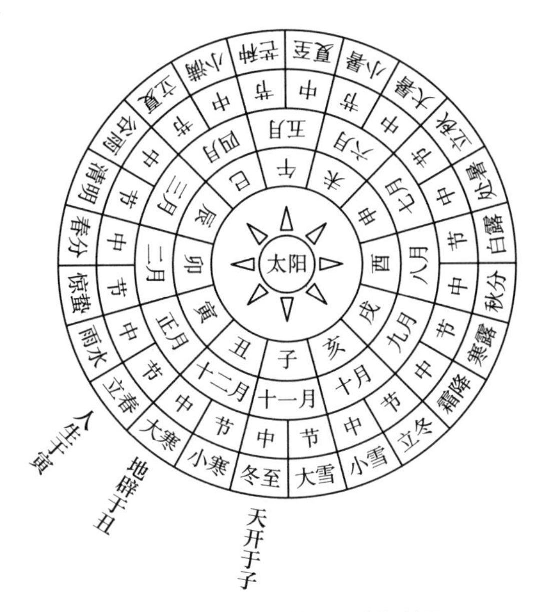

图 201　天道、地道、人道起始图

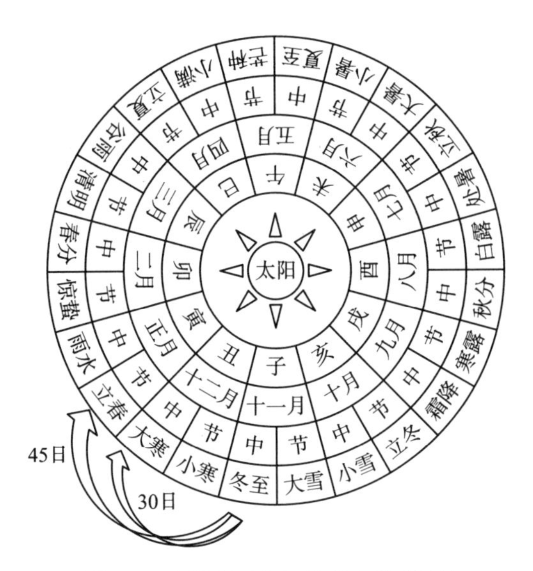

图 202　冬至后 30 日和 45 日示意图

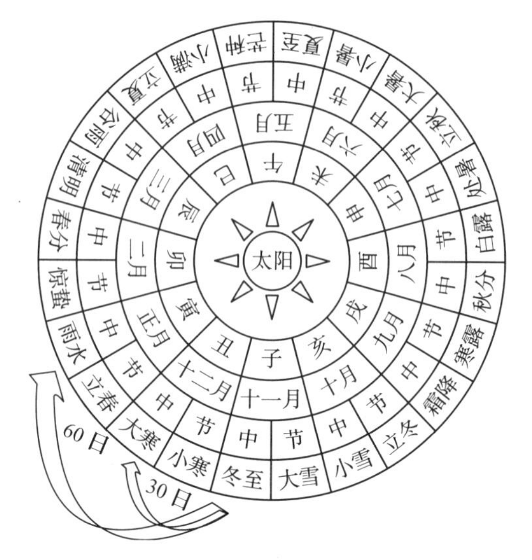

图 203　冬至后 60 日示意图

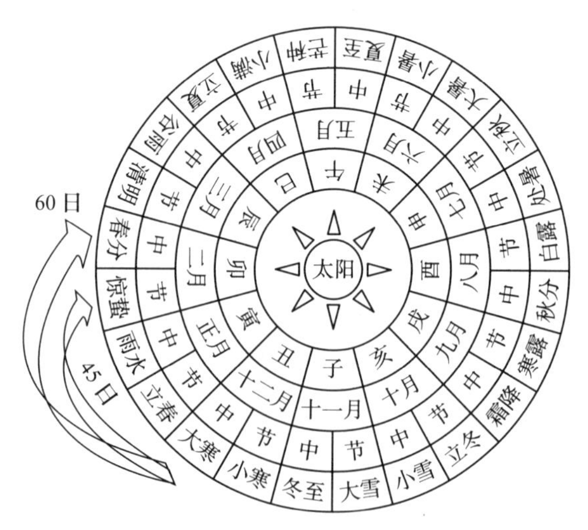

图 204　大寒后 45 日和 60 日示意图

“面北”司天主上半年，“面南”在泉主下半年。如《黄帝内经素问·六元纪大论》说：“岁半之前，天气主之，岁半之后，地气主之，上下交互，气交主之，岁纪毕矣。”

《黄帝内经素问·六微旨大论》说：“上下之位，气交之中，人之居也。故曰：天枢之上，天气主之；天枢之下，地气主之；气交之分，人气从之，万物由之。”

《黄帝内经素问·至真要大论》说：“身半以上，其气三矣，天之分也，天气主之。身半以下，其气三矣，地之分也，地气主之……半，所谓天枢也……初气终三气，天气主之，胜之常也。四气尽终气，地气主之，复之常也。”

什么是司天、在泉呢？司天也叫司政，所以司天之位就是某天气主的司政之位，在中天位置，即一日的中午，一年的夏至。在泉位于司天的对面，即对冲之面，如太阳司天，就是天之寒气座于执政的位置上，发布寒令。这在太极图上看得最清楚（图 205）。

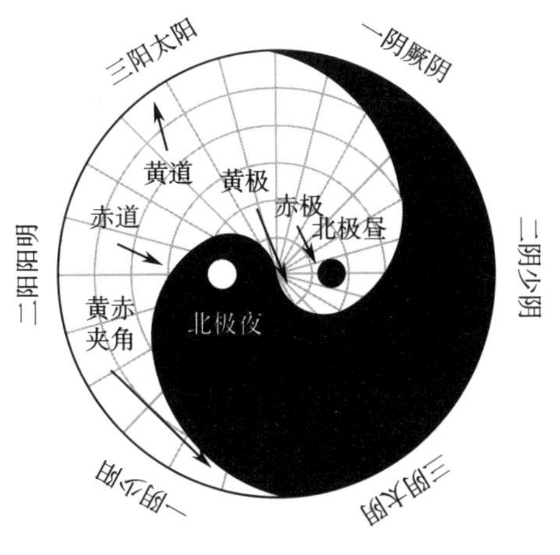

图 205　司天在泉示意图

从太极图中可以看出，少阳与厥阴一阴一阳互对相互为司天在泉，阳明与少阴二阴二阳互对相互为司天在泉，太阳与太阴三阴三阳互对相互为司天在泉。

第二十二章
六经与十二地支

从太极图可以看出，以冬至为起始点六经的次序是少阳→阳明→太阳→厥阴→少阴→太阴。《黄帝内经素问·脉要精微论》说："冬至四十五日，阳气微上，阴气微下；夏至四十五日，阴气微上，阳气微下。"冬至后 45 日是立春，是人道阳气之始，在寅，以此排六经次序与十二地支的关系，如图 206。

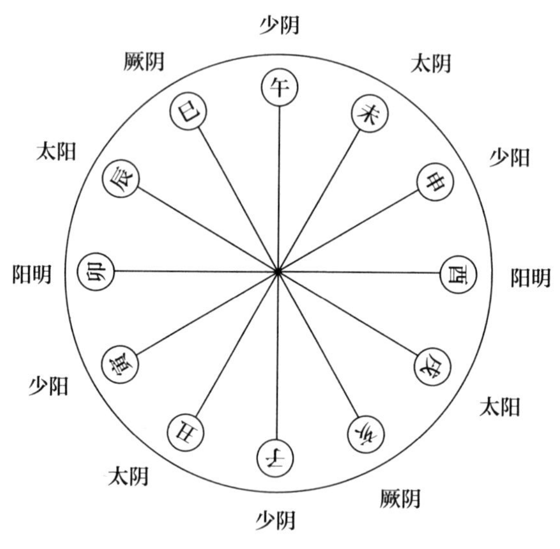

图 206　六经对应十二地支图

太阳南北回归线视运动于子午之间，以子午少阴定位，故《黄帝内经素问·五运行大论》记载如下。

子午之上，少阴主之。

丑未之上，太阴主之。

寅申之上，少阳主之。

卯酉之上，阳明主之。

辰戌之上，太阳主之。

巳亥之上，厥阴主之。

故《黄帝内经素问·天元纪大论》说：“子午之岁，上见少阴；丑未之岁，上见太阴；寅申之岁，上见少阳；卯酉之岁，上见阳明；辰戌之岁，上见太阳；巳亥之岁，上见厥阴。少阴所谓标也，厥阴所谓终也。”起于少阴，终于厥阴。

第二十三章
日月星辰天纲图与汉代式盘两套体系

中国古代有两套观象授时系统，一是面南观日月授时系统，二是面北观北斗授时系统。

一、面南观日月授时系统

面南观日月授时系统有黄道 28 宿；“日月星辰天纲图”（五气经天图）是其代表，是日、月、地三体系，地球绕太阳公转，天盘是变动不居的月行五运，地盘是静而守位的太阳黄道六气。旋转轴心是黄极，用的是年月干支。面南观象系统看到的是黄道日月运行的阴阳合历 12 个朔望月，反映在地平上是太阳南北回归线视运动。面南观日月授时系统，有 1 年 360 日太阳历和太阳回归年 365.25 日太阳历、太阴历及阴阳合历。

“日月星辰天纲图”用于五运六气系统，变相用于《灵枢经·九宫八风》，凡是与九宫格有关的如《奇门遁甲》的九宫、《大六壬》的九宫，都与“日月星辰天纲图”有关系，而多用于军事预测方面。

二、面北观北斗授时系统

面北观北斗授时系统，有赤道 28 宿，汉代式盘（图见前文）是其代表，天盘是变动不居的北斗体系，地盘是赤道 28 宿。旋转轴心是赤极，是地球自转，用的是日时干支。面北观象系统看到的是赤道月建 12 个月，反映在地平上不是南北回归线视运动。北斗旋转 1 周的北斗历是 1 年 360

日，无法获得太阳回归年长度365.25日。

式盘系统被历代堪舆家尊崇。

言日周期在《黄帝内经》有论述。《黄帝内经素问·藏气法时论》记述如下。

肝主春，足厥阴少阳主治。其日甲乙……

心主夏，手少阴太阳主治。其日丙丁……

脾主长夏，足太阴阳明主治。其日戊己……

肺主秋，手太阴阳明主治。其日庚辛……

肾主冬，足少阴太阳主治。其日壬癸……

《灵枢经·顺气一日分为四时》记述如下。

肝为牡脏，其色青，其时春，其日甲乙……

心为牡脏，其色赤，其时夏，其日丙丁……

脾为牝脏，其色黄，其时长夏，其日戊己……

肺为牝脏，其色白，其时秋，其日庚辛……

肾为牝脏，其色黑，其时冬，其日壬癸……

《灵枢经·五禁》记述如下。

甲乙日自乘，无刺头，无发蒙于耳内。丙丁日自乘，无振埃于肩喉廉泉。戊己日自乘四季，无刺腹去爪泻水。庚辛日自乘，无刺关节于股膝。壬癸日自乘，无刺足胫。是谓五禁。

《灵枢经·九针论》记述如下。

左足应立春，其日戊寅己丑。

左胁应春分，其日乙卯。

左手应立夏，其日戊辰己巳。

膺喉首头应夏至，其日丙午。

右手应立秋，其日戊申己未。

右胁应秋分，其日辛酉。

右足应立冬，其日戊戌己亥。

腰尻下窍应冬至，其日壬子。

六腑及膈下三脏应中州，其大禁，大禁太一所在之日，及诸戊己。

凡此九者，善候八正所在之处。所主左右上下身体有痈肿者，欲治之，无以其所直之日溃治之，是谓天忌日也。

“日月星辰天纲图”是黄帝坐明堂始正天纲的图，显然是面南观日月授时系统，用的是黄帝28宿。面北观北斗系统是看不到日月出入的，二者不能混淆。面北观北斗系统的赤道轴永远绕着面南观日月系统的黄道轴旋转，有23度多的夹角，永远不会重合。所以，面北式盘的赤道28宿与面南日月星辰天纲图黄道28宿永远不会重合（图207，图208）。

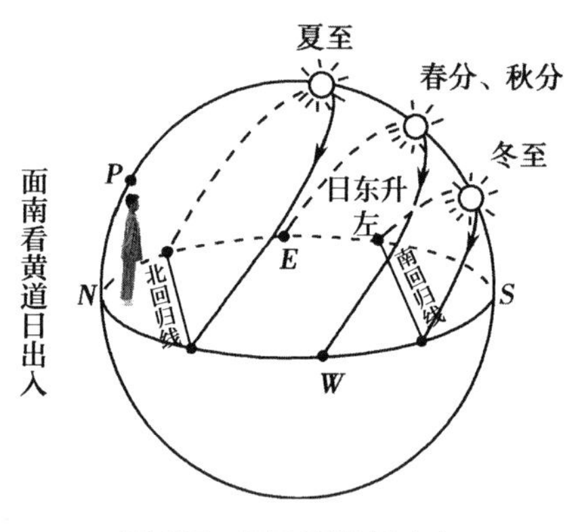

图207　面南观日月出入

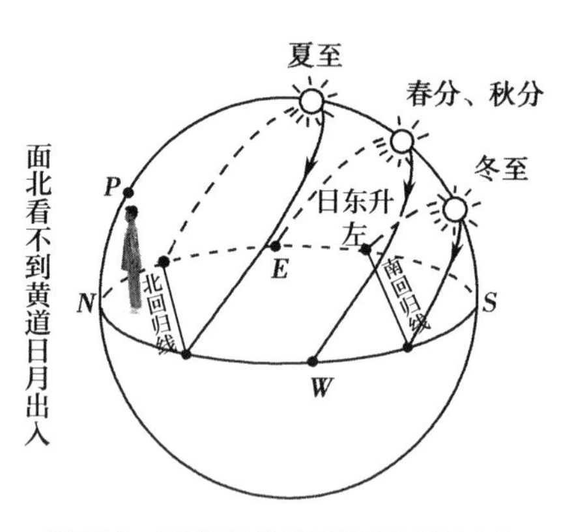

图208　面北观北斗看不见太阳出入

三、四柱八字系统

“日月星辰天纲图”系统是面南观日月授时系统，主年月干支，是地球带月亮做公转运动，地盘以太阳南北回归线视运动为核心基础“六节分”“静而守位”，天盘是月躔黄道西退永远“变动不居”。式盘系统是面北观北斗授时系统，主日时干支，是地球自转运动，天盘是不停作圆周运动的北斗，地盘是赤道28宿。二者不能混淆。

而四柱八字系统，地球自转和公转组成一个系统，日干支主自己，年干支主父母祖宗，但不能用式盘系统或“日月星辰天纲图”表达。只能用阴阳五行推演。

参考文献

1. 李零 . 中国方术考 [M]. 北京：东方出版社，2000.
2. 赵爽 . 周髀算经 [M]. 上海：上海古籍出版社，1990.
3. 郑军 . 太极太玄体系 [M]. 北京：中国社会科学出版社，1992.
4. 王冰 . 黄帝内经素问 [M]. 北京：人民卫生出版社，1963.
5. 陶磊 .《淮南子 · 天文》研究：从数术史的角度 [M]. 济南：齐鲁书社，2003.
6. 罗文淇，戴启迪，靳九成 . 二十八宿背景下的七曜才是破解干支纪年及其特性的完备天文学背景：与日、月二曜“天”模型论者商榷 [J]. 中华中医药杂志，2019，4（34）：1645-1649.
7. 陆思贤 . 神话考古 [M]. 北京：文物出版社，1995.
8. 刘文英 . 大易集成：《易》的抽象和《易》的秘密 [M]. 北京：文化艺术出版社，1991.
9. 赵永恒 . 周髀算经与阳城 [J]. 中国科技史杂志，2009，30（1）：102-109.
10. 冯时 . 河南濮阳西水坡 45 号墓的天文学研究 [J]. 文物，1990（3）：52-60.
11. 何驽 . 山西襄汾陶寺城址中期王级大墓 IIM22 出土漆杆“圭尺”功能试探 [J]. 自然科学史研究，2009，28（3）：261-276.
12. 阮元 . 十三经注疏 [M]. 北京：中华书局，1991.
13. 曹书敏 . 告成观星台复古天文测量与探究 [M]. 郑州：河南人民出版社，2017.
14. 冯时 . 文明以止：上古的天文、思想与制度 [M]. 北京：中国社会科学出版社，2018.
15. 任继愈 . 老子新译 [M]. 上海：上海古籍出版社，1988.
16. 彭文辑 . 百子全书 [M]. 长沙：岳麓书社，1993.
17. 冯时 . 百年来甲骨文天文历法研究 [M]. 北京：中国社会科学出版社，2011.
18. 陆星原 . 卜辞月相与商代王年 [M]. 上海：上海社会科学院出版社，2014.
19. 陈美东 . 古历新探 [M]. 沈阳：辽宁教育出版社，1995.
20. 钟宗宪 . 炎帝神农信仰 [M]. 北京：学苑出版社，1994.

21. 刘大钧 . 大易集成 [M]. 北京：文化艺术出版社，1991.
22. 潘启明 . 周易参同契通析 [M]. 上海：上海翻译出版社，1990.
23. 张巨湘 . 张巨湘三象年历 [M]. 太原：山西经济出版社，1993.
24. 班固 . 汉书 [M]. 长沙：岳麓书社，1994.
25. 瞿昙悉达 . 开元占经 [M]. 长沙：岳麓书社，1994.
26. 栾巨庆 . 星体运动与长期天气地震预报 [M]. 北京：北京师范大学出版社，1988.
27. 雷顺群 .《内经》多学科研究 [M]. 南京：江苏科学技术出版社，1990.
28. 冯时 . 中国天文考古学 [M]. 北京：中国社会出版社，2010.
29. 王充 . 论衡 [M]. 上海：上海古籍出版社，1990.
30. 吕不韦 . 吕氏春秋 [M]. 上海：上海古籍出版社，1990.
31. 冯时 . 星汉流年 [M]. 成都：四川教育出版社，1996.
32. 李顺保 . 伤寒论版本大全・宋本伤寒论 [M]. 北京：学苑出版社，2000.
33. 江晓原 .《周髀算经》新论・译注 [M]. 上海：上海交通大学出版社，2015.
34. 冯时 . 尚朴堂文存 [M]. 北京：中国社会科学出版社，2021.
35. 王九思 . 难经集注 [M]. 北京：人民卫生出版社，1982.
36. 本为竹 . 运气论奥谚解 [M]. 南京：江苏人民出版社，1959.
37. 裘锡圭 . 长沙马王堆汉墓简帛集成 [M]. 北京：中华书局，2014.
38. 司马迁 . 史记 [M]. 北京：中华书局，1996.
39. 鹖冠子 . 鹖冠子 [M]. 北京：时代文艺出版社，2003.
40. 崔振华，李东生 . 中国古代历法 [M]. 北京：新华出版社，1992.
41. 董仲舒 . 春秋繁露 [M]. 上海：上海古籍出版社，1990.
42. 袁珂 . 山海经校注 [M]. 上海：上海古籍出版社，1991.
43. 刘德银 . 江陵王家台 15 号秦墓 [J]. 文物，1995（01）：37-43.
44. 王明钦 . 王家台秦墓竹简概述 [J]. 北京大学新出简帛国际学术研讨会论文，2000.
45. 黄寿祺等 . 周易研究论文集（第一辑）[M]. 北京：北京师范大学出版社，1988.
46. 秦广忱 . 大道之源：八卦起源新说 [M]. 长沙：湖南大学出版社，1993.
47. 李鼎祚 . 周易集解 [M]. 北京：中华书局，1987.
48. 秦广忱 .乾卦的“六龙季”太阳历 [J]. 周易研究，1991（03）：49-56.
49. 叶舒宪 . 中国神话哲学 [M]. 北京：中国社会科学出版社，1992.

50. 赵永恒，王先胜 . 黄帝年代之历法钩沉 [J]. 科学，2005（05）：19-22.
51. 赵永恒，刘高潮 . 利用天文学方法确定颛顼的历史年代 [J]. 科学，2004，56（6）：14-16.
52. 邢玉瑞 . 运气学说的研究与评述 [M]. 北京：人民卫生出版社，2010.
53. 骆宾基 . 金文新考：上册 [M]. 太原：山西人民出版社，1987.
54. 李学勤 . 走出疑古时代 [M]. 长春：长春出版社，2007.
55. 徐振林 . 内经五运六气学：中医时间气象医学 [M]. 上海：上海科学技术文献出版社，1990.
56. 高春廷，柯资能，王行甫，等 . 从气象资料变异系数看六气主气时段划分合理性 [J]. 辽宁中医药大学学报，2012，14（10）：50-51.